Manfred Ullmann

Wörterbuch
zu den griechisch-arabischen Übersetzungen
des 9. Jahrhunderts

Supplement Band IV

Manfred Ullmann

Wörterbuch zu den griechisch-arabischen Übersetzungen des 9. Jahrhunderts

Supplement Band IV:
Die griechischen Zitate im WKAS

2025
Harrassowitz Verlag · Wiesbaden

Bibliografische Information der Deutschen Nationalbibliothek
Die Deutsche Nationalbibliothek verzeichnet diese Publikation in der Deutschen Nationalbibliografie; detaillierte bibliografische Daten sind im Internet über https://dnb.dnb.de abrufbar.

Bibliographic information published by the Deutsche Nationalbibliothek
The Deutsche Nationalbibliothek lists this publication in the Deutsche Nationalbibliografie; detailed bibliographic data are available in the Internet at https://dnb.dnb.de.

Informationen zum Verlagsprogramm finden Sie unter
https://www.harrassowitz-verlag.de

Kreuzberger Ring 7c-d, 65205 Wiesbaden, produktsicherheit.verlag@harrassowitz.de

Gedruckt auf alterungsbeständigem Papier.
Druck und Verarbeitung: Memminger MedienCentrum AG
Printed in Germany

ISBN 978-3-447-12442-3

Inhalt

Vorwort

Das „Wörterbuch der Klassischen Arabischen Sprache" hat die Aufgabe, den arabischen Wortschatz darzustellen, so wie er seit den frühesten Zeugnissen im 6. Jhdt. bis zu der Literatur des Mittelalters überliefert ist. Bei der Gründung des Unternehmens im Jahre 1955 standen allerdings noch nicht genügend Textbelege zur Verfügung, die zum Gelingen dieses ehrgeizigen Programmes nötig sind. Die Sammlungen August Fischers hatten sich als lükkenhaft und qualitativ unzureichend erwiesen, und diese Mängel konnten auch durch die hinzugezogenen Exzerpte von Theodor Nöldeke und Hermann Reckendorf nicht behoben werden. Die Bearbeiter sahen sich daher gezwungen, gleichzeitig zu ihrer redaktionellen Arbeit weitere Texte lexikalisch auszuwerten. Dazu standen die inzwischen erschienenen Erst- und Neueditionen der Dichter der Umaiyaden- und ʿAbbāsidenzeit zur Verfügung, z. B. die Dīwāne des ʿAbd Allāh ibn ad-Dumaina (1959), Bišr ibn abī Ḫāzim (1960), Tamīm ibn Ubaiy ibn Muqbil (1962), al-Buḥturī (1963–78), ibn ar-Rūmī (1973–1981) sowie viele andere grundlegende Gedichtsammlungen.

Auch von den aus dem Griechischen übersetzten Werken wurden in jener Zeit wichtige Texte neu erschlossen. Dazu gehörten die Pharmakognosie des Dioskurides (1952–57), das Traumbuch des Artemidor (1964), die Physik des Aristoteles (1964–65), die Theriakschrift (1969) und der Traktat „Daß die Kräfte der Seele den Mischungen des Körpers folgen" von Galen (1973) und das Buch über die Umwelt von Hippokrates (1969), um nur einige wenige zu nennen. Diese hauptsächlich im 3./9. Jhdt. in Bagdad angefertigten Übersetzungen haben sich für die Lexikographie als besonders wichtig erwiesen. Sie enthalten nicht nur den spezifischen Wortschatz der Philosophie, Medizin, Drogenkunde, Mathematik, Astronomie und Alchemie, sondern auch zahlreiche Ausdrücke des täglichen Lebens, des Handwerks, des Handels, der Landwirtschaft, des Bergbaus, der Seefahrt und dergleichen. Das sind Bereiche, die in den autochthonen arabischen Texten kaum thematisiert sind, denn diese hatten zum Ziel, das Leben der Beduinen und die frühen Institutionen des Islams abzubilden. Auch neue, der griechischen Syntax nachgebildete Satzmuster sind in jener Zeit entstanden. Der Verfasser hat auf die besondere Bedeutung, die die übersetzten Texte für die arabische Lexikographie haben, mehrfach hingewiesen. Vgl. dazu WKAS Bd. I p. XVII–XVIII, Bd. II, Teil 2, p. IX–XI, Teil 3, p. XVI–XVIII, Teil 4, p. X–XXII; Arabische Proportionalgefüge, AAWG, Phil.-Hist. Klasse, Neue Folge, Bd. 7, 2009, p. 244; Die Conclusio a minori ad maius, SBBA 2010, Heft 1; Theorie und Praxis der arabischen Lexikographie, Wiesbaden 2016, p. 32 f.; p. 252–278; Zur Syntax von arabisch kilā „beide", NAWG, Neue Folge, Geistes- und Gesellschaftswissenschaftliche Klasse, Nr. 1/2019, p. 23 f. Vgl. auch Gerhard Endress, Oriens 25–26, 341–351, und H. H. Biesterfeldt, Secular Graeco-Arabica, in: Intellectual History of the Islamicate World 3, 2015, 125–157.

Es gibt somit in den jüngeren Teilen des WKAS zahlreiche Zitate aus griechischen Quellen, die nicht nur in ihrem arabischen Wortlaut, sondern auch in ihrem griechischen Substrat dargeboten sind. Allerdings sind sie in der Fülle der arabischen Belege versteckt und so gut wie nicht aufzufinden. Es galt daher, die griechischen Wörter eigens zu erfassen und zu alphabetisieren.

Das ist im ersten Teil dieses Buches auf den Seiten 11–244 geschehen. Dort ist auf das Vorkommen der griechischen Lexeme in Band I und in den vier Teilen des II. Bandes mit Angabe der Seiten-, Spalten und Zeilenzahl verwiesen. Diese Darstellungsweise entspricht in etwa dem Verfahren, das Rüdiger Arnzen in seinem "Abridged Greek and Arabic Dictionary of the Medieval Translations from Greek into Arabic" (ABĞAD), Vol. I ff., Berlin-Boston 2024 ff., gewählt hat.

In einigen der griechischen Zitate ist der übersetzte Wortlaut möglicherweise nicht wortwörtlich erhalten. Da waren arabische Autoren am Werke, die die übersetzten Texte ihrem eigenen Sprachempfinden gemäß modifiziert haben. Im WKAS kam es darauf an, nachzuweisen, daß in den Sachverhalten und Motiven der arabischen Texte griechisches Gedankengut bewahrt ist, auch wenn der arabische Wortlaut der ursprünglichen Übersetzung nicht mehr genau entspricht. Auch diese Sätze sind wichtig, denn sie zeigen, wie das fremde Gedankengut aufgenommen und assimiliert worden ist. Als Beispiele seien genannt:

Theophrast, Hist. Plant., zitiert nach Ps. Arist. Nabāt (→ WKAS II 1748 a 31 ff.)
Rufus, De infantium curatione, zitiert nach b. -Ǧazzār Ṣibyān (→ WKAS II 2036 a 35 ff.)
Plutarch, De cohibenda ira, zitiert nach Misk. Tahḏīb (→ WKAS II 750 a 6 ff.)
Diogenes Laertios, De clarorum philosophorum vitis, zitiert nach b. Hindū Kalim (→ WKAS II 752 b 22 ff.)
Galen, De simpl. med. temp. ac fac., zitiert nach dem ʿIqd al-farīd (→ WKAS II 703 a 30 ff.)
Galen, ibidem, zitiert nach Tamīmī Muršid (→ WKAS II 724 b 1 ff.)
Galen, De tremore 6, zitiert nach b. Baḫtīšūʿ Wuǧūb (→ WKAS II 720 a 2 ff.)
Galen, De compos. medic. secundum locos IV 1, zitiert nach Rāzī Ḥāwī (→ WKAS II 724 b 32 ff. und 725 b 8 ff.)
Galen, De urinis 4, zitiert nach ʿAlī b. Rabban Firdaus (→ WKAS II 726 a 12 ff.)
Galen, De bonis malisque succis, zitiert nach ʿIqd al-farīd (→ WKAS I 163 b 13 f.)
Galen, Comment. in Hipp. Aphorismos, zitiert nach Rāzī Ḥāwī (→ WKAS II 1968 a 15 ff.)
Paulos von Aegina, Epitome medica III 9, 1, zitiert nach Rāzī Ḥāwī (→ WKAS II 1968 b 8 ff.)
Paulos, ibidem VII 3, 9, zitiert nach Bīrūnī Ṣaidana [Saʿīd] 336, 2 f. (→ WKAS II 2068 b 41 ff.)
Porphyrios, Vita Pythag. 42, zitiert nach Mubaššir Muḫtār (→ WKAS II 2160 a 20 ff.)
Geoponica, zitiert nach Madāʾinī Ḫawāṣṣ u. Qazw. ʿAǧāʾib (→ WKAS II 1752 b 5 ff.).

Die Benutzer des griechischen Inventars müssen diese Verhältnisse im Auge behalten, wenn sie den Wortlaut der arabischen Formulierungen richtig beurteilen wollen.

Auch die arabischen Äquivalente der griechischen Begriffe stellen ein reiches und wertvolles Sprachmaterial dar. Daher sind diese Wörter in einem „Arabischen Index" auf den Seiten 249–319 eigens erfaßt. Dieses Register kann somit ergänzend zum „Index der signifikanten Wörter“ (im WKAS Bd. II, Teil 4, p. 2333–2457) und zum „Wörterverzeichnis zu den Publikationen von Manfred Ullmann“, hsgb. von Tilman Seidensticker (Arabische Studien 18), Wiesbaden 2021, konsultiert werden.

Das Material des vorliegenden Bandes ist auf mehr als zehntausend Zetteln erfaßt worden. Bei der Ordnung der Wörter sind leider einige Ausdrücke übersehen oder an falscher Stelle eingelegt worden. Diese Wörter sind auf den Seiten 245–247 nachgetragen. Die entsprechenden Ausdrücke im „Arabischen Index“ sind durch „(N)“ gekennzeichnet, damit sie nicht vergebens im Hauptteil gesucht werden.

Zu danken habe ich dem Leiter des Harrassowitz-Verlages, Herrn Stephan Specht, für seine freundliche Bereitschaft, ein autographiertes Buch in einer Zeit zu veröffentlichen, die sich die Digitalisierung und die Künstliche Intelligenz auf die Fahnen geschrieben hat.

Tübingen, im Juli 2025

Manfred Ullmann

Griechisch – arabisches Wörterbuch

ἀβλαβῶς (Adv.) schadlos, unbeschädigt: بِلَا مَضَرَّةٍ تَنَالُهُ منه II 292 b 9 ff.

ἄβρωμος ohne schlechten Geruch: الذى لا زُهُوكَةَ رائحةٍ فيه II, 4 p. XXI

ἀγαθός gut: خَيْرٌ 32 b 8 ff.; 141 a 36 ff.; 349 a 9 ff.; 356 b 3 ff.; 388 b 10 ff.; 494 b 9 ff.; 992 b 17 ff.; 1044 b 31 ff.; 1458 a 14 ff.; 1677 a 26 ff.; 2019 b 22 ff. • جَيِّدٌ II 729 b 13; 1601 a 33 ff. • أَفْضَلُ II 642 b 40 ff. • مَحْمُودٌ II 356 a 41 ff. • οὐκ ἀγαθόν بَطِيءٌ II 1454 b 15 ff.

τὰ ἀγάλματα Bilder, Statuen: II 642 b 40 ff. تَمَاثِيلُ

τὸ ἀγάλοχον Aloeholz: يَلَنْجُوجٌ II 225 a 34 ff.

ἀγαπάω lieben: أَحَبَّ II 620 a 20 ff.; 1618 b 41 ff.

ἡ ἀγάπη Liebe: حُبٌّ II 1971 b 23 ff.

ἡ ἀγάπησις Liebe: مَحَبَّةٌ II 1580 a 36 ff.

τὸ ἀγαρικόν Lärchenschwamm: غارِيقُون II 1786 a 13 ff.

τὸ ἀγγεῖον (Blut)Gefäß: عِرْقٌ II 809 b 4 ff. = 2219 a 34 f.; 1137 a 5 ff.

ὁ ἄγγελος Bote: مَلْأَكٌ II 54 b 11 ff.; 869 a 15 ff.; 2166 b 37 ff. • مَلَكٌ II 2199 a 44 ff;

ἡ ἀγέλη Schar, Herde: κατ' ἀγέλας مُجْتَمِعًا II 647 b 32 ff. = 1044 b 22 ff.

ἀγένειος bartlos: لَيْسَ له لِحْيَةٌ II 408 b 29 ff.

ἀγένητος unerschaffen: غَيْرُ مُكَوَّنٍ II 1985 a 15 ff.

ἅγιος heilig: طاهِرٌ II 2001 b 25 ff.

τὸ ἅγιον Heiligtum: القُدُسُ II 1176 a 19 ff. • بَيْتٌ مُقَدَّسٌ II 1981 a 24 ff.

τὸ ἄγκιστρον Angelhaken: صِنَّارَةٌ II 1875 a 22 ff.

ἡ ἄγκυρα Anker: ὥσπερ ἀγκύρας مِثْلَ الَّجَاذِيفِ II 657 b 10 ff.

ἀγνοέω τι etw. nicht wissen, nicht kennen: جَهِلَ c. acc. r. II 1979 b 44 ff • مِنْ غَيْرِ أَنْ نَعْلَمَ شيئًا II 552 a 42 ff. • τὰ ἀγνοούμενα das nicht Wahrgenommene: أَخْبَارٌ لَمْ تَكُنْ سَمِعْتَ II 508 a 17 ff.

ἡ ἄγνοια Unkenntnis: جَهْلٌ II 2181 b 28 ff.

ἀγνώς unbekannt: مَجْهُولٌ خَفِيٌّ II 916 b 2 ff.

ἄγνωστος unbekannt: خَفِيٌّ مُشْكِلٌ II 2196 b 41 ff.

ἄγονος unfruchtbar, steril: لا يُلْقِحُ II 2233 a 21 ff. • ἄγονοι γίνονται καὶ

γυναῖκες καὶ ἄνδρες وتكونُ من النساءِ مَنْ لا تَطْمَثُ ومِنَ الرِجالِ مَنْ لا تَنْبُتُ له لِحْيَةٌ
II 408 b 41 ff.

ἀγοραῖος zum Markt gehörend, Pflastertreter: τῶν ἀγοραίων ἄνδρες أُناسٌ مِنْ أَسْواقِ المَدِينَةِ II 933 a 30 ff.

ἄγριος wild, unkultiviert: بَرِّيٌّ I 562 b 28; 578 a 38 f.; II 165 a 9 f.; 450 a 16 f.; 1485 b 1 ff.; 2068 b 41 ff.; 2093 a 2 ff.; 2154 a 18 ff.; 2249 b 36 ff. • جَبَلِيٌّ II 1485 b 5 ff. • وَحْشِيٌّ II 361 b 20 ff. • τὸ ἄγριον (Subst.) الوَحْشَةُ II 2110 b 30 ff.

ὁ ἄγροικος Landwirt: أَكَّارٌ II 2198 b 36 ff.

ἀγρυπνέω schlaflos sein: سَهِرَ II 1470 a 25 ff.; 2077 b 41 ff.

ἡ ἀγρυπνία Schlaflosigkeit: سَهَرٌ II 206 b 5 ff.

ἡ ἄγρωστις Quecke: أَغْرُسْطِس II 94 a 37 ff.

ἀγχίνοος scharfsinnig: دَمِثٌ II 1501 a 19 ff.

ἡ ἀγχόνη Schlinge, Würgstrick: خِنَاقٌ II 494 b 3 f.

ἡ ἄγχουσα Ochsenzunge: الحُشَيْشَةُ التي تُسَمَّى أَنْخُوسَا II 1845 b 8 ff.

ἄγω τι etw. abführen: أَسْهَلَ شيئًا II 534 b 25 ff.; 986 b 6 ff. • نَشَفَ c. acc. r. II 733 a 5 ff.

ὁ ἀγών Anstrengung, Mühe: سَعْيٌ II 2259 b 25 ff. • مَلْحَمَةٌ II 2187 a 39 ff.

ἀγωνίζομαι wettkämpfen: صَارَعَ II 784 a 11 ff. • ἀγωνίζομαι περί τινος um etw. kämpfen: اِجْتَهَدَ لِشَيْءٍ II 2141 a 14 ff.

ὁ ἀδάμας Diamant: أَلْمَاسُ II 1380 b 19 ff. (vgl. Ullmann Lexikographie 38 f.)

τὸ ἀδάμαστον أَدَمَسْطُن II 1380 b 25 f.

ὁ ἀδελφός Bruder: أَخٌ II 1048 b 17 ff.; 1167 b 11 ff. = WGAÜ S I 107

ὁ ἀδήν Drüse: اللَّحْمَةُ الرِّخْوَةُ II 2186 a 30 ff. (→ WGAÜ S I 63) • οἱ ἀδένες أَدَانَاس II 359 a 2

ἄδηκτος nicht beißend: مِن غَيْرِ أَنْ تَلْذَعَ II 276 b 37 ff. = 513 b 41 ff. • غَيْرُ لَذَّاعٍ II 519 b 24 ff.; 2242 a 8 ff. • ἀδηκτότερος weniger beißend: فِي غَايَةِ البُعْدِ مِنَ التَّلْذِيعِ II 278 a 31 ff. = 520 b 3 ff. • ἀδηκτότατος am wenigsten beißend: بِلَا لَذْعٍ II 725 b 8 ff.

ἄδηκτος nicht gebissen: لَمْ تَنْهَشْهُ II 1787 b 17 ff. (→ WGAÜ 72 f.) • مَنَعَ مِنْ نَهْشِ الهَوَامِّ II 693 b 37 ff.

ἄδηλός τινι e-r Sache unklar, verborgen : أنْ يُدْرِكَهُ الذِّهْنُ Ⅱ 735 a 6 ff.

ἀδικέω τινά j-m Unrecht tun : أساءَ c. bi-p. Ⅱ 2141 b 2 f.

ἀδικούμενος ungerecht behandelt : مَظْلُومٌ Ⅱ 2172 a 45 ff.

ἀδιόριστος undefiniert : غَيْرُ مُلَخَّصٍ Ⅱ 429 b 9 ff.

ἄδιψος Durst löschend : جَلَبَ فى الفَمِ اللُّعابَ Ⅱ 810 a 18 ff. • لا يَعْطَشُ Ⅱ 1978 a 29 ff.

ἡ ἀδοξία übler Ruf, Schande : الذَمُّ والمَنْقَصَةُ Ⅱ 550 a 41 ff.

ἁδρός vollwüchsig, stark, groß : صالِحُ البَقاءِ Ⅱ 528 b 11 ff. (→ WGAÜS I 65)

ἀδυνατέω unfähig sein : لَنْ يَعْسُرَ Ⅱ 573 b 34 ff. • لَيْسَ Ⅱ 2030 a 38 ff.

ἀδύνατος unfähig : لا يَسْتَطِيعُ Ⅱ 663 a 39 ff. • لا يُمْكِنُ Ⅱ 1024 a 25 ff. • زَمِنٌ Ⅱ 2241 b 41 ff.

ᾄδω (= ἀείδω) singen : غَنَّى Ⅱ 388 b 8 ff.; 784 a 11 ff.; 1260 b 32 ff. • غِناءٌ Ⅱ 491 a 19 ff. • صَوَّتَ Ⅱ 504 a 25 ff.

ἀεί immer : أبَدًا Ⅱ 1490 a 20 ff.; 2202 b 3 ff. • دائِمًا I 581 a 38 f.; Ⅱ 552 b 17 ff.; 1982 b 30 ff.; 2035 a 18 f. • مُزْمِنٌ Ⅱ 718 b 39 ff.

τὸ ἀείζωον τὸ μέγα Große Hauswurz : حَيُّ العالَمِ الكَبِيرُ Ⅱ 1844 b 12 ff.

ἀείφυλλος immergrün : لا يُلْقِي وَرَقَهُ Ⅱ 1164 b 33 ff.

ὁ ἀετός Adler : القُوَّةُ Ⅱ 1137 b 14 f.

ἀηδής unangenehm, widerwärtig : لَيْسَ فيهِ لَذَّةٌ Ⅱ 495 a 31 ff. • οὐκ ἀηδής يُسْتَلَذُّ Ⅱ 483 b 33 ff. • ليس بِلَذِيذٍ Ⅱ 2196 b 41 f.

ἡ ἀηδία Widerwärtigkeit, Unwohlsein : ذَهابُ اللَّذَّةِ Ⅱ 493 b 14 ff. • عَدَمُ اللَّذَّةِ Ⅱ 1146 a 29 ff. • سَفَهٌ Ⅱ 489 a 7 ff.

ἡ [ὁ] ἀηδών Nachtigall : الطَّيْرُ المُسَمَّى أيدُونَ Ⅱ 1129 b 33 ff.

ὁ ἀήρ Luft : هَواءٌ I 545 a 21; Ⅱ 672 a 40 ff.; 724 a 8 ff.; 732 b 6 ff.; 15 ff.; 938 b 15 ff.; 1145 a 43 ff.; 1225 a 8 ff.; 1386 a 9 ff.; 1410 a 45 ff.; 1417 a 11 ff.; 1845 a 24 ff.

ἀθάνατος unsterblich : غَيْرُ مائِتٍ Ⅱ 320 a 24 ff. • لَيْسَ مَيِّتًا Ⅱ 1975 b 14 ff. • ἔσται ἡ ψυχὴ ἀθάνατος فَلَيْسَ يُزِيلُ النَّفْسَ المَوْتُ Ⅱ 323 b 12 ff.

ἡ ἀθήρα Schleimsuppe : الأَرْدَهالَجُ Ⅱ, 4 p. XVI

ἀθροίζω τι etw. sammeln : اِجْتَمَعَ Ⅱ 945 a 21 ff. • ἀθροίζομαι sich sammeln : اِجْتَمَعَ Ⅱ 937 a 16 ff.

ἀθρόως (Adv.) auf einmal : دُفْعَةً II 2108 b 42 ff. • على المكان II 513 a 34 ff.; 810 a 22 ff.

αἴγειος zur Ziege gehörend : σὺν γάλακτι αἰγείῳ مَعَ لَبَنِ المَعْزِ II 163 b 27 ff. • بِلَبَنِ العَنْزِ II 163 b 37 ff. • باللَبَنِ الحَلِيبِ II 448 a 22 ff.

αἰγιαλώδης an d. Küste, am Strand lebend : شاطِئِيٌّ II 2170 b 34 ff.

αἰγυπτιακός ägyptisch : قِبْطِيٌّ II 2223 a 31 ff.

αἰγύπτιος ägyptisch : مِصْرِيٌّ I 578 b 8 ; II 847 b 37 ff. ; 1601 a 33 ff. • قِبْطِيٌّ II 2126 a 35

ἡ Αἴγυπτος Ägypten : مِصْرُ II 107 b 2 ff. ; 933 b 7 ff. ; 1775 b 11 ff. ; 2189 a 31 ff.

ὁ αἰγωλιός Name e-r Eule (Strix flammea) : أَغُولِيُوس II 2035 a 20 ff.

ἀΐδιος immer während, ewig : دائِمٌ II 1985 a 21 ff.

τὸ αἰδοῖον Geschlechtsteil : عُضْوُ التَناسُلِ II 367 a 15 ff. • عُضْوُ النَفْضِ II,4 p. XI • آلاتُ النَفْضِ ib. • ذَكَرٌ II 669 a 1 ff. ; 1200 b 8 ff. • إِحْلِيلٌ II 782 a 9 ff. ; 11 ff. • قَضِيبٌ II 590 a 38 ff. ; 1229 b 1 ff.

ἡ αἰδώς Scham, Scheu : الحَيَاءُ II 2003 a 4 ff.

αἰεί → ἀεί

αἰθέριος in luftiger Höhe lebend : θεοὶ αἰθέριοι مَلائِكَةُ الأَثِيرِ II 54 b 34 ff.

αἰθιοπικός äthiopisch : بَرْبَرِيٌّ II 513 a 24 ff. • حَبَشِيٌّ I 578 b 16

ὁ Αἰθίοψ Äthiopier : زَنْجِيٌّ II 2035 a 32 ff. • οἱ Αἰθίοπες الزُنُوجُ II 1460 a 4 ff. • أَهْلُ الجَزائِرِ II 291 b 40 ff.

αἴθομαι brennen, lodern : إِلْتَهَبَ II 1488 a 19 ff.

ὁ [ἡ] αἴλουρος Katze : نِمْسٌ II,4 p. XVII (→ WGAÜ 80)

τὸ αἷμα Blut : دَمٌ I 364 a 29 f. ; II 168 a 21 ff. ; 360 b 38 ff. ; 362 a 1 ff. ; 459 b 17 ff. ; 687 a 2 ff. ; 17 ff. ; b 35 ff. ; 710 a 6 ff. ; 719 a 38 ff. ; 725 a 30 ff. ; 732 b 41 ff. ; 21221 b 1 ff. ; 1749 a 41 ff. ; 1852 b 18 ff. ; 2124 b 29 ff. ; 2144 a 42 ff. ; 45 ff. ; 2247 b 20 ff. • αἵματος ῥύσις ἐκ ῥινῶν رُعافٌ II 1221 a 29 ff.

αἱματώδης blutfarben : αἱματώδη χρώματα أَلْوانٌ مُخْتَلِفَةٌ II 1863 a 23 ff.

αἱμοπτυϊκός Blut spuckend : نَفْثُ الدَمِ II 417 a 38 ff. • مِن اخْتِلافِ الدَمِ ونَفْثِهِ II 2076 b 6 ff.

αἱμορραγέω stark bluten, e-n Blutsturz haben : اِنْفَجَرَ بالدَمِ II 561 a 2 ff. •

τὰ αἱμορραγοῦντα stark blutende Wunden : نَزْفُ الدَمِ II 2068 b 33 ff.

ὁ αἱμόρρους Name e-r Schlange : الباعِثَةُ لِلدَّمِ I 568 a 15 f.

ἡ αἱμωδία Stumpfheit der Zähne : الضَّرَس II 1483 b 43 ff.

τὸ αἴνιγμα Rätsel : لُغْز II 887 a 36 ff.; 41 ff.; II 1172 b 27 ff. • الرُّمُوز والألْغاز والأمْثال II 887 a 31 ff.

ὁ [ἡ] αἴξ Ziege : ماعِز II 163 b 13 ff.; 361 a 32 ff. • المِعْزَى II 407 a 1 ff. • العَنْز II 1149 a 8 • αἶγες (term. t. astron.) : المَصابِيحُ والتى تُعْرَفُ بالأعْنُز II 1476 b 31

ἡ αἵρεσις Sekte : شِيعَة II 2196 b 27 f. • الفِرْقَة II 570 b 28 ff.

αἱρετός wünschenswert : إخْتار II 82 a 1 ff.

αἴρω τι etw. aufheben : قَلَعَ c. acc. r. II 168 a 26 ff.; 31 ff.; II 687 a 20 ff.; 24 f.

αἰσθάνομαί τι etw. wahrnehmen, empfinden : أدْرَكَ c. ac. r. • αἰσθάνομαί τινος id. : أحَسَّ c. acc. r. II 1859 b 34 ff.; 1868 a 12 ff.

ἡ αἴσθησις Wahrnehmung, Sinnesempfindung : الحِسّ II, 4 p. XIX; II 497 b 37 ff.; 571 a 3 ff.; 728 a 39 ff.; 733 a 1 ff.; 1377 b 6 ff.; 1378 a 23 ff.; 33 ff.; 1975 a 15 f.; 1983 b 9 ff.; b 17 ff. • الحاسّ II 2003 a 8 ff. • الحاسّة II 1859 b 29 ff. • Plur. الحَوَاسّ II 427 a 2 ff.; 702 b 34 f.; 733 b 21 ff. • أحَسّ II 489 b 40 ff. • αἱ αἰσθήσεις كُلُّ مُحِسّ II 2161 b 43 ff. • الإحْساسات II 549 b 8

τὸ αἰσθητήριον Sinneswerkzeug : Plur. τὰ αἰσθητήρια الحَوَاسّ II 503 a 18 ff.

αἰσθητικός wahrnehmend : حَسَّاس II 516 a 41 ff. • αἰσθητικώτερος besser wahrnehmbar : يَفْعَلُ الحِسّ أكْثَر II 719 a 40 ff.

αἰσθητός wahrnehmbar : مَحْسُوس II 54 b 28 ff.; 321 a 42 ff.; 1090 b 13 ff.; 1378 b 1 ff.

αἴσθομαι (Nebenform zu αἰσθάνομαι) wahrnehmen : ἃ ἔστιν αἰσθέσθαι الأشْياءُ التى يُمْكِنُ أنْ تُحَسّ II 615 b 45 ff. = 1377 b 19 ff.

ἡ αἰσχροκερδία Habsucht : العِشْقُ لِرِبْحِ الحَرام II 63 b 3 ff.

αἰσχρός häßlich : قَبِيح I 551 b 4 f.; II, 4 p. XX; II 26 b 26 ff.

ἡ αἰσχύνη Schande : فَضِيحَة II 1259 b 17 ff.

ἡ αἰτία Grund, Ursache : سَبَب II 427 b 35 ff.; 546 b 8 ff.; 735 a 6 ff.; 1222 b 36 ff.; 1370 b 2 ff.; 12 ff.; 1798 a 2 ff. • عِلَّة II 427 a 11 ff.; 717 b 25 ff.; 2036 a 18 ff. • πρὸς τὴν τοῦ τέλους αἰτίαν لِحالِ التَّمام II 555 b 3 ff.

αἰτιάομαί τι e-r Sache die Schuld geben : جَعَلَ سَبَبَهُ شيئًا II 1222 b 39 ff.

τὸ αἴτιον Grund, Ursache : سَبَب II 501 b 16 ff.; 2100 a 37 ff. • عِلَّة II 710 a 33 ff. 1977 a 6 ff. • لِمَكانِهِ II 538 b 6 ff. • εὐφροσύνης αἴτιον مُفْرِح II 637 a 4 ff.

ὁ αἰών Zeit, Ewigkeit : الدَّهْرُ II 98 b 19 ff. (→ WGAÜ S I 78 f.).

αἰώνιος lang andauernd, ewig : دَائِمٌ II 869 a 14 ff.

ἡ ἀκαθαρσία Unreinheit : النَّجَاسَةُ II 2001 b 23 ff.

ἀκάθαρτος unrein : نَجِسٌ II 1270 a 12 ff. ; 15 ff. ; 2162 b 26 f.

ἄκαιρος unzeitig : لَيْسَ فِي أَوَانِهِ II 1580 a 34 f.

ἡ ἀκακία Akazie : أَقَاقِيَا II 419 a 11 ff.

ἡ ἀκαλήφη Brennessel : الأَنْجُرَةُ II 535 a 43 ff. (→ WGAÜ 84).

ἡ ἄκανθα Dorn, Stachel : شَوْكٌ (n. gen.) : II 528 a 44 f. ; 930 a 6 ff. ; 1601 a 33 ; 2100 b 4 ff.

ἀκανθώδης dornig, stachlig : شَوْكِيٌّ II 547 b 2 ff. ; 632 b 43 ff. • يُشَبَّهُ بِشَوْكَةٍ II 633 b 6 ff.

ἀκατονόμαστος namenlos : لَا أَسْمَ لَهُ II 24 a 38 f.

ἀκέραιος unverfälscht, echt : إِذَا كَانَ عَلَى وَجْهِهِ II 450 a 42 ff.

ἀκήρατος unvermischt : لَا يَنْحَلُّ II 1474 a 3 f.

ἀκινητίζω sich nicht bewegen : بَطَلَ حَرَكَتُهُ II 1851 a 22 ff.

ἀκίνητος unbeweglich : غَيْرُ مُتَحَرِّكٍ II 571 a 3 ff. ; 1983 a 34 ff.

ἡ ἀκίς Pfeilspitze : زُجٌّ II 688 a 36 f.

ἀκμάζω auf d. Höhepunkt stehen : بَلَغَ مُنْتَهَاهُ II 719 a 8 ff. • فِي وَقْتِ المُنْتَهَى II 1483 b 22 ff.

ἡ ἀκμή Höhepunkt : المُنْتَهَى II 725 a 15 ff. ; 1811 b 38 ff.

ἡ ἀκοή Gehör : السَّمْعُ II 323 b 24 ff. ; 615 b 45 ff. = 1377 b 19 ff. ; 2161 b 43 ff.

τὰ ἄκοπα (sc. φάρμακα) Mittel gegen Müdigkeit : لِطَاخَاتٌ لِتَحَلُّلِ الإِعْيَاءِ II 2214 a 3 • الأَدْهَانُ المُحَلِّلَةُ لِلإِعْيَاءِ II 1863 b 3 ff.

ἀκολουθέω τινί e-r Sache folgen : لَزِمَ c. acc. r. vel p. : II 549 b 8 ff. ; 551 a 3 ff. ; 552 b 25 ff. ; 572 a 40 f. ; 2202 a 29 ff. • تَبِعَ c. acc. r. : II 555 a 30 f. ; 1010 a 23 ff. • اِقْتَرَنَ c. bi- r. II 1838 a 23 ff.

ἡ ἀκολούθησις "sequence in argument" (term. t. philos.) : اللَّوَازِمُ II 575 a 23 ff.

ἀκόλουθος folgend : لَحِقَ c. acc. r. II 320 a 24 ff.

τὸ ἄκος Heilmittel : عَالَجَ (III) : II 448 b 13 ff. = 590 a 43 ff.

ἀκουστικός zum Hören gehörend : سَمْعٌ II 1377 b 10 ff. • سَامِعٌ II 1386 a 14 ff.

ἀκούω hören : سَمِعَ II 511 b 6 ff. ; 1363 a 6 ff. ; 1940 a 23 ff. ; 2002 b 35 ff. •

• اِسْتَمَعَ II 1271 b 39 ff. • τὸ ἀκουόμενον الشَّيْءُ المَسْمُوعُ II 323 b 24 ff.

ἡ ἄκρα höchster Punkt: نَاحِيَةٌ II 405 a 1 • طَرَفٌ II 406 b 32 ff.

ἀκρατής τινος e-r Sache nicht mächtig: لَيْسَ يَضْبُطُ شَيْئًا II 1975 a 3 f. • ἀκρατής περί τι id.: غَيْرُ مَالِكٍ لِشَيْءٍ II 2206 b 7 ff.

ἄκρατος ungemischt, rein: خَالِصٌ II 1852 b 21 ff. • صِرْفٌ II 505 b 8 ff. • مَحْضٌ II 1470 a 25 ff.

ὁ ἀκρεμών Zweig: قَضِيبٌ II 528 b 10 ff. • طَرَفٌ I 539 a 13 f.

ἡ ἀκρίβεια Genauigkeit: شِدَّةٌ II 2231 b 13 ff. • أَشَدُّ ٱسْتِقْصَاءٍ II 427 a 22 ff. • صِفَةٌ لَطِيفَةٌ II 728 b 37 ff. • تَلْطِيفُ النَّظَرِ II 702 b 43 ff.

ἀκριβής genau, sorgfältig, präzise: بَالِغٌ فِي اللَّطَافَةِ II 718 b 38 ff.; 719 a 3 ff. • عَلَى الصِّحَّةِ وَالِاسْتِقْصَاءِ II 1811 b 36 ff. • ἀκριβέστερος: أَلْطَفُ II 733 b 21 ff.; 734 a 24 ff. • ἀκριβέστατος: لَطِيفٌ جِدًّا II 728 a 39 ff. = 1378 a 23 ff.

ἡ ἀκριβολογία Genauigkeit (der Forschung): تَلْطِيفُ النَّظَرِ II 703 a 3 ff.

ἀκριβόω τι etw. schärfen: لَطَّفَ (II) c. acc. r.: II 702 b 34 ff.

ἀκριβῶς (Adv.) genau: الغَايَةُ القُصْوَى II 1655 a 40 ff.

ἡ ἀκρόασις Hören: سَمْعٌ I 467 b 3 f.

ἡ ἀκροβυστία das Unbeschnittensein: غُلْفَةٌ II 1970 a 41 ff. (→ WGAÜ S I 88).

τὸ ἄκρον Spitze, Äußerstes, Höchstes, Ende: طَرَفٌ II 236 a 8 ff.; 634 a 17 ff.; 21 ff.; 952 b 22 ff.; 1237 a 36 ff.; 1479 b 44 ff.; 1600 b 43 ff.; 1749 b 19 ff.; 1812 a 26 ff.; 1847 a 21 ff.; 1926 a 6 ff.; 1999 b 17 ff. • ἐπ' ἄκρον مُفْرِطٌ II 3 b 37 f. • ἐξ ἄκρου أَعْلَى II 2235 a 5 ff.

ἄκρος (Adj.) äußerst: طَرَفٌ II 407 a 25 f.; a 27; 638 b 12 ff.; 1465 b 11 f.; 1850 a 25 ff.

ἡ ἀκρωμία Widerrist, Schulterblatt: مَوْضِعُ طَرَفِ أَكْتَافِهِ II 2130 b 20 ff.

ἀλαβαστροειδής nach Art des Alabasters: مِثْلَ القَوَارِيرِ II 1402 a 20 ff.

ἀλαλάζω aufschreien, tönen: أَسْمَعَ صَوْتًا II 1971 b 25 ff.

ἡ Ἀλανὴ γῆ الطِّينُ اللَّانِي II 42 b 1 ff.

ἀλγεινός schmerzhaft, kränkend: مُؤْذٍ II 501 b 16 ff. (→ GALex I 188).

ἀλγέω Schmerz empfinden: أَذِيَ II 497 b 29 ff. • وَجِعَ II 593 b 8 ff.; 661 b 28 ff. • τὴν κεφαλὴν ἀλγεῖν شَكَا صُدَاعًا II 1976 a 33 ff.

ἡ ἀλγηδών Schmerz: وَجَعٌ II 1483 b 30 ff.

τὸ ἄλγημα Schmerz: وَجَعٌ II 206 a 6 ff.; 2213 b 23 ff.; 2247 a 10 ff.

τὸ ἄλγος Schmerz: الأذى II 497 b 27 f. (→ GALex I 192 nr. 6).

ἡ ἀλεκτοροφωνία Hahnenschrei: صِياحُ الدِيكِ II 2023 a 41 ff.

ὁ ἀλεκτρυών Hahn: دِيكٌ II 2227 a 35 ff.

Ἀλεξάνδρεια: إسْكَنْدَرِيَّةٌ II 1636 b 29 ff.

τὸ ἄλευρον Mehl (→ WGAÜ 93 f.): دَقِيقٌ I 559 a 39; b 3 f.; II 168 a 26 ff.; 557 b 45 ff.; 841 a 26 ff.

ἡ ἀλήθεια Wahrheit: حَقٌّ II 2141 a 14 ff. • حَقِيقَةٌ II 1370 b 18 ff.

ἀληθεύω die Wahrheit sagen: يُصَدِّقُ ظَنَّهُ II 2154 a 2 ff.

ἀληθής wahr: حَقٌّ II 31 b 16 ff.; 1983 b 6 ff. • صَادِقٌ II 556 a 23 ff. • ἀληθῶς (Adv.): بالصِحَّةِ II 1618 a 12 ff.

ἡ ἀλθαία Eibisch: الخِطْمِيُّ II 446 b 32 ff.

ἄλιθος frei von Steinen: لَيْسَ فيه حِجارَةٌ II 2201 b 25 ff.

τὸ ἁλικάκκαβον Judenkirsche: كاكَنْجٌ I 528 a 34.

ἁλίσκομαι gefangen, ergriffen werden: صِيدَ II 491 a 19 ff. • ἁλίσκομαί τινι durch etw. ergriffen werden: ἁλίσκεσθαι τῷ κακῷ: مَرِضَ II 2242 a 23 ff. • ἁλῶναι ποδάγρᾳ أَصَابَهُ النِقْرِسُ II 268 b 37 ff. • βλάβαις ἁλισκόμεθα يَعْرِضُ الفَسَادُ II 1968 a 43 ff. • ἁλίσκομαι ὑπό τινος id.: مُلِكَ II 1447 b 18 • إعْتَرَاهُ II 191 b 3 ff.

τὸ ἁλκυόνιον Seekork, Schwammkoralle: زَبَدُ البَحْرِ II 2121 b 28 ff. (WGAÜ 94).

ἀλλά aber, sondern: بَلْ II 29 b 44 ff.; 30 a 5 ff.; 490 a 20 ff.; 494 b 9 ff.; 710 a 7 ff.; 1142 a 40 ff.; 1383 a 1 ff. = 1387 b 16 ff.; 1973 b 31 ff.; 1977 a 6 ff.; b 43 ff.; 1978 a 24 ff.; 1981 a 24 ff.; 2003 a 4 ff.; 2036 a 19 ff.; 29 ff.; 2100 b 4 ff.; 2124 b 29 ff.; 2127 a 26 ff.; 2141 a 40 ff.; 2195 b 20 ff.; 2252 a 44 ff.; 2259 b 25 ff. • لكِنْ II 28 b 29 ff.; 30 a 4 ff.; 38 b 33 ff.; 39 a 10 ff.; 494 b 24 ff.; 504 b 35 ff.; 566 a 19 ff.; 707 b 22 ff.; 744 a 1 ff.; 1050 a 9 ff.; 1271 b 36 ff.; 1982 b 30 ff. • لكِنَّ II 40 b 3 ff.; 428 b 37 ff.; 537 b 35 ff.; 552 b 17 ff.; 600 a 19 ff.; 1271 b 39 ff.; 1383 a 4 ff.; 1484 a 24 ff.; 1859 b 6 ff.; 1976 b 34 ff.; 40 ff.; 1977 a 20 ff.; 2003 a 11 ff.; 2199 b 30 ff. • وَلكِنْ II 40 a 14 ff.; 513 b 37 ff.; 620 a 20 ff.; 720 a 2 ff.; 1801 b 1 ff.; 1980 a 35 ff.; 1981 a 30 ff.; 2141 a 32 ff.; 2186 b 33 ff.; 35 ff.; 2253 a 18 ff.; 20 ff. • إلّا II 1227 b 4 ff.; 1982 b 24 ff. • إلّا أنَّ II 2244 b 37 ff. •

نَعَمْ إلّا أنَّ II 2156 a 3 ff. (vgl. Ullmann BzaG p. 339 nr. 34) • وإنَّما II 1866 a 36 ff.; 2109 a 32 ff. • و II 1378 a 33 ff.; 1979 a 41 ff.

ἀλλάσσω τι etw. verändern: بَدَّلَ (II) c. acc. r.: II 1857 a 24 ff.

ἀλλήλων einander, wechselseitig, gegenseitig (vgl. WGAÜ S I 96; Ullmann EN I 68; II 305–307; GALex II 409–413): بَعْضُها بِبَعْضٍ II 937 b 17 ff.; 20 ff.; 1812 a 15 ff.; 1901 a 17 f. • بَعْضُها في بَعْضٍ II 657 b 43 ff. • بَعْضُها بَعْضًا II 937 a 16 ff.; 1232 b 27 ff. • ἀλλήλων ἐδηδοκότα أَكَلَ بَعْضُهُ جَسَدَ بَعْضٍ II 447 b 42 ff. • ἀδικεῖτε ἀλλήλους يُسِيئُ أَحَدُكُما بِصاحِبِه II 2141 b 2 f. • τὰς στιγμὰς ... ἁπτομένας ἀλλήλων النُّقَطُ المُتَلاقِيَةُ II 1237 a 40 ff. • τὰ ὕπτια πρὸς ἄλληλα ἔχοντες وظَهْرُ الذَّكَرِ لاصِقٌ بِظَهْرِ الأُنْثَى II 668 b 18 ff. • συνιόντων ἐπὶ τὴν ἀλλήλων θέαν ما خَرَجَتْ لِتَرَى ولكِنْ لِتُرَى II 824 a 9 ff. • γράψας ἀλλήλων τὰς δύο φωνάς ذَكَرَ اللَّفْظَتَيْنِ مَعًا II 1010 a.

ἄλλος ein anderer (vgl. WGAÜ S I 96; S III 41; Ullmann EN I 36–38; 164; 269 f.; II 280 ff.; 307): آخَرُ II 28 b 6 ff.; 427 a 22 ff.; 516 b 5 ff.; 744 a 1 ff.; 1483 a 42 ff.; 1636 b 29 ff.; 1926 a 16 ff.; 2001 b 19 ff. • Plur. أُخَرُ II 504 b 35 ff.; 668 a 6 ff.; 1087 b 9 ff. • ἄλλος: غَيْرُهُ II 26 b 27 f.; 536 a 6 ff.; 1983 b 13 ff.; 2254 a 21 ff. • سائِرُها II 406 b 18 ff.; 483 a 44 f.; 497 b 37 ff.; 686 a 30; 952 b 3 ff.; 1043 b 30 ff.; 1223 a 2 ff.; 1970 b 40 ff.; 2095 b 43 ff. • جَمِيعُها II 1624 a 3 ff. • ἄλλα πάθη جَمِيعُ الآفاتِ II 537 b 11 ff. • μετά τινος τῶν ἄλλων σημείων مَعَ بَعْضِ تِلْكَ العَلاماتِ الباقِيَةِ II 1930 b 31 ff.

ἄλλως (Adv.) anders, auf andere Weise; sonst; übrigens (vgl. WGAÜ 95; S III 41; GALex I 111–113): مَعَ ذٰلِكَ II 2171 a 6 ff.

ἡ ἅλμη Meerwasser, Sole: ماءُ المِلْحِ II 205 b 15 ff.

ἁλμυρός salzig: مالِحٌ II 2086 b 29 ff.

ἄλογος unvernünftig: غَيْرُ ناطِقٍ II 497 b 42 ff. • τὸ ἄλογον الذي لا نُطْقَ لَهُ II 24 a 41

ἡ ἀλόη Aloe: الصَّبِرُ II 343 a 18 ff.; 373 b 6 ff.

ὁ ἅλς Salz: مِلْحٌ I 539 a 4; II 33 a 11; 520 a 36 ff.; 542 b 14 ff.; 590 b 41 ff.; 638 a 34 ff.; 1458 b 19 ff.

ἁλικός salzig (vgl. WGAÜ S I 98): مالِحٌ II 1852 b 21 ff.

ἄλυπος schmerzlos: لا أذى معه II 279 a 4 ff.

τὸ ἄλυσσον Farsetia clypeata (→ WGAÜ 96): مذهب الكلب I 574 a 16.

τὸ ἄλφιτον Gerstengrütze (→ WGAÜ S I 99): سويق II 1484 a 13 ff. • خبز II

ὁ ἀλφός weiße Hautflecken (→ WGAÜ S I 99 f.): بهق II 168 a 21 ff.; 635 b 2 ff. 687 b 44 f.

ἡ ἀλώπηξ Fuchs: ثعلب II 7 b 12 ff.; 1206 a 39 ff.; 1752 a 9 f.; 1960 b 2 ff.; 2156 a 3 ff. (vgl. Ullmann Bzaf p. 339 nr. 34).

ἅμα (Adv.) zugleich: معًا II 1214 b 33 ff.; 1237 a 36 ff.; 1382 b 26 ff.; 1999 b 32 ff. (vgl. Ullmann EN II 288 § 26) • مع هذا II 2009 a 45 ff. • سريعًا II 2246 b 42 ff.

οἱ ἀμαθεῖς die Ungebildeten: غير ذوي علم II 1876 a 44 ff.

ἁμαρτάνω fehlen, sündigen, sich irren: خطئ II 1973 b 31 ff. • أخطأ II 720 a 3 ff.; 2258 a 40 ff.

ὁ ἁμαρτωλός Sünder: خاطئ II 2208 b 40 f. • خطّاء II 2153 b 40 ff.

ἀμβλύς stumpf: كهام II 1336 a 23 ff.

ἀμβλυώτερος (Komp.) stärker abstumpfend: كسر من الحدة II 2178 a 44 ff.

ἀμέθυστος die Trunkenheit verhindernd: منع السكر II 1752 a 11 ff.

ἀμείνων besser, vorteilhafter: أجود II 601 a 33 ff. • أفضل II 360 a 41 ff.

ἀμελής sorglos, nachlässig: توانى في شيء II 2226 b 38 ff.

ἄμετρος maßlos: مفرط II 1454 b 24 ff.

τὸ ἅμμα Knoten: عقد II 540 a 36 ff.

τὸ ἄμμι (ἄμι) Echter Ammei (Carum copticum): نانخواه I 578 b. 7. 19 • كمون الملك ib.

τὸ ἀμμωνιακόν Ammoniakgummi: أشق II 842 a 20 ff.; 1786 a 13 ff. • لزاق الذهب II 2201 b 14 f. (→ WGAÜ 100).

τὸ ἀμνίον Foetushaut: السلا II 945 a 30.

ἄμοιρός τινος e-r Sache unteilhaftig: عديم شيء II 1983 b 26 ff.

ἡ ἀμουσία das Unmusische: الأصوات التي ليست على الموسيقى II 2189 a 27 ff.

ἄμουσος unmusikalisch: غير عالم باللهو II 1580 a 29 ff. • τὸ ἄμουσον اللاموسيقار II 34 a 1 f.

ἡ ἀμπελῖτις γῆ: الطين الكرمي I 562 a 15.

τὸ ἀμπελόπρασον Sommerlauch: كُرَّاثُ الكَرْمِ I 557 a 33.

ἡ ἄμπελος Weinstock, Weinrebe: الكَرْمُ (n. gen.): II 489 a 6 ff.; 952 b 1 ff.; 1974 b 36 ff.; 1976 b 13 ff.

ἡ ἄμπελος λευκή Weiße Rebe: الكَرْمَةُ البَيْضاءُ I 561 b 41.

ἡ ἄμπελος μέλαινα Schwarze Rebe: الكَرْمَةُ السَّوْداءُ I 562 a 5; II 1136 a 43 ff.

ὁ ἀμπελών Weinberg: الكَرْمُ II 1240 a 28 = 2240 b 1 f. (→ WGAÜ S II 682).

ἀμυγδάλινος aus Mandeln hergestellt (→ WGAÜ 102): τὸ ἀμυγδάλινον ἔλαιον دُهْنُ اللَّوْزِ II 1752 b 15 ff.

ἡ ἀμυγδάλη πικρά bittere Mandel (→ WGAÜ S III 47): اللَّوْزُ المُرُّ II 2031 b 16.

ἡ ἀμυγδαλῆ Mandelbaum (→ WGAÜ S I 106; S III 47): اللَّوْزُ II 1748 a 26 ff.; 31 ff.; 36 ff.; 41 ff.; 1749 a 30 ff.; 2183 b 14 ff.

τὸ ἀμύγδαλον Mandel (→ WGAÜ 102): اللَّوْزُ (n. gen.): II 703 a 30 ff.; 1749 b 19; 1750 a 8 ff.; 1751 b 20 ff.; 1754 b 6 ff.; 1755 b 11 ff.; 17 ff.; 2134 b 11 ff.

ἀμυδρός dunkel, schwach: σφυγμὸς ἀμυδρός: صِغَرُ النَّبْضِ II 1999 b 18 ff.

τὸ ἄμυλον Stärke (→ WGAÜ 102): النَّشَاسْتَجُ II 1845 ~~b~~ 8 ff.

ἄν (Adv.) etwa, wohl: لَيْتَ شِعْرِي II 1940 b 18 ff.

ἄν (= ἐάν, Konj.) wenn (→ WGAÜ S III 48): إِذَا II 1845 a 20 ff. • إِنْ II 887 a 31 ff.; 1055 b 34 ff.; 2233 a 16 ff. • ἂν μή: إِلَّا أَنْ II 2181 b 31 ff.

ἀνά (Präp.) auf, hinan, entlang: ὕδερος ἀνὰ σάρκα الاِسْتِسْقَاءُ اللَّحْمِيُّ II 367 b 11 f.

ἀναβαίνω πρός τι zu etw. hinaufsteigen: اِرْتَقَى c. ilā r. II 2463.

ἡ ἀνάβασις Anstieg, Zunahme, Exazerbation (→ WGAÜ 104): وَقْتُ التَّزَيُّدِ II 1811 b 36 ff.; 38 ff.

ἀναγαργαρίζομαι gurgeln: تَغَرْغَرَ بِهِ II 206 a 34 ff.; 1601 b 40 ff.

τὸ ἀναγαργάρισμα Mittel zum Gurgeln: تُغَرْغِرُ بِهِ أَوْ تُحَنِّكُ بِهِ II 1756 b 2 ff.

ἀναγγέλλω τινί τι j-m etw. berichten: أَخْبَرَ c. acc. p. et bi-r.: II 1222 a 6 ff.

ἀναγκάζω τινά j-n zwingen: اِضْطَرَّ c. acc. p.: II 1170 a 40 ff.; 2247 b 39 f. • أَلْجَأَ c. acc. p.: II 234 b 1 ff. = 966 b 44 ff.

ἀναγκαῖος zwingend: بِاضْطِرَارٍ II 555 b 3 ff.; 733 b 21 ff.; 550 b 38 ff.; 572 b 23 ff.; 573 a 17 ff.; 1386 a 5 ff. • مُضْطَرٌّ II 1977 b 40 ff. • يَجِبُ ضَرُورَةً II 427 a 36 ff.; 719 a 8 ff. • وَاجِبٌ II 554 b 45 ff. • اِحْتَاجَ إِلَى

II 1975 a 15 f. • لا بُدَّ مِنْ II 1145 b 3 ff. • حَرِيٌّ أَنْ II 1378 a 33 ff.

ἀναγκαιότατος (Superl.): بِٱضْطِرَارٍ وما لا بُدَّ منه II 2144 b 28 ff.

ἡ ἀνάγκη Zwang, Notwendigkeit: إِضْطِرَارٌ II 549 b 8 ff.; 555 a 44 ff.; 572 b 28 ff.; 632 b 43 ff.; 662 b 42 ff.; 2127 b 14 ff. • وَجَبَ ضَرُورَةً II 1237 a 40 ff.; 2226 a 39 ff. • τὸ ἐξ ἀνάγκης ὄν قد يَجِبُ أَنْ يَلْزَمَ فِيمَا هو وَاجِبٌ II 555 b 42 ff. • لَزِمَ ضَرُورَةً II 554 b 40 ff.; 555 b 13 ff. • لا مَحَالَةَ II 24 a 1 ff.; 16 f.

ἀνάγω τι etw. herausbefördern: قَذَفَ c. acc. r.: II 535 a 43 ff. (→ WGAÜ 84).

ἡ ἀναγωγή Ausspeien: نَفْثٌ II 845 b 22 ff.; 1749 a 41 ff.

ἀναδίδωμί τι etw. emporsteigen lassen: نَفَذَ II 536 b 19 ff.

ἀναζέω τι etw. aufkochen: غَلَى c. acc. r.: II 688 a 11 ff.

ἀναζωπυρέω wieder aufleben: إِسْتَنَارَ II 2037 b 36 ff.

ἡ ἀναθυμίασις Ausdünstung: بُخَارٌ II 1482 b 2 ff.; 1895 b 34 ff.; 2172 a 17 ff.

ἄναιμος blutlos, blutleer: لا دَمَ له II 534 b 22 f.; 1377 a 40 ff.

ἀναιρετικός todbringend, tödlich (→ WGAÜ S I 113): قَتَّالٌ II 107 b 1 ff.

ἀναιρέω τι etw. wegnehmen: أَخَذَ c. acc. r.: II 1847 a 26 ff.

ἀναιρέω (absol.) töten: قَتَلَ II 587 b 24 ff. • ἀναιρέω τινά j-n töten: مَاتَ II 810 b 9 ff.

ἀναίτιος unschuldig: مَنْ لَمْ تَكُنْ عليه عِلَّةٌ II 1620 b 40 ff.

ἀνακαίω τι etw. anzünden: إِلْتَهَبَ II 1458 a 14 ff.

ἀνακαλέομαί τινα j-n zurückrufen: نَبَّهَ c. acc. p.: II 1968 b 42 ff.

ἀνάκειμαι aufgestellt sein: وُضِعَ II 1710 b 30 ff.

ἀνακλάομαι zurückgebogen werden: إِنْعَكَسَ II 1145 a 38 ff.

ἀνακλίνω sich zurücklehnen: إِسْتَلْقَى II 1205 b 26 f.

ἀνακολλάω τι etw. ankleben: أَلْزَقَ c. acc. r.: II 542 a 18 ff. • أَلْزَقَ c. acc. r. bzw. لِصَاقٌ II 2211 a 33 f.

τὸ ἀνακόλλημα Heftpflaster: لُزُوقٌ II 545 a 5 ff.; 9 ff.

ἡ ἀνακόλλησις Verklebung: إِلْزَاقٌ II 546 b 12 ff.

ἀνακολλητικός τινος etw. anklebend: أَلْزَقَ c. acc. r.: II 541 b 6 ff.

ἡ ἀνακομιδή Rückkehr: سَفَرٌ II 1044 b 31 ff.

ἀνακύπτω ἔκ τινος aus etw. emportauchen: لَقِيَ c. acc. r.: II 1145 a 43 ff.

ἀναλαμβάνω τι etw. zu sich nehmen : لَقَطَ c. acc. r. : II 1088 b 40 ff. • خَلَطَ c. acc. r. II 1925 b 30 ff.

ἀναλαμβάνω τινά j-n wiederherstellen, stärken : قَوَّى c. acc. : II 702 b 28 ff.

ἀναληπτικός wiederherstellend : تَلَافٍ II 1041 b 7 ff.

ἡ ἀνάληψις Befestigung e-r Bandage : تَعْلِيقٌ II 544 a 36 ff.

ἀναλίσκω τι etw. aufwenden, verbrauchen : أَفْنَى c. acc. r. : II 1632 b 24 f.

ἀνάλογός τινος e-r Sache entsprechend : يُلَايِمُهُ II 2069 a 43 ff.

ἀναλύομαι sich auflösen : اِنْحَلَّ II 387 a 19 ff.

ἡ ἀνάλυσις Auflösung : اِسْتِرْخَاءٌ II 516 a 3 ff.

ἀναμίγνυμι darunter mischen : جَعَلَ II 635 b 2 ff.

ἀναξηραίνω τι etw. austrocknen : جَفَّفَ c. acc. r. II 810 a 34 ff. • لَدَّنَ II 455 b 19.

ἀναπαύομαι sich ausruhen : رَبَضَ II 2166 b 22 ff.

ἡ ἀνάπαυσις Ruhe, Erholung : رَاحَةٌ II 800 b 19 ff.

ἀναπίπτω sich hinlegen : اِسْتَلْقَى II 1206 a 27 ff. • جَثَمَ II 2166 b 19 ff.

ἀναπνευστικός die Atmung betreffend (vgl. WGAÜ S I 118) : ἀναπνευστικὰ ὄργανα آلَاتُ التَّنَفُّسِ II 633 b 39 ff.

ἡ ἀναπνοή Atmung : تَنَفُّسٌ II 622 b 42 ff. ; 717 b 25 ff.

ἀναποιέω τι etw. bereiten : لَتَّ شَيْئًا II 2167 a 41 ff.

ἀνάπτω τι etw. (e. Feuer) anzünden, entflammen : أَلْكَدَ c. acc. r. II 2, p. X = WGAÜ S I 119 ; II 1249 b 34 ff.

ἀνάπτομαι angezündet werden, aufflammen : اِلْتَهَبَ II 1458 a 14 ff. ; b 12 ff. ; 2246 b 42 ff. (altera versio اِشْتَعَلَ) • اِلْتَكَدَ II 2241 a 8 ff. ; 13 ff.

ἀνασιμόω τι etw. nach oben biegen : قَرَزَ c. acc. r. : II 236 a 8 ff.

ἀνασπάω τι εἴς τι etw. zu etw. hochziehen : اِرْتَفَعَ c. ilā r. : II 2250 a 7 ff.

ἀναστομόω öffnen, erweitern : فَتَّحَ II 1485 a 37 ff.

ἀναστομωτικός öffnend, erweiternd : مُفَتِّحٌ II 1485 a 32 ff. = WGAÜ S I 120.

ἀνασχίζω τινά j-n aufschlitzen : شَقَّ c. acc. p. : II 589 a 3 ff.

ἀνατέμνω τι etw. aufschneiden, sezieren : شَرَحَ c. acc. r. : II 1373 a 40 ff. ; 1977 b 7 ff. • شَرَّحَ II 2226 b 38 ff.

Ἀνατολικόν : النَاطُلُوق II 1455 a 2.

ἡ ἀνατομή Aufschneiden, Sektion : قَطْعٌ II 2247 b 39 ff.

ἀνατρέφομαι aufgezogen werden, aufwachsen : تَرَبَّى II 550 a 15 ff.

ἡ ἀνάτριψις Reibung, Massage : دَلْكٌ II 359 a 40 ff.; 692 a 42 ff.

ἡ ἀνατροπή Umsturz, Zerstörung : غَثْيٌ II 1483 b 37 ff.

ἀναφέρομαι nach oben getragen werden : طَفَا II 873 a 12 ff.

ἡ ἀναφορά Auftrieb, Ausdünstung : اِرْتَفَعَ مِنَ الماءِ II 723 b 24 ff.

ἀναψύχομαι sich erfrischen : تَبَرَّدَ II 1491 b 7 ff.

ἡ ἀνδράχνη Portulak (→ WGAÜ 108) : البَقْلَةُ الحَمْقاءُ II 1483 b 43 ff.

ἡ ἀνδρεία Mannhaftigkeit, Mut (→ WGAÜ 108) : صَلَابَةٌ II 80 b 12 ff.

ἀνδρεῖος mannhaft, mutig : شُجاعٌ II, 4 p. XIII; 1628 b 37 ff. • أَهْلُ الشَّجاعَةِ 2001 a 41 ff.

ἄνειμι heraufgehen : خَرَجَ II 537 b 35 ff.

ἡ ἀνελευθερία niedrige Gesinnung : لُؤْمٌ ودَنَاءَةٌ II 2151 b 39 ff. • تَقْتِيرٌ II 2202 b 3 ff. • نَذَالَةٌ II 63 b 3 ff.

ἀνελίττω aufrollen : دَارَ بِدَوْرٍ لَوْلَبِيٍّ II 1796 a 39 ff.

ἀνελίττομαι aufgerollt werden : تَحَرَّكَ حَرَكَةً لَوْلَبِيَّةً II 1796 a 42 ff.

ὁ ἄνεμος Wind : رِيحٌ II 724 a 8 ff.; 935 b 28 ff.; 937 a 16 ff.; 1232 b 27 ff.

ἀνεξήγητος unerklärt : بِلَا تَفْسِيرٍ II 33 a 9 f.

ἄνευ (Präp. c. gen.) ohne, sonder (→ WGAÜ S I 124) : دُونَ II 98 a 14 f. • بِغَيْرِهِ II 1985 a 17 ff. • مِنْ غَيْرِهِ II 1221 b 3 ff. • بِلَا II 33 a 34 • ἄνευ χρόνου مُجَرَّدٌ مِنَ الزَّمَانِ II 1011 a 26 ff. • ἄνευ ῥυφημάτων لا يَتَنَاوَلُ كِشْكَ الشَّعِيرِ I 569 a 20

ἀνέχομαι aushalten, ertragen : صَبَرَ (→ WGAÜ S I 124) : II 2258 b 21 ff.

τὸ ἄνηθον Anis : شِبِثٌّ II 2120 b 31 ff.

ὁ ἀνήρ Mann : رَجُلٌ II 81 a 23 ff.; 408 b 41 ff.; 490 a 41 ff.; b 3 ff.; 5 ff.; 10 ff.; 795 b 42 ff.; 996 a 1 f.; 1224 b 22 ff.; 1851 b 23 ff.; 1931 b 32 ff.; 2001 a 20 ff.; 2100 a 3 ff.; 26 ff.; 2241 b 41 ff. • إِنْسَانٌ II 640 a 17 ff.; 658 a 31 ff.; 933 a 30 ff.

ἀνθηρός frisch, bunt : مُصَبَّغٌ II 147 a 22 ff.

ἀνθίσταμαί τινι sich e-r Sache widersetzen : نَاصَبَ c. acc. r. : II 744 a 1 ff. • ἀνθίσταμαι πρός τι id. : ضَادَّ (III) c. acc. r. : II 2068 b 36 ff. • نَفَعَ II 448 b 21 ff.

τὸ ἄνθος Blüte: زَهْر (n. gen.): II 25 a 25 ff.; 36 a 2 f.; 37 a 36 f.; 95 a 25 ff.; 590 b 34 ff.; 1601 a 23 ff.; 1847 a 21 ff.

ἀνθρακόομαι zu Kohle verbrannt sein: صَارَ كَالجَمْرِ II 1458 b 19 ff.; 23 ff.

ὁ ἄνθραξ Glutkohle: فَحْمٌ II 928 a 42 ff.

ὁ ἄνθραξ Karbunkel, Furunkel (→ WGAÜ S I 126): الجَمْرَةُ II 1490 a 6 ff. • الجُدَرِيُّ II, 4 p. XII.

ἀνθρώπειος vom Menschen stammend: κόπρος ἀνθρώπεια زِبْلُ الإِنْسَانِ II 688 b 28.

ἀνθρώπινος menschlich: ἀνθρωπίνη διάνοια ذِهْنُ الإِنْسَانِ II 735 a 6 ff. • φύσις ἀνθρωπίνη طَبِيعَةُ الإِنْسَانِ II 2002 b 35 ff. • τὰ ἀνθρώπινα الأُمُورُ الإِنْسَانِيَّةُ

ἀνθρωποειδής menschliche Gestalt habend: فِي صُورَةِ النَّاسِ II 4 a 39 f. II 717 b 35 ff.

ὁ ἄνθρωπος Mensch: الإِنْسَانُ II 4 a 38 f.; 10 a 34 f.; 141 a 1 ff.; 446 a 35 ff.; 543 a 15 ff.; 634 a 5 ff.; 684 b 19 ff.; 728 a 39 ff.; 793 b 44 ff.; 807 b 44 f. 811 b 27 ff. et passim • Plur. οἱ ἄνθρωποι النَّاسُ II 252 a 29 ff.; 356 a 32 ff.; 479 b 42 ff.; 855 a 11 ff.; 888 b 40 ff.; 916 a 17 ff. et passim • ὁ ἄνθρωπος الرَّجُلُ II 2202 a 14 ff. • οὐκ ἔστι πᾶς οὐκ ἄνθρωπος لَيْسَ يُوجَدُ كُلٌّ لَا إِنْسَانٍ II 23 a 27 f. • ἄνθρωπος μικρὸς κόσμος لُقِّبَ الإِنْسَانُ العَالَمَ الصَّغِيرَ II 1048 b 17 ff. • λάλους ἀνθρώπους أَصْحَابُ الطَّرْمَذَةِ II 2206 b 7 ff. • ὁ υἱὸς τοῦ ἀνθρώπου اِبْنُ البَشَرِ II 1971 a 3 ff.

τὸ ἀνθύλλιον kleine Blüte: زَهْرٌ صِغَارٌ II 37 a 39 f.

ὁ ἀνθύπατος Prokonsul: القَاضِي II 1881 a 33 ff.

ἡ ἀνία Unlust, Verdruß: ذَهَابُ لَذَّةِ العَيْشِ II 498 b 24 ff. • غَمٌّ II 2094 a 21

ἀνιάομαι betrübt, verdrossen sein: لَا يَلْتَذُّ II 483 b 4 ff.

ἀνίατος unheilbar: لَيْسَ لَهُ عِلَاجٌ II 446 a 9 ff.

ἀνίημί τι etw. loslassen, auflösen: دَافَ (u): II 848 a 21 ff. • Pass. ἀνίεμαι خَرَجَ II 168 a 43 ff. • κλῶνας ἀνίησι لَهُ عِيدَانٌ II 683 a 16 ff. • λοβοὺς δέ τινας ἀνίησιν ἐπ᾽ ἄκρου وعلى طَرَفِ الساقِ غُلُفٌ II 1749 b 19 ff. • Part. ἀνειμένος lässig: أَضْعَفُ قُوَّةً II 986 a 29 ff.

ἀνίσταμαι aufstehen: قَامَ II 967 a 31 ff.; 2461 • اِنْتَصَبَ II 2166 b 26 ff.

ἀνίστημί τινα j-n aufstellen: أَثَارَ c. acc. p. II 2166 b 22 ff.

ἀνοίγνυμί τι etw. öffnen: فَتَحَ c. acc. r.: II 681 b 20 ff.; 1362 b 40 ff. •

ἀνοίγνυμαι sich öffnen: اِنْفَتَحَ II 1222 a 1 ff.

ἀνοιδέω anschwellen: Part. ὁ ἀνοιδῶν الغَضْبَانُ II 212 a 36 ff.

ἀνομοιομερής aus ungleichen Teilen bestehend (→ WGAÜ S I 129): التى أَجْزَاؤُهَا لا يُشْبِهُ بَعْضُهَا بَعْضًا II 426 b 43 ff.

ἡ ἀνομοιότης Ungleichheit: اِخْتِلَافٌ II 1857 b 3 ff.; 2108 b 19 ff.

ἄνομος gesetzlos, unrecht: مُنَافِقٌ II, 4 p. XVIII.

ἀνόρεκτός τινος ohne Appetit auf etw.: تَعْطِيلُ الاشْتِيَاقِ إلى شَيْءٍ II 510 a 38 ff.

ἀντανακλάομαι reflektiert werden: رَجَعَ II 2122 b 38 ff.

ἀντί (Präp. c. gen.) anstatt, anstelle von (→ WGAÜ 113; S I 130; S III 57): بَدَلَ II 499 b 11 ff. • مَكَانَ II, 4 p. XVIII; 633 a 6 ff.; 702 a 15 ff.; 1054 a 19 ff.; 2125 a 8 ff. • ἀντὶ ἐκλείκτου إِذَا... لُعِقَ II 841 a 34 ff.

ἡ ἀντίδοτος (sc. δόσις) Gegenmittel, Gegengift (→ WGAÜ S I 130 f.): مَعْجُونٌ II 886 a 18 ff.

ἀντίκειμαι gegenüber liegen: إلى جَانِبِهِ II 940 a 6 ff.; 1137 a 3 ff.

ἀντιλαμβάνω τινός etw. ergreifen, erlangen: أَدْرَكَ c. acc. r.: II 2127 a 34 ff.

ἡ ἀντίληψις Anhalt, Anspruch: إِدْرَاكٌ II 1383 a 1 ff. = 1387 b 16 ff.

ἀντιστρέφομαι πρός τι auf etw. ausgerichtet sein: اِسْتَمَرَّ c. fī r.: II 235 b 15 ff.

ἀνύσιμος förderlich: Superl.: أَنْجَحُ II 2221 a 38 ff.

ἄνω (Adv.) oben, nach oben: إلى فَوْقُ II 1624 a 10 ff.; 2216 b 44 ff. • ἄνω ἄγει φλέγμα أَسْهَلَ البَلْغَمَ II 986 b 6 ff. • Kompar. ἀνώτερος: فَوْقَ II 664 a 37 ff. • عَالٍ II 2199 b 14 ff.

ἄνῳδος gesanglos: ليس بِلَحْنٍ II 2189 b 13 ff.

ἀνώδυνος schmerzlos: لا وَجَعَ مَعَهُ II 682 a 40 ff.; 2120 b 25 f. • لا يَجِدُ وَجَعًا II 593 a 18 ff. • يُسَكِّنُ الوَجَعَ II 2090 b 32 ff. • سَلِيمٌ من الأَلَمِ II 2120 a 27 ff.

ἄνωθεν (Adv.) von oben [her] (→ WGAÜ S I 133): أَعْلَى II 406 b 43 ff.; 1977 b 7 ff.; • مِنْ فَوْقُ II 1236 a 27 ff.

ἀνώμαλος ungleichartig: مُخْتَلِفُ الأَجْزَاءِ II 1844 a 17 ff.

ἀνώμοτος ohne Eid, ohne zu schwören: لا يَحْلِفُ II 613 b 42 ff.

ἀξιόπιστος glaubwürdig, zuverlässig: صادِقُ اللَّهْجَةِ II 1501 a 22 ff.

ἄξιός τινος e-r Sache würdig, wert: أَهْلٌ c. li-r.: II 1628 b 35 f. • مُسْتَحِقٌّ c. li-r.: II 1626 b 8 ff. • يَلِيقُ c. bi-r.: II 2003 a 24 ff.

ἀξιόω verlangen: يَنْبَغِي أَنْ II 929 b 28 ff. • لَطُفَ c. li-p.: II 698 b 23 f.
ἀόρατος unsichtbar: غَيْرُ مَرْئِيٍّ II 912 a 22 ff.
ἡ ἀορτή d. Hauptschlagader (→ WGAÜ S I 135): أُورْطِي II 657 b 38 ff.; 668 b 36 ff.
ἀπάγω τινά j-n fortführen: وَدَّى = أَدَّى c. acc. p.: II 1811 b 20 ff. • ἀπ-άγομαι εἴς τι zu etw. hingeführt werden: مُنْتَهَاهُ إِلَى شَيْءٍ II 406 b 13 ff.
ἀπαλλακτικός τινος fähig, etw. abzuwenden: نَجَا مِنْ شَيْءٍ II 452 a 32 ff.
ἀπαλλάσσω wegkommen: βέλτιον ἀπαλλάσσει: هُوَ أَحْسَنُ حَالًا II 2127 b 29 ff.
ἀπαλλάττομαί τινος von etw. befreit werden: لا يَرَاهُ II 847 b 24 ff. = 2221 a 35 ff. • لَيْسَ يُخَالِطُهُ شَيْءٌ II 1852 b 33 ff.
ἁπαλός zart, weich: لَيِّنٌ II 2120 a 34 ff.; 2122 b 45 ff.; 2126 a 22 ff. • لَيِّنٌ نَاعِمٌ II 2125 a 4 ff. • مِنْ غَايَةِ اللِّينِ II 2106 a 21 ff. • ἁπαλός εἰμι لَانَ وَرَطُبَ II 2078 b 11 ff. • طَرِيٌّ II 2125 b 7 ff. • Kompar. ἁπαλώτερος أَلْيَنُ I 547 a 28 = II 2130 b 35 ff.
ἁπαλόσαρκος zartes Fleisch habend: لَحْمٌ لَيِّنٌ II 2119 a 18 ff.
ἁπαλύνω weich, geschmeidig machen: عَالَجَ II 2134 b 1 ff.
ἀπαντάω zusammentreffen: اِلْتَقَى II 1200 b 8 ff. • ἀπαντάω πρὸς τὸ ὕδωρ dem Wasser entgegengehen: وَرَدَ II 1092 b 8 ff.
ἡ ἀπάντησις Begegnung: اِلْتِقَاءٌ II 1228 b 16 ff.; 2155 a 6 ff.
ἅπαξ (Adv.) einmal: مَرَّةً وَاحِدَةً II 513 a 29 ff.
ἀπαράλλακτος unveränderlich, gleich: كَانَتْ وَاحِدَةً بِأَعْيَانِهَا II 1626 a 28 ff.
ἀπαρτίζω τι etw. vervollständigen: كَانَ لِفْقًا لِشَيْءٍ II 1024 a 25 ff.
ἅπας alles insgesamt, ganz u. gar, jeglich: كُلُّهُ II 71 a 32 ff.; 387 a 19 ff.; 448 b 20 ff.; 1373 a 40 ff.; 1387 b 27 ff.; 1634 a 26 ff.; 1811 b 43 ff.; 2133 b 37 ff. • جَمِيعُهُ II 9 b 30 ff.; 320 a 24 ff.; 360 a 41 ff.; 1050 b 1 ff.; 1239 b 34 ff.; 2226 b 32 ff.
ἀπατάω τινά j-n betrügen, täuschen: خَدَعَ c. acc. p.: II 2259 b 11 ff. • ἀπατάομαι sich täuschen: غَلِطَ II 2009 a 45 ff.
ἀπειλέω drohen: تَهَدَّدَ II 1483 b 13 ff.
ἄπειμι fortgehen, sich absondern: خَرَجَ II 534 b 16 ff.; 1977 a 6 ff.
τὸ ἄπειρον das Unendliche: الذى لا يَتَنَاهَى II 2196 b 41 ff. • غَيْرُ الْمُتَنَاهِي

II 104 b 35 ff.; 555 b 10 ff. • بِلَا نِهَايَةٍ II 33 a 12 f. • اللَّانِهَايَةُ II 1971 a 39.

ὁ ἀπελεγμός Tadel, Verachtung: يَفْتَضِحُ ويَبْطُلُ II 1978 a 22 ff.

ἀπελευθερόομαι freigelassen werden: عَتَقَ II 1131 b 17 ff.

ἀπεπτέω nicht verdauen: مِنْ تُخَمَةٍ II 515 b 27 ff.

ἄπεπτος ungekocht, unverdaut: مِنْ [غَيْرِ] نُضْجٍ II 573 b 22 ff. • لَمْ يَنْضَجْ II 2120 b 31 ff.

ἀπέραντος unbegrenzt, endlos: ما لا نِهَايَةَ له II 554 b 7 ff. • ἀπέραντός τινος etw. unmäßig erstrebend: على إِفْرَاطٍ مِنْ شَيْءٍ II 782 b 39 ff.

ἀπεργάζομαί τι etw. herstellen, bewirken: حَدَثَ عَنْهُ شَيْءٌ II 2189 a 32 ff.

ἀπέχω τινός von etw. entfernt sein: τοσοῦτον ἀπέχομεν τοῦ θανάτου: لَيْسَ بَيْنَنَا وبَيْنَ الرَّدَى إِلَّا عُوَيْدٌ II 1026 b 2 ff. = Ullmann Lexikographie 273.

ἡ ἀπεψία Verdauungsbeschwerden: الفَجَاجَةُ II 726 a 5 ff. • قِلَّةُ النُّضُوجِ II 2141 a 26 ff.

ἀπηθέω durchsieben: صَفَّى II 1845 b 11 ff.

ἡ ἄπιος Birnbaum: الكُمَّثْرَى II 1748 a 41 ff.

τὸ ἄπιον Birne: الكُمَّثْرَى II 986 b 26 ff.

ἄπληκτος nicht stechend: Superl. أَجْوَدُ II 2221 a 38 ff.

ἁπλόος bzw. ἁπλοῦς einfach: مُفْرَدٌ II 1997 b 13 ff.; 2244 b 18 ff. • بَسِيطٌ II 887 a 34 ff.; 995 b 9 ff. • مَبْسُوطٌ II 632 b 32 ff.; 957 b 10 ff. • Adv. ἁπλῶς: ἁπλῶς εἰπεῖν: بِالجُمْلَةِ II 1601 b 6 ff. • أَطْلَقَ القَوْلَ II 2182 a 22 ff.

ἁπλόω ἐμαυτὸν ὥς τι sich als etw. darstellen: اِسْتَلْقَى II 1206 a 39 ff.

ἀπό (Präp. c. gen.) von: مِنْ II 24 a 5 f.; 359 b 14 ff.; 494 b 24 ff.; 723 b 24 ff.; 944 a 40 ff.; 957 b 37 ff.; 1974 b 36 ff.; 2155 a 6 ff.; 2183 b 14 ff. • مِنْ لَدُنْ II 462 a 9 ff.; 2195 b 12 ff. • مِنْ قِبَلِ II 1975 b 19 ff. • عَنْ II 1881 a 33 ff. • ἀπὸ τῶν καλάμων فِي القَصَبِ II 2246 b 42 ff. • ἀπὸ τῶν χειρῶν بِاليَدَيْنِ II 391 b 12 ff. • ἀπὸ συστάσεως بِالمُلَاطَفَاتِ II 737 a 17 ff. • ἀπὸ μέρους شَيْءٌ مِنْ II 496 a 3 ff. • ἀφ' ἑαυτοῦ مِنْ تِلْقَاءِ نَفْسِهِ II 1222 a 4 ff. • οἱ ἀπὸ Πυθαγόρου شِيعَةُ فُوثَاغُورَس II 1859 b 19 ff.

ἀποβάλλω τι etw. abwerfen, ablegen: أَلْقَى c. acc. r.: II 1164 a 32 ff.; 37 ff. • ذَهَبَ عَنْ شَيْءٍ II 2122 a 14 ff. • عَدِمَ c. acc. r.: II 162 a 33 ff.

ἀποβιάζομαι fortdrängen, gewaltsam nötigen: أَلْزَمَ ودَفَعَ II 558 a 8 ff.

ἡ ἀποβολή Herauswurf (vgl. ἐκβολή): أَلْقَى c. acc. r.: II 1167 b 3 ff.

ἀποβρέχω τί τινι etw. in etw. einweichen (→ WGAÜ S I 143): أَنْقَعَ c. acc. r. et bi- r. II 848 b 28 ff. • ἀποβρέχω τι ἔν τινι id.: أَلْقَى c. acc. r. et bi- r.: 1167 b 27 ff.

ἡ ἀπογραφή Niederschrift, Verzeichnis: الكِتَابُ I 543 a 35 f.

ἀποδειλιάω mutlos sein, verzagen: جَبُنَ II 2463.

ἡ ἀπόδειξις Beweis: البُرْهَانُ II 1620 b 30 ff.

ἡ ἀποδημία Reise, Abwesenheit: سَفَرٌ II 1044 b 31 ff.

ὁ ἀπόδημος der Verreiste: مَنْ كَانَ فِي سَفَرٍ II 1044 b 31 ff.

ἀποδιδύσκω τι etw. ablegen, ausziehen: ἀποδιδύσκω τὸ γῆρας: تَشَبَّبَ II 2119 a 27 ff. • سَلَخَ جِلْدَهُ II 11 a 8 ff. • ἀποδιδύσκω τινά j-n entkleiden: نَضَا c. acc. p.: II 2259 b 11 ff.

ἀποδίδωμι zurückgeben, erstatten: فَعَلَ II 1620 b 27 f.

ἀποδύω τι etw. ablösen, abwickeln: حَلَّ c. acc. r.: II 1873 a 10 ff.

ἀποζέω abkochen: طَبَخَ II 206 a 2 ff.

ἀποθεραπεύω τι etw. ausheilen: أَبْرَأَ c. acc. r.: II 163 b 38 f.

ἡ ἀπόθεσις Aufbewahrung: εἰς ἀπόθεσιν θησαυρίζω: كَبَسَ c. acc. r.: I 539 a 16 ff.

ἀποθλίβω τι etw. auspressen: عَصَرَ c. acc. r.: II 1795 a 40 ff.

τὸ ἀπόθλιμμα ausgepreßter Saft: عُصَارَةٌ II 206 a 6 ff.

ἀποθνῄσκω sterben: مَاتَ II 584 a 42 ff.; 926 b 44 ff.; 1448 b 10 ff.; 1977 b 23 ff.; 2242 a 44 ff. • تَلِفَ II 591 a 33 ff.

ἀποκαθαίρω τι etw. reinigen, säubern: نَقَّى c. acc. r.: II 687 a 26 ff.; b 39 ff.; 1749 a 30 ff. • صَفَّى c. acc. r.: II 841 a 45 f.

ἀποκαλύπτω τι etw. enthüllen: كَشَفَ c. acc. r.: II 1180 b 7 ff.

ἀποκρίνω τι etw. absondern, ausscheiden: أَخْرَجَ c. acc. r.: II 2125 a 34 ff. • ἀποκρίνομαι: تَفَرَّغَ II 1600 b 42 ff. • ἀποκρίνομαί τινι j-m antworten: أَجَابَ c. acc. p.: II 2153 b 43 ff.

ἡ ἀπόκρισις Antwort: جَوَابٌ II 2123 a 35 ff.

ἀποκτείνω τινά j-n töten: قَتَلَ c. acc. p.: II 446 a 35 ff.; b 29 ff.; II

2236 b 22 ff.

ἡ ἀποκύησις Geburt : الوِلادَةُ II 945 a 21 ff.

τὸ ἀπόκυνον Cynanchum erectum L. : قاتِلُ الكَلْبِ I 573 b 21.

ἀπολαμβάνω τι etw. annehmen : τὴν ποικιλίαν ἀπολαμβάνει تَتِمُّ أَلْوانُهُ II 1852 a 8 ff.

ἡ ἀπόλαυσις Genuß : لَذَّةٌ II 488 b 2 ff. • تَلَذُّذٌ II 510 a 32 ff. ; 36 ff. • اِشْتِياقٌ II 510 a 38 ff.

ἀπολείπω (intrans.) schwinden, fehlen : تَلاشَى II 640 b 40 ff. • ἀπολείπομαί τινος hinter etw. zurückbleiben : دُونَ شَيْءٍ II 501 a 22 ff. • أَضْعَفُ مِنْ شَيْءٍ II 873 b 16 ff.

ἀπολεπτύνω τι etw. verdünnen : لَطَّفَ c. acc. r. : II 702 a 16 ff.

ἡ ἀπόληψις Stauung : تَكَاثُفٌ II 2172 a 17 ff.

ἀπόλλυμί τινα j-n zugrunde richten, töten : تَلَّفَ c. acc. p. : II 1109 a 11 ff. • ἀπόλλυμαι zugrunde gehen, umkommen : ماتَ II 888 b 40 ff. • هَلَكَ II 23 b 44 ff. ; 446 a 38 ff. ; 586 b 29 ff. • ذَهَبَ وتَعَطَّلَ II 1624 a 3 ff. • ضاعَ (i) II 1446 a 45 ff.

ἀπολύω τι etw. ablösen : أَرْسَلَ c. acc. r. : II 633 b 6 ff. ; 634 a 5 ff. ; 2119 b 30 ff. • ἀπολύομαι أَلْقَى الزَّرْعَ II 1164 b 13 ff.

ἄπονος schmerzlos, mühelos, leicht : قَلَّ الشَّقاءُ II 502 a 12 ff. • Adv. ἀπόνως مَشَقَّةٍ γ II 24 a 32 f. ; 729 b 13.

τὸ ἀποπάτημα Kot, Exkrement : رَجِيعٌ II 684 b 19 ff.

ἡ ἀπόπατος Kot, Exkrement (→ WGAÜ 123) : خُرْءٌ II 1850 a 33 ff. • زِبْلٌ II 1925 b 30 ff.

ἡ ἀποπληξία Schlagfluß, Schlaganfall : السَّكْتَةُ II 1239 b 39 ff.

ἀποπλύνω τι etw. abwaschen (→ WGAÜ S I 152) : غَسَلَ c. acc. r. : II 161 a 40 ff. ; 519 a 27 ff.

ἀπορέω ratlos sein, im Zweifel sein (→ WGAÜ S I 152) : سَأَلَ II 2141 b 37 f. • τὰ ἠπορημένα Schwierigkeiten : شَكَّ c. fī r. : II 2236 b 26 ff.

τὸ ἀπόρημα Zweifel : الشَّكُّ II 320 a 24 ff.

ἡ ἀπορία Ratlosigkeit, Zweifel : مَسْأَلَةٌ غامِضَةٌ II 321 a 42 ff. • ضِيقٌ II 916 b 7 ff.

ἄπορος unwegsam, schwierig (→ WGAÜ S I 153) : مَؤُونَةٌ وشِدَّةٌ II 1385 a 11 ff.

ἀπορρέω herabfließen, rinnen (→ WGAÜ S I 153) : خَرَجَ : II 1472 a 6 ff. • جَرَى مِنْ

Ⅱ 556 a 19 ff.

ἀποσαλεύω τι etw. schütteln, in Bewegung setzen: حَرَّكَ c. acc. r.: Ⅱ 657 b 10 ff.

ἀποσαφέω τι etw. erklären, verdeutlichen: أَفْصَحَ c. ʿan r.: Ⅱ 1000 b 1 ff.

ἀποσήπομαι verfaulen: عَفِنَ Ⅱ 24 a 1 ff.

ἀποσπάω τινά j-n abziehen: رَدَّ c. acc. p.: Ⅱ 1931 b 34 ff. • ἀποσπάομαι abgezogen werden: اِنْقَطَعَ Ⅱ 541 b 1 ff.

ἀποστίλβω erglänzen: كَانَ لَهُ لَمْعٌ Ⅱ 1411 b 40 ff.

ὁ ἀπόστολος Bote: رَسُولٌ Ⅱ 1163 b 21 ff.; 1979 a 17 ff. • حَوَارِيٌّ Ⅱ 1189 b 31 ff.

ἀποστρέφω τι ἀπό τινος etw. von j-m abwenden: صَرَفَ c. acc. r. et min: Ⅱ 1343 b 44 ff.

ἡ ἀποστροφή (term. t. rhet.) Parenthese: الِالْتِفَاتُ Ⅱ 976 a 7

ἀποσχάζομαι aufgeschnitten sein: بُطَّ Ⅱ 1602 a 1 ff.

ἡ ἀπότασις Ausdehnung: طَنِينٌ Ⅱ 2254 a 21 ff.

ἀποτελέω τι etw. vollenden, zustande bringen: ἦχον ἀποτελεῖ: كَشَّ (i) Ⅰ 568 a 5 ff.

ἀποτέμνω τι etw. abschneiden: نَزَعَ c. acc. r.: Ⅱ 635 b 2 ff. • Pass. ἀποτάμνομαι: قُطِعَ Ⅱ 1602 a 1 ff.

ἀποτήκω τι etw. abschmelzen: أَبْرَأَ c. acc. r.: Ⅱ 638 a 34 ff.

ἀποτίθημί τι etw. beiseite legen, aufbewahren: حَبَسَ c. acc. r.: Ⅱ 1655 a 40 ff.
• عَلَّقَ c. acc. r.: Ⅱ, 4 p. XVII; 1748 b 34 ff. = 2254 a 27 f. (→ WGAÜ S Ⅲ 193)
• كَنَزَ (i): Ⅱ 1977 a 15 ff. • صَيَّرَ c. acc. r.: Ⅱ 693 a 25 ff.

ἀποτίκτω τι etw. gebären: بَاضَ (i) c. acc. r.: Ⅱ 1170 b 32 ff.

ἀποτίλλω τι etw. ausrupfen: اِلْتَقَطَ c. acc. r.: Ⅱ 1093 a 12 ff.

ἀπουλόω τι etw. vernarben lassen: أَدْمَلَ c. acc. r.: Ⅱ 541 a 15 ff. • أَلْحَمَ c. acc. r.: Ⅱ 343 a 10 ff.

ἡ ἀπούλωσις Vernarbung: بُرْءٌ Ⅱ 2213 b 44 ff. • أَلْزَقَ وأَدْمَلَ c. acc. r.: Ⅱ 541 a 29 ff.

ἡ ἀπόφανσις Prädikation: الْحُكْمُ Ⅱ 995 b 9 ff.

ἡ ἀπόφασις Antwort; Urteil: إِيجَابٌ Ⅱ 556 a 23 ff. • الإِيجَابُ والسَّلْبُ Ⅱ 337 a 16 ff.; 427 a 33 ff.; 995 b 5 ff.

ἀποφέρομαι δόξαν Ruhm für sich davontragen: أَبَانَ الشَّهَادَاتِ (Ⅳ): Ⅱ 1632 b 24 ff.

ἀποχέω τι etw. abgießen, ausgießen (→ WGAÜ S Ⅰ 159): رَشَحَ c. acc. r.: Ⅱ 529 a 6 ff.

τὸ ἀπόψημα Kehricht: كُنَاسَةٌ Ⅰ 385 a 26.

ἄπρακτος vergeblich, erfolglos : بِطَالَةٌ II 2030 a 45 ff.

ἀπρεπής ungeziemend, unangemessen : ما لا يَلِيقُ II 1940 a 23 ff. = 2001 a 32 ff. • غَيْرُ لائِقٍ ولا خَلِيقٍ II 2011 a 7 f.

ἀπροαίρετος unfreiwillig : ἐνουρέω ἀπροαιρέτως : تَقْطِيرُ البَوْلِ II 635 a 27 ff.

ἁπτικός berührend, tastend; berührbar : لامِسٌ ومَلْمُوسٌ II 1386 a 5 ff.; 9 ff.; 14 ff.; 1387 b 14 ff. • لَمْسٌ II 1377 b 10 ff.

ἅπτομαι (absol.) berühren : لَمَسَ II 1363 a 6 ff. • τὸ ἅπτεσθαι : اللَّمْسُ II 1378 b 4 ff. • مَاسَّ (III) : II 372 a 11 ff.; 1844 b 37 ff.; 2244 b 5 ff. • تَلاقَى II 1227 b 4 ff.; 1237 a 34 ff.; 36 ff.; 37 f.; 40 ff. • لِقَاءٌ : II 1214 b 30 ff.; 33 ff. • τὰ ἁπτόμενα πρὸς ἄλληλα التي يَلْصَقُ بَعْضُها بِبَعْضٍ II 657 b 43 ff.

ἅπτομαί τινος etw. berühren : لابَسَ (III) c. acc. r. : II 131 a 20 ff. • لَمَسَ c. acc. r. : II 1362 b 37 ff.; 1363 a 10 ff. • لامَسَ c. acc. r. : II 1366 a 21 f. • لَقِيَ c. acc. r. : II 1983 b 17 ff.

ἁπτός berührbar : مَلْمُوسٌ II 1377 b 23 ff.; 1378 a 33 ff.; 1386 a 9 ff.; 1387 b 24 ff.; 27 ff.; 30 ff.; 33 ff.

ἄπυρος vom Feuer unberührt : لَمْ تَمَسَّهُ النارُ II 986 a 6 ff.

ἡ ἀπώλεια Verderben : هَلاكٌ II 1876 a 44 ff.

ἡ ἀρά Fluch : لَعْنَةٌ I 861 a 28 ff.

ἄρα (Adv.) also, folglich (→ WGAÜ S I 162; GALex I 181 f.) : إذًا II 800 b 8 ff.; 2160 a 5 ff. • أَيْضًا II 2120 b 27 ff. • διὰ τί ἄρα : ما السَّبَبُ الذي الخ II 98 b 18 ff.

ἆρα (Fragewort) nicht wahr?, doch wohl? (→ WGAÜ S I 162) : هَلْ II 231 a 28 ff. • أَتُرَى II 2106 a 9 ff.

ἡ Ἀραβία Arabien : بِلادُ العَرَبِ II 527 b 29 ff.

ἀραβικός : عَرَبِيٌّ I 476 a 38.

ἀραιός dünn, schwach, zart : مُتَخَلْخِلٌ II 527 b 24 ff.; 529 a 4 ff. • مُتَفَاوِتٌ II 1968 b 9 ff.

ἡ ἀραιότης lockere Struktur (→ WGAÜ 128 f.) : تَخَلْخُلٌ II 634 a 28 ff. = 2100 b 1 f.; 2106 a 9 ff.

ἡ ἀράχνη Spinne : عَنْكَبُوتٌ II 451 a 17 ff.; 1977 a 15 ff.

ἀργέω müßig, untätig sein: τὰς χορδὰς ἀργεῖν: خَرِسَ الوَتَرُ II 1605 b 15 ff.

ἀργυροῦς silbern: فِضِّيَّةٌ II 1131 b 17 ff.; 1977 b 17 ff.

ἀρδεύω τι etw. bewässern: سَقَى II 2177 a 5 ff.

ἀρέσκω τινί j-m gefallen (→ WGAÜ S I 165): رَاقَ II 28 b 43 ff.

ἡ ἀρετή Tauglichkeit, Trefflichkeit, Tugend: فَضِيلَةٌ II 77 b 12 ff.; 162 a 33 ff.; 499 a 22 f.; 1940 b 18 ff.

ἀρήγω τινί gegen etw. helfen, nützen (→ WGAÜ S I 165 f.): أَبْرَأَ مِنْ شَيْءٍ II 448 b 37 ff.

τὸ ἄρθρον Gelenk: مَفْصِلٌ II 841 a 11 ff.; 929 b 22 ff.; 1873 a 12 ff.

τὸ ἀρίσαρον Kappenzehrwurz (→ WGAÜ 131): أَرِيسَارُون II 1788 a 5 ff.

ἀρίδηλος klar, deutlich: ἑαυτὸν ἀριδήλως δημοσιεύει: أَقَرَّ بِهِ II 635 b 5 ff.

ἀριθμέω τι etw. berechnen: حَسَبَ c. acc. r.: II 28 b 13 ff.

ὁ ἀριθμός Zahl: عَدَدٌ II 1090 b 13 ff.

ἀριστερός links: أَيْسَرُ II 1239 b 27 ff.; 2233 a 16 ff.

ὁ ἀριστητής der Frühstücker: غِذَاءٌ II 488 a 42 ff.

ἡ ἀριστολοχία Osterluzei: الزَّرَاوَنْدُ الطَّوِيلُ II 1167 b 27 ff.

ἄριστος bester: أَجْوَدُ II 37 b 6 ff.; 2120 a 27 ff. • جَيِّدٌ II 357 a 40 f. • جَيِّدٌ فاضِلٌ II 360 a 18 ff. • أَفْضَلُ II 2095 b 43 ff.; 2120 b 39 ff.; 2225 b 34 ff.; 2227 a 35 ff. • أَحْمَدُ II 1229 a 25 ff. • أَوْفَقُ II 206 b 13 ff. • سَرِيعٌ II 2090 b 41 ff.

Ἀριστοτέλης n. pr. philos.: أَرِسْطُو II 427 a 39 ff.

ἀριχάομαι (mit allen Füßen) krabbeln: حَمَلَ عَلَى رِجْلَيْهِ II 1088 b 40 ff.

ἄρκειος vom Bären stammend: ἡ ἀρκεία χολή: مَرَارَةُ الدُّبِّ II 842 a 23 ff.

ἡ ἄρκευθος Wachholder: العَرْعَرُ II 703 a 24 ff.

ἀρκέω πρός τι für etw. genügen: وَفَى c. bi-r.: II 1624 a 5 ff.

ἡ ἄρκτος Bär: الدُّبُّ II 888 b 26 ff.; 1206 a 34 ff.; 1394 b 8 ff. • ἡ ἄρκτος Norden: نَاحِيَةُ الشَّمَالِ II 944 a 40 ff. = WGAÜ S II 96.

ἡ ἀρμενία (sc. γῆ): الطِّينُ الأَرْمَنِيُّ II 42 b 5 ff.

ὁ ἀρμενιακὸς λίθος Bez. für e-n blau gefärbten Kalkstein: Plur.: الحِجَارَةُ الأَرْمِينِيَّةُ II, 4 p. XII.

τὸ ἀρμενιακόν Kupferkarbonat, Azurit (→ WGAÜ 133): أَرْمَنِياقُون II 36 a 16

τὸ ἀρμένιον idem: اللَّازَوَرْدُ II 36 b 1.

ἁρμόδιος πρός τι für etw. passend, angemessen: مُوَافِقٌ c. li-r.: II 516 a 18.

ἁρμόζω τινί für j-n (e-n Patienten) passen, geeignet sein, j-m angemessen sein: وَافَقَ c. acc. p. vel r.: II 585 a 16 ff.; 1044 b 14 ff.; 1601 b 41 ff.; 1969 a 8 ff. • لَاقَ (i) c. bi-: II 1975 a 12 ff. • نَافِعٌ c. li-: II 590 a 31 f.; 2205 a 4 ff.

ἁρμόζω τινί für etw. (e. Krankheit) passen, geeignet sein: وَافَقَ c. acc. r.: II 546 b 12 ff.; 844 b 31 ff.; 845 b 18 ff.; 1489 b 38 ff.; 1968 b 43 ff. • لَاقَ (i) c. bi-r.: II 2003 a 4 ff.; 8 ff. • مُلَائِمٌ c. li-r.: II 71 a 43 f.; 2122 b 21 ff.

ἁρμόζω πρός τι (vel τινα) zu etw. (oder j-m) passen, für etw. (oder j-n) geeignet sein: وَافَقَ c. acc.: II 448 a 2 ff. • صَلَحَ c. li-r.: II 688 a 11 ff.; 739 a 25 ff.; 1850 a 33 ff. • نَفَعَ c. min r.: II, 4 p. XIII; 636 a 20 f.; 2204 b 40 ff. • أَذْهَبَ c. acc. r.: II 2031 b 16 ff.

ἁρμόζω ἐπί τινος für etw. (oder j-n) geeignet sein: نَفَعَ c. min r.: II 1601 a 15 ff.; 1756 a 41 ff. • وَافَقَ c. li-r.: II 1968 b 38 ff.

ἁρμόζω εἴς τι id.: نَفَعَ c. li-r.: II 2213 b 43 ff.

ἡ ἁρμονία Ebenmaß, Übereinstimmung: هِنْدَامُ تَرْكِيبِ أَجْزَائِهِ II 2231 b 16 ff. • تَوْفِيقُ الْأَلْحَانِ II 2189 a 2 ff. • النَّظْمُ II 388 b 45 f. • τὰς ἁρμονίας τε καὶ συνῳδίας أُصُولُ الْمُوسِيقِيِّ وَنَغَمَاتُ الْأَلْحَانِ II 387 a 36 ff.

ἡ ἁρμονική (sc. ἐπιστήμη): عِلْمُ تَأْلِيفِ اللُّحُونِ II 386 b 2 ff.

ἁρμόττω τινί für j-n o. etw. passen, geeignet sein: لَاقَ (i) c. bi-: II 2001 a 38 ff.; 41 ff. • كَانَ أَنْفَعَ شَيْءٍ لِ II 95 a 25 ff. • يَنْبَغِي أَنْ يُسْتَعْمَلَ فِي شَيْءٍ II 2198 b 36 ff. • ἁρμόττω τινὶ γενναίως: جَيِّدٌ لِلشَّيْءِ II 42 b 8 ff.

ἁρμόττω πρός τι für etw. geeignet sein: نَفَعَ مِنْ شَيْءٍ II 2120 b 27 ff.; 2247 a 10

ἁρμόττω (absol.): نَافِعٌ جِدًّا II 636 a 13 ff.

τὸ ἀρνόγλωσσον Wegerich: لِسَانُ الْحَمَلِ II 539 b 14 ff.; 635 b 25 ff.; 636 a 29 ff.

τὸ ἆρον Aronstab (→ WGAÜ S I 171): اللُّوفُ II 1787 b 28; 44.

ἀροτριάω pflügen: كِرَابٌ I 556 a 27 ff.

τὸ ἄροτρον Pflug: ἑλκέμεναι ἄροτρον: الكِرابُ I 556 a 25.

ἡ ἄρουρα Ackerland: أَرْضٌ عامِرَةٌ II 938 a 45 ff.

ὁ ἅρπαξ Räuber: قاطِعُ الطَّرِيقِ II 647 b 28 ff.

τὸ ἁρπαστόν Handball: يَلْعَبُ بالكُرَةِ ويَخْتَلِسُها II 782 b 39 ff.

ἀρρενοτόκος ein männliches Kind gebärend: وَلَدَتْ ذَكَرًا II 162 b 5 ff.

ἄρρην männlich: ذَكَرٌ I 553 b 8 f.; II 173 a 1 ff.; 490 a 16 ff.; 504 a 25 ff.; 536 a 10 ff.; 986 b 33 ff.; 1064 a 41 ff.; 1170 b 32 ff.; 1230 b 7 ff.; 2233 a 14 ff. • Plur. οἱ ἄρρενες: الذُّكُورُ II 672 b 18 ff. • الذُّكُورَةُ 2129 b 37 ff. • ἐκ κυνὸς ἄρρενος: مِنْ كَلْبٍ II 97 b 4 ff. • ἐκ λέοντος ἄρρενος: مِنْ أَسَدٍ II 97 b 5 ff. • αἰδοῖον ἄρρενος ἐλάφου: قَضِيبُ الأَيِّلِ II 590 a 38 ff.

ἄρρητος ungesagt: καί τι ἔπος προέηκεν ὅπερ τ᾽ ἄρρητον ἄμεινον على أَنْ يُرْسِلَ لِسانَهُ بالقَوْلِ الذي تَرْكُهُ أَجْوَدُ II 601 a 33 ff.

ἀρρητοποιέω etw. Unsagbares verüben: فَعَلَ به ما لا يَجُوزُ ذِكْرُهُ II 2181 b 12 ff.

ἄρρωστος schwach, kränklich: مُلْتاثٌ II 2252 b 16 ff.

ἀρσενικός männlich: Plur. τὰ ἀρσενικά: الذُّكُورَةُ II 550 a 15 ff.

Ἀρταξέρξης n. pr. viri: أَرْدَشِيرُ II 1047 a 11 f.

ἀρτάομαι ἀπό τινος an etw. hängen: لَصِقَ c. bi-r.: 668 b 44 ff.

ἡ Ἄρτεμις Göttin der Jagd: أَرْطامِيسُ II 1978 a 24 ff.

ἡ ἀρτηρία Schlagader: العِرْقُ II 2109 a 1 ff. • الشِّرْيانُ II 2127 a 14 ff.

ἡ [τραχεῖα] ἀρτηρία Luftröhre, Trachea (→ WGAÜ S I 147): قَصَبَةُ الرِّئَةِ II 846 a 3 ff. • العِرْقُ النابِضُ II 670 b 25 ff.

ἄρτι (Adv.) eben erst: ἀπ᾽ ἄρτι von jetzt an: مِنَ الآنَ II 1974 b 36 ff.

ὁ ἄρτος Brot: الخُبْزُ II 355 b 18 ff.; 1975 a 35 ff.; 1978 b 15 ff. • الرَّغِيفُ II 658 b 10 ff.

ἀρύομαί τι ἔκ τινος etw. aus etw. schöpfen, ziehen: جَذَبَ c. acc. r. et min r.: II 418 b 9 ff. = WGAÜ S III 75.

οἱ ἀρχαῖοι die alten Weisen, Autoren: الأَوائِلُ II 2031 b 10 ff. • τάφος βασιλέως τῶν ἀρχαίων: قَبْرُ قُدَماءِ المُلُوكِ II 448 b 13 ff. = 590 a 43 ff.

ἡ ἀρχή Beginn, Anfang, Ursprung: بَدْءٌ I 581 b 7; II 1090 b 13 ff. • اِبْتِداءٌ II 1655 a 30 ff.; 1811 b 36 ff. • مَبْدَأٌ II 69 b 42 ff.; 1171 b 24 ff.;

1971 a 39 ff. • رَأْسٌ II 1977 b 7 ff.; 2201 a 11 ff. • αἱ ἀρχαί: الأَوَائِلُ II 1620 b 30 ff.

ὁ ἀρχιερεύς Erzpriester: رَأْسُ الكَهَنَةِ II 786 b 14 ff.; 1811 b 20 ff. • رَأْسُ الكُمْرِينَ I 577 b 35 f.

ἄρχομαι anfangen: بَدَأَ II 25 b 21 ff.; 480 a 6 ff.; 490 a 37 ff.; 2127 b 35 ff. • اِبْتَدَأَ II 501 b 8 ff.; 1811 b 36 ff. • فِي أَوَّلِهِ II 2263 a 27 ff. • الأَصْلُ II 387 a 19 ff.

ὁ ἄρχων Herrscher: رَئِيسٌ II 854 a 8 ff. • τῷ ἄρχοντι καὶ ἀρχομένῳ: لِلرَّئِيسِ وَالمَرْؤُوسِ II 1970 a 31 ff.

ἀσαπής unverdaut: مِنْ غَيْرِ نُضْجٍ II 537 b 35 ff.

ἡ ἄσβεστος (sc. τίτανος) ungelöschter Kalk: كِلْسٌ I 319 b 4.

ἀσεβής unfromm, gottlos: كَافِرٌ II 853 a 37 ff.

ἄσηπτος nicht verfaulend: لَمْ يُدَوِّدْ II 928 a 30 ff.

ἀσθενής schwach: ضَعِيفٌ II 447 a 38 ff.; 702 b 28 ff. • ضُعْفٌ II 447 b 14. • أَرْخَى (IV) c. acc. r.: I 567 a 45 f.

τὸ ἆσθμα Atemnot, Keuchen (→ WGAÜ 139): الرَّبْوُ II 622 b 42 ff.; 1756 a 38 • البُهْرُ II 1756 a 34 ff.

ἀσθμαίνω schwer atmen, keuchen: لَهِثَ II 2247 b 41 ff.

ἀσθματικός an Atemnot leidend: رَبْوٌ II 534 b 33 ff. • بُهْرٌ II 845 a 19 ff.

ἀσινής unverletzt: صَحِيحٌ II 2154 b 17 ff.

ἄσιτος fastend, nüchtern: لَمْ يَأْكُلْ شَيْئًا II 2092 a 20 ff. • ἄσιτος καὶ ἄτροφος لَا يَتَلَمَّظُ إِلَّا بِالهَوَاءِ II 1394 b 8 ff.

ὁ ἀσκαλαβώτης Gecko (→ WGAÜ 140): حِرْذَوْنٌ II 2240 a 38 ff.

ἀσκέω τι sich e-r Sache befleißigen: لَزِمَ c. acc. r.: II 2202 a 22 ff. • أَلْزَمَ نَفْسَهُ شَيْئًا II 558 b 34 ff. • ἀσκέομαί τινι id.: لَزِمَ c. li-r. II 570 b 28 ff.

ὁ ἀσκίτης e. Art der Wassersucht: الاِسْتِسْقَاءُ الزِّقِّيُّ II 367 b 38 f.; II 1073 b 6 f.

τὸ ᾆσμα Gesang, Ode, Hymne: Plur.: ᾄσματα قَصَائِدُ II 388 b 8 ff. • أَغَانِيُّ II 2003 a 20 ff.

ὁ ἀσπάραγος Spargel: أَسْفَارَاغُس II 1655 a 25 ff.

ἡ ἀσπίς Viper, Otter: الدابّةُ التي يُقال لها أَسْفِيس II 584 a 42 ff. • الأَفْعَى
II 446 a 9 ff.; 450 a 21 ff.; 810 b 35 ff.

ἡ ἀσταφίς Rosine[n] (→ WGAÜ 143): الزَّبِيبُ II 363 b 39 ff.

ἀστεῖος (eigtl. „städtisch") fein: خَيِّرٌ جَيِّدٌ II 459 b 17 ff.

τὸ ἀστέριον e. Art Tarantel: الكَوْكَبِيَّةُ I 581 a 18

ἀστεροειδής sternenartig: شَبِيهٌ بِأَمْعِ الكَوَاكِبِ II 1411 b 40 ff.

ἀστερόεις sternengleich: مُكَوْكَبٌ I 440 a 42 f.

ὁ ἀστήρ Stern: الكَوْكَبُ I 445 b 31 f.; 580 b 24 f.; II 640 b 32 ff.; 1476
b 31 ff. • ὁ ἀστήρ (Bez. für e. Augensalbe) „Sternkollyrium": الكوكبُ
I 446 b 39 • ἀστὴρ Ἀττικός Bergaster: لِفْتٌ بَرِّيٌّ II 971 b 3 f. •
γῆς ἀστήρ Samoserde: كوكبُ الأَرْضِ I 446 b 44 • Σάμιος ἀστήρ: الطِينُ
التى يُلَقَّبُ بِكوكبِ سَامُوس II 1049 a 38 ff. • γῆ ἡ καλουμένη ἀστήρ: الطِينُ
المُسَمَّى الكوكبَ I 447 a 11 f. • ὁ τοῦ Διὸς ἀστήρ: المُشْتَرِى II 2263 a 26 ff.

ἄστομος unschmackhaft: رَدِىءُ الطَعْمِ II 2154 a 24 • οὐκ ἄστομος: يَنْفَعُ
أَوْجَاعَ الفَمِ II 2154 a 18 ff.

ὁ ἀστράγαλος Knöchel: كَعْبٌ I 570 b 15 f. = II 783 a 44 ff.

ἡ ἀστραπή Blitz: النَيْزَكُ II 1421 a 24 ff.

ἄστριος sternenartig: كَوْكَبِىٌّ I 447 b 25.

τὸ κινούμενον ἄστρον Wandelstern, Planet: الكوكبُ المُتَحَرِّكُ I 442 b 40.

ἀσυλλόγιστος nicht syllogistisch: غَيْرُ لازِمٍ لِلْقِيَاسِ II 573 a 35 f.

ἀσυμπώρωτος keinen Kallus bildend: التى لَمْ تَلْتَحِمْ بَعْدُ II 346 b 33 ff.

ἀσύναπτος unverbunden: لا يَلْتَصِقُ بِشَىْءٍ II 2211 a 13 ff.

ἀσφαλής sicher, zuverlässig: ἀσφαλὲς διαχειρίζειν: ثِقْ بالعِلاجِ II 1600 b 43 ff.
• ἀσφαλῶς: وَثِيقًا II 571 a 26 ff.

ἀσφαλτίζω wie Asphalt, Bitumen duften: كانَتْ رائحتُهُ شَبِيهةً برائحةِ القُفْرِ II 1482 a 35 ff.

ἡ ἄσφαλτος Ἰουδαική: الكفرُ اليَهُودِىُّ I 571 a 20 f.

ὁ ἀσφόδελος Affodill: الخُنْثَى II 1088 a 14 ff.

ἡ ἀσχημοσύνη Häßlichkeit, mangelnder Anstand: خِزْىٌ II 1449 a 1 ff.

ἀσώματος unkörperlich: لَيْسَ بِجَسَدٍ II 2160 a 4 ff. • Kompar. ἀσωματώτερος أَخَفُّ جُسْمَانِيَّةً II 732 b 1 ff.

ἄτακτος ungeordnet, verworren: غَيْرُ مُنْتَظِمٍ II 593 b 21 ff.

ἄταφος unbegraben: لَمْ يُدْفَنْ II 1235 b 45 ff. = 2210 a 14 ff.

ἅτε (Adv.) gleichwie: πῦρ ἅτε: يُشْبِهُ النَّارَ II 1488 a 19 ff.

ἡ ἀτεκνία Kinderlosigkeit: عَدَمُ وَلَدٍ II 2122 a 8 ff.

ἀτελής unvollendet: غَيْرُ تَامٍّ II 427 a 16 ff.; 1164 b 10 ff.

ἄτερ (Präp. c. gen.) ohne: ἄτερ πόνου: بِلَا كَدٍّ II 33 a 3 ff.

ἀτέραμνος hart, unerbittlich: لَيْسَ بِلَيِّنٍ II 2122 a 8 ff. • بَطِيءُ النُّضْجِ II 2125 b 31 ff.

τὸ ἀτόκιον (sc. φάρμακον) d. Empfängnis verhütendes Mittel (→ WGAÜ S I 190): مَنْعُ الْحَبَلِ II 688 a 23 ff.

ἡ ἀτονία Schwäche, Schlaffheit: ضُعْفٌ II 539 a 7 ff. = 1476 a 33 ff.

ἄτοπος unpassend, widersinnig, fehl am Platz: شَنِعٌ II 104 b 35 ff.; 1618 a 12 ff. • شَنَاعَةٌ II 550 a 38 ff. = 724 a 1 ff.; 572 a 37 ff. • مُحَالٌ II 800 b 8 ff. • مُنْكَرٌ II 552 a 42 ff. • رَدِيءٌ II 688 b 28 ff.

ἀτρέμα (Adv.) ruhig, gemach: قَلِيلًا II 1373 a 37 ff.

ἀτρεμέω nicht zittern, ruhen: سَكَنَ II 1010 a 30 ff.

ἄτριχος haarlos: Kompar. ἀτριχώτερος: أَقَلُّ شَعَرًا II 2129 b 37 ff.

ἡ ἀτροφία Unterernährung: هُزَالٌ II 2217 a 12 ff.

ἄτροφος unterernährt: → ἄσιτος.

ἀτρύπητος undurchbohrt: لَيْسَ بِمُثَقَّبٍ II 528 b 6 ff.

αὐγοειδής dem Licht gleichend, brilliant: مُتَلَوِّنٌ II 1868 a 12 ff.

αὖθις (Adv.) wieder, ein andermal: ثُمَّ II 1847 a 31 ff. • عَادَ (u) II 231 a 28

ὁ αὐλός Flöte: مِزْمَارٌ II 633 b 20 ff. • نَايٌ II 2207 b 20 ff. • سُورْنَايٌ II 2254 a 20 ff. • عُودٌ II 386 a 30 ff.

αὐξάνομαι sich mehren, wachsen: نَشَأَ II 1834 a 35 ff.

ἡ αὔξησις Vergrößerung: نُشُوءٌ II 667 a 33 ff.; 734 a 29 ff.; 1844 b 40 ff.; 1926 a 20 ff. • تَوَتُّرٌ II 1229 b 1 ff. • أَنْبَتَ (IV) II 36 b 11 ff.

αὐξητικός τινος etw. vergrößernd: زَادَ (i) c. fī r.: II 1481 b 17 ff.

αὔξομαι wachsen, sich mehren : كَبُرَ II 657 a 22 ff. • نَمَى (i) II 2037 a 32 ff. • طَالَ (u) II 414 b 8 ff. • نَبَتَ II 346 b 10 ff.

ἡ αὔριον (sc. ἡμέρα) der morgige Tag : εἰς τὴν αὔριον : إلى الغد II 1189 b 28 ff.

αὐστηρός herb, sauer : قابض II 2076 b 4 ff. ; 2137 a 1 ff. • καταπλήττοντες αὐστηρότερον : يُهَوِّلُونَ II 2262 a 43 ff.

αὐτίκα (Adv.) auf der Stelle, sogleich : بَدْءًا II 725 a 15 ff. • على المكان II 1221 b 19 ff. • مِنْ ساعَتِهِ II 584 a 42 ff. • مُنْذُ اليَوْمِ الأَوَّلِ II 1176 a 36 ff.

αὐτόθεν (Adv.) von hier, von da : قَرِيبٌ II 887 a 34 ff.

αὐτοκίνητος von selbst beweglich : حَرَكَتُهَا مِنْ تِلْقاءِ ذاتِها II 1222 b 10 ff.

ὁ αὐτοκράτωρ Selbstherrscher : أَوْطُقْراطُور II 1117 b 43 ff.

αὐτόματος von selbst, aus freien Stücken : مِنْ تِلْقاءِ نَفْسِهِ II 2, p. IX ; 1221 a 4 bis 1222 a 1 • (Adv.) αὐτομάτως : مِنْ تِلْقائِهِ II 1222 b 24 • (Substant.) τὸ αὐτόματον Zufall : تِلْقاءُ النَّفْسِ II 1222 b 36 ff. ; 39 ff. ; 44 ff. ; 1223 a 2 ff.

αὐτός selbst (vgl. Ullmann EN II p. 293 § 44 ; p. 299 § 57) : مِنْ تِلْقاءِ نَفْسِهِ II 1221 b 27 ff. • αὐτῷ τούτῳ τῷ ὀνόματι بهذا الاسم بعَيْنِهِ II 1049 a 29 • αὐτὸ δὲ τὸ μῆλον : الثَّمَرُ نَفْسُهُ II 1853 a 19 ff. • ἐξ ὑμῶν αὐτῶν : مِنْكُمْ أَنْتُمْ II 1931 b 32 ff. • οὐκ ἔστιν αὐτοῦ ليس هو وَلِيَّهُ II 1971 b 20 ff

ὁ αὐτός derselbe : بِعَيْنِهِ (→ WGAÜ S I 197) : II 427 b 23 ff. ; 573 a 20 ff. ; 1941 a 44 ff. • مِثْلُهُ II 97 b 13 ff. • τὸ αὐτό (adverbiell) in derselben Weise : كَمِثْلِ ذلِكَ II 645 a 2 ff. ; 1146 b 33 f. ; 1260 b 38 ff. • κατὰ τὸν αὐτὸν τρόπον : كذلِكَ أَيْضًا II 1822 b 16 ff. • ἀπὸ τῆς αὐτῆς ῥίζης : مِنْ أَصْلٍ واحِدٍ II 957 b 37 ff. • μένειν ἐν τῷ αὐτέῳ : أَنْ يَثْبُتُوا على حالِهِمْ تِلْكَ II 10 b 37 ff.

αὑτοῦ → ἑαυτοῦ.

ὁ αὐχήν Nacken, Hals : عُنُقٌ II 1123 b 28 ff. • رَقَبَةٌ II 553 a 5 ff.

ὁ αὐχμός Trockenheit, Dürre : عَدَمُ المَطَرِ II 1094 b 11 ff.

ἡ ἀφαίρεσις Entnahme : ἀφαίρεσις αἵματος : فَصْدُ العِرْقِ II 1137 a 5 ff.

ἀφαιρέω τι etw. wegnehmen : أَخْرَجَ c. acc. r. : II 1748 a 36 ff. • ἀφαιρέομαί τι etw. für sich wegnehmen: سَرَقَ II 635 b 5 ff. • ἀφαιρέω τινός id.: عَدِمَ c. acc. r.: II 483 a 41 ff. • ἄφελε τῶν τριχῶν: أَحْلِقِ الرَّأْسَ II 519 b 16 ff.

ἀφανίζω τι etw. wegschaffen, vernichten: أَفْسَدَ c. acc. r.: II 1417 a 11 ff. • أَكَلَ c. acc. r.: II 649 a 1 ff. • ἀφανίζομαι verschwinden: إِنْفَشَّ II 724 b 11 ff. • تَلَاشَى II 640 b 37 ff.; 642 b 40 ff.

ἡ ἄφεσις Entlassung, Ausstoßung: ἡ δ᾽ ἄφεσις οὐκ ἐντὸς γίγνεται: لَيْسَ يُلْقِي الذَّكَرُ الزَّرْعَ دَاخِلَ الرَّحِمِ II 1164 b 17 ff.

ἡ ἄφεσις Bienenschwarm (= ὁ ἀφεσμός): الفِرَاخُ II 958 a 25 ff.

ὁ ἀφέτης (astrol.) Prorogator: هيلاجُ I 552 a 7.

τὸ ἀφέψημα Absud: طَبِيخٌ II 2091 b 14 ff. • الماءُ الذي يُطْبَخُ II, 4 p. XV; 2196 b 1 ff. • الماءُ II, 4 p. XV; 446 b 32 ff. • τὸ ἀφέψημα τῶν φύλλων: إذا طُبِخَ الوَرَقُ II 206 a 34 ff.

ἀφέψω τι etw. abkochen: طَبَخَ c. acc. r.: II 1601 b 8 ff.

ἡ ἁφή Berührung: المُمَاسَّةُ II 368 b 22 ff.; 666 b 14 ff.; 372 a 14 ff. • اللَّمْسُ II 497 b 30 ff.; 615 b 45 ff.; 1377 b 6 ff.; b 23 ff.; 1378 a 33 ff.; b 1 • حِسُّ اللَّمْسِ II 728 a 39 ff.; 1336 a 23 ff.; 1378 a 4 ff. • حَاسَّةُ اللَّمْسِ II 1387 b 33 ff. • المُلَامَسَةُ II 1383 a 1 ff. = 1387 b 16 ff.

ἀφήκω εἴς τι sich auf etw. beziehen: يَلِيقُ c. bi-r.: II 2002 b 37 ff.

ἡ ἄφθα Mundschwämmchen (→ WGAÜ S I 200): القُلَاعُ II 515 b 11 ff.; 1600 b 14 ff.

ἡ ἀφθαρσία Unvergänglichkeit: لا الفَسَادُ II 2144 b 1 ff.

ἄφθαρτος unvergänglich: لا يَلْحَقُهُ الفَسَادُ II 323 b 12 ff.

ἡ ἀφθονία Menge, Fülle: ἀφθονία τροφῆς: غِذَاءٌ كَثِيرٌ II 1656 a 23 ff.

ἄφθορος unverdorben, noch nicht pubertierend (→ WGAÜ 151): παῖς ἄφθορος: غُلَامٌ لَمْ يَحْتَلِمْ II 1752 b 5 ff.

ἀφίημι (absol.) loslassen: أَلْقَى II 490 a 41 ff. • ἀφίημί τι etw. weglassen, aufgeben: تَرَكَ c. acc. r.: II 1001 b 14 ff. • ἀφίημί τινα j-m gestatten: تَرَكَ c. acc. p.: II 1975 a 39 f. • ἀφίημί τινα εἴς τι j-n in etw. loslassen: أَلْقَى c. acc. p. et bi-r.: II 2236 b 30 ff.

ἀφικνέομαι εἴς τι zu etw. hinkommen, gelangen: بَلَغَ c. acc. r.: II 718 b 40
ἀφικνέομαι ἐπί τι bei etw. ankommen: بَلَغَ c. ilā r.: II 2201 a 11 ff.

ἀφιλάργυρος nicht geldgierig: غَيْرُ مُحِبٍّ لِلفِضَّةِ II 13 a 13 f.

ἀφιλόνεικος nicht streitsüchtig: أَنْ لا يَكُونَ لَجُوجًا II 223 b 3 ff.

ἀφίστημί τι etw. entfernen, wegbringen: قَلَعَ c. acc. r.: II 542 b 10 ff. •
    ἀφίσταμαι Abstand nehmen: تَنَحَّى II, 4 p. XIII • تَفَرَّقَ II 546 b 8 ff.

ἀφλέγμαντός εἰμι Entzündungen verhindern: سَكَّنَ الأَوْرَامَ II 2093 a 2 ff.

ἡ ἄφοδος Kot (→ WGAÜ 153): الزِّبْلُ II 1044 b 14 ff.

ἀφομοιόω τί τινι etw. e-r Sache angleichen: صَارَ كَأَنَّ شَيْئًا شَيْءٌ I 531 b 5 f.

ἀφορίζω τι etw. definieren: وَجَدَ حَدًّا لِلشَّيْءِ II 2009 a 19 ff.

τὰ ἀφροδίσια sexuelle Erregung, Geschlechtsverkehr: الجِمَاعُ II 479 b 42 ff.; 1981 a 28 ff. • المُجَامَعَةُ II 490 a 5 ff.; 1977 a 4 ff. • النِكَاحُ II 490 b 20 • التَلَذُّذُ II 510 a 32 ff. • الشَّهْوَةُ II 1229 b 2 ff. • ἀφροδισίων παρορμητικός: يَزِيدُ فِي المَنِيِّ وَيُنْعِظُ II 971 a 4 ff.

ἀφροδισιαστικός sexuell aktiv, lüstern: لَهِجٌ بِالجِمَاعِ II 1499 b 21 ff. = 2248 a 16

ἡ Ἀφροδίτη (astron.) Venus: الزُّهَرَةُ II 2263 a 26 ff.

ὁ ἀφρός Schaum: لُعَابٌ II 810 b 35 ff.

ἡ ἀφροσύνη Unvernunft, Torheit: البَلَاهَةُ II 80 b 43 • التَفَاهَةُ II 2258 b 21 ff.

ἄφρων unvernünftig, töricht: ذَاهِلٌ II 498 b 38 ff.

ἡ ἀφυΐα natürlicher Mangel: غَيْرُ المُوَافَقَةِ II 937 b 20 ff.

ἡ ἀχράς wilde Birne (→ WGAÜ 155): كُمَّثْرَى جَبَلِيٌّ II 1748 a 24 ff.

ἀχρεῖος unnütz, untauglich (→ WGAÜ S I 205): لا يُنْتَفَعُ بِهِ II 519 b 28 ff. • فَاسِدٌ II 2176 a 44 ff.

ἄχρηστος unbrauchbar: لا مَنْفَعَةَ فِيهِ II 24 a 33 ff. • οὐκ ἄχρηστον: فِيهِ مَنْفَعَةٌ II 427 a 43 ff.

ἄχρι bzw. ἄχρις (Präp. c. gen.) bis: حَتَّى II 929 b 45 ff.; 1458 b 19 ff.; 2181 a 23 f.; 2213 b 44 ff. • ἄχρι τῆς ἀποκυήσεως: إِلَى وَقْتِ الوِلَادَةِ II 945 a 21 f.

ἄχρι (Konjunktion) bis; solange als: ἄχρι ἂν ἀνθρακωθῇ: إِلَى أَنْ يَلْتَهِبَ II 1458 b 23 ff. • ἄχρι μὲν ἂν κρατῶσι: مَهْمَا أَمْسَكَهَا II 593 a 18 ff.

ἄχρους farblos: مَا لا لَوْنَ لَهُ II 1860 a 12 ff.

ἀχρωμάτιστος farblos : في غاية البُعْد عن الألوان II 1859 b 6 ff.

ὁ ἀχώρ böser Grind : قُرُوحُ الرأسِ الرَّطْبَة [altera versio السَّعْفَةُ] : II, 4 p. XII.

• Plur. οἱ ἀχῶρες البُثُورُ المُصَوْرَجَةُ التي تُشْبِهُ السَّعْفَةَ الرَّطْبَة ib.

ἀχώριστος ungetrennt : غيرُ مُفارِقٍ له II 672 a 40 ff.

ἄψυχος seelenlos : الذي لا نَفْسَ له II 1383 a 4 ff. ; 1385 a 10 ff. ; 2254 a 21 ff.

Βαβυλώνιος babylonisch : بابِليّ II 2223 a 31 ff.

βάδην (Adv.) Schritt für Schritt : مَشْيًا رَفِيقًا II 234 b 2 ff. = 966 b 44 ff.

βαδίζω einherschreiten : كانَ ماشِيًا II 141 a 1 ff. • مَرَّ II 33 a 12 f. ; 1953 b 44 f. = 2259 a 16 f.

τὸ βάθος Tiefe : مكانٌ عَمِيقٌ II 1979 b 18 ff. • جَوْفٌ II 1999 b 18 ff.

τὸ βαλανεῖον Badeanstalt, Therme : الحَمَّامُ II 1849 b 42 ff.

ἡ βάλανος Suppositorium : فَتِيلَةٌ II 1221 b 23 ff.

ἡ βάλανος μυρεψική Behennuß, Moringa : البانُ II 2154 a 13 ff.

βάλλω τι etw. werfen : أَلْقَى c. acc. r. : II 46 a 36 ff. ; 1164 a 41 ff. ; 1167 b 11 ff. ; 1168 a 2 ff. ; 1176 a 19 ff. • βάλλω τι εἴς τι etw. gegen etw. werfen : ضَرَبَ شيئًا بِشَيْءٍ II 2122 b 40 ff.

βάλλω τινά j-n bewerfen, auf j-n schießen : رَمَى c. acc. p. : II 234 b 31 f. • ضَرَبَ c. acc. p. : II 446 b 2 ff.

βάλλω τινά j-n hinwerfen, schleudern : أَلْقَى c. acc. p. : II 1234 a 40 ff. • βαλλόμενος πρὸς πέτραν : لَصِقَ بالصَّخْرَةِ II 657 b 10 ff.

βάλλω (absol.) stechen : لَدَغَ II 446 b 25 ff. ; 449 b 20 ff.

βάπτω färben (→ WGAÜS I 211) : τὸ βαφῆναι τὰς τρίχας : يُطْلَى به الشَّعَرُ II 1044 a 44 ff.

βάπτω τι ἔν τινι etw. in etw. eintauchen, tränken : غَمَسَ c. acc. r. et fī r. : II 2134 a 23 ff.

βαρβαρικός ausländisch, nicht griechisch : βαρβαρικὴν ἐσθῆτα ἔχειν : لَبِسَ لِباسَ البَرْبَرِ II 141 a 24 f.

οἱ βάρβαροι die Ausländer : البَرْبَرُ II 121 b 29 f.

τὸ βάρος Schwere, Last, Gewicht : ثِقْلٌ II 1170 a 40 ff. ; 1483 b 30 ff. • ثَقِيلٌ I 581 a 35 f. • كَراهَةٌ I 563 a 10 f.

βαρύοσμος widerlich riechend (→ WGAÜ S I 212): كَرِيهُ الرائِحَةِ II 536 b 35 ff.

βαρύς schwer, lästig: ثَقِيلٌ II 386 a 1 ff.; 2127 a 34 ff.; b 14 ff. • βαρέας ποιεῖ τὸ σῶμα: أَثقَلَ بَدَنَه I 567 a 45 f. • (Kompar.) βαρυτέραν γίνεσθαι: يَثْقُلُ I 111 b 36 f.

ἡ βαρύτης Schwere: ثِقْلٌ II 1484 a 28 ff.

βασανίζω τινά j-n prüfen: جَرَّبَ c. acc. p.: II 688 a 40 ff.; 1845 a 18 ff.

ἡ βασιλεία Königsherrschaft, Königreich: المُلْكُ II 1974 b 37 ff.; 1980 a 34 • المَلَكُوتُ I 571 b 44 f.; II 2144 a 45 ff.

ὁ βασιλεύς König: بَسِيلِيُوس II 883 b 11 • مَلِكٌ I 448 b 13 ff. = 590 a 43 ff.; 785 b 26 ff.; 2100 a 1 ff.

βασιλεύω König sein, herrschen: مَلَكَ II 2195 b 20 ff.

βασιλικός königlich: مُلُوكِيٌّ I 578 b 2 • يَلِيقُ بِالمَلِكِ II 2001 b 29 ff.

ἡ βάσις Grund, Grundlage: قاعِدَةٌ II 954 a 22 ff.; 2201 a 11 ff.

βαστάζω tragen: حَمَلَ II 2236 a 34 ff.

ὁ [ἡ] βάτος Brombeerstrauch: العُلَّيْقُ I 547 a 26; II 2130 b 35 ff.

τὸ βατράχιον Hahnenfuß: كَبِيكَجٌ I 542 b 7.

ὁ βάτραχος Frosch: ضِفْدِعٌ II 635 a 36 ff.; b 2 ff.; 1092 b 8 ff.

ὁ βαφεύς Färber: صَبّاغٌ II 636 a 29 ff.; 1855 a 9 ff.; 2068 b 41 ff.

βαφικός zum Färben geeignet: ἡ κόκκος βαφική Kermeseiche, Kermesschildlaus (→ WGAÜ S I 570): قِرْمِزٌ II 1242 b 31.

βέβαιος fest, sicher, zuverlässig: صادِقٌ II 1977 a 43 ff.

ἡ βελόνη Nadel: إِبْرَةٌ II 2236 b 9 ff.

τὸ βέλος Wurfgeschoß, Pfeil: سَهْمٌ II 688 a 36 f.

βελτίων (Kompar. zu → ἀγαθός) besser: أَحْسَنُ II 2127 b 29 ff • أَفْضَلُ II 1373 b 1 • أَجْوَدُ II 360 b 19 ff.; 386 a 1 ff.; 2171 a 7 ff. • أَمْثَلُ وأَجْوَدُ II 572 b 23 ff. • خَيْرٌ II 24 b 25 ff.

τὸ βῆμα Stufe, Tritt: وَطْأَةٌ II 2460

ὁ βήξ Husten (→ WGAÜ S I 217): سُعَالٌ II 33 a 3 ff.; 516 a 13 ff.; 739 a 25 ff.; 809 b 13 ff.; 842 a 16 ff.; 844 b 31 ff.; 845 a 4 ff.; b 18 ff.

ἡ βία Gewalt, Stärke: βίᾳ: قَسْرًا II 1926 b 8 ff.

βίαιος heftig, gewaltsam: ἄνεμος βίαιος: رِيحٌ عَاصِفَةٌ II 935 b 28 ff.

βιάω τι e-r Sache Gewalt antun: شَدِيدٌ عَسِيرٌ II 2120 a 32 ff.

βιβάζω τινά j-n besteigen (sexuell): ὅτε μὲν βιβάζει, ὅτε δὲ βιβάζεται: تُلْقِحُ أَحْيَانًا وَتَقْبَلُ اللِّقَاحَ II 1064 a 43 ff. = 1074 b 1 ff.

τὸ βιβλίον Buch: كِتَابٌ II 2252 a 34 ff.

ὁ βίος Leben: عَيْشٌ II 496 a 30 ff. • عِيشَةٌ II 502 a 12 ff. • عُمْرٌ II 509 a 11 ff.; 1977 b 43 ff.; 2252 a 44 ff. • حَيَاةٌ II 489 b 41 ff. • عَالَمٌ II 807 b 44 ff.; 2150 b 37 ff. • يَقْظَةٌ II 635 a 36 ff.

βλαβερός schädlich: رَدِيءٌ II 1259 b 17 ff.

ἡ βλάβη Schaden, Verlust: ضَرَرٌ II 550 a 41 ff. • مَضَرَّةٌ II 1997 a 3 ff. • غَرَامَةٌ II 1259 b 17 ff. • فَسَادٌ II 1968 a 43 ff.

βλαπτικός schädlich: أَضَرَّ c. bi-r.: II 503 a 18 ff.

βλάπτω j-n o. etw. schädigen: أَضَرَّ c. bi-: II 161 b 1 ff.; 503 a 13 ff. • ضَرَّ c. acc. r.: II 161 b 44 ff. • مَضَرَّةٌ II 786 b 31 ff.

ὁ βλαστός Sproß, Zweig: Plur. οἱ βλαστοί: الأَطْرَافُ I 539 a 16 ff. • وَرَقٌ وَقُضْبَانٌ II 1601 b 6 ff.

βλάσφημος lästernd, verleumdend: مُجَدِّفٌ II 862 a 13 ff.

βλεννώδης schleimig: مُخَاطِيٌّ II 361 a 25 f.

βλέπω sehen, blicken: رَأَى II 1637 a 14 ff. • أَبْصَرَ II 2030 a 38 ff. • οὐ γὰρ βλέπεις εἰς πρόσωπον ἀνθρώπων: لِأَنَّكَ لَيْسَ تَأْخُذُ بِوَجْهِ إِنْسَانٍ II 10 a 34 f. = 1979 b 41 ff.

τὸ βλέφαρον Augenlid: جَفْنٌ II 36 b 11 ff.; 546 b 12 ff.; 593 b 17 f.; 667 b 18 f.; 1930 b 31 ff. • شُفْرٌ II 542 a 18 ff.; 692 a 22 ff. • عَيْنٌ II 541 b 6 ff. • βλεφάρων ἐπιμύσεις: تَغْمِيضٌ II 1925 b 6 ff.

βληχρός schwach, schleichend: πυρετὸς βληχρός: حُمَّى لَيِّنَةٌ II 1968 b 8 ff. = 2123 b 32 ff.

βόειος vom Rind stammend: τὸ βόειον γάλα: لَبَنُ البَقَرِ II 71 b 9 ff.; 725 b 26 ff. • τὰ βόεια κρέα: لَحْمُ البَقَرِ II 360 b 37 ff.

βοηθέω τινί j-m helfen; gegen etw. nützen: نَفَعَ c. min: II 368 a 18 ff.; 448 a 15 ff.; 450 a 42 ff.; 588 b 38 ff.; 590 a 38 ff.; b 34 ff.; 591 a 3 ff.; 688 a 7 ff.; 27 ff.; 1756 a 9 ff.; 1969 a 4 ff.; 2213 b 23 ff. •

أَنْفَعَ لِشَيْءٍ II 1489 b 43 ff. • أَبْرَأَ شَيْئًا II 687 a 17 ff. • سَكَّنَ شَيْئًا II 661 b 28 f. • βοηθέω πρός τι gegen etw. helfen: نَفَعَ c. min r.: II 1749 a 41 ff.; 2204 b 40 ff. • وَافَقَ c. acc.: II 1925 b 38 ff.

τὸ βόλβιτον Kuhfladen (→ WGAÜ 165): أَخْثَاءُ الْبَقَرِ II 2159 b 43 ff.

ὁ βολβός Zwiebel: بُلْبُوس II 1925 b 34 ff. • βολβὸς ἐμετικός Brechzwiebel: لِفْتٌ بَرِّيٌّ II 2228 a 35 f.

βολίζω das Senkblei auswerfen: أَلْقَى الأَنْجَرَ II 1163 b 25 f.

ἡ βολίς Wurfgeschoß: سَهْمٌ II 1421 a 24 ff.

ὁ βόνασος Wisent, Auerochse: بُونَاسُوس II 2130 b 20 ff.

ὁ βόρβορος Schlamm, Kot: حَمْأَةٌ II 1668 a 13 ff.

ἡ βοτάνη Weide, Futter, Gras: الْحَشِيشُ II 528 b 10 ff. • ἱερὰ βοτάνη Taubenkraut: كَهْنَايَا II 579 b 23

τὸ βοτάνιον Pflänzchen: نَبَاتٌ صَغِيرٌ II 1788 a 5 ff.

τὸ βοτρύδιον kleine Weintraube: عُنْقُودٌ II 2199 a 8 ff.

ὁ βότρυς Weintraube: عُنْقُودٌ II 489 a 6 ff.

ὁ βουβών Leistendrüse (→ WGAÜ S I 226): الأُرْبِيَّةُ II 930 b 40 ff. • Plur. οἱ βουβῶνες: الْحَالِبَانِ II 359 a 11 ff.

τὸ βούγλωσσον (bot.) Ochsenzunge: لِسَانُ الثَّوْرِ II 636 b 19 ff.; 637 a 4 ff.; 2195 a 31 f. • لِسَانُ الْبَقَرِ II 637 a 34 ff.

ὁ [ἡ] βούγλωσσος (zool.) Name e-s Fisches: لِسَانُ الثَّوْرِ II 638 a 39 ff.

ἡ βουλή Rat, Plan: الرَّأْيُ II 1451 a 20 f. • الْمُؤَامَرَةُ II 2153 b 40 ff.

βούλομαι wollen: أَرَادَ II 29 a 11 ff.; 40 b 3 ff.; 823 b 45 ff.; 2211 a 6 ff.; 2225 b 26 f. • اِلْتَمَسَ II 1370 b 2 ff.; 1373 a 34 ff.; b 1 • طَلَبَ II 28 b 43 ff. • هَمَّ II 446 b 25 ff.; 449 b 20 ff. • مَالَ (i) c. ilā II 2263 b 36 ff.

ἡ βουνιάς Kohlrübe (Brassica Napus): اللِّفْتُ الْبَرِّيُّ II 971 a 36.

ὁ [ἡ] βοῦς Rind, Kuh: بَقَرٌ (n. gen.) II 162 b 20 ff.; 407 a 1 ff.; 483 b 38 ff.; 632 b 41 f.; 2185 a 24 ff. • ὁ βοῦς Stier: الْفَحْلُ II 2233 a 14 ff.

τὸ βούτυρον Butter: الزُّبْدُ II 206 a 19 ff.; 515 b 11 ff.

βραδύγλωσσος mundfaul: βραδύγλωσσός εἰμι: لِسَانِي أَلْثَغُ II 191 a 24 ff.

βραδύς langsam: Kompar.: πολλῷ βραδύτερον: أَبْطَأُ كثيرًا I 547 a 23.

ὁ βραχίων Arm: عَضُدٌ II 2201 a 1 ff.

βραχύς kurz, wenig: يَسِيرٌ II 650 a 5 ff.; 967 a 2 ff. • κατὰ βραχύ: قَلِيلًا قَلِيلًا II 2198 a 26 ff. • βραχύ (Adv.) ein wenig: بَعْضَ شَيْءٍ II 2201 a 2 ff. • شَيْءٌ مِنْ... II 2259 b 10 ff.

τὸ βρέφος Ungeborenes; Kind: الْجَنِينُ II 2037 a 32 ff. • الصَّبِيُّ II 926 b 44 • صَبِيٌّ لَمْ يَلْحَقْ II 2181 b 16 ff. • ὑπὸ τέκνου μηκέτι βρέφους: مِنِ ٱبْنٍ قَدْ لَحِقَ II 2181 b 12 ff.

ὁ βρόγχος Luftröhre, Kehle: الْحَلْقُ II 1601 b 40 ff.

τὸ βρύον Haselblüte: الزَّهْرُ II 1088 b 40 ff.

βρωμώδης stinkend: زَهِمٌ II 957 b 38 ff.

ἡ βρῶσις Wurmfraß: أَكْلُهُ السُّوسُ II 649 a 1 ff.

ὁ βυθός Tiefe: عُمْقٌ II 2236 b 30 ff.

ἡ βῶλος Erdklumpen: الطِّينُ II 42 b 5 ff. • βῶλον ποιοῦσι: يُكَتِّلُهُ I 545 a 13

ὁ βωμός Altar: مَذْبَحٌ II 2172 a 44 ff.

ὁ γαγάτης (sc. λίθος) Pechkohle, Jett: الغَاغَاطِيس II 1482 a 35 ff.

τὸ γαγγλίον Zyste, Tumor an e-r Sehne (→ WGAÜ 173): النُّتُوءُ المَعْرُوفُ بالعَصَبِ الْمُلْتَوِي II 1930 b 45 ff.

τὸ γάλα Milch: لَبَنٌ II 25 b 10 f.; 156 b 6 ff. bis 163 b 37 ff. et passim • τυρὸς γάλα πεπηγός ἐστιν: الْجُبْنُ لَبَنٌ يَنْعَقِدُ وَيَجْمُدُ II 158 a 39 ff. • ὀρνίθων γάλα: لَبَنُ الطَّيْرِ II 160 b 2 • γάλα παρθενικόν (alchem.): لَبَنُ العَذْرَاءِ II 164 a 30 ff. • γάλα ἑκάστου ζῴου (alchem.): II 164 a 44 f. • ἐμπυτιασθὲν γάλα: لِبَأٌ II 96 b 29 ff.

ὁ γαλακτίτης (sc. λίθος): Milchstein: الْحَجَرُ اللَّبَنِيُّ II 168 a 43 ff.; 1856 b 20 ff.

γαλακτώδης milchartig: لَبَنِيٌّ II 168 a 7 ff. • شَبِيهٌ باللَّبَنِ II 168 a 43 ff.

ὁ γαλαξίας die Milchstraße: الْمَجَرَّةُ II 168 b 15 ff.

ἡ γαλῆ Wiesel, Katze: اِبْنُ عِرْسٍ II 687 a 17 ff. • الإِنَاثُ مِنْ بَنَاتِ عِرْسٍ II 1057 b 18 ff. = 2232 b 30 f. • اِبْنُ مِقْرَضٍ II 4, p. XIV.

γαμέω heiraten: تَزَوَّجَ II 1131 b 17 ff.

ὁ γάμος Hochzeit: عُرْسٌ II 2064 a 27 ff. • تَزَوُّجٌ II 952 a 40 ff. • نِكَاحٌ II 2001 a 43 ff.

γάρ denn, nämlich: فإنّ II 553 a 6 ff.; 1636 b 10 ff.; 1895 b 35 ff.; 1976 b 34 ff. • لأنّ II 914 b 39 ff.; 1206 a 29 ff.; 1981 a 24 ff.; 2141 a 40 ff.; 2259 b 25 ff. • وذلك أنّ II 745 a 2 ff.; 1260 b 41 ff.; 1484 a 24 ff.

ὁ γαργαρεών Zäpfchen, Uvula (→ WGAÜ 175): اللَّهاةُ II 1600 a 14 ff. bis 1602 a 9 ff. • الحَنْجَرةُ II 634 b 20 ff.

ἡ γαστήρ Bauch, Magen (→ WGAÜ S I 237): المَعِدَةُ II 515 b 27 ff.; 663 a 24 ff.; 2121 a 1 ff. • الجَوْفُ II 1854 a 39 ff. • البَطْنُ II 664 a 37 ff.; 2133 b 37 ff. • أَفْوَاهُ البَطْنِ II 513 b 12 ff. • ἐν γαστρὶ ἔχουσα: الحامِلُ II 17 a 7 f.; 246 b 3 ff.

γαυριάομαι sich brüsten, stolzieren: إِسْتَقَلَّ II 2166 b 26 ff.

γελοῖος lächerlich: يُضْحَكُ منه II 1372 b 19 ff.

ὁ γέλως Lachen, Gelächter: ضَحِكٌ II 497 a 38 f. • أنْ يُضْحَكَ منه II 1576 a 19 ff. • مُزَاحٌ II 1583 a 18 ff.

γέμω τινός mit etw. angefüllt sein: مَمْلُوءٌ شَيْئًا II 861 a 28 ff.

ἡ γενεά Geschlecht, Sippschaft: جِيلٌ II 1931 b 15 ff.

γενειάω e-n Bart bekommen: كانَ له لِحْيَةٌ II 412 a 21 ff.

τὸ γένειον Kinn: اللَّحَى II 406 b 2 ff.; 407 a 24 f. • Kinnbart, Backenbart: اللِّحْيَةُ II 409 b 21 ff.; 412 a 25 ff.

ἡ γένεσις Entstehung, Werden: الكَوْنُ I 464 b 32 f.; II 1985 a 17 ff.; 2003 a 11 ff. • الوِلَادُ II 1812 a 26 ff.; 2141 a 21 ff. • التَوَلُّدُ II 1221 a 14 ff.

τὸ γένημα Erzeugnis: → γέννημα.

γενικός generell: Kompar. γενικώτερος: أَعَمُّ II 1054 a 19 ff.

γενναῖος tüchtig, edel: جَيِّدٌ II 42 b 8 ff.

γεννάω zeugen, gebären: وَلَدَ II 1618 a 1 ff.; 1626 b 11 ff. • وَلَّدَ II 360 b 38 ff.; 888 b 32 ff. • وَضَعَ II 97 a 33 ff. • أَلْقَحَ II 1064 a 31 ff. • بَاضَ (i) II 2119 a 36 ff.; 1852 a 8 ff. • Passiv: γεννάομαι: صَارَ (i) II 1064 a 41 ff. • كانَ II 2069 a 10 ff. • نَبَتَ II 1775 b 11 ff. • تَوَلَّدَ II 693 b 35 ff.

τὸ γέννημα Erzeugnis: نُزْلٌ II 2140 b 25 ff.; τὸ γένημα: ثَمَرَةٌ II 1974 b 36 ff.

γεννητικός erzeugend: αἵμακτος γεννητικός: دَمٌ منه تَوَلَّدَ II 360 a 18 ff.

τὸ γένος Geschlecht, Art, Gattung: جِنْسٌ II 13 a 9 ff.; 451 a 17 ff.; 668 a 28 ff.; 1472 a 1 ff.; 2100 a 1 ff.; 2119 a 41 ff. • حَالٌ II 320 a 21 ff.

ἡ γεντιανή Enzian: الْجَنْطِيَانَا II 448 a 15 ff.; 1925 b 38 ff.

ἡ γένυς Kinnbacke, Kinn: اللَّحْيُ II 406 b 5 ff.; 28 ff.; 32 ff.; 407 a 20 ff. 25 f.; 681 b 21 ff.; 2151 a 40 f. • اللِّحْيَةُ II 416 b 8 ff.

γεραιός (Adj.) alt: Kompar. γεραίτερος: شَيْخٌ II 1470 a 20 ff.

ἡ [ὁ] γέρανος Kranich (→ Ullmann EN II 22): الْكُرْكِيُّ II 362 b 12 ff.; 16 ff.; 647 b 32 ff. = 1044 b 22 ff.; 1044 b 31 ff.

ὁ γέρων Greis: شَيْخٌ II 2150 b 33 ff.; 2153 b 36 ff. • Plur. مَشَايِخُ II 2233 a 21 ff.

γεύομαι (absol.) kosten, schmecken: ذَاقَ (u) II 1363 a 6 ff. •

γεύομαί τινος etw. kosten, schmecken: شَرِبَ c. acc. r.: 2035 b 34 ff.

ἡ γεῦσις das Kosten, der Geschmack: مَذَاقٌ II 513 a 28 ff. • مَذَاقَةٌ II 634 a 21 • طَعْمٌ II 503 a 19 ff. • لِسَانٌ II 513 a 19 ff.; 34 ff.; 810 a 22 ff.

γευστικός d. Geschmack betreffend: الذَّوْقُ II 1377 b 10 ff. • ذَوَّاقٌ II 1386 a 14 ff.

γευστός was zu schmecken ist (→ WGAÜ S I 241): مَذُوقٌ II 1054 a 40 ff.; 1377 b 23 ff.

γεωργέω das Land bewirtschaften: يَكْرُبُ أَرْضًا وَيَفْلَحُهَا I 556 a 14.

οἱ γεωργοί die Landwirte: الإِرِّيسُونَ II, 4 p. XIV.

ἡ γῆ Erde: الأَرْضُ II 19 a 26 ff.; 111 b 13 f.; 359 a 32 f.; 640 b 32 ff.; 683 a 16 ff.; 937 a 22 ff.; 938 b 20 f.; 1926 b 8 ff.; 2121 b 40 ff. • البَرُّ II 235 b 14 ff. • الطِّينُ I 447 a 11 f.; 562 a 15 f.; II 42 b 1 ff.; 660 b 30. • ἐν τῇ γῇ: فِيمَا بَيْنَ الأَعْشَابِ II 1926 a 35 ff. • γῆς ἀστήρ Samoserde: I 446 b 44 • τὸ γῆς ἔντερον Regenwurm: الْخَرَاطِينُ II 1490 a 14 ff.

τὸ γήδιον kleines Landgut: τὰ παρεπόμενα γήδια: اللَّحَقُ II 331 a 7 ff.

τὸ γῆρας abgestreifte Schlangenhaut: ἀποδιδύσκεσθαι τὸ γῆρας: سَلَخَ جِلْدَهُ II 11 a 8 ff. • تَشَبَّبَ II 2119 a 27 ff.

γηράσκω altern, alt werden: هَرِمَ II 360 b 24 ff.; 361 b 25 ff.; 1460 a 4 ff.; 1998 a 23 ff. • أَسَنَّ II 360 b 30 ff.

τὸ γιγγίδιον Daucus gingidium (→ WGAÜ 180): كُزْبُرَةُ الثَّعْلَبِ I 564 b 21.

ὁ γιγγλυμός Windung: الجهة في اللولب II 1794 a 45 ff.

γίγνομαι bzw. γίνομαι werden, entstehen: كَانَ II, 4 p. XV; 17 b 9 ff.; 104 b 22 ff.; 131 a 19 ff.; 155 b 35 ff.; 161 a 32 ff.; 235 b 14 ff.; 386 b 5 ff.; 412 b 18 ff.; 448 b 11 ff.; 451 a 21 ff.; 490 a 5 ff.; 502 b 38 ff.; 516 a 37 ff.; 536 a 10 ff.; 539 a 33 ff.; 577 a 45 ff.; 667 a 26 ff. et passim • τὸ γινόμενον: المُكَوَّن II 1941 a 32 ff. • المُتَكَوِّن II 1941 a 34 ff. • صَارَ II 107 b 2 ff.; 337 a 16 ff.; 554 b 27 ff.; 720 a 31 ff.; 1401 a 23 ff.; 1600 b 43 ff.; 1971 b 25 ff.; 2035 a 24 ff.; 2108 b 42 ff.; 2131 b 1 ff.; 2144 a 39 ff. • عَرَضَ II 490 a 13 ff.; 25 ff.; 496 a 3 ff.; 584 b 3 ff.; 1221 a 26 ff.; 1229 b 3 ff.; 1382 b 26 ff.; 1461 a 27 ff.; 1470 a 20 ff.; 1483 b 25 ff.; 2160 a 30 ff. • حَدَثَ II 497 b 42 ff.; 1940 b 16 ff.; 1997 b 24 ff. • خُلِقَ II 855 a 11 ff. • وَقَعَ عَلَى II 1985 a 8 ff. • عُمِلَ II, 4 p. XV f.; 1930 a 44 ff. • هَاجَ II 2031 b 11 ff. • γίνεται πῶρος ἀπὸ τοῦ γάλακτος: اللبنُ الرديءُ يُوَلِّدُ حِجَارَةً II 158 b 28 ff. • τοῦτο γένοιτο ἂν φανερόν: قَدْ يَظْهَرُ ذلك II 427 b 26 ff. • τὸ γιγνόμενον ζῷον: الحَيَوانُ المَحْمُولُ II 1844 b 29 ff. • ὑγιέες γίγνονται αὐτόματοι: يَصِحُّ مِنْ تِلْقاءِ نَفْسِهِ II 1221 b 17 f.

γιγνώσκω τι etw. kennen, erkennen: عَرَفَ c. acc. r.: II 24 a 5 f.; 1979 b 38 ff. • تَعَرَّفَ c. acc. r.: II 889 a 7 ff. • τὸ γνῶθι σαυτόν: مَعْرِفَةُ الإنْسانِ لِنَفْسِهِ II 13 a 36.

γίνομαι → γίγνομαι.

ἡ γλαύξ Eule: البُومَة II 2030 a 38 ff.; 43 ff.

τὸ γλεῦκος Most, süßer Wein: عَصِيرٌ II 2132 b 45 ff.

τὸ γλίσχρασμα Zähflüssigkeit, Klebrigkeit (→ WGAÜ 182): II 538 a 33 ff.; 2105 b 32 ff.

γλίσχρος zähflüssig, klebrig (→ WGAÜ S I 245): لَزِجٌ I 511 a 4 f.; II 361 a 25 f.; 534 b 16 ff. bis 536 b 45 f.; 845 b 22 ff. • τὸ γλίσχρον (Subst.): اللُّزُوجَة II 278 b 35 ff.; 537 b 16 ff.; 539 a 30 ff.; 2109 a 25 ff. • κοχλίων γλίσχρον ὑγρόν: لُعَابُ الأَصْدافِ البَرِّيَّةِ II 812 b 6 f.

ἡ γλισχρότης Zähflüssigkeit, Klebrigkeit: اللُّزُوجَة II 538 b 2 ff.; 6 ff.; 14 ff. • رُطُوبَةٌ لَزِجَةٌ II 537 a 10 f.

ὁ γλοιός klebriges, schmutziges Öl : وَسَخُ الْحَمَّامِ II 2093 a 6 ff.

γλοιώδης klebrig : لَزِجٌ I 511 a 4 ff.; II 534 b 25 ff.

γλυκύς (Adj.) süß : حُلْوٌ II 168 a 43 ff.; 1856 b 20 ff. • حَلَاوَةٌ II 2121 a 14 ff.
• Superl. γλυκύτατος : أَحْلَى II 162 a 23 ff.

ὁ γλυκύς (Subst.) Traubensirup (→ WGAÜ 182) : الطِّلَاءُ II 844 b 35 ff.

ἡ γλυκυσίδη Pfingstrose (→ WGAÜ 182 f.) : الفَاوَانِيَا II 1755 b 11 ff.; 17 ff.

ἡ γλῶσσα bzw. γλῶττα Zunge : اللِّسَانُ II 292 b 14 ff.; 358 b 38 ff.; 499 b 11 ff.; 513 a 10 ff.; 29 ff.; 39 ff.; 547 b 2 ff.; 603 b 11 ff.; 26 ff.; 609 b 19 ff.; 613 b 42 ff.; 614 b 34 ff.; 615 a 36 ff.; b 45 ff.; 620 a 20 ff.; 628 a 11 ff.; 632 a 10 ff. bis 635 b 2 ff.; 681 b 21 ff.; 1135 b 23 ff.; 1137 a 5 ff.; 1377 b 19 ff.; 1971 b 23 ff.; 1999 b 18 ff.; 2100 b 1 f.; 2119 b 30 ff.; 2206 b 7 ff. • αὐλοῦ γλῶττα Zunge der Flöte : لِسَانُ المِزْمَارِ II 633 b 20 ff. • αἱ γλῶτται τῶν αὐλῶν : أَلْسُنُ النَّايَاتِ II 2207 b 20 ff. • γλῶττα λάρυγγος : لِسَانُ المِزْمَارِ II 633 b 23 • βοὸς γλῶσσα (bot.) Ochsenzunge (vgl. τὸ βούγλωσσον WGAÜ 168) : لِسَانُ الثَّوْرِ II 632 b 41 f.

ἡ γλῶττα Sprechweise, Dialekt, Fachausdruck : اللُّغَةُ II 916 a 40 ff.; b 2 ff. •
γλωσσῶν ἐξήγησις : فِي أَلْفَاظِ بُقْرَاطَ II 997 b 11 f.

ἡ γλῶσσα Sternname : اللِّسَانُ II 638 b 8 ff.

γλωσσώδης zungenfertig, geschwätzig : لَسِنٌ بَذِيٌّ II 793 b 44 ff. = 2206 a 34 f.

ἡ γλωττίς Mundstück der Flöte : لِسَانُ المِزْمَارِ II 633 b 23.

ἡ γνάθος Kinnbacke : اللَّحْيُ II 406 a 41 ff.; 44 ff.

τὸ γναφάλλιον Name e-r Pflanze : غنافليون : اِسْمٌ مُشْتَقٌّ من القُطْنِ II 2125 a 8 ff.

τὸ γνάφαλλον Wollflocken, Polster : لُحُفٌ وقُطُفٌ II 2181 a 23 f. • الشَّيْءُ الزِّئْبِرِيُّ II 2125 a 8 ff.

ἡ γνώμη Ansicht, Meinung : نَفْسٌ II 496 a 33 ff.

γνωμολογέω Sprüche machen : صَنْعَةُ الجُنُومولوغيا II 2001 a 38 ff.

γνωρίζω τι etw. erkennen : عَرَفَ c. acc. r. : II 996 a 1 f.; 1382 b 42 ff. •
تَعَرَّفَ c. acc. r. : II 573 b 34 ff.

γνώριμος bekannt : مَعْرُوفٌ II 2091 a 16 ff.

ἡ γνῶσις Kenntnis, Erkenntnis : مَعْرِفَةٌ II 1010 a 22 ff.

ἡ γογγύλη Weiße Rübe, Rübenkohl (→ WGAÜ S I 249): سَلْجَمٌ II, 4 p. XV • السَلْجَمُ المعروفُ بِاللِفْتِ الأَحْمَرِ المُدَوَّرِ II 2228 a 39 f. • اللِفْتُ II 970 a 14; 971 a 4 ff.

ἡ γογγυλίς id.: اللِفْتُ II 970 a 14.

γοητεύω bezaubern, täuschen: οἱ γοητεύοντες: سَحَرَةٌ كَذّابُونَ II 2259 b 11 ff.

ὁ γομφίος (sc. ὀδούς) Backenzahn: ضِرْسٌ II 1164 a 41 ff.

ὁ γόμφος hölzerner Pflock: الرَكْزُ II 368 b 22 ff. = 666 b 14 ff.

ὁ γονεύς Erzeuger, Vater: الأَبُ II 550 a 15 ff.

ἡ γονή Same: زَرْعٌ II 2120 b 37 f. • مَنِيٌّ II 490 b 5 ff.; 2125 a 34 ff.

γόνιμος zur Erzeugung geeignet: مُلْقِحٌ 2233 b 33 ff. = 2248 a 21 ff.

τὸ γόνυ Knie: الرُكْبَةُ II 967 a 30 ff.; 1484 a 28 ff.

γονυπετέω auf die Knie fallen: سَجَدَ II 785 b 24 ff.

τὸ γοσσύπιον Baumwolle: كُرْسُفٌ I 128 a 35.

τὸ γράμμα Buchstabe, Schrift: الكِتابُ والأَحْرُفُ II 1713 b 24 ff. • حَرْفُ الكِتابِ II 634 b 10 ff.

ὁ γραμματεύς Schriftgelehrter: Plur.: الكُتّابُ II 57 b 33 ff.; 786 b 14 ff.; 1811 b 22 ff. • الكَتَبَةُ I 543 b 41.

ὁ γραμματικός Sprachforscher: النَحْوِيُّ II 379 b 19 f.

ἡ γραφή Schrift: رَسْمُ صُورَةٍ II 890 b 10 ff. = 1710 b 31 ff. • Plur. αἱ γραφαί الكُتُبُ II 1876 b 1 ff.

γράφω schreiben: كَتَبَ II 854 a 8 ff.; 1976 a 8 ff.; 1977 b 4 ff. • ذَكَرَ II 1010 a 35 ff.; 2242 a 18 ff.; 2244 b 18 ff. • وَصَفَ II 815 b 15 ff. • قالَ II 998 a 27 f. • ἔγραψε οὐκ ὀρθῶς: يَلْحَنُ فِي كِتابِهِ II 379 b 19 f. • τὰ γεγραμμένα: أَشْياءُ مُصَوَّرَةٌ II 1710 b 26 ff.

τὸ γυμνάσιον körperliche Übung: لَعِبٌ II 805 a 40 ff.

τὰ γυμναστικά Leibesübungen: رِياضَةٌ II 3 b 7 f.

γυμνόω τι etw. bloßlegen: كَشَفَ c. acc. r.: II 954 a 20 ff.

γυναικεῖος weiblich: ῥοῦς γυναικεῖος Menses: نَزْفُ النِساءِ II 417 a 38 ff. • نَزْفُ الطَمْثِ II 2076 b 6 ff. • οἱ γυναικεῖοι τόποι: الفَرْجُ II 498 a 29 ff.

ἡ γυνή Frau: المَرْأَةُ bzw. إِمْرَأَةٌ II 21 a 33 ff.; b 33 ff.; 29 a 11 ff.; 157 a 20 ff.; 356 b 5 ff.; 490 a 41 ff.; b 10 ff.; 543 a 15 ff.; 888 b 26 ff.; 931 b 45 ff.;

II 1343 b 44 ff.; 1449 a 1 ff.; 1851 b 23 ff.; 1980 b 19 ff.; 2211 a 6 ff. • الحَلِيلَةُ II 2202 a 15 ff. • Plur. αἱ γυναῖκες: النِسَاءُ I 551 b 4 f.; II, 4 p. XX; 408 b 41 ff.; 688 a 40 ff.; 2100 a 3 ff. • الإِنَاثُ II 672 b 4 ff.

ὁ γύψ Geier (→ WGAÜ S I 254): الرَخَمُ II 482 b 33 ff.

ὁ γύρινος Kaulquappe: γύρινος βάτραχος: ضِفْدِعَةٌ خَضْرَاءُ II 635 b 2 ff.

ἡ γύψος Kalk, Gips (→ WGAÜ S I 254): الجِبْسِينُ II 538 b 27 ff.; II 1481 b 22 ff.

ἡ γωνία Winkelmaß: كُونِيَا I 473 b 26.

τὸ δαιμόνιον göttliches Wesen, Gottheit: المَلَكُ II 2150 b 37 ff.; 41 ff. • الشَيْطَانُ II 1975 a 39 f.

ὁ δαίμων id.: المَلَكُ II 2150 b 33 ff.

δάκνω beißen, stechen, brennen (→ WGAÜ S I 256; S III 112): لَذَعَ II 513 a 10 ff. bis b 45 ff.; 515 a 44 f.; 1899 a 39 ff. • لَذَّعَ II 520 a 44 f.; 543 b 44 ff. • لَذَّاعٌ II 161 a 38 ff.; 519 a 41 ff. • لَذْعٌ II 446 a 12 f.; 2194 b 45 ff. • لَسَعَ II 593 b 14 ff.; 584 a 35 ff.; 42 ff.; 587 b 24 ff. • لَسْعَةٌ II 590 a 38 ff.; 1461 a 20 ff.

δακνώδης beißend, stechend, brennend: لَذَّاعٌ I 511 a 20 f.; II 518 b 40 f. • لَذَّاعَةٌ II 2198 a 3 ff. • لَذَّعَ II 2197 b 20 ff.; 2198 a 26 ff.

τὸ δάκρυον Träne: الدَمْعُ (n. gen.): II 1410 a 38 ff.

τὸ δάκρυον Saft (e-r Pflanze) (→ WGAÜ S I 256): الصَمْغُ (n. gen.): II 95 a 10 ff.; 513 a 24 ff.; 1242 b 3 ff.; 1748 a 36 ff. • اللَبَنُ II 165 a 19 ff.

ὁ δακτύλιος Fingerring, Ringstein: فَصُّ الخَاتَمِ II 2160 a 20 ff.

ὁ δακτύλιος Anus: المَقْعَدَةُ II 516 a 18 ff. • الخَاتَمُ II, 4 p. XI.

ὁ δάκτυλος Finger: الإِصْبَعُ II 406 b 2 ff.; 1362 b 40 f.; 2141 a 40 ff.; 2199 b 14 ff.

ὁ δαλός Feuerbrand, e. Art Meteor: المِصْبَاحُ II 1476 b 31 ff.

Δαμοκράτης n. pr. viri: دِيمُقْرَاطِيس II 815 b 15 ff.

δασύς dicht, behaart: الْتِفَافٌ II 2227 a 35 ff. • Kompar. δασύτερος: أَكْثَرُ كَثَافَةً I 549 a 14.

ἡ δαφνίς Same des Lorbeerbaums: حَبُّ الغَارِ II 844 b 35 ff.

ἡ δέησις Bitte, Gebet: دَعْوَةٌ II 853 a 32 f.

δείδω sich fürchten: خَافَ (a): II 550 b 2 ff.

δείκνυμί τι etw. zeigen : دَلَّ c. ʿalā r. : II 888 b 36 ff.

δεινός furchtbar, schrecklich : شَدِيدٌ II 41 a 32 ff.

δέκα zehn : ἐπὶ ἡμέρας δέκα : عَشَرَةَ أَيَّامٍ II 928 a 23 ff.

τὸ δέκατον das Zehntel : العُشْرُ II 2167 a 41 ff.

δεκτικός annehmend : قَابِلٌ II 1860 a 12 ff.

τὸ δέλεαρ Köder, Lockspeise : مَصْيَدَةٌ II 494 b 9 ff.

ὁ δελφίς Delphin : الدُّلْفِينُ II 1206 a 27 ff.

τὸ δένδρεον Baum : الشَّجَرُ (n.gen.) : II 2078 b 11 ff.

τὸ δένδρον id. : الشَّجَرُ (n.gen.) : II 165 a 13 ff.; 16 ff.; 418 b 9 ff.; 1164 a 25 ff.; 1168 a 2 ff.; 1775 b 1 ff.; 2091 a 16 ff.; 2165 a 6 ff.; 2199 b 39 ff.; 2235 a 5 ff.; 2240 a 38 ff.

δενδροφορέω (in der Prozession) Bäume tragen : كان عَلَى رَأْسِهِ إِكْلِيلٌ أَوْ تَاجٌ II 2001 b 19 ff.

δεξιός rechts : اليَمِينُ II 644 b 41 ff.; 1982 b 23 ff. • الأَيْمَنُ II 744 a 1 ff.; 1239 b 27 ff.; 2233 a 14 ff. • ὁ δεξιὸς ὀφθαλμός : العَيْنُ اليُمْنَى II 648 b 31 ff.

τὸ δέρμα Haut : الجِلْدُ II 541 b 1 ff.; 709 b 10 ff.; 1221 a 35 ff.; 2090 b 32 ff.; 2118 b 43 ff.

δερματώδης hautartig : يُشْبِهُ الجِلْدَ II 2256 b 23 ff.

ὁ δεσμός Band, Fessel : رِبَاطٌ II 632 a 42 f.; 809 b 4 ff. = 2219 a 33 f. • عَاقَ (u) II 2100 a 40 ff.

δεσπόζεσθαι beherrscht werden : تَعَبَّدَ II 555 a 20 ff.

δεῦρο (Adv.), Plur. δεῦτε auf!, wohlan! : هَلُمَّ II 155 b 34 ff. = 2143 b 24 ff. • تَعَالَوْا II 2236 b 22 ff.

ὁ δεύτερος der zweite : الثَّانِي II 18 b 17 f.; 489 a 7 ff. • يَتْلُو فِي الفَضْلِ II 220 b 5 ff. • δεύτερον (Adv.) zweitens : وبَعْدَهُ II 725 b 25 ff.

δεύω τι etw. befeuchten, benetzen : لَيَّنَ c.acc.r. : II 2092 a 20 ff. • أَذَابَ c.acc.r. : II 2211 b 9 ff.

δέω binden, fesseln : شَدَّ II 359 a 40 ff. • δέω τινά j-n binden, fesseln : أَسَرَ c.acc.p. : II 1977 b 23 ff.

δέω : impers. δεῖ es ist nötig, es gehört sich (→ WGAÜ S I 265) : يَنْبَغِي أَنْ II 4 a 38 f.; 13 a 8 ff.; 109 b 28 ff.; 136 b 31 f.; 350 b 25 ff.; 494 b 24 ff.;

555 a 44 ff.; 566 a 19 ff.; 1003 a 40 f.; 1086 b 39 ff.; 1370 b 16 ff.; 1373 a 43 ff.; 1796 a 42 ff.; 1975 a 28 ff.; 1981 a 30 ff.; 2078 b 14 ff.; 2202 b 3 ff. • اِحْتَاجَ إِلَى II 1626 a 36 ff.; 1811 b 43 ff.; 1941 a 34 ff. • يَجِبُ أَنْ .. II 234 b 31 f.; 511 b 6 ff.; 1387 b 30 ff.

δέομαί τινος e-r Sache bedürfen: δεόμεθα γὰρ αὐτῆς οὐδέν: فَإِنَّهُ لَيْسَ بِنَا إِلَيْهِ حَاجَةٌ II 1971 b 2 ff.

τὸ δῆγμα Biß, Stich: لَدْغٌ II 447 b 38 ff.; 42 ff.; 448 a 29 ff.; b 37 ff. • لَدْغَةٌ II 450 a 21 ff. • لَسْعٌ II 165 a 23 ff.; 588 a 26 ff.; 35 ff. • نَهْشٌ II 591 a 3 ff. • عَضٌّ (a) II, 4 p. XIV.

ὁ δηγμός Biß, Stich: لَذْعٌ II 515 b 33 ff.; 516 a 11 ff.; 18 ff. • حُرْقَةٌ II 161 b 30 ff. = 1476 a 38 ff.

δηκτικός beißend, stechend: لَذَّاعٌ II 519 b 28 ff. • δηκτικὸς ἐν τῇ γεύσει: يَلْذَعُ اللِّسَانَ II 513 a 14 ff.; 517 a 10 ff.

δηλητήριος schädlich, verderblich, giftig: τὰ δηλητήρια φάρμακα: السُّمُومُ II 587 b 10 ff.

δῆλος ἔκ τινος offenbar, klar: بَانَ مِنْ ذَلِكَ II 573 a 23 ff. • لَا شَكَّ أَنَّ ... II 1222 b 15 ff.

δηλόω τι etw. offenbaren, sichtbar machen: دَلَّ c. ʿalā r. II 501 b 25 ff.; 726 a 5 ff.; 2259 b 22 ff.

δημιουργέω τι etw. herstellen, fabrizieren: خَلَقَ c. acc. r.: II 459 a 13 ff.

Δημοκράτης n. pr. viri: دِيمُوقْرَاطِيس II 809 b 19 ff.

Δημόκριτος n. pr. viri: دِيمُوقْرِيطُس II 359 a 34 ff.

δημοσιεύω veröffentlichen: ἑαυτὸν ἀριδήλως δημοσιεύσει: أَقَرَّ بِهِ II 635 b 5 ff.

δημόσιος öffentlich: ἐν τηρήσει δημοσίᾳ: فِي السِّجْنِ II 1189 b 31 ff.

ἡ δῆξις Beißen, Stechen: لَذْعٌ II 28 b 30 ff.; 39 a 12 f.; 515 b 37 ff. bis 516 b 30 ff. • لَدْغٌ II 447 a 38 ff.; 448 a 2 ff.

δήπου (Adv.) sicherlich, zweifelsohne: لَا مَحَالَةَ II 24 a 14 f.; 359 a 44 ff. = 2002 b 42 ff.

διά (Präp. c. acc.) wegen: لِ c. gen.: II 11 a 8 ff.; 427 a 11 ff.; 498 b 39 ff.; 516 a 42 ff.; 709 b 8 ff.; 719 b 2 ff.; 725 b 9 ff.; 845 b 22 et passim • لِأَنَّ (für διὰ τό mit Infinitiv): II 10 a 18 ff.; 11 a 8 ff.; 586 b 29 ff.; 1460 a 6 ff.; 1849 b 42 ff.; 1895 b 35 ff.

• وذلك أنّ (für διὰ τὸ mit Infinitiv): II 782 a 11 ff.; 1979 b 38 ff.; 2242 a 12 ff. • لحاله (vgl. Ullmann EN II p. 325, § 113): II 489 b 40 ff.; 490 a 16 ff.; 498 b 43 ff.; 572 b 28 ff.; 710 a 6 ff.; 1834 a 24 ff.; 1926 b 9 ff.; 2100 a 28 ff.; 2141 a 18 ff. • لسببه: II 2141 a 12 f. • لموضعه II 2141 a 32 ff. • لمكانه: II 9 b 31 ff.; 1826 a 43 ff.; 2145 b 9 ff. • ب: διὰ τίνα αἰτίαν: بأيّ سبب II 427 b 35 ff. • بسببه (vgl. Ullmann EN II p. 324, § 110): II 343 a 14 ff.; 538 b 19 ff.; 805 a 7 ff.; 889 a 7 ff.; 915 a 2 ff.; 952 b 3 ff.; 1853 a 22 ff.; 1857 a 24 ff.; 2011 a 3 ff.; 2093 a 10 ff.; 2106 a 38 ff. • من: 28 b 3 ff.; b 6 ff. = 1483 a 42 ff.; 1834 a 35 ff.; 2100 a 1 ff. • من أجله II 604 b 44 ff.; 1370 b 2 ff.; 1977 b 4 ff. • من قبله II 168 b 15 ff.; 2119 a 36 ff.

διὰ τί in Fragesätzen: لمَ ذا c. verbo finito: II 2091 a 38 ff. • διὰ τί ἄρα ما السبب الذى آلخ II 98 b 18 ff. • ما بالُ شىءٍ II, 4 p. XIII = 2248 a 16 ff.; 1499 b 21 ff. = 2248 a 16; 2127 a 17 ff.; 2233 a 21 ff.; b 33 ff. = 2248 a 21 ff.

διά (Präp. c. gen.) durch: لِ: II 516 a 41 ff. • ب: II 146 a 43 ff.; 737 a 17 ff.; 805 a 40 ff.; 1055 b 34 ff.; 1845 b 11 ff. • من: II 1057 b 18 ff. = 2232 b 30 f. • διὰ τρίτης: فى اليوم الثالث II 573 a 41 ff. • διὰ τρίτης ἡμέρας: فى كلّ ثلاثة أيّام I 571 b 13 • διὰ παντός: دائمًا II 1145 b 3 ff.; 1900 b 17 ff. • فى عمره كلّه II 2156 a 3 ff. (vgl. Ullmann Bzaf p. 339 nr. 34) • διὰ τῶν χειρῶν Παύλου: على يد فولس II, 4 p. XVIII.

διαβεβρώσκομαι zerfressen werden, korrodieren: تأكّل II 161 b 3 ff.

διάβολος (Adj.) verleumdend: سعّى II 2003 a 27.

ὁ διάβολος Teufel: الشيطان II 869 a 14 ff.

διαβορβορύζω kumpeln, kollern (im Bauch): قرقرة II 161 b 13 ff.

διαβρέχω τι etw. durchfeuchten: بلّ c. acc. r.: II 2181 a 23 f.

διάβροχος durchnäßt: بلّ II 929 b 45 ff.

διαγιγνώσκω τι etw. erkennen, beurteilen: إستدلّ c. ʿalā r.: II 1600 b 23.

ἡ διάγνωσις Erkenntnis, Beurteilung: تعرّف II 1811 b 36 ff.

διαδίδομαι sich verbreiten: نفذ II 162 b 43 ff.

ἡ διάθεσις Zustand: وَجَعٌ II 841 a 11 ff. • κατὰ διάθεσιν: مِنْ طَرِيقِ الحال II 1252 b 4 ff.

διαθέω durchlaufen: ἀστέρες διαθέοντες: الكواكبُ المُنْقَضَّةُ II 1476 b 31 ff.

ἡ διαίρεσις Trennung, Schnitt: شَقٌّ II 954 a 22 ff.; 1997 b 39 ff.

διαιρέω τι etw. trennen, einteilen (→ WGAÜ S I 271): شَقَّ c. acc. r.: II 954 a 22 ff.; 1373 a 37 ff. • قَسَمَ c. acc. r.: I 503 a 6 ff. • قِسْمَةٌ II 995 b 10 ff. • διαιρέομαι: اِنْفَصَلَ II 633 a 25 ff. • ἡ μουσικὴ εἰς τρία διαιρεῖται: لِصِناعَةِ الألحانِ أَنْواعٌ ثلاثةٌ II 386 a 34 ff. • صِناعةُ المُوسيقى تُسْتَعْمَلُ على ثلاثةِ أَضْرُبٍ II 391 b 9 ff.

ἡ δίαιτα Lebensweise, Ernährung: التَّدْبِيرُ II 718 b 38 ff.; 40 ff.; 719 a 3 ff.; 8 ff.; 739 b 6 f. • الغِذاءُ II 25 a 38 ff.; 488 a 42 ff.

ὁ διαιτητής Schiedsrichter (→ WGAÜ S I 272): النُّصُبُ II 2172 a 44 ff.

διακαής brennend heiß, glühend: لَهَبِيٌّ II 726 a 12 ff. = 1470 b 44 ff.

διάκειμαι beschaffen sein: كانَ II 2252 b 16 ff.

τὸ διάκενον Loch, Höhlung: γῆς διάκενα: تَجاوِيفُ الأَرْضِ II 111 b 13 f.

διακλύζω den Mund spülen: تَمَضْمَضَ بِهِ II 163 a 4 ff.; 205 b 11 ff.; 15 ff.

τὸ διάκλυσμα Mundwasser (→ WGAÜ 195): يُتَمَضْمَضُ بِهِ II 2249 b 36 ff. • διάκλυσμα γίγνεται: صارَتْ نافِعةً لِمَنْ يَتَغَرْغَرُ بها II 1601 b 8 ff.

ἡ διακοπή Zerhauung, klaffende Wunde: القَطْعُ II 343 a 5 ff.

διακόπτω zerhauen: نَقَرَ II 1754 b 9 ff. • Pass.: اِنْقَطَعَ II 346 b 10 ff.; 14 ff.

διακρατέω τι etw. festhalten: أَمْسَكَ c. acc. r.: II 206 b 14 ff.

διακρατυντικός befestigend: قَوَّى c. acc. r.: II 205 b 7 ff.

διακρίνω unterscheiden, beurteilen: لَخَّصَ II 427 b 26 ff. • تَعَرَّفَ II 573 b 34. • τριταῖον οὖν τεταρταίου διακρίνειν: يُفَرِّقُ بَيْنَ حُمَّى الغِبِّ وبَيْنَ الرِّبْعِ II 1983 a 23 ff.

διαλαμβάνω erwägen: قالَ II 2003 a 20 ff.

διαλείπω Zwischenräume bilden, aussetzen: فَسَدَ II 1222 b 10 ff. • πυρετὸς διαλείπων: الغِبُّ اللازِمَةُ II 574 a 14 f. • الحُمَّى اللازِمَةُ II 573 a 41 ff.; b 1 ff. • حُمَّى غَيْرُ مُفارِقَةٍ II 1895 a 35 ff.

ἡ διάλεκτος Mundart (→ WGAÜ S I 273): لُغَةٌ II 912 a 22 ff.; 914 a 22 ff. • نَغْمَةٌ II 2254 a 21 ff. • كَلامٌ II 634 a 10 ff. • الكلامُ الجارِي II 1001 b 14 ff.

διαλύω τι etw. auflösen: حَلَّ c. acc. r.: II 2090 b 36 ff. • أَسْهَلَ c. acc. r.: II 2090 b 42 ff. • διαλύομαι sich zerstreuen: تَفَرَّقَ II 2144 a 39 ff. • εἰς τέφραν διαλύεται: يَصِيرُ رَمَادًا II 17 a 12 f.

διαμασάομαι gekaut werden: مُضِغَ II 810 a 18 ff.

ἡ διαμάσησις Kauen, Zerkauen: المَضْغُ II 536 b 45 ff.; 628 a 11 ff.; 633 b 43 ff.

διαμάχομαι μετά τινος mit j-m streiten: لَاعَبَ c. acc. p.: II 793 b 44 ff.

διαμένω verbleiben: بَقِيَ II 98 a 14 f. • ἄσηπτος διαμένει: لَمْ يُدَوِّدْ II 928 a 30 ff. • ἄσιτος διαμένει: لَا يَتَلَمَّظُ بِشَيْءٍ II 1394 b 8 ff.

ἡ διάνοια das Denken, der Verstand: الذِّهْنُ II 735 a 6 ff. • العَقْلُ II 1983 b 41 f.

διαπλέκομαί τινι sich um etw. herumwickeln: اِلْتَفَّ c. bi-r. II 937 a 9 ff.

διαποίκιλος bunt: مُخْتَلِفٌ II 668 b 1 ff.

διαπορέω περί τινος über etw. im Zweifel sein: تَشَكَّكَ فِي شَيْءٍ II 890 a 16 ff.

διάπυρος glühend, heiß (→ WGAÜ S I 277): مُحَمًّى II 161 a 33 ff.

ἡ διάρθρωσις Gliederung: ἡ τῶν γραμμάτων διάρθρωσις: تَفْصِيلُ حُرُوفِ الكِتَابِ II 634 b 10 ff.

διαρρήγνυμι durchbrechen: تَشَقَّقَ II 1221 a 35 ff.

διαρρίπτω τι etw. durcheinander werfen: طَرَحَ c. acc. r.: II 668 b 1 ff.

ἡ διάρροια Durchfall: اِخْتِلَافٌ II 191 b 3 ff.; 206 b 5 ff.; 1221 b 7 ff.

διαρρύπτω τι etw. sorgfältig säubern: جَلَاهُ وَنَظَّفَهُ II 2215 a 1 ff.

διασαφέω περί τινος über etw. deutlich reden: تَكَلَّمَ c. fī r.: II 2001 b 16 ff.

διασήπομαι verfaulen: عَفِنَ II 2247 b 20 ff.

τὸ διάστημα Abstand: بُعْدٌ II 1387 b 30 ff.; 1926 a 20 ff.

διαστρέφω τι etw. verdrehen: لَوَى c. acc. r.: II 1875 a 22 ff. • διαστρέφω τινὰ ἀπό τινος j-n von etw. abwenden: لَوَى c. acc. p. et ʿan r.: II 1881 a 33 ff. • τὰ διεστραμμένα: مُلْتَوِيَاتٌ II 1931 b 32 ff. = 2461.

διαταράττομαι in Unordnung geraten: تَلَجْلَجَ وَتَنَحَّى II 2172 a 17 ff.

διατελέω andauern: لَبِثَ II 98 b 19 ff. • كَانَ II 1844 b 5 ff.

διατέμνω τι etw. zerschneiden, trennen: قَطَعَ c. acc. r.: II 2210 b 25 ff. • Pass. διατέμνομαι: تَمَزَّقَ II 1626 b 4 ff.

διατρίβω τί τινι etw. mit etw. einreiben: دَلَكَ c. acc. r. et ʿalā r.: II 1787 b 17 ff. • διατρίβω ἔν τινι sich mit etw. beschäftigen: لَزِمَ c. acc. r.: II 552 b 17 ff.

διαυγής durchsichtig, klar: صَافِي اللَّوْنِ II 519 b 27 (→ auch διαφανής WGAÜ S I 279) • مُشِفٌّ II 1859 b 3 ff.; b 6 ff. • مُبْصَرٌ II 1859 a 41 ff.

διαφέρω verschieden sein, sich unterscheiden (→ WGAÜ S I 279): اِخْتَلَفَ II 161 a 11 ff.; 489 b 41 ff.; 555 b 8 f.; 588 a 26 ff.; 632 b 32 ff.; 1857 b 8 ff.; 2109 a 32 ff. • فَضْلٌ بَيْنَهُمَا II 372 a 14 ff. • διαφέρετε αὐτῶν: أَنْتُمْ أَفْضَلُ مِنْهُمْ II 1979 b 7 ff. • οὐ διοίσει: لا فَرْقَ بَيْنَ أَنْ II 2187 b 3 ff. = 2201 b 39 ff. • γάμοι διαφέροντες: التَّخْلِيطُ فِي النِّكَاحِ II 2001 a 43 ff.

διαφθείρομαι vernichtet werden: فَسَدَ وَهَلَكَ II 1617 b 43 ff. • διαφθειρόμενον ταχέως: سَرِيعُ الفَسَادِ II 528 b 14 ff. • διεφθορός: فَاسِدٌ II 1852 b 18 ff.

διαφλέγομαι versengt werden: اِلْتَهَبَ II 1460 a 6 ff.

ἡ διαφορά Unterschied: الاِخْتِلَافُ II 447 b 38 ff.; 1094 b 10 ff. • فَصْلٌ II 1859 b 20 ff.

διαφορέω τι etw. auseinandertragen, beseitigen, vernichten (→ WGAÜ S I 280 f.): أَفَشَّ c. acc. r.: II 2068 b 36 ff. • μελικηρίδας διαφορεῖ: نَفَعَ مِنَ الشِّيرِينَجِ II, 4 p. XII.

διαφορητικός beseitigend, vernichtend: مُحَلِّلٌ II 2093 a 10 ff.; 2134 a 37 ff. • أَفَشَّ c. acc. r.: II 165 a 22 ff.; 2093 a 2 ff.

τὸ διάφραγμα Zwerchfell: الحِجَابُ II 1977 b 31 ff. • الحَاجِزُ II 2106 a 20 ff. • اللِّصَاقُ II 664 a 37 ff.

διαχειρίζω behandeln: عِلَاجٌ II 1600 b 43 ff.

διαχέω τι etw. zerteilen, auflösen: حَلَّلَ c. acc. r.: I 511 b 32 f.

διαχρίω τι etw. gründlich einschmieren: لَطَّخَ c. acc. r.: II 686 a 30; 2213 b 28 ff. • σὺν μέλιτι διαχριόμενος: إِذَا حُنِّكَ بِالعَسَلِ II 1601 a 20 ff.

διαχωρέω hindurchgehen: اِنْحَدَرَ II 1073 a 26 ff.

τὸ διαχώρημα Kot, Exkrement: البِرَازُ II 573 b 22 ff.; 1844 a 17 ff.; 1852 b 31 f.; 2120 b 39 ff.

ἡ διαχώρησις Ausscheidung, Stuhlgang: الاِنْحِدَارُ II 1454 b 15 ff.

ὁ δίγλωσσος der Doppelzüngige: ذُو اللِّسَانَيْنِ II 2208 b 40 f.

ἡ διδασκαλία Unterrichtung: التَّعْلِيمُ II 2143 b 17 f. • الإِخْبَارُ II 10 b 12 ff.

διδάσκω τινά j-n belehren: عَلَّمَ c. acc. p.: II 659 a 29 ff.

οἱ δίδυμοι die Hoden (→ WGAÜ 201): الخُصَى II 668 a 3 f.

δίδωμι geben, darreichen: أَعْطَى II 13 b 39 f.; 572 b 9 ff.; 847 b 18 ff.; 1176 a 19 ff.; 2134 b 11 ff.; 2460 • أَطْعَمَ II 12 a 27 f. • سَقَى II 279 a 1 ff.; 847 b 24 ff. = 2221 a 34 ff.; 847 b 34 ff.; 1755 b 11 ff. • تَنَاوَلَ II 2221 a 38 ff. • إِسْتَعْمَلَ II 1484 a 3 ff. • δίδωμί τινί τι j-m etw. geben: جَعَلَ c. acc. r. et li-p.: II 1578 a 1 ff. • δίδωμι τόπον τινί j-m Raum geben, gestatten: مَكَّنَ c. acc. p.: II 853 a 31 ff. • ἔδωκαν κλήρους: أَلْقَوْا القُرَعَ II 1163 b 20 ff. • ἐδόθη μοι σκόλοψ τῇ σαρκί: دُفِعَ إِلَيَّ لِزَازٌ لِلَحْمِي II 2199 a 43 ff.

διειδής durchsichtig, klar: مُشْرِقٌ II 2123 b 24 ff.

δίειμι hindurchgehen: خَرَجَ II 726 a 1 ff.

διείργω trennen, scheiden: μὴ διείργει μηδέν: لم يكن حِجَابٌ II 1811 b 31 ff.

διέξειμι hindurch-, hinausgehen: خَرَجَ II 1221 b 23 ff.

ἡ διέξοδος Ausgang: المَكَانُ II 2120 a 32 ff.

διέρχομαι herausgehen, durchgehen: عَلَى أَبْوَابٍ II, 4 p. XIV • كان بَعْدَ شَيْءٍ II 2023 a 37 ff. • أَجْرَى الكَلَامَ II 2230 a 45 ff.

ἡ διήγησις Verhalten, Benehmen: μουσικὰ ἄκαιρος διήγησις اللَّهْوُ لَيْسَ يَحْسُنُ II 1580 a 34 f.

διίημι auflösen: ἐν διειμένῳ: فِي دَوَاءٍ II 2134 a 23 ff. • διίημί τι etw. herausgehen lassen: διίησι ὑγρότητα: خَرَجَتْ منه رُطُوبَةٌ II 667 a 29 ff.

δικαιόομαι gerechtfertigt werden: تَبَرَّرَ II 1981 a 12 ff.

δίκαιος gerecht: صِدِّيقٌ II 16 a 38 ff. • بَارٌّ II 1983 b 37 f. • عَدْلٌ II 1970 a 31 ff. • نَاسِكٌ II 2001 a 41 ff. • δίκαιον (adv. bzw. neutrisch) es ist gerecht, richtig: يَنْبَغِي أَنْ... II 1048 a 42 ff. • الأَوْجَبُ أَنْ II 1050 b 1 ff.

ἡ δικαιοσύνη Gerechtigkeit: العَدْلُ II 80 b 12 ff.; 2202 a 29 ff. • الإِنْصَافُ II 558 b 34 ff.

δίκην (adv. c. gen.) nach Art und Weise von (→ WGAÜ S I 286 f.): κόλλης δίκην: يَقُومُ مَقَامَ الغِرَاءِ II 668 a 6 ff.

δίκροος gegabelt, gespalten: مَقْسُومٌ II 633 a 38 ff.

ἡ δίνη Wirbel: الدَّوَرَانُ II 1221 a 4 ff. • الالْتِوَاءُ والتَّدْوِيرُ II 1926 b 9 ff.

ἡ δίνησις Wirbel: إِدَارَةٌ لَوْلَبِيَّةٌ II 1796 a 28 ff.

διό (Konj.) weshalb; deshalb (→ GALex I 55 nr. 2.3; WGAÜ S III 127 u. vgl. διόπερ): لِذَلِكَ II 98 a 38 ff.; 367 a 12 ff.; 490 a 8 ff.; 2035 a 24 ff.;

II 2077 b 35 ff. • من أجل ذلك II 451 a 21 ff. • لهذه العلّة II 2122 a 8 ff.

ἡ διόγκωσις Anschwellung: وجع شديد II 1461 a 20 ff.

ὁ Διόνυσος Name des Gottes des Weins: οἱ περὶ τὸν Διόνυσον τεχνῖται: من كانت صناعته في أمر الشراب II 952 b 1 ff.

διόπερ i.q. → διό: لذلك II 497 b 42 ff.; 703 a 13 ff.

διορίζω τι etw. abgrenzen, definieren: لخّص c. acc. r.: II 427 a 7 ff. bis 428 b 42 ff.; 1171 b 24 ff.; 1373 b 5 ff.; 1390 a 10 ff. • لخّص وفصّل وحدّد c. acc. r. II 426 b 36 ff. • ميّز c. acc. r.: II 550 b 33 ff. • فصّل وميّز c. acc. r.: II 1710 b 22 ff.

τοῦτο διοριστέον: ينبغي أن نلخّص ذلك II 427 a 30 f.

διπλάσιος zwiefältig, doppelt: τὰ μῆλα διπλάσια: لفّاحه ضعف II 986 b 35 ff.

διπλοῦς zwiefach: διπλοῖς ὀνόμασι: الأسماء المضاعفة II 916 a 40 ff.

δίπτερος zweiflüglich: له جناحان II 587 a 8 f.

διστάζω zweifeln: لحقه الشكّ II 320 a 21 ff.

διττός zwiefach, doppelt: هو صنفان II 635 b 36 ff. • على وجهين II 10 b 12 ff. • διττοὶ οἱ πόροι: له سبيلان II 2141 a 21 ff.

δίχα (Präp. c. gen.) ohne: δίχα ἁλῶν: بلا ملح II 33 a 11 • δίχα ἑψήσεως: بلا أن يطبخ II 33 a 35 f. • δίχα τῶν ἀνδρῶν: من غير ملاقاة الرجال II 1224 b 22 ff. • δίχα εὐρῶτος: ليست فيه رائحة التكرّج I 557 b 34 f. = II 513 a 19 ff.

δίχαλος paarhufig: له ظلفان II 2141 a 38 ff.

δίχροος zweifarbig: فيه لونان II 1852 b 4 ff.

ἡ δίψα Durst: عطش II 573 b 2 ff.

διψώδης durstig: عطش II 1978 a 29 ff.

διώκω τι etw. verfolgen: طلب c. fī r.: II 2154 a 7 ff. • εὐλογεῖτε τοὺς διώκοντας: بركوا مضطهديكم II 856 b 3 ff. • τὰ ἄρρενα διώκουσι: كان محبّا للذكور II 672 b 18 ff.

δοκέω glauben, meinen; den Anschein haben (→ WGAÜ 204; S I 291 f.; S III 128 f.): ظنّ II, 4 p. XIX; 479 b 16 f.; 735 a 6 ff.; 800 b 18 ff.; 1689 a 5 ff. • رأى II, 4 p. XX; 1458 a 14 ff.; 2001 b 16 ff. • رأى كأنّ II 687 b 17 ff.; 795 b 42 ff.; 953 b 35 ff.; 1636 b 10 ff.; 2019 b 22 ff. • كأنّ II 388 b 8 ff.; 446 b 2 ff.; 783 a 4 ff.

δόκιμος erprobt, bewährt: أَجْوَدُ II 536 b 35 ff.

δολόω τι etw. verfälschen (→ WGAÜ S I 292): غَشَّ c. acc. r.: II 172 b 21 ff.; 173 a 13 ff.

ἡ δόξα Ansicht, Lehrmeinung: القَوْلُ II 1272 a 4 ff. • الشَّهَادَةُ II 1632 b 24 ff.

δουλεύω τινί j-m dienen, gehorchen: ذَعِنَ c. li-: II 555 a 20 ff.

ὁ δοῦλος Diener, Knecht: العَبْدُ II 141 a 36 ff.; 2176 a 44 ff. • δοῦλος ἢ δούλη مَمْلُوكٌ أَوْ مَمْلُوكَةٌ II 782 a 9 ff.

τὸ δρακόντιον Drachenwurz (→ WGAÜ S I 294): اللُّوفُ II 1787 a 11 ff. • δρακόντιος βοτάνη: دَرَقُنْطِيس وهي اللُّوفَا II 1788 a 41 ff.

ὁ δράκων große Schlange, Drachen: التِّنِّينُ II 11 a 7 ff.; 450 a 42 ff. • الثُّعْبَانُ II 1788 a 41 ff.

τὸ δρᾶμα Handlung, Schauspiel: Plur. δράματα: دَرَامَاطَا II 1050 a 12 ff.

ἡ δραχμή Drachme (→ WGAÜ S I 295): المِثْقَالُ II 539 a 7 ff. = 1476 a 33 ff.; 1786 a 12 ff.

δριμύς scharf, beißend, herb, bitter (→ WGAÜ S I 295): حَادٌّ II 161 a 38 ff. = 519 a 41 ff.; 511 a 18; b 28 • ذُو الحِدَّةِ II 520 a 36 ff. • حِرِّيفٌ II 515 b 27 ff.; 516 a 42 ff.; 519 b 1 f.; 725 b 9 ff. • فِيهِ حَرَافَةٌ II 517 a 10 ff.; 1788 a 5 ff.; 2121 a 14 ff.

ἡ δριμύτης Schärfe, Herbheit: الحِدَّةُ II 361 a 32 ff.; 2178 a 44 ff.

ἡ δρυΐνας Eichenviper: الحَيَّةُ التي تُسَمَّى دروينوس II 593 a 26.

δρυμώδης waldreich: ذو شَجَرٍ مُلْتَفٍّ II 955 b 40 ff.

ὁ δρυοκολάπτης Specht: الطَّيْرُ الذي يَنْقُرُ الشَّجَرَ II 2240 a 38 ff.

ἡ δρῦς Eiche: البَلُّوطُ II 1748 a 41 ff.

ἡ δυάς die Zweiheit: الأُثْنُوَّةُ II, 4 p. XVIII.

δύναμαί τι etw. können, zu etw. imstande sein (→ WGAÜ S I 296): قَدَرَ (i) c. ʿalā r.: II 40 b 3 ff.; 1855 a 9 ff.; 2144 a 45 ff. • قَدَرَ أَنْ II 343 a 14 ff.; 1834 a 28 ff. • القُدْرَةُ c. ʿalā r.: II 1410 a 45 ff.; 1838 b 17 ff. • قَوِيَ (a) c. ʿalā r.: II 446 b 25 ff.; 447 b 14 ff.; 449 b 20 ff.; 565 a 44 ff. • أَمْكَنَ أَنْ ... II 10 b 37 ff.; 224 b 36 ff.; 359 a 40 ff.; 555 b 42 ff.; 1977 b 7 ff. • اِسْتَطَاعَ أَنْ ... II 657 a 15 ff.; 1975 a 41 ff.

ἡ δύναμις Fähigkeit, Kraft, Stärke, Potenz (→ WGAÜS I 296 f.): القُوَّةُ II 7 b 45 f.; 10 b 18 ff.; 56 b 16 ff.; 165 a 22 ff.; 278 b 25 ff.; 359 b 27 ff.; 362 b 30 ff.; 373 b 6 ff.; 541 a 41 ff.; 547 b 38 ff.; 707 b 22 ff.; 739 a 25 ff. et passim • Plur. القُوَى II 516 b 7 ff.; 1940 b 16 ff.; 2069 b 1 ff.; 2244 b 18 ff. • القُوّاتُ II 1618 a 37 ff. • الجَرِيحَةُ II, 4 p. XVIII.

δυνατός fähig: قَوِيَ علَى II 1620 b 27 f. • يُمْكِنُ أَنْ II 554 b 45 ff.; 2106 a 20 ff. • في وُسْعِهِ II 1390 a 5 ff.

δύο zwei: δύο ἀδελφούς: أَخَوانِ II 1048 b 17 ff.; δύο λῃσταί: لِصّانِ II 644 b 41 ff.; πλῆθος κοχλιαρίων δυεῖν: قَدْرُ مِلْعَقَتَيْنِ II 847 b 27 f.; 2221 a 38 ff.; μετὰ κυάθων δύο ὕδατος: بِمِلْعَقَتَيْنِ ماءٍ II 847 b 37 ff.; δύο προσηγορίαι: لَفْظَتانِ II 1010 a 30 ff.; δύο φοραί: مَذْهَبانِ II 1895 b 35 ff.; δύο πόροι: سَبِيلانِ II 1977 a 20 ff. • مَنْخَرانِ II 633 a 24 ff.; δύο ῥίζαι: عِرْقانِ II 958 b 36 ff. • substantiviert: τὰ δύο: الاِثْنانِ II 1090 b 13 ff.

δυσανάγωγος schwer heraufzubringen: ما عَسُرَ نَفْثُهُ II 701 b 34 ff.

δυσαπόκριτος kaum antwortend: يُبْطِئُونَ بالجَوابِ II 1968 b 10 ff.

δυσδοκίμαστος schwierig zu beurteilen: المِحْنَةُ عَسِرَةٌ II 513 a 28 ff.

δυσέγερτος schwer aufzuwecken: يُبْطِئُونَ بالاِنْتِباهِ II 1968 b 10 ff.

ἡ δυσελπιστία Hoffnungslosigkeit: ضَعْفُ الرَّجاءِ II 1838 a 23 ff.

ἡ δυσεντερία Durchfall, Ruhr: الدُوسَنْطارِيا I 534 a 31 ff.

πρὸς δυσεντερικούς: يَنْفَعُ من الدُوسَنْطارِيا II 417 a 38 ff.

δυσεπινόητος schwer zu verstehen: ذَكاءُ القَلْبِ II 387 a 33 ff.

δυσεπούλωτος schlecht vernarbend: عَسِرُ الاِنْدِمالِ II 541 a 36 ff.

ἡ δυσθυμία Mißmut: خُبْثُ النَّفْسِ II 2094 a 21 ff.

ἡ δυσμή Untergang: مَغْرِبُ الشَّمْسِ II 2036 a 9 ff.

δυσνόητος schwer zu verstehen: غامِضٌ لِلْفَهْمِ II 1876 a 43 ff.

δυσουρέω eine Strangurie haben: عُسْرُ البَوْلِ II 2205 a 4 ff.

δύσπεπτος schwer verdaulich: عُسْرُ التَّحْلِيلِ II 2134 a 37 ff. • Komparativ: أَغْلَظُ وأَبْطَأُ انْهِضامًا II 362 b 4 ff. • Superlativ: عُسْرُ الهَضْمِ II 361 b 25 ff.

δυσπνοέω Atemnot haben: فَسَدَ نَفَسُهُ II 844 b 45 ff.

δυσπνοϊκός schwer atmend: عِلَّةُ البُهْرِ II 845 a 19 ff.

δυστιθάσευτος schwer zu zähmen (→ WGAÜ S I 302): عَسِرُ الأَخْذِ II 1852 a 4 ff.

δυστυχέω unglücklich sein: الشَّقْوَةُ II 499 a 14 ff.; 1385 a 15 f.

ἡ δυστυχία Unglück: رَدَاءَةُ البَخْتِ II 2173 a 4 ff. • الضِّيقُ II 2173 a 8 ff.

δυσώδης stinkend: مُنْتِنٌ II 593 b 21 ff.

τὸ δῶρον Geschenk: عَطِيَّةٌ II 967 b 1 ff.

ἐάν (Konj.) wenn, sofern, falls (→ auch ἄν, ἤν, κἄν und vgl. GALex I 163 ff.; 442 ff.; WGAÜ S III 136): إِذَا II 447 b 42 ff.; 635 a 32 ff.; 36 ff.; 985 b 34 ff.; 999 a 26 ff.; 1752 b 5 ff.; 1904 a 22 ff.; 2154 b 17 ff. • إِنْ II 270 a 27 f.; 365 a 12 ff.; 452 a 43 ff.; 483 a 44 ff.; b 4 ff.; 887 a 36 ff.; 1144 a 37 ff.; 1174 b 3 ff.; 1971 b 23 ff.; 2192 a 7 ff.; 2233 a 14 ff.

τὸ ἔαρ Frühling: الرَّبِيعُ II 2165 a 6 ff.

ἑαυτοῦ sich selbst, für sich allein (→ WGAÜ 214 f.; S I 304 f.; S III 137): نَفْسَهُ , بِنَفْسِهِ , على نَفْسِهِ usw.: II 13 a 36; 28 b 43 ff.; 550 b 45 ff.; 687 b 17 ff.; 1180 b 8 ff.; 1814 b 12 f.; 1971 a 8 ff.; 2141 a 32 ff.; 2236 b 30 ff. • وَحْدَهُ II 1484 a 13 ff.; 1925 b 34 ff.; 2213 b 23 ff. • عَلَى حِدَتِهِ II 1976 b 34 ff. • مِنْ ذَاتِهِ II 1834 a 35 ff. • بِذَاتِهِ II 1985 a 11 ff. • مِنْ تِلْقَاءِ نَفْسِهِ II 1222 a 4 ff.; 1221 a 18 ff. • مِنْ تِلْقَائِهِ II 1222 b 15 ff. •

ἑαυτοῦ nur durch Pron. pers. suffixum ausgedrückt: ـهُ , ـهَا , ـهُمْ usw.: II 356 b 5 ff.; 614 b 34 ff.; 657 a 22 ff.; 745 a 2 ff.; 1834 a 28 ff.

ἐάω τινά j-n lassen: تَرَكَ c. acc. p. vel r.: II 33 a 9 ff.; 2252 a 34 ff. • οὐκ εἴων αὐτόν: مَنَعَهُ II 823 b 45 ff. • οὐκ ἐᾷ: لَمْ يَدَعْ II 363 b 45 ff.

ἕβδομος der siebte: السَّابِعُ II 573 b 23 ff.

ἡ ἔβενος Ebenholz: الآبَنُوسُ II 1458 b 12 ff.; 2241 a 8 ff.

ἐγγίγνομαι darin entstehen, sich ereignen: حَدَثَ II 1483 a 38 ff. • عَرَضَ II 1490 a 30 ff. • ἐγγίγνομαι ἔν τινι in etw. entstehen: كَانَ فِي شَيْءٍ II 1378 a 4 ff.

ἐγγράφω τι etw. aufschreiben: كَتَبَ c. acc. r.: II 2186 b 33 ff.

ἐγγύς nahe: قَرِيبٌ II 190 b 34 ff.; 1383 a 4 ff.; 1983 b 29 ff.; 2036 a 40 ff.

ἐγείρω τινά j-n aufwecken: أَقَامَ c. acc. p.: II 1251 b 18 ff. • ἐγείρομαι auferstehen: قَامَ II 1448 b 10 ff. • كَانَ مُنَبَّهًا II 2035 b 30 ff.

ἐγκάθημαι ἐπί τινος auf etw. sitzen: إِحْتَجَبَ c. ʿan r.: II 2194 b 45 ff.

τὸ ἐγκάθισμα Sitzbad: إِذَا جَلَسَ فيه فُلانٌ II 2091 b 14 ff.

ἐγκαλέω τινί j-m Vorwürfe machen, j-n anklagen (→ WGAÜ 126): لَامَ (u) c. acc. p.: II 1370 b 2 ff. = 1798 a 2 ff.

ἐγκάρσιος schräg, quer: عَرْضًا (adv.) II 1979 a 41 ff. • فِي عَرْضٍ II 1997 b 41 ff.

ἐγκαταλείπω τινά j-n im Stich lassen: ضَيَّعَ c. acc. p.: II 862 a 13 ff.

ἐγκαταμείγνυμαι unter etw. gemischt sein: إِخْتَلَطَ II 1417 a 11 ff.

ἐγκατοικίζομαί τινι in etw. wohnen: سَكَنَ c. fī r.: II 146 a 43 ff.

ἐγκατοπτρίζεσθαί τινι sich in etw. wie in e-m Spiegel betrachten: نَظَرَ ... مِثْلَ ما يُنْظَرُ في المِرْآةِ II 1131 b 22 ff. = 1262 b 22 ff.

ἐγκεντρίζω pfropfen (→ WGAÜ S III 138): طَعَّمَ II 2235 a 4 ff.

ὁ ἐγκέφαλος (sc. μυελός) Gehirn: الدِّمَاغُ II 455 b 19 ff.; 722 b 2 ff.; 809 b 12 ff.; 888 b 32 ff.; 1377 a 40 ff.; 1600 b 23 ff.; 1822 b 22 ff.

τὸ ἔγκλημα Vorwurf, Anschuldigung: اللَّائِمَةُ II 1838 b 17 ff. • الشِّكَايَةُ II 1815 a 40 ff.

ἐγκληματικός zu Vorwürfen neigend: لَوَّامٌ II 1826 a 43 ff.

ἐγκρατής festhaltend, sich beherrschend: ذُو الأَصَالَةِ II 2154 a 7 ff. • لَزِمَ نَفْسَهُ II 553 a 6 ff.

ἐγκρύπτω τι εἴς τι etw. in etw. verbergen: طَمَرَ c. acc. r. et fī r.: II 928 a 42 ff. • صَيَّرَ c. acc. r. et fī r.: II 1458 b 23 ff.

ἐγρήγορσις Wachheit: السَّهَرُ II 571 b 17 ff.

ἐγχειρέω Hand anlegen: اِلْتَمَسَ II 2244 b 18 ff.

ἡ ἔγχελυς Aal: الإِنْكَلِيسُ II 1174 b 3 ff.

ἐγχρίμπτω heranbringen, eindringen: لَسَعَ II 2205 a 39 ff.

τὰ ἔγχριστα Medikamente zum Einreiben: الأَلْوانُ التي تُلَطَّخُ II 688 a 40 ff. = 1845 a 18 ff.

ἐγχρονίζω chronisch werden: أَبْطَأَ ولَبِثَ II 99 a 13 ff.

ἐγχυματίζω τι εἴς τι etw. in etw. injizieren: قَطَّرَ c. acc. r. et fī r.: II 1787 a 42 ff.

ἐγχωρέω möglich sein: أَمْكَنَ II 951 b 28 ff.; 1054 a 19 ff.; 2144 b 30 ff.

ἐγώ ich: أَنَا II 744 a 1 ff.; 1977 b 23 ff.

τὸ ἔδαφος Fußboden: الأَرْض II 686 a 30.

τὸ ἔδεσμα Speise, Nahrung: الطَّعَام II 515 b 27 ff. • الغِذَاء II 360 b 14 ff.

τὰ ἐδεστά Eßbares: الطَّعَام II 499 b 12 ff.

ἑδραῖος fest sitzend, stabil: ثَبَات II 1624 a 5 ff.

ἔδω τι etw. essen, fressen: أَكَلَ c. acc. r.: II 447 b 42 ff.; 603 b 12 ff.

ἡ ἐδωδή Speise, Nahrung: εἰς ἐδωδῆς ἡδονήν: فِي اللَّذَاذَة II 501 a 22 ff.

ἐδώδιμος eßbar: مَأْكُول II 107 b 2 ff. • أُكِلَ II 483 b 33 ff.; 2121 a 13 ff. •
  τὰ ἐδώδιμα: المَطَاعِم II 1857 b 13 ff.

ἐθέλω entschlossen sein, wollen (→ auch θέλω): أَرَادَ II 1970 b 1 ff. = 1979 b 26 ff. • شَاءَ (a) II 2244 b 5 ff.

ἐθίζομαι gewohnt sein: عُوِّدَ II 1624 a 10 ff.

τὸ ἔθνος Volk, Völkerschaft: الأُمَّة II 785 b 20 ff.; 1368 a 33 ff.

τὸ ἔθος Gewohnheit: العَادَة II 360 a 25 ff.; 2122 b 18 ff.; 2125 a 43 ff. • كان يَعْتَادُهُ II 782 a 42 ff. • الأُلْفَة II 889 a 7 ff. • يَعُمُّ النَّاسَ أَنَّ II 2035 b 30 ff.

εἰ (Konj. e-s Bedingungsgefüges) wenn:
  إِنْ II 132 b 18 ff.; 427 b 26 ff.; 446 b 12 ff.; 449 a 45 ff.; 519 b 15 ff.; 540 b 33 ff.; 572 b 23 ff.; 614 b 34 ff.; 953 b 35 ff. et passim • إِذَا I 503 a 6 ff.; II 25 b 17; 686 b 41 ff. • لَوْ II 347 a 22 ff.; 657 b 16 ff.; 672 a 40 ff.; 888 a 27 ff.; 1626 b 11 ff.; 1634 a 26 ff.; 1643 b 7 f.; 1981 a 12 ff. •
  εἰ παραβάλλοιτο τῷ γένει τῶν πεζῶν: بالإضافة إلى المَوَاشِي II 362 a 15 ff. •
  εἰ δὲ χαίροιεν: فِي سُرُور II 501 b 22 ff.

εἰ (Fragewort) ob: أَمْ ... أَمْ لَا II 1283 a 21 ff.

εἴ γε wenn nun, wenn je: إِنْ II 732 b 18 ff. • لَوْ II 1618 a 12 ff.; 1620 b 29 ff.; 1626 b 4 ff.

εἴπερ wenn durchaus: لَوْ II 1626 a 28 ff.

εἴ πως wenn etwa, vielleicht: لَعَلَّ II 2186 b 4 ff.

εἰδικός speziell: Komp.: أَخَصّ II 1054 a 19 ff.

εἶδον (Aor. zu ὁράω) sehen, erblicken: رَأَى II 783 a 44 ff.; 1048 b 17 ff.; 1180 b 8 ff. • نَظَرَ II 2161 a 40 ff. • أَبْصَرَ II 1167 b 11 ff.; 1234 a 40 ff.

ὁ ἰδών : صاحِبُ الرُّؤْيا II 550 a 41 ff.

τὸ εἶδος Aussehen, Gestalt, Spezies: الصُّورَة II 321 a 42 ff.; 365 a 9 ff.; 550 b 33 ff. • النَّوْع II 63 b 3 ff.; 1363 a 6 ff. • الشَّكْل I 570 b 45; II 427 a 7 ff.

τὰ εἴδωλα Gestalten, Bilder: الجَواهِر II 717 b 36 ff.

εἰκάζω τινά τινι j-n mit j-m vergleichen: شَبَّهَ c. acc. p. et bi-p.: II 809 b 19 ff.

εἰκός passend, wahrscheinlich: ... يَليقُ بِه أنْ ... II 24 a 14 f. = 359 a 44 ff. = 2002 b 42 ff. • يَجِبُ أنْ II 234 b 31 f.

εἴκοσι zwanzig: عِشْرُون II 1163 b 25 f.

εἰλέω τι etw. zusammendrängen, einschließen: لَفَّ c. acc. r.: II 997 a 18 ff.

τὸ εἴλιγμα Medikament, das im Munde zergeht: اللَّعُوق II 845 a 19 ff.

ὁ εἰλιγμός Windung: اِلْتِفافٌ واِلْتِواءٌ II 952 b 22 ff. = 1926 a 6 ff.

εἱλίσσω drehen, winden: اِلْتَفَّ II 957 b 10 ff.

εἱλκωμένος voller Wunden, Schwären: قَرِحٌ II 206 a 45 ff.

εἰλυσπάομαι kriechen: دَبَّ II 2257 a 39 ff.

εἰμί sein, existieren: كانَ I 502 b 18 f.; II 20 a 1 f.; 32 b 8 ff.; 529 a 4 ff.; 539 b 38 ff.; 1626 b 8 ff.; 1811 b 36 ff.; 1812 a 10 ff.; 1977 a 43 ff.; 2153 b 40 ff.; 43 ff. • صارَ (i) II 246 b 5 ff. • νέοι ἐόντες: ما دامَ شابًّا II 2127 b 30 ff. • وُجِدَ II 23 a 27 f.; 556 a 4 ff.; 1876 a 43 ff. • οὐκ ἔστιν: لَيْسَ II 1970 b 1 ff. = 1979 b 26 ff.; 1970 b 4 ff.; 1971 a 39 ff.; 1972 b 20 f.; 1983 b 38 ff. • οὐκ ἐστὲ ἑαυτῶν: لَسْتُمْ لِأَنْفُسِكُمْ II 1971 a 8 ff. • ἐγὼ δὲ εἶπα· τί ἐστιν: فقُلْتُ: لَبَّيْكَ II 2166 b 37 ff. • ὁ δὲ εἶπεν· τί ἐστιν: فقالَ لَبَّيْكَ II 2166 b 43 f.

ἔσθ᾽ ὅτε zuweilen, dann und wann (→ WGAÜ S I 315): ποτὲ μὲν πρᾴως παρηγοροῦντες, ἔσθ᾽ ὅτε δὲ καὶ καταπλήττοντες αὐστηρότερον: يُلينُونَ عَلَيْهِمُ الكَلامَ مَرَّةً ويُهَوِّلُونَ أُخْرى II 2262 a 43 ff.

τὸ εἶναι das Sein: الحَياةُ II 1222 b 10 ff. • τὸ ὄν: الكَوْنُ I 464 b 30 f. • المَوْجُودُ II 1972 a 5 ff. • τὸ μὴ ὄν: لامَوْجُودٌ II 33 b 44 f. • τὰ ὄντα: الهُوِيّاتُ II 1370 b 18 ff.

εἶπον (Aor. zu λέγω bzw. φημί; vgl. auch εἴρω) sagen, reden, sprechen: قالَ II 446 b 12 ff.; 550 b 38 ff.; 942 b 1 ff.; 966 a 32 ff.; 967 a 31 ff.; b 1 ff.;

1206 a 22 ff. ; 1982 b 28 ff. ; 2148 b 18 ff. • كَلَّمَ II 484 a 24 ff. • أَعْلَمَ II 1283 a 21 ff. • οὐχ ἁπλῶς εἰπών : لَمْ يُطْلِقْ قَوْلَهُ فَيَقُولَ II 2182 a 22 ff. • ἁπλῶς δ᾽ εἰπεῖν : وَبِالْجُمْلَةِ II 1601 b 6 ff.

τὸ εἴριον Wolle : الصُّوفُ II 109 b 28 ff. • εἴριον μαλθακόν : شَيْءٌ لَيِّنٌ II 2122 b 21 ff.

εἴρω sagen (→ WGAÜ S I 317 und vgl. εἶπον) : قَالَ II 490 a 24 ff. ; 869 a 13 ff. ; 1370 b 9 ff. ; 1636 b 35 ff. ; 2145 b 13 ff. • وَصَفَ II 427 a 10 ff. ; 557 b 45 ff. • ذَكَرَ II 2003 a 19 ff. • لَخَّصَ II 426 b 43 ff. ; 427 a 2 ff. ; a 16 ff.

εἰς (Präp. c. acc.) in, hinein : فِي II 519 b 21 ff. ; 1421 a 24 ff. ; 1795 a 33 ; 1977 b 43 ff. ; 2133 b 37 ff. • إِلَى II 406 b 13 ff. ; 558 a 8 ff. ; 2176 b 10 ff. • عَلَى II 640 b 32 ff.

εἷς, μία, ἕν einer : وَاحِدٌ (Adj.) : II 97 a 34 ff. ; 644 b 41 ff. ; 657 a 15 ff. ; 1029 a 11 ff. ; 1200 b 8 ff. ; 1227 b 4 ff. ; 1378 a 33 ff. ; 1612 a 8 ff. ; 1811 b 43 ff. ; 1812 a 10 ff. ; 1940 a 6 ff. ; 1982 b 28 ff. ; 1983 a 34 ff. ; b 37 ff. ; 2009 a 21 ff. ; 2119 a 41 ff. ; 2156 a 3 ff. ; 2231 b 16 ff. • τὸ ἓν δὲ καὶ τὰ δύο : الواحِدُ أَيْضًا والاِثْنَانِ II 1090 b 13 ff. • أَحَدٌ fem. إِحْدَى (Subst.) [→ GALex I 59 f.] : II 1854 a 39 ff. ; 1985 a 15 ff. ; 2236 b 22 ff. • τὸ γάλα ἓν φαίνεται : إِنَّ اللَّبَنَ وإِنْ كان بَسِيطًا عند الحِسِّ فإِنَّهُ II 156 b 6 ff. • εἷς ἕκαστος : كُلُّ إِنسانٍ مِنْهُمْ II 914 a 22 ff.

εἰσάγω τινά j-n einführen : وَقَّفَ c. acc. p. : II 2252 a 35 ff.

εἰσβάλλω (intrans.) ankommen : اِبْتَدَأَ II 1811 b 38 ff.

ἡ εἴσδυσις Eingang : المَدْخَلُ II 693 a 37 ff.

εἰσέρχομαι hineingehen : دَخَلَ I 571 b 44 f. = II 1980 a 34 ff. ; II 686 b 15 ff. ; 823 b 45 ff. ; 1033 b 31 ff. ; 1270 a 15 ff. ; 1975 a 41 ff. ; 1981 a 24 ff. ; 2262 a 43 ff.

εἰσπορεύομαι hineingehen : دَخَلَ II 1981 a 20 ff. ; 2150 b 37 ff.

εἴσω (Adv.) drinnen, innerhalb : دَاخِلٌ II 1795 a 16 ff.

εἶτα (Adv.) dann, darauf : ثُمَّ II 406 b 2 ff. ; 558 b 34 ff. ; 1382 b 42 ff. ; 2147 a 7 ff.

εἴτε ... εἴτε ob ... oder : εἴτε ἥλιος, εἴτε φάρμακον : كانَ ذٰلك شَمْسًا أَوْ دَوَاءً II 2244 b 3 ff. • εἴτε ἡδέως, εἴτε ἀηδῶς : هَلْ كانَ يَلْتَذُّهَا ... أَمِ الأَمْرُ على خِلافِ ذٰلك II 482 b 4 ff.

εἴωθα gewohnt sein : اِعْتَادَ II 2002 b 35 ff. • جَرَتْ عَادَتُهُ II 1055 b 34 ff.

ἐκ (Präp.) aus, von: مِنْ II, 4 p. XV f.; 38 b 33 ff.; 359 a 32 f.; 416 b 8 ff.; 572 b 45 ff.; 887 a 31 ff.; 996 a 1 f.; 1221 a 20 ff.; 1580 a 29 ff.; 1787 b 44 ff.; 2185 a 24 ff. • مِنْ قِبَلِ (vgl. Ullmann EN II p. 320 f.): II 25 b 10 f.; 158 b 3 ff. • عَنْ II 809 b 4 ff. = 2219 a 33 f. • فِي II 872 b 38 ff.

ἕκαστος jeder, jeder einzelne (→ WGAÜ S I 319; S III 144 f.): كُلٌّ II 164 a 44 f.; 265 a 34 ff.; 483 a 22 ff.; 510 a 32 ff.; 1926 a 20 ff.; 2037 b 36 ff. • εἷς ἕκαστος jeder einzelne: كُلُّ إِنْسَانٍ مِنْهُمْ II 914 a 22 ff. • كُلُّ وَاحِدٍ مِنْ ... II 427 b 26 ff.; 558 a 8 ff.; 734 a 24 ff.; 1054 a 33 ff.; 1472 a 6 ff.; 2226 b 32 ff.; 2236 b 9 ff.; 2259 b 25 ff.

ἑκάτερος jeder von beiden: كُلُّ وَاحِدٍ مِنْهُمَا II 570 b 28 ff.; 811 b 27 ff. • جَمِيعًا II 951 b 28 ff. • فَذَانِ II 1049 b 43 ff.

ἑκατέρωθεν (Adv.) auf beiden Seiten: عَنْ جَنْبَتَيْهِ II 809 b 4 ff. = 2219 a 33 f.

ἐκβαίνω εἴς τι zu etw. herausgehen: أَخْرَجَ c. acc. r. et ilā r.: II 1454 b 24 ff.

ἐκβάλλω τινά j-n hinauswerfen: أَخْرَجَ c. acc. p.: II, 4 p. XVII • ἐκβάλλω τινὰ εἴς τι j-n in etw. hinauswerfen: أَلْجَى (IV) c. acc. p. et ilā r.: 2176 a 44 ff. • ἐκβληθέντων κεραμίων: أَلْقَى آنِيَةً مِنْ فَخَّارٍ II 1167 a 45 ff. • ἐκβάλλω (term. t. mathem.) subtrahieren: أَلْقَى (IV) II 1181 a 30 ff.

ἐκβήσσω τι etw. aushusten: ἕως ἂν ἐκβήξῃ τὸ κατελθόν: سَعَلَ سُعَالًا مُتَتَابِعًا حَتَّى يُلْقِيَهُ II 1164 b 25 ff.

ἡ ἐκβολή Herauswurf: ἐκβολὴν ἐποιοῦντο: أَلْقَيْنَا ثِيَابَنَا II 1167 b 7 ff. • ἡ ἐκβολή (term. t. mathem.) Substraktion: إِلْقَاءٌ II 1225 b 31.

ἐκβράσσω τι εἴς τι etw. an etw. (den Strand) spülen: أَلْقَى شَيْئًا إِلَى الشَّاطِئِ II 2236 a 43 ff.

ἐκγιγαρτίζω τι etw. entkernen: نَزَعَ الْحَبَّ II 2187 a 13 ff.

ἐκδαπανάω aufreiben: ἐκδαπανῆσαι τὸν χυμόν: تَلْطِيفُ الْكَيْمُوسِ II 534 b 33 ff.

ἐκεῖ (Adv.) dort: هُنَالِكَ II 2011 a 3 ff.

ἐκεῖνος jener: ذٰلِكَ II 16 a 38 ff.; 231 a 28 ff.; 1626 b 11 ff.; 1974 b 37 ff. • هٰذَا II 572 a 37 ff.

ἐκθαμβέω τινά j-n staunen lassen: أَبْلَهَ (IV) c. acc. p.: 786 b 5 ff.

ἐκθλίβω τι etw. auspressen: عَصَرَ c. acc. r.: II, 4 p. XVIII; 452 a 43 ff.; 588

b 5 ff. • أَخْرَجَ العُصَارَةَ II 1795 b 1 ff. • صَفَّى II, 4 p. XVIII.

ἡ ἐκθρόμβωσις Gerinnung, Koagulation (→ WGAÜS I 322) الجُمُودُ II 158 b 20.

ἐκκαθαίρω τι etw. gründlich reinigen: نَقَّى وفَتَحَ c. acc. r. II 2196 b 1 ff.

ἐκκόπτω τι etw. aushauen, umhauen: قَطَعَ c. acc. r.: II 1168 a 2 ff.

ἐκκρίνω τι etw. absondern, ausscheiden (→ WGAÜS I 323): خُرُوجٌ II 1461 a 29 ff. • ἐκκρίνομαι: أَخْرَجَ II 359 b 14 ff.; 516 b 1 ff. • إِنْبَعَثَ II 1600 b 25 ff.

ἡ ἔκκρισις Absonderung, Ausscheidung: النَّفْضُ II, 4 p. XI • الخُرُوجُ II 2141 a 21 ff. • سَالَ (i) II 584 b 1 ff.

ἐκλέγω τι etw. auflesen: تَلَقَّطَ c. acc. r.: II 2234 a 13 ff. • ἐκλέγομαί τι etw. (für sich) auswählen: إِخْتَارَ c. acc. r.: II 513 a 13 ff.; 43 ff.; 2201 b 25 ff.

τὸ ἔκλειγμα Medikament, das im Mund zergeht: اللَعُوقُ II 844 b 41 f.; 45 f.; 845 a 12 ff.; b 23 ff.; 2134 b 11 ff. • εἰς τὰ ἐκλείγματα: على لَعْقِهِ II 848 b 30 f.

τὸ ἐκλεικτόν id. (→ WGAÜS I 324): اللَعُوقُ II 844 b 31 ff.; 845 a 8 ff.; b 17 ff. • لُعِقَ II 841 a 9 ff.; 34 ff.

ἐκλείπω (intrans.) aufhören, ausbleiben: إِرْتَفَعَ II 157 a 21 ff.

ἐκλείχω τι etw. auflecken, im Mund zergehen lassen: لَعِقَ c. acc. r.: II 688 b 33 ff.; 841 a 16 ff.; 21 ff.; 842 a 23 ff.; 40 ff. • لَعُوقٌ II 844 b 35 ff. • لَطَأَ c. min r.: II 2214 b 7 ff.

τὸ ἔκλυτον das Lose, Leichte: اللِينُ II 2106 a 38 ff.

ἐκπέτομαι herausfliegen: وَرَدَ II 1109 a 11 ff.

ἐκπίπτω herausfallen: خَرَجَ II 162 a 33 ff. • بَدَا II 24 a 1 ff.

ἐκπορεύομαι herausgehen: خَرَجَ II 1978 b 16 ff.

ἐκπυητικός Eiter erzeugend: مُقَيِّحٌ II 2090 b 32 ff.

ἐκπυρόω τι etw. entflammen: أَلْهَبَ c. acc. r.: II 1454 a 7 ff.; b 28 ff.

ἐκτείνω τι etw. ausstrecken: بَسَطَ c. acc. r.: II 1239 a 6 ff.

ἐκτέμνω τι etw. herausschneiden: قَطَعَ c. acc. r.: II 1602 a 9 ff.

ἐκτέμνω τινά j-n kastrieren: خَصَى c. acc. p.: II 1064 a 31 ff.

ἐκτήκω τι etw. herausschmelzen: شَفَّى c. acc. r.: II 1787 b 7 ff.

ἐκτήκω (intrans.) schwinden, abmagern: ذَابَ II 2217 a 23 ff.

ἑκτικός (sc. πυρετός) Zehrfieber (→ WGAÜ S I 330): حُمَّى الدِقّ II 1977 b 12 ff.

ἐκτινάσσω τινά j-n ausstoßen, hinaustreiben: أَخْرَجَ c. acc. p.: II 1485 a 41 ff.

ἐκτιτρώσκω e. Fehlgeburt haben, abortieren (→ WGAÜ 229): أَسْقَطَتْ II 17 a 17 ff.; 246 b 3 ff.

ἐκτοπίζω den Ort verlassen, sich entfernen (→ WGAÜ S I 331): اِنْتَقَلَ إِلَى بِلَادٍ بَعِيدَةٍ II 2036 a 25 ff.

ἐκτός (Adv.) außen, außerhalb: ظَاهِرَةً I 581 a 34

ἕκτος der sechste: السَادِسُ II 1377 b 13 ff.

ἐκτυφόομαι in Rauch aufgehen: دَخَّنَ II 1458 b 7 ff.

ἐκφέρω τι etw. hervorbringen: عَمِلَ c. acc. r.: II 1055 b 34 ff.

ἐκφρακτικός Verstopfungen beseitigend: فَتَّحَ السَدَدَ II 1242 b 5 ff.

ἐκχέω τι etw. ausgießen: صَبَّ c. acc. r.: II 2078 b 14 ff. • ἐκχέομαι εἴς τι sich in etw. ergießen: مَالَ (i) c. ilā r.: II 2199 b 39 ff.

τὸ ἐκχύμωμα Bluterguß, Hämatom: الأَثَرُ الحَادِثُ عَنْ دَمٍ يَحْتَقِنُ تَحْتَ الجِلْدِ II 1925 b 45 ff.

ἐκχωρέω herausgehen: خَرَجَ II 1978 b 35 ff.

ἡ ἐλαία Ölbaum; Olive: الزَيْتُونُ II 363 b 45 ff.; 513 a 24 ff.; 1788 a 5 ff.; 2249 b 36 ff. • شَجَرُ الزَيْتُونِ II 952 a 40 ff.; 2225 b 28 ff.

τὸ ἔλαιον Olivenöl: الزَيْتُ II 205 b 11 ff.; 449 a 45 ff.; 538 b 6 ff.; 1146 b 33 f.; 1787 a 42 ff.; 1968 b 43 ff.; 2122 a 19 ff.; 2167 a 41 ff. • τὸ ἔλαιον Öl anderer Pflanzen: الدُهْنُ II 206 b 14 ff.; 1752 b 15 ff.; 2247 a 25 ff.

ἐλαιώδης ölig: دُهْنِيٌّ II 2123 b 28 ff.

ἡ ἐλάτη Spatha: قِشْرُ الكُفُرَّى I 571 a 22.

ἡ ἐλατίνη Leinkraut: الأَطِينِي II 94 a 19 ff.

ἐλάτινος (Adj.) zum Leinkraut gehörend: لاطِي II 2147 a 7 ff.

ἐλαττονάκις (Adv.) selten: فِي الحِينِ II 21 a 28 f.

ἐλαττόομαι vermindert, reduziert sein: اِنْتَقَصَ II 2153 b 36 ff.

ἐλάττων (Komp. zu ἐλαχύς) kleiner, weniger: قَلِيلٌ II 2141 a 26 ff. • أَقَلُّ II 97 a 33 ff.; 1796 a 39 ff. • أَصْغَرُ I 547 a 29

ὁ [ἡ] ἔλαφος Hirsch : الأيّل II 205 b 23 ff. ; 361 b 39 ff. ; 446 a 12 ff. ; 491 a 19 ff. ; 590 a 38 ff. ; 847 b 24 ff. = 2221 a 34 ff. ; 1164 a 32 f. ; 37 ff. ; 1607 a 17 ff.

ἐλαφρός leicht : ليّن II 2122 a 14 ff.

τὸ ἐλεγεῖον Elegie : الشِّعْر II 886 a 18 ff.

ἐλεέω τινά j-n bemitleiden : رَحِمَ c. acc. p. : II 2194 a 42 ff.

τὸ ἐλειοσέλινον Gartensellerie (Apium graveolens) : I 560 b 17.

ὁ ἔλεος Mitleid, Erbarmen : الحُزْن [lege الرَّحْمَة ?] : II 498 b 27 f.

ἐλευθέριος freimütig : حُرّ II 1940 a 23 ff. ; 2001 a 32 ff.

ἐλεύθερος frei, edel : حُرّ II 13 a 9 ff. • οἱ ἐλεύθεροι : الحَرائِر II 952 a 40 ff.

ἐλευθερόω τινά τινος j-n von etw. freisprechen : نَقَذ c. acc. p. et min r. : II 1838 a 27 ff.

ἐλεφαντιάω an Elephantiasis leiden : بِهِ داءُ الفِيل II 636 a 20 f. ; 842 a 12 ff. • مَجْذُوم II 2214 b 7 ff.

ὁ ἐλέφας Elfenbein : العَاج II 985 b 27 ff.

ὁ ἑλιγμός Windung : اِلْتِواء II 1926 a 16 ff.

ἡ ἕλιξ Windung, Schraube, Spirale, Ranke (→ WGAÜ S I 338) : لَوْلَب II 700 b 2 ff. ; 1794 a 42 ff. ; 1796 a 44 ff. • لِفافَة II 2226 b 8 ff. • اِلْتِفاف II 952 b 3 ff. • لَفَّة وٱسْتِدارَة II 2226 a 38 ff. • اِلْتِواء II 1925 b 10 ff. 1926 a 3 ff. ; 20 ff. • شَكْل مُلْتَوٍ مُتَعَرِّج II 1930 b 26 ff. • خَيْط II 938 b 5.

ἡ ἕλιξις runde Bandage : لِفافَة II 944 a 25 ff.

ἑλίσσομαι sich drehen : اِلْتَوَى I 513 b 23 ff. = 1899 a 39 ff. • ἑλιττόμενος عِنْدَ اللَّفّ II 940 a 6 ff.

τὸ ἕλκος Wunde, Geschwür : القَرْح II 94 b 45 ff. ; 513 b 45 ff. ; 518 b 40 f. ; 541 a 36 ff. ; 1221 a 43 ff. ; 2124 b 34 ff. ; 2200 b 34 ff. = 2210 b 29 ff. • أَنْ يَتَقَرَّحَ المَوْضِع II 33 a 34.

ἑλκόω verwunden : جَرَحَ II 513 b 1 ff. ; 1043 b 30 ff.

ἑλκτικός anziehend : جاذِب II 1679 b 11 f. • اِجْتَذَبَ II 2069 b 1 ff.

ἑλκτός was gezogen werden kann : اِنْجَذَبَ II 535 b 10 ff.

ἕλκω τι etw. ziehen : جَذَبَ c. acc. r. : II 56 b 16 f. • ἑλκέμεναι ἄροτρον

الكِرَابُ I 556 a 25

ἡ ἕλκωσις Verwundung, Geschwürbildung (→ WGAÜ S I 340): قَرْحٌ II 95 a 18 ff.; 2259 b 22 ff.

ὁ ἐλλέβορος μέλας schwarze Nieswurz: الخَرْبَقُ الأَسْوَدُ II 1786 a 13 ff.

ἐλλείπω zurückbleiben: نَقَصَ II 554 b 7 ff.; 1975 a 28 ff.

ὁ Ἕλλην Grieche: اليُونَانِيُّ II 622 b 42 ff. • أُمَمِيٌّ II 1970 a 41 ff.

ἡ ἕλμινς Eingeweidewurm: دُودٌ II 516 a 11 ff.; 841 a 26 ff.

ἡ ἕλμις id.: دُودٌ II, 4 p. XVII; 841 a 30 ff.

ἡ ἑλξίνη Ackerwinde: اللَّبْلَابُ II 94 a 19 ff.

ἐλπίζω hoffen: رَجَا (u) II 2213 a 6 ff.

ἑλώδης sumpfig: بَطَائِحِيٌّ II 2127 b 40 ff.

ἐμβάλλω hineinwerfen: أَلْقَى II 1170 b 16 ff.; 2236 b 26 ff. • صَيَّرَ II 542 b 4 ff. • جَعَلَ II, 4 p. XVII f.

ἐμβρέχω τι etw. einweichen: أَنْقَعَ c. acc. r.: II 1752 b 5 ff.

ἐμβρέχω τι auf etw. e-n feuchten Umschlag machen: نَطَلَ c. acc. r.: II 1968 b 43.

τὸ ἔμβρυον ungeborene Leibesfrucht, Foetus: الجَنِينُ II 667 a 33 ff. • الصَّبِيُّ II 109 b 28 ff.

ὁ βολβὸς ἐμετικός Brechzwiebel (→ WGAÜ 165): لِفْتٌ بَرِّيٌّ II 2228 a 35 f.

ὁ ἔμετος das Erbrechen: القَيْءُ II 206 b 5 ff.; 1221 b 7 ff. • القَذْفُ II 593 b 21 ff.

ἐμέω τι etw. erbrechen: قَاءَ (i) c. acc. r.: II 1470 a 25 ff. • تَقَيَّأَ II 1852 b 18 ff. • نَفَثَ c. acc. r.: II 1221 b 13 ff. • ἐμέω τινά (met.) j-n erbrechen, ausspucken: لَفَظَ c. acc. p.: II 991 b 5 ff.

ἐμμένω bleiben, verweilen: لَبِثَ II 98 a 38 ff.

ἡ ἔμμηνος κάθαρσις Menstruation: الحَيْضُ II 2252 b 16 ff.

ἐμπαίζω sein Spiel treiben: لَعِبَ II 785 b 20 ff.; 786 b 14 ff.

ἐμπειρίαν ἔχω ἔν τινι in etw. erfahren sein: كَانَ عَالِمًا بِشَيْءٍ II 1373 a 34 ff.

ἐμπεριλαμβάνω τινά j-n umfassen, einschließen: مُلْتَفٌّ مُلْتَبِسٌ II 136 b 45 ff. = 957 b 26 ff.

ἐμπίμπλημί τινος mit etw. anfüllen: πνεύματος ἐμπιπλῶντες: يَنْفُخُ نَفْخًا II 1656 a 23 ff.

ἐμπίπτω einfallen: وَقَعَ c. fī r.: II 490 a 31 ff. • وَصَلَ c. ilā r.: II 1600 a 45 ff.

ἐμπλάσσομαι gepflastert, eingesalbt sein: لَحِجَ II 276 b 37 ff. = 513 b 41 ff.; 279 a 4 ff.

ἐμπλαστικός verschmierend, verklebend: مُسَدِّدٌ لا حِجٌ II 278 b 25 ff. • لَهُ تَغْرِيَةٌ و لُحُوجٌ II 2178 b 22 ff. • لَطَّافٌ bzw. مُغَرٍّ II 2215 a 38 ff. • أَلْحَجُ وأَلْزَقُ وغَرًى II 2178 a 44 ff. • كانَ مِنَ اللُّزُوجَةِ II 538 b 27 ff. • (Kompar.) ἐμπλαστικώτερος: فِي غايَةِ التَّغْرِيَةِ واللُّحُوجِ II 278 a 31 ff. = 520 b 3 ff. • أَشَدُّ تَغْرِيَةً وأَكْثَرُ لُحُوجًا II 2178 b 19 ff.

ἡ ἔμπλαστρος Salbe: المَرْهَمُ II 2214 a 3 ff.

ἐμπλαστρώδης salbenartig: مِثْلَ اللَّعُوقِ II 2211 b 9 ff.

ἡ ἐμπνευμάτωσις Aufblähung: الرِّيحُ II 841 a 10 ff. • النَّفْخَةُ II 516 a 3 ff.

ἐμπνέω hineinblasen, -wehen: ἀνέμου ἐμπνέοντος: إذا حَرَّكَتْ رِيحٌ II 935 b 28 ff.

ἐμπόδιος hinderlich: الِالْتِياثُ II 1677 a 28 ff.

ἐμποιέω τι etw. verursachen, hervorbringen, erzeugen: πόνον ἐμποιεῖ: أَتْعَبَ البَدَنَ II 2122 b 18 ff. • ὠδῖνα ἐμποιέω: هَيَّجَ المَخاضَ II 17 b 1 f. • λιμὸν ἐμποιέω: جَوَّعَ II 350 b 25 ff. • κνησμὸν ἐμποιέω: عَرَضَ منه حِكَّةٌ II 1362 b 26 ff. • φλεγμονὴν ἐμποιέω: كانَ منه فَلْغَمُونِي II 17 b 7 f.

ὁ ἔμπορος Kaufmann: التاجِرُ II 46 a 31 ff.

ἔμπροσθεν (Adv.) vorn, vorderer: τοῖς ἔμπροσθεν ποσί: عَلَى رِجْلَيْهِ المُتَقَدِّمَتَيْنِ II 1088 b 40 ff. • οἱ ἔμπροσθεν: مِنْ مُقَدَّمِ الجُثَّةِ II 446 b 25 ff.; 447 b 14 ff.

ἔμπροσθεν (Präp. c. gen.) vor: ἔμπροσθεν τῶν χοίρων II 46 a 36 ff. = 1176 a 19 ff. • ἔμπροσθεν τοῦ νεώ: فِي مُقَدَّمِ الهَيْكَلِ II 1710 b 30 ff.

ἐμπροσθόκεντρος den Stachel vorne habend: الخُرْطُومُ الذي في مُقَدَّمِ رُؤُوسِها II 587 a 8 ff.

ἐμπυτιασθὲν γάλα mit Lab gesäuerte Milch: لِبَأٌ قد صُيِّرَتْ فيه إنْفَحَةٌ II 96 b 29 ff.

ἐμφαίνομαι offen dargelegt sein: ظاهِرٌ II 1601 b 6 ff.

ἐμφανής offenkundig, sichtbar: بَيِّنٌ II 28 b 6 ff. = 1483 a 42 ff.

ἐμφερής ähnlich, gleich: شَبِيهٌ II 539 b 14 ff.; 636 a 29 ff.; 986 b 25 ff.

ἡ ἔμφραξις Verstopfung: السُّدَّةُ II 2100 a 40 ff.; 2178 a 32 ff.; 2215 a 1 ff.

ὁ ἐμφυλλισμός Pfropfung (→ WGAÜ S III 158): الإضافة إلى غيره من الشجر II 2192 a 27 ff.

ἐμφυσάω hineinblasen, aufblasen: نفخ II 1851 b 34 ff.

ἔμφυτος eingepflanzt, angeboren: غريزيّ II 1454 b 28 ff.; 1984 b 3 ff.

ἔμψυχος beseelt; gut beatmet: متنفّس II 537 b 11 ff.; 1618 b 41 ff.; 2109 a 27 ff. • ذو نفس II 570 b 44 ff.

ἐν (Präp. c. gen.) in: في I 539 a 10 f.; 545 a 25; II 10 a 19 ff.; 107 b 1 ff.; 235 b 14 ff.; 516 b 6 ff.; 632 a 10 ff.; 690 b 16 ff.; 734 a 29 ff.; 1235 b 45 ff.; 1240 a 13 ff.; 1978 a 12 f.; 2210 a 14 ff. • بـ: ἐν ἔργῳ: بالعمل II 620 a 20 ff. • مع II 32 b 13 ff. • لـ: ἐν τῇ πορείᾳ: للانسياب I 568 a 18 • ἐν καιρῷ لحينه II 12 a 27 f.

ἔναιμος Blut führend; voller Blut: ذو دم II 725 a 30 ff. • دمويّ II 732 b 41 ff. • طريّ بدمه II 373 b 6 ff.; 541 a 15 ff. • τὰ ἔναιμα: الجراحات II 343 a 10 ff.; 542 b 29 ff.

τὸ ἐναντίον Gegenteil: الضدّ II 550 b 45 ff.; 2259 b 45 ff.

ἐναντιόομαι sich entgegenstellen: تضادّ II 937 a 16 ff. = 1232 b 27 ff.

ἐναντίος gegensätzlich (→ WGAÜ S I 352): مضادّ II 104 b 31 ff. • ἐναντιώτατόν ἐστι τοῖς θηρίοις: ينفع من لدغ الهوامّ II 448 a 19 ff.

ἡ ἐναντίωσις Gegenwirkung: الضدّيّة II 1857 b 8 ff.

ἐναποτίθεμαί τινί τι j-m etw. anvertrauen: أوقف c. acc. p. et ʿalā r.: II 10 b 4 ff.

ἐναργής klar, deutlich, sichtbar: ظاهر II 1620 b 30 ff. • (Adv.) ἐναργῶς φαίνεται: ينظر II 516 b 19 ff.

ἐνδείκνυμι anzeigen: دلّ c. ʿalā r.: II 516 b 7 ff.; 2121 a 1 ff.

ἕνδεκα elf: أحد عشر II 1163 b 21 ff.

ἐνδέχομαι annehmen, zulassen, gestatten: محتمل II 556 a 4 ff. • (impers.) ἐνδέχεται es ist möglich: أمكن II 488 b 2 ff.; 1983 b 22 ff. • كان II 573 b 23 ff.

ἐνδέω τι etw. anbinden: τοὺς ἀστέρας τοὺς ἐνδεδεμένους: الكواكب المركوزة I 580 b 24 f. • γλῶσσα ἐνδήσασα: اللسان المربوط II 609 b 19 ff. • ἐνδέω τι εἴς τι: شدّ c. acc. r. et fī r.: II 848 b 28 ff.

ἐνδιατρίβω verbringen: كينونة I 468 a 12.

ἐνδίδωμι nachlassen: اِسْتَرْخَى, ضَعُفَ II 265 a 34 ff.

ἔνδοθεν (Adv.) drinnen, innerhalb: فى داخِلِه II 539 b 38 ff.; 633 a 4 ff.

ἔνδον (Adv.) innen: فى داخِلِه II 2189 a 31 ff. • ما وَرَاءَهُ II 1977 b 31 ff.

τὸ ἔνδυμα Kleid, Gewand: اللِباس II 142 a 33 ff.

ἐνδύομαι εἴς τι in etw. eindringen: نَفَذَ فى شَىْءٍ II 702 a 10 ff.

ἐνειλέω τί τινι etw. in etw. einwickeln: لَفَّ c. acc. r. et bi-r.: II 926 b 44 ff.; 928 a 30 ff.

ἔνειμι ἔν τινι in etw. drinsein: عَرَضَ لَهُ II 168 a 7 ff. • اِعْتَرَاهُ II 717 a 23 ff. • οὐκ ἔνεστι: لَيْسَ فيه II 1471 b 42 ff. • (impers.) ἔνεστι es ist möglich: يُمْكِنُ أَنْ II 1997 b 19 ff. • οὐκ ἔνεστιν: لا يَقْدِرُ II 99 a 18 f. • لَيْسَ II 1970 a 41 ff.

ἕνεκα bzw. ἕνεκεν (Präp. c. gen.) wegen: لِحَالِ شَىْءٍ II 634 a 2 ff.; 686 a 30; 2141 a 21 ff. (vgl. Ullmann EN II p. 325 f.) • مِنْ أَجْلِ شَىْءٍ II 543 a 15 ff.; 1634 a 26 ff. (vgl. Ullmann ib. p. 321 f.).

ἡ ἐνέργεια Wirksamkeit, Tätigkeit: الفِعْلُ II 1859 b 3 ff.; 1997 b 41 ff.; 2144 b 30.

ἐνεργέστερος (Kompar.) wirksamer: فى القُوَّةِ II 2131 a 4 ff.

ἐνεργέω τι etw. bewirken: ἐνήργουν τὰς αὐτὰς ἐνεργείας: كانَتْ أَفْعالُهُمْ واحِدَةً بِأَعْيانِها II 1626 a 28 ff. • τὰ φύλλα μέχρι ἀπουλώσεως ἐνεργεῖ: أَلْزَقَ وَرَقُهُ الجِراحاتِ وأَدْمَلَها II 541 a 29 ff.

ἔνθα (Adv.) da: فى المَوْضِعِ II 2003 a 20 ff.

ἐνθυμέομαι περί τινος über etw. nachdenken: فَكَّرَ c. fī-r.: II 2127 b 39 ff.

τὸ ἐνθύμημα Gedanke, Einfall: التَفْكِيرُ II 1001 b 33 ff.; 1370 b 9 ff.

ὁ ἐνιαυτός Jahr: العَامُ II 1926 a 20 ff. • السَنَةُ II 513 a 39 ff.; 1064 a 41 f.

ἔνιοι einige (→ WGAÜ 243 f.; S I 358; S III 162): بَعْضُ النَاسِ II 1775 b 5 ff. • مَنْ مِنَ النَاسِ II 593 a 18 ff.; 928 a 23 ff.; 1655 a 25 ff. • نَاسٌ II 1378 b 4 ff. • قَوْمٌ آخَرُونَ II 279 a 1 ff. • ἔνιοι τῶν ἰχθύων: بَعْضُ السَمَكِ II 2119 a 18 ff. • ἔνια: مِنَ الطَيْرِ مَا II 504 a 25 ff.

ἐνίοτε (Adv.) bisweilen (→ WGAÜ 244; S I 358; S III 162): رُبَّمَا II 1000 b 1 ff.; 2197 a 14 f.

ἑνόομαι vereinigt sein: اِتَّحَدَ II 1811 b 43 ff.

ἐνουρέω bettnässen: تَقْطِيرُ البَوْلِ II 635 a 27 ff.

ἐνοχλέω τινά j-n belästigen, stören: آذَى c. acc. p. (vgl. GALex I 187 f.) • قَرَّبَ c. acc. p.: II, 4 p. XVII.

ἔνσημος signifikant: ἔνσημος γίγνομαι: إِحْمَرَّ II 1850 a 25 ff.

ἐνσκευάζομαι sich kleiden: لَبِسَ II 121 b 29 f.

ἔνσποδος aschenfarbig: ~~بِلَوْنِ الرَّمَادِ II 1847~~ a 26 ff.

ἐνστάζω τι etw. einträufeln: قَطَّرَ c. acc. r.: II 163 b 37 ff.

ἐνταῦθα (Adv.) hier, dort: هُنَاكَ II 930 a 6 ff.

ἐντέλλομαί τινι j-n beauftragen: أَمَرَ c. acc. p.: II 54 b 14 ff.

ἡ ἐντεριώνη innerer Teil, Kern: شَحْمٌ II 1786 a 12 ff. • لَحْمٌ II 513 a 34 ff.

ἐντεροκηλικός an e-r Hernie der Eingeweide leidend (→ WGAÜ 245): الفَتْقُ الذى يَصِيرُ فيه الأَمْعَاءُ إلى الأُنْثَيَيْنِ II 545 a 5 ff.

τὸ ἔντερον Eingeweide, Gedärm: المِعَى II 957 b 10 ff. • Plur. τὰ ἔντερα: الأَمْعَاءُ II 161 a 19 ff.; 346 b 14 ff.; 513 b 23 ff.; 516 a 11 ff.; 18 ff.; 586 b 29 ff.; 1483 b 43 ff.; 2178 a 32 ff. • τὸ λεπτὸν ἔντερον Dünndarm: مِعًى طَوِيلٌ مُلْتَفٌّ ويُعْرَفُ بالدُّقَاقِ II 957 b 15 f. • الدَّقِيقُ II 951 b 41 •

τὸ γῆς ἔντερον Regenwurm: الخَرَاطِينُ II 1490 a 14 ff.

ἐντεῦθεν (Adv.) von hier aus: مِنْ هُنَا II 501 b 8 ff. • مِنْ هَاهُنَا II 1977 b 7 ff. • مِنْ ذٰلِكَ المَوْضِعِ II 406 b 32 ff. • مِنْ أَوَّلِهِ II 573 a 15 f.

ἔντεφρος aschenfarbig: رَمَادِيٌّ II 168 a 43 ff.; 1856 b 20 ff.

ἐντίθημί τι etw. hineinsetzen: وَضَعَ c. acc. r.: II 1754 b 6 ff. • ضَرَبَ c. acc. r.: II 1748 a 36 ff.

ἡ ἐντολή Anweisung, Gebot: الوَصِيَّةُ II 1970 b 4 ff.

τὰ ἔντομα die Insekten: الحَيَوَانُ المُحَزَّزُ II 2119 a 23 ff.

ἐντός (Adv.) innen, innerhalb: بَاطِنَةٌ I 581 a 34 • دَاخِلٌ II 632 b 36 ff.; 1164 b 17 ff. • (substant.) τὸ ἐντός die innere Substanz: اللُّبَابُ II 2154 b 17 ff.

τὰ ἐντόσθια die inneren Organe: الأَحْشَاءُ II 686 b 16 ff.

ἐντυγχάνω zufällig treffen: οἱ ἐντυγχάνοντες: مَنْ لَقِيَهُمْ II 2259 b 11 ff.

ἐντυλίσσω τί τινι etw. in etw. einwickeln: لَفَّ c. acc. r. et bi- r.: II 2225 a 22 ff.

ἔνυγρος zum Wasser gehörend: τὸ κόριον ἔνυγρον: كُزْبُرَةُ البِئْرِ I 564 b 5 f.

ἔνυδρος in / am Wasser lebend: οἱ ἔνυδροι ὄρνιθες: طَيْرُ الماءِ II 9 b 31 ff.

ἐνυπάρχω ἔν τινι in etw. vorhanden sein: كَانَ c. fī r.: II 406 b 12 ff.

ἔνωμος ziemlich roh, unreif: لَيِّنٌ II 2124 b 19 ff.

ἐνώπιον (Adv.) vor: بَيْنَ يَدَيْهِ II 291 b 40 ff.

ἡ ἕνωσις Einheit: γίνεται ἕνωσίς τινος: إِجْتَمَعَ شَيْءٌ II 1385 a 10 ff.

ἐξ (Präp. c. gen.; vor Vokalen; i.q. ἐκ) von, aus: مِنْ II 71 a 32 ff.; 165 b 26 ff.; 549 b 8 ff.; 888 b 32 ff.; 1812 a 26 ff.; 1981 a 12 ff.; 2186 b 4 ff.; 2207 b 20 f. • ἐξ εὐωνύμων: عَنْ يَسَارِهِ II 869 a 13 ff.; 1982 b 23 ff. • ἐξ ἀνάγκης: بِٱضْطِرَارٍ II 662 b 42 ff. • ἐξ ἀρχῆς: بَدْءًا II 1090 b 13 ff.

ἕξ sechs: سِتٌّ II 1926 a 19 ff.; 2132 b 45 ff.

ἐξαγοράζω τινὰ ἔκ τινος j-n von etw. loskaufen: إِبْتَاعَ c. acc. p. et min r.: II 861 a 31 ff.

ἐξαμβλώσκω (absol.) e. Fehlgeburt auslösen: أَسْقَطَ II 1787 b 10 ff.

τὸ ἐξάνθημα Hautausschlag (→ WGAÜ S I 365): البَثْرُ II 1483 b 25 ff. • حَصَفٌ bzw. بَثْرٌ. II 2213 b 35 ff.

ἐξαπατάω τινά j-n betrügen: خَدَعَ c. acc. p.: II 786 b 31 ff. • ἐξαπατάομαι: عَرَضَ لَهُ الخَطَأُ II 1866 a 36 ff.

ἐξάπτομαι angezündet werden, aufflammen: إِلْتَهَبَ II 1458 b 7 ff.; 1482 a 35 ff. إِسْتَوْقَدَ II 1472 a 15 ff.

ἡ ἔξαψις Anzünden, Anfachen: إِلْتِهَابٌ II 1482 b 2 ff.

ἔξειμι: impers. ἔξεστι es ist möglich, erlaubt (→ WGAÜ S I 366): أَمْكَنَ II 2068 b 11 ff. • جَازَ (u) II 2226 b 20 ff. • حَلَّ (i) II 1975 a 35 ff. • οὐκ ἔξεστίν μοι ποιῆσαι: ليس لى أَنْ أَصْنَعَ II 13 b 37 f.

ἐξεῖπον aussprechen: أَخْبَرَ II 635 a 36 ff.

ἐξεργάζομαί τι etw. ausarbeiten: لَخَّصَ c. acc. r.: II 427 a 39 ff.

τὸ ἐξέραμα Erbrochenes: القَيْءُ II 1668 a 13 ff.

ἐξέρχομαι herauskommen (→ WGAÜ S I 367): خَرَجَ II 633 a 34 ff.; 720 a 31 ff.; 862 b 13 ff.; 1787 b 44 ff.; 1844 b 33 ff.

ἐξετάζω τι etw. untersuchen, prüfen: ذَكَّى c. acc. r.: II 1801 b 1 ff.

ἐξευρίσκω herausfinden, ermitteln: وَجَدَ II 1373 b 7 ff.

ἡ ἐξήγησις Auslegung, Erklärung: التَّلْخِيصُ II 428 b 45 ff. • γλωσσῶν ἐξήγησις : في ألفاظ بقراط II 997 b 11 f.

ἑξῆς (Adv.) nacheinander (→ WGAÜ S I 368) : مِنْ بَعْدِهِ II 2001 b 16 ff. •
τῇ ἑξῆς am folgenden Tage : لِلْيَوْمِ الآخَرِ II 1167 b 7 ff.

ἐξικμάζω τι etw. austrocknen (→ WGAÜ 250) : نَشَّفَ c. acc. r. : II 161 a 33 ff. ; 1925 b 10 ff.

ἡ ἕξις Haltung, Zustand, Beschaffenheit (→ WGAÜ S I 368) : حَالَةٌ II 1940 b 16 ff.

ὁ ἐξόμφαλος Nabelbruch : اِنْتَفَخَتْ سُرَّةُ الصَّبِيِّ وخَرَجَتْ II 560 b 40 ff.

ἐξορκίζω τινά j-n beschwören : اِسْتَحْلَفَ c. acc. p. : II 1283 a 26 • أَقْسَمَ c. ʿalā p. : II 1283 a 21 ff.

ἐξουρέω τι etw. mit dem Urin ausscheiden : أَخْرَجَ شيئًا بالبَوْلِ II 726 a 1 ff.

ἐξόχως (Adv.) außerordentlich : عَظِيمٌ II 842 a 16 ff.

ἐξυγραίνομαι voller Feuchtigkeit sein : عَرَضَ عَرَضٌ مِنْ رُطُوبَةٍ II 1601 a 5 ff. • لَانَ (i) II 2077 b 41 ff.

ἔξω (Adv.) außen, außerhalb : ἔξω φρενῶν : خَارِجَ العَقْلِ II 246 b 7 ff.

ἔξωθεν (Adv.) von außen, draußen : مِنْ خَارِجٍ II 427 b 30 ff. ; 810 b 33 ff. ; 937 a 8 ff. ; 1373 b 5 ff. ; 1941 b 3 ff. ; 2122 b 45 ff. ; 2160 a 30 ff. ; 2226 b 28 ff. ; 2244 b 5 ff. • ظَاهِرٌ II 2159 b 43 ff.

ὁ ἐξώτερος der äußerste : البَرَّانِيُّ II 2176 a 44 ff.

ἐξωτέρω (Adv.) außerhalb : ἐξωτέρω τῆς ὁδοῦ : نَاحِيَةً عَنِ الطَّرِيقِ II 1235 b 40 ff.

ἔοικά τινι e-r Sache gleichen (→ WGAÜ S I 371) : أَشْبَهَ c. acc. r. : II 800 b 19 ff. ; 1657 a 30 ff. ; 1854 a 9 ff. • شِبْهُهُ II 2189 a 2 ff.

ἐοικός ähnlich, gleich : شَبِيهٌ II 527 b 30 ff. ; 1657 a 36 ff. • أَشْبَهَ (IV) II 2199 a 8 ff. • جَرَى مَجْرَاهُ II 887 a 41 ff.

ἡ ἑορτή Fest : العِيدُ II 2064 a 27 ff.

ἡ ἐπαγγελία Verheißung : المَوْعِدُ II 1977 a 43 ff.

ἐπαινέω τι etw. loben : أَحْمَدُ (Elat.) : II 162 a 31 ff.

ἐπαίρω τι etw. erheben : رَفَعَ c. acc. r. : II 916 a 15 ff.

ἐπακούομαί τινος etw. mit anhören : اِسْتَجَابَ c. acc. r. : II 853 a 32 ff.

ἐπαλείφω τι etw. einschmieren, einsalben : غَرَّى ومَلَّسَ c. acc. r. : II 519 a 29 ff. •
ἐπαλείφομαι sich einsalben : اِنْدَهَنَ II, 4 p. XIII.

ὁ ἐπαοιδός Beschwörer : الحاوي II 2194 a 42 ff.

ἐπεί (Konj.) da ja : وذلك أنّ II 550 a 41 ff. ; 914 b 43 ff. ; 926 b 44 ff. • فإذْ II 336 a 17 ff. ; 555 b 41 ff. • إنْ II 555 a 44 ff. • مِنْ أجْلِ أنّ II 632 b 43.

ἐπειδάν (Konj.) wenn, während : إذا II 161 a 25 ff. ; 321 a 2 ff.

ἔπειτα (Adv.) alsdann, hierauf : وأيضًا II 1812 a 26 ff. • ثُمّ II 1239 a 6 ff.

ἐπέρχομαι herbeikommen, in d. Sinn kommen : جاءَ على II 600 a 19 ff.

ἐπεύχομαι die Gottheit anrufen, flehen : اِبْتَهَلَ II 1370 a 41 ff.

ἐπέχω τι etw. zurückhalten : حَبَسَ c. acc. r. : II 2211 a 6 ff. • قَطَعَ c. acc. r. : II 2137 a 1 ff. • ἐπέχομαι : اِحْتَبَسَ II 556 a 19 ff. ; 2252 b 16 ff.

ἐπηλυγάζομαί τι etw. als Schutz aufbauen : ἠλυγασάμενοι ἄκανθάν τινα καὶ ὕλην : جَمَعَ شَوْكًا وعُشْبًا ولَفَّ بَعْضَهُ على بَعْضٍ II 930 a 6 ff.

ἐπήν (Konj.) nachdem, sobald : مَتَى II 346 b 10 ff. • مِنْ أوَّلِ مَا II 480 a 6 ff.

ἐπί (Präp. c. gen.) auf, an : فِي II 359 b 33 ff. ; 566 a 19 ff. ; 693 b 35 ff. ; 2210 a 14 ff. • عِنْدَ II 505 a 38 f. • مِنْ II 2205 a 39 ff. • عَلَى II 1154 a 42 ff.

ἐπί (Präp. c. dat.) auf, an, bei : عَلَى II 1978 b 16 ff. • مَعَ II 359 a 11 ff. • مِنْ II 515 b 27 ff. • بِ II 668 b 40 ff. ; 1978 b 15 ff. ; 2156 a 3 ff. (vgl. Ullmann BzaG p. 339 m. 34) • لِ II 802 b 23 ff.

ἐπί (Präp. c. acc.) auf, nach, zu : إلَى II 2064 b 15 ff. ; 2233 a 16 ff. • عَلَى II 1225 b 6 • فَوْقَ II 958 b 36 ff. • فِي II 634 a 10 ff. • ἐπὶ ὥρας ἕξ : سِتَّ سَاعَاتٍ II 985 b 27 ff. • ἐπὶ ἡμέρας ἱκανάς : أيَّامًا II 847 b 27 ff. • καὶ ἐφ' ὁσονοῦν soweit, insofern als : بَالِغًا مَا بَلَغَ II, 4 p. XXII.

ἐπιβαίνω besteigen (iSv. begatten) : سَفِدَ II 1064 a 31 ff. • ἐπιβαίνω τῷ βάρει τὰς θηλείας : ألْقَى ثِقْلَهُ على ظَهْرِ الأُنْثَى II 1170 a 40 ff.

ἐπιβάλλω (term. t. alchem.) projizieren : ألْقَى II 1182 a 13 ff. • ἐπιβάλλω τι κατά τινος etw. auf etw. werfen : ألْقَى c. acc. r. et ʿalā r. : II 1236 a 27 ff. • صَبَّ c. acc. r. et ʿalā r. : II 2250 a 6 ff. • ἐπιβάλλω τί τινι etw. auf j-n werfen : ألْقَى c. acc. r. et ʿalā p. : II 1189 b 28 ff. ; 31 ff. • τὰ ὀχεῖα ἐπιβάλλουσι τοῖς ὄνοις : يكونُ نَزْوُ الحَمِيرِ II 2036 a 18 ff.

ἡ ἐπιβολή Daraufwerfen : لِقَاءٌ II 1214 b 36 ff. • مَلْمَسَةٌ II 2244 b 36 ff. • (term. t. alchem.) Projektion : بِالْقَاءٍ II 1226 a 3.

ἡ ἐπιβουλή Arglist, Hinterlist : خَدَّاعَة II 505 a 9 ff.

ἐπίγειος auf d. Erde befindlich : θεοὶ ἐπίγειοι : مَلَائِكَةُ ما فَوْقَ الأَرْضِ II 54 b 36 ff.

ἐπιγίγνομαι nachfolgen, zustoßen: حَدَثَ II 17 a 7 ff. ; 1221 b 7 ff. • كَانَ II 1221 a 43 f.

ἐπιγιγνώσκω τινά j-n erkennen : عَرَفَ c. acc. p. II 1228 b 16 ff. = 2155 a 6 ff. • مَعْرِفَة II 1370 b 2 ff.

τὸ ἐπίγραμμα Inschrift : اللَّوْح II 1710 b 22 ff.

ἡ ἐπίδεσις Verbinden, Verband : الرِّبَاطُ II 942 b 1 ff. ; 1137 a 3 ff.

τὸ ἐπίδεσμα Bandage : الرِّبَاطُ II 2126 a 5 ff.

ὁ ἐπίδεσμος id. : الرِّبَاطُ II 929 b 28 ff. ; 930 b 40 ff. ; 940 a 6 ff.

ἐπιδέχομαί τι etw. aufnehmen : قَبِلَ c. acc. r. : II 1713 b 24 ff.

ἐπιδέω τι etw. (e. Wunde) verbinden : وَضَعَ c. ʿalā r. : II 1930 b 45 ff.

ἡ ἐπιδιδυμίς (term. t. anat.) : العُضْوُ المُسَمَّى أَبِيدُودُومِس II 372 b 14 = 682 a 30.

ἡ ἐπιείκεια Nachsicht, Milde : السُّكُونُ والحِلْمُ II 1029 b 45 ff.

ἐπιεικής nachsichtig, mild : لَيِّنُ الجَانِبِ II 2263 b 36 ff. • (Kompar.) ἐπιει=κέστερος : أَلْيَنُ وأَسْلَسُ II 2131 b 28 ff. • سَهْلٌ II 848 b 30 f. • (Adv.) ἐπιεικῶς ziemlich : يَسِيرًا II 957 b 10 ff.

ἐπιζητέω τι etw. verlangen : اِلْتَمَسَ c. acc. r. : II 1368 a 33 ff.

ἐπίθετος hinzugefügt : مَحْمُولٌ II 1941 b 3 ff.

ἡ ἐπιθυμία Begierde, Verlangen : الشَّهْوَة II 497 b 16 ff. ; 2100 a 26 ff.

ἐπικαλέω τινά τι j-n mit etw. benennen : لَقَّبَ c. acc. p. et acc. nominis : II 1048 b 22 ff. • ἐπικαλέσασθαι σπασμούς : أَوْرَثَ التَّشَنُّجَ II 25 b 24 ff. • ἐπικαλέομαί τινα an j-n appellieren : اِسْتَجَارَ بِمَلْجَاهُ II 2176 b 31 ff.

ἐπικαταλαμβάνω τι etw. erreichen : لَحِقَ c. acc. r. : II 321 a 2 ff.

ἐπίκειμαι daran liegen : لَفَّ c. acc. r. : II 929 b 31 ff.

ἐπικίνδυνος gefährlich, unsicher : خَطِرٌ II 1602 a 1 ff.

ἡ ἐπίκλησις Beiname, Benennung : الاِسْمُ II 1054 a 40 ff.

ἐπικουφίζω τι etw. erleichtern : خَفَّفَ c. acc. r. : II 2120 a 45 ff.

ἡ ἐπίκρασις Mischung, Milderung : تَعْدِيلُ المِزَاجِ II 1484 a 3 ff.

ἐπίκτητος erworben : مُكْتَسَبٌ II 1229 b 2 ff.

ἐπιλαμβάνομαί τινος etw. ergreifen (→ WGAÜ S I 381): لَحِقَ c. bi-r.: II 323 b 24 ff.

ἐπιληπτικός an d. Fallsucht leidend: مَنْ بِهِ الصَّرْعُ II 842 a 23 ff.; 1044 b 14 ff.; 1969 a 8 ff.

ἡ ἐπιληψία Fallsucht: أَبِيلِبْسِيَا II 1170 a 19 f. • الصَّرْعُ II 1239 b 39 ff.

ἐπιμελέομαι (absol.) Sorge tragen: تَعَاهَدَ II 452 a 43 ff. • ἐπιμελέομαί τινος für etw. Sorge tragen (→ WGAÜ S I 382): كَانَ شَأْنُهُ شَيْئًا II 409 b 21 ff.

ἐπιμένω bleiben, andauern: دَامَ (u) II 513 a 29 ff.

ἐπιμήκης lang, länglich (→ WGAÜ S I 383): طَوِيلٌ II 1853 a 15 ff.; 19 ff.

ἐπίμοχθος mühevoll: كَانَ مَعَ تَعَبٍ II 498 a 44 ff.

ἡ ἐπίμυσις Schließung: الِانْغِمَاضُ II 593 b 17 ff. • التَّغْمِيضُ II 1925 b 6 ff.

ἐπινοέω ersinnen, beabsichtigen: فَكَّرَ II 2035 b 36 ff. • تَوَهَّمَ II 1624 a 3 ff.

αἱ ἐπινυκτίδες Bez. e-r nachts juckenden Hautkrankheit: بَنَاتُ اللَّيْلِ II 2031 b 7 ff. • حُمَّى لَيْلِيَّةٌ II 2064 b 7 ff.

ὁ ἐπίπηξ Pfropfreis: اللُّقْمَةُ II 2235 a 5 ff.

ἐπιπίπτω τινί sich auf j-n werfen: اِسْتَلْقَى c. ʿalā p.: II 1206 a 22 ff. • نَزَلَ c. bi-p.: II 1470 a 15 ff.

ἐπιπλάττω τι etw. bepflastern: ضَمَّدَ c. acc. r.: II 2247 a 4 ff. • ضِمَادٌ II 2247 b 30 ff. • أَلْزَقَ c. ʿalā r.: II 542 b 10 ff. • شَدَّ c. ʿalā r.: II 591 a 7 ff.

ἐπιπλήττω τινί j-n tadeln, schelten: شَتَمَ c. acc. p.: II 428 b 37 ff.; 1271 b 39 ff.

τὸ ἐπίπλοον Darmnetz: الثَّرْبُ II 24 a 1 ff.; 668 b 44 ff.

ἐπιπολάζω obenauf schwimmen: كَانَ عَلَى وَجْهِ الْمَاءِ II 539 a 30 ff.

ἐπιπτύω darauf spucken: تَفَلَ II 810 b 9 ff.

ἐπιρραίνω τι etw. darübersprühen: أَلْقَى c. acc. r.: II 1170 b 32 ff. • نَضَحَ II 536 a 10 ff.

ἐπιρρέω fließen, rinnen: سَالَ (i) II 1748 a 36 ff.

ἐπιρρίπτω τι ἐπί τινα etw. auf j-n werfen: أَلْقَى c. acc. r. et ʿalā p. • (altera versio) فَوَّقَ c. acc. r. et ilā p.: II 1171 b 31 ff.

τὸ ἐπιρροέν das Überströmende: الْفَضْلُ الَّذِي يَنْصَبُّ إِلَيْهِ II 2178 a 36 ff.

ἡ ἐπίρρυσις das Überströmen, die Bewässerung: الْمَادَّةُ الَّتِي تُمِدُّ شَيْئًا II 1634 b 42

ἐπισκεπτέον man muß untersuchen, prüfen: يَنْبَغِي أَنْ نُلَطِّفَ الرَّأْيَ II 703 a 13.

ἐπισκέπτομαι περί τινος etw. untersuchen, prüfen: لَطَّفَ النَّظَرَ فِي شَيْءٍ II 703 a 10 ff.

ἡ ἐπίσκεψις Untersuchung, Prüfung: الاِمْتِحَانُ II 809 b 12 ff.

ἐπισπάομαί τι etw. herbeiziehen: جَلَبَ c. acc. r.: II 513 a 36 ff. = 800 a 22 ff.

ἐπιστρέφομαι sich umdrehen: اِلْتَفَتَ II 967 a 2 ff.

ἐπιστάζω τί τινι etw. auf etw. träufeln: قَطَّرَ c. acc. r. et ʿalā r.: II 161 a 25 ff.; 588 b 38 ff.

ἐπίσταμαί τι etw. verstehen, können: أَحْسَنَ c. acc. r.: II 783 a 4 ff.

ἡ ἐπιστήμη Wissenschaft: العِلْمُ II 1252 b 4 ff.; b 6 ff.; 1370 b 16 ff.; 1390 a 5 ff. • ἡ ἰατρικὴ ἐπιστήμη: الطِّبُّ II 13 a 9 f.

ἡ ἐπιστολή Brief: الرِّسَالَةُ II 2253 a 18 ff.

ἐπιστρέφω πρός τι sich zu etw. hinwenden: اِلْتَفَتَ c. ilā r.: II 967 a 31 ff. • ἐπιστρέφω ἐπί τι id.: رَجَعَ c. ʿalā r.: II 1668 a 13 ff.

ἡ ἐπιστροφή sich Umwenden: الاِلْتِفَاتُ II 975 a 33.

ἐπισυμβαίνω τινί e. Sache betreffen: لَحِقَ c. acc. r.: II 320 b 42 ff.

ἐπισφαλής gefährlich: خَطِرٌ II 2162 a 5 ff. • مِنَ الخَطَرِ II 2162 a 9 ff.

ἡ ἐπίσχεσις Einhalten, Stockung: الاِحْتِبَاسُ II 1470 a 31 ff.

ἐπιτήδειος geeignet, passend: صَالِحٌ II 1601 a 29 ff. • صَلَحَ II 546 b 16 ff.; 724 b 38 ff. • μᾶλλον ἐπιτήδειος: أَلْأَمُ وأَحْرَى II 2152 a 44 ff. • (Kompar.) ἐπιτηδειότερος: أَوْفَقُ II 350 b 33 ff. = 2100 a 33 ff.

ἐπίτηδες (Adv.) geflissentlich: بِالتَّعَمُّدِ II 668 b 1 ff.

ἐπιτίθημί τι etw. darauflegen: وَضَعَ c. acc. r.: II 513 b 45 ff.; 545 a 9 ff.; 589 a 3 ff.; 1043 b 30 ff.; 1476 a 25 ff.; 1490 a 14 ff. • أَلْزَمَ c. acc. r.: II 560 b 36 ff. = 665 a 21 ff. • عَلَّقَ c. acc. r.: II 635 a 36 ff.

ἐπιτιμάω τινί j-n tadeln: لَامَ (u) c. acc. p.: II 379 a 30 ff. = 1797 b 44 ff. • نَعَى وذَمَّ c. acc. p.: II 2230 a 45 ff.

ἐπίτριπτος abgerieben, nichtswürdig: لَجَاجَةٌ II 223 a 12 ff.

ἐπιτυγχάνω τινί j-n treffen: لَحِقَ c. acc. p.: II 2181 b 31 ff.

ἡ ἐπιφάνεια Oberfläche, Außenseite, Haut: ظَاهِرُ البَدَنِ II 1999 b 17 ff. • الجِلْدُ II 688 a 18 ff. = 1490 a 1 ff. • περὶ τὴν ἐπιφάνειαν γίνεται لا يَغُوصُ غَوْصَ شَيْءٍ

II 591 a 28 ff.

ἐπίφλεβος (Adj.) deutliche Adern habend: مَوْضُوعٌ عَلَى عِرْقٍ II 1600 a 7 ff.

τὸ ἐπιφλόγισμα oberflächliche Entzündung: التَّلَذُّعُ II 2197 b 25 ff.

ἐπιφύω darauf wachsen (→ WGAÜ S I 393): ὁ ἐπιπεφυκὼς χιτών: الطَّبَقَةُ الْمُلْتَحِمَةُ Bindehaut: II 376 a 3 f.; 38; b 24.

ἐπιχειρέω τινί zu etw. greifen, langen: τοῖσι σιτίοισιν ἐπιχειρέειν: تَنَاوَلَ الطَّعَامَ II 1491 b 7 ff.

τὸ ἐπίχρισμα Salbe: اللَّطُوخُ II 691 b 28 ff.

ἐπιχρίω τι etw. einreiben, einsalben: لَطَّخَ c. acc. r.: II 687 a 2 ff.; 24 ff. • تَمَسَّحَ c. acc. r.: II 2213 b 23 ff. • لَطُوخٌ II 691 b 25 ff. • لِطَاخٌ II 2213 b 35.

οἱ ἐπιχώριοι die Einheimischen: أَهْلُ الْبَلَدِ II 888 a 42 ff.

ἕπομαι folgen: تَبِعَ II 690 b 37 f. • ἕπομαί τινι e-r Sache folgen: لَحِقَ c. bi-r.: II 336 a 17 ff. = 555 b 41 ff. • لَزِمَ c. acc. r.: II 554 b 27 ff.; 555 b 42 ff.

ἐπονομάζω τι etw. danach benennen: لَقَّبَ c. acc. r.: II 1050 a 2 ff.

τὸ ἔπος Wort: الْقَوْلُ II 601 a 33 ff.

ἡ ἐπουλίς Schwellung des Zahnfleisches: اللَّحْمُ الزَّائِدُ فِي اللِّثَةِ II 206 b 24 ff. = 359 b 33 ff. • وَرَمُ اللِّثَةِ II 1601 a 29 ff.

ἐπουλόω τι etw. vernarben lassen: خَتَمَ c. acc. r.: II 95 a 18 ff. • شَفَى c. acc. r.: II 419 a 16 ff.

ὁ ἔποψ Wiedehopf: الْهُدْهُدُ II 684 b 19 ff.

τὸ ἑπτάπλευρον Wegerich: ذُو سَبْعَةِ أَضْلَاعٍ II 635 b 40 f.

ἐπῳάζω auf d. Eiern brüten: حِضَانَةٌ II 1137 b 14 ff.

ἐπώδυνος schmerzhaft: إِشْتَدَّ وَجَعُهُ II 573 b 12 ff.

ἐπωφέλιμος hilfreich, nützlich: أَدَّى ذَلِكَ إِلَى الْمَنْفَعَةِ II 2095 b 44 ff.

ἔραμαί τινος nach j-m heftig verlangen: صَادَقَ c. acc. p.: II 1131 b 12 ff.

ἐρανίζω sammeln: تَلَقَّطَ II 1090 b 13 ff.

ἐργάζομαι (absol.) arbeiten, tätig sein: عَمِلَ II 2017 a 9 f. • ἐργάζομαί τι etw. bewirken, verfertigen: أَحْدَثَ c. acc. r.: II 161 b 3 ff. • وَلَّدَ شَيْئًا II 2199 b 30 ff. • صَارَ بِهِ شَيْءٌ II 1844 a 17 ff.; 2178 b 19 ff. • κοινωνίαν ἐργάζεσθαι: كان به ٱلْتِيَامٌ وٱتِّصَالٌ II 1834 a 28 ff.

ἡ ἐργασία Arbeit, Tätigkeit: عَمَلٌ II 1677 a 26 ff.

τὸ ἔργον Werk, Tat, Handlung: عَمَلٌ II 620 a 20 ff.; 1981 a 12 ff.; 2001 a 20 ff.; 2144 b 30 ff. • فِعْلٌ II, 4 p. XIII; 558 b 34 ff.; 1501 a 19 ff.; 1983 a 30 ff.; b 9 ff. • أَمْرٌ II 1984 b 32 ff.

ὁ ἐρέβινθος Kichererbse: الحِمَّصُ I 559 b 33; II 2091 a 1 ff.; 2140 b 20 ff.

ἐρείδω τι etw. stemmen, stützen: لَزِمَ c. acc. r.: II 553 a 5 ff.

ἡ ἐρείκη Erika, Baumheide: اليَنْبُوتُ II 419 a 11 ff.

τὸ ἔρευθος Röte: الحُمْرَةُ II 516 b 20 ff.

τὸ ἔριον Wolle: الصُّوفُ I 531 b 5 f.; II, 4 p. XX; 33 a 7 f.; 165 a 19 ff.; 320 b 42 ff.; 927 a 18 ff.; 929 b 31 ff.; 1930 b 40 ff.; 2120 b 2 ff.; 2225 b 34.

ἐριστικός streitsüchtig: أَلَجُّ (Elat.) II 224 b 36 ff. • مِرَاءٌ و لَجَاجَةٌ II 2171 a 3.

ὁ ἑρμηνεύς Erklärer: شَرْحٌ II 427 a 42 ff. (→ WGAÜ S I 399 f.).

ἑρμηνεύω erklären: تَفْسِيرٌ II 887 a 36 ff.

Ἑρμῆς (n. pr. dei): هِرْمِسُ II 408 b 26 ff.

ἐρνώδης junge, frische Triebe habend: كَثِيرُ الأَغْصَانِ II 1086 b 39 ff.

τὸ ἑρπετόν Kriechtier, Reptil: هَامَّةٌ Plur. هَوَامُّ II 165 a 23 ff.; 448 a 29 ff.; 591 a 3 ff. • حَيَّةٌ II 588 a 35 ff.

ὁ ἕρπυλλος Quendel (→ WGAÜ 268): النَّمَّامُ II 1968 b 38 ff. • السَّعْتَرُ II 1748 a 26 ff.

ἕρπω kriechen: ἐν τῷ ἕρπειν: عَلَى الأَرْضِ I 568 a 5 ff.

τὸ ἔρρινον Nasenwasser: أُسْتُعِطَ بِهَا II 94 b 41 ff.

ἐρρίπτω τι etw. hinwerfen: κλῶνας ἐρριμμένους: عِيدَانٌ لاطِئَةٌ II 683 a 16 ff.

ἐρυθρός rot: أَحْمَرُ II 1602 a 2 ff. • τὸ ἐρυθρόν (Subst.): الحُمْرَةُ II 2197 b 25 ff. • ὁ ῥοῦς ἐρυθρός: نَزْفُ الدَّمِ II 986 a 6 ff.

ἡ ἐρυσίβη Mehltau: شَوْبٌ أَوْ يَرَقَانٌ II, 4 p. XVIII.

τὸ ἐρύσιμον Wegerauke (→ WGAÜ S I 402): التُّودَرِيُّ II 845 a 11 ff.; 1485 b 12 ff.

τὸ ἐρυσίπελας Rotlauf, Rose: الحُمْرَةُ II 1490 a 20 ff.

ἔρχομαι kommen: أَتَى II 142 a 33 ff.; 2023 a 40 ff. • جَاءَ II 1222 a 1 ff.; 1234 a 40 ff.; 1788 a 33 ff. • بَدَأَ II 1370 a 41 ff. • اِنْتَهَى II 1925 b 10 ff.
τὰ ἐρχόμενα (Subst.): الحَوَادِثُ والغُيُوبُ II 1222 a 6 ff.

ὁ ἔρως Liebe, Wollust: الْعِشْقُ II 805 a 7 ff. • الشَّهْوَةُ II 495 a 31 ff.; 497 b 23 ff.

ἐρωτάω (absol.) fragen: سَأَلَ II 1221 a 7 ff. • ἐρωτάω τινά: قال c. li-p.: II 211 b 22 ff. = 216 b 29 ff. = 1715 a 8 ff.

ἡ ἐσθής Kleidung, Kleid: اللِّبَاسُ II 139 b 2 f.; 141 a 8 ff.; 24 f.; 36 ff.; 142 b 6 f. • الثَّوْبُ II 147 a 22 f.; 2122 b 7 ff.

ἐσθίω τι etw. essen, fressen: أَكَلَ c. acc. r.: I 539 a 16 ff.; II 349 a 9 ff.; 356 b 5 ff.; 362 b 17 ff.; 363 b 34 ff.; 446 a 12 ff.; 483 b 38 ff.; 510 a 32 ff.; 745 a 2 ff.; 1787 b 44 ff.; 2125 b 7 ff. • اِبْتَلَعَ c. acc. r.: II 1488 a 15 ff. • كانَ طَعَامَهُ I 573 a 23.

ἐσθλός edel, wacker: خَيِّرٌ II 1221 b 30 ff.

ἔστε (Konjunktion) solange als: ἔστ' ἂν ἐρυθροί τε ἔωσι: ما دامَتْ حَمْراءَ II 1602 a 2 ff.

ἡ ἑστία Herd: الْمُسْتَوْقَدُ II 1458 a 14 ff. • μένειν ἐπὶ τῆς μητρῴας ἑστίας: لَبِثَ فِي بَلَدِهِ II 99 a 18 f.

ἐσχαρωτικός Schorf bildend: فِيهِ إِحْرَاقٌ II 2213 b 34 ff.

ἔσχατος äußerster, letzter: غايَةُ شَيْءٍ II 726 a 5 ff.; 1237 a 34 ff. • τὸ ἔσχατον (subst.) das Äußerste, Letzte: الغَايَةُ القُصْوَى II 718 b 40 ff. • الْمُنْتَهَى II 1795 a 18 ff. • ἐσχάτως (Adv.): مِنْ غايَتِهِ II 2106 a 21 ff.

ἕτερος anderer, entgegengesetzt: آخَرُ II 905 b 9 ff.; 986 b 42 ff.; 1854 a 39 ff.; 1983 b 41 ff.; 2119 a 45 ff.; 2127 b 17 ff.; 2145 b 7 ff. • غَيْرُهُ II 1214 b 30 ff. • مُخْتَلِفٌ II 1222 b 44 ff. • أَحَدُ هٰذَيْنِ الأَمْرَيْنِ II 554 b 40 ff.

ἔτι (Adv.) noch, ferner (→ GALex I 715-718): وَأَيْضًا II 501 b 8 ff.; 632 b 32 ff.; 1941 a 34 ff.; 2106 a 35 ff.; 2129 b 37 ff. • ثُمَّ II 1491 b 7 ff.; 2203 b 9 ff.

ἑτοιμάζω τι etw. bereiten: أَعَدَّ c. acc. r.: II 869 a 14 ff. •
ἑτοιμάζω τί τινι j-m etw. bereiten: أَعَدَّ c. acc. r. et li-p.: II 1982 b 24 ff.

ἕτοιμος bereit: سَرِيعٌ II 25 b 24 ff. • ἑτοίμως ἔχω: أَنَا مُسْتَعِدٌّ II 1977 b 23 ff.

τὸ ἔτος Jahr (→ WGAÜ S I 409): السَّنَةُ II 161 a 11 ff.; 1460 a 4 ff.; 1470 a 20 ff.; 1926 a 19 ff. • العَامُ II 1164 a 32 ff.

εὐαγγελίζομαί τινα j-m e. gute Botschaft verkünden: بَشَّرَ c. acc. p.: II 2460.

τὸ εὐαγγέλιον gute Botschaft: البِشَارَةُ II 2003 a 24 ff.

εὐάλυτος leicht aufzulösen: سَخِيفٌ II 2126 a 36 ff. (s. Ullmann Aufsätze 394).

ἡ εὐβουλία guter Ratschluß: جودة الرأي II 32 b 11 ff.

ὁ εὐγενής der Edelgeborene: الذي توارث الغنى II 2001 a 43 ff.

ἡ εὐδαιμονία Glückseligkeit: السعادة II 56 b 24 ff.; 800 b 8 ff.

εὐδίοδος leicht hindurchgehend: سهل السبيل II 2100 a 37 ff.

εὕδω schlafen: نام II 2122 b 24 ff.

εὐεκτικός in guter körperlicher Verfassung: صحّ جسده II 354 b 7 ff.

εὐεκτός id.: سمين II 361 b 20 ff.

ἡ εὐεξία gute körperliche Verfassung: اللباقة II 2163 a 29 ff. • خصب البدن II 3 b 36.

εὐεργός gut hergestellt: محكم الصنعة I 543 a 35 f.

τὸ εὔζωμον Rauke: الجرجير II, 4 p. XIV.

εὐήθης einfältig, töricht: οἱ εὐήθεις: أهل الجهل وقلّة المعرفة II 1801 b 1 ff.

ἡ εὐημερία Heiterkeit, Wohlbefinden: حال اللهو II 1583 a 18 ff.

εὐθαλής blühend, gedeiend (→ WGAÜ S I 413): غضّ ممتلئ II 528 b 11. • أن لا يتساقط شيء من الحمل II 1748 b 34 ff. = 2254 a 27 f.

εὐθηνέω blühen, gedeien: لبث مخصبا حسن الحال II 98 b 5 ff.

εὐθύς (Adj.) gerade: مستقيم II 2106 a 5 ff. • κατ᾽ εὐθεῖαν: بالطول II 1979 a 41 ff.

εὐθύς (Adv.) geradenwegs, sogleich, sofort: من ساعته II 584 a 35 ff.; 1064 a 31 ff. • ساعة تخرج II 162 a 33 ff. • على المكان II 554 b 27 ff. • مكافحة II 1142 a 40 ff.

ἡ εὐθύτης Geradheit: الاستقامة II 1997 b 19 ff.

ἡ εὐθυωρία id.: الاستقامة II 1976 b 40 ff.

εὐκίνητος leicht beweglich: أسرع II 733 a 1 ff.

εὐκοίλιος abführend: ليّن البطن II 25 a 21 ff. = 2091 a 10 ff.; a 1 ff.

εὔκρατος wohltemperiert, mild: εὔκρατος κατὰ θερμότητα: إسخان معتدل II 206 b 14 ff. • ὁ εὔκρατος χειμών: لين الشتاء II 2263 a 27 ff.

εὐκρινής wohlgeordnet: حسن التبرّؤ II 1381 b 40 f.

εὐλαβέομαι vorsichtig handeln: حذر فلطف II 700 b 1 ff. = 1796 a 44 ff.

εὐλογέω τινά j-n segnen: برّك c. acc. p.: II 855 a 10 ff.; 856 b 3 ff.

ἡ εὐλογία Segen: البَرَكَة II 861 a 24 ff.; 862 b 13 ff.
εὐλόγως (Adv.) mit Recht: بِحَقٍّ II 572 b 28 ff.
εὐμεγέθης von beträchtlicher Größe (→ WGAÜ S I 416 f.): عَظِيمٌ II 1775 b 1 ff.
εὐμετάβλητος leicht zu verändern: سَهْلُ تَغْيِيرُهُ II 1857 b 13 f.
εὔμορφος wohlgestaltet: جَمِيلٌ II 2122 b 2 ff. • حَسَنٌ وجَمَالٌ II 1343 b 44 f.
ἡ εὐμουσία Wohlklang: أَلْحَانُ المُوسِيقَى II 2189 a 27 ff.
εὐνουχίας impotent: مِثْلُ خَصِيٍّ II 408 b 43 ff.
εὐνουχίζω τινά j-n kastrieren: ὁ εὐνουχισθείς: الخَصِيُّ II 360 a 41 ff.
ὁ εὐνοῦχος Kastrat: الخَصِيُّ II 412 a 21 ff.; 2124 b 36 ff.; 2233 a 21 ff.
εὔπεπτος e. gute Verdauung habend: الهَضْمُ الجَيِّدُ II 847 b 18 ff.
εὔπλαστος leicht zu formen: سَلِسٌ قِيَادُهُ II 985 b 28 ff.
εὐπλοέω glücklich zur See fahren: سَارَ فِي سَفِينَةٍ سَيْرًا رَفِيقًا لَذِيذًا II 501 b 29 ff.
εὐπορέω gedeien, vermögend sein: غَنِيٌّ II 483 a 22 ff. •
يَسُرَ. II 41 a 32 ff.
ἡ εὐπορία Wohlstand: حُسْنُ حَالٍ وثَرْوَةٌ II 498 a 44 ff.
εὐπόρως (Adv.) gedeihlich: لَطِيفُ الحِيلَةِ II 729 b 13.
ἡ εὐπραξία Glück im Handeln: اِسْتِوَاءُ الأَعْمَالِ II 501 b 25 ff.
εὐπροσήγορος leicht anzureden, leutselig: حَسَنُ لَفْظَةِ سَلَامِهِ II 1010 a 15 ff.
εὑρίσκω τινά j-n finden: أَلْفَى c. acc. p.: II 1028 a 45 ff.; 1033 b 31 ff.
εὑρίσκω τι etw. finden: وَجَدَ c. acc. r.: II 10 a 18 ff.; 46 a 32 ff.; 809 b 4 ff.
= 2219 a 34 f.; 1163 b 25 ff.; 2019 b 11 ff.; 2126 a 22 ff. • اِسْتَخْرَجَ c. acc.
II 815 b 14 ff. • εὑρισκόμενος: كَائِنٌ II 847 b 10 ff.
τὸ εὖρος Breite: عَرِيضٌ II 349 a 40 ff.
εὐρύνω τι etw. erweitern: تَحَرَّكَ وتَزَعْزَعَ مِنْ مَكَانِهِ II 2120 a 32 ff.
εὐρύτρητος weite Löcher habend: وَاسِعُ الثُّقَبِ II, 4 p. XVIII.
εὐρύθμως (Adv.) wohlbemessen: حَسَنُ الوَزْنِ II 729 b 13.
ὁ εὐρώς Schimmel(pilz): التَّكَرُّجُ II 513 a 19 ff. = 557 b 34 f.
εὐρωτιάω schimmlig werden: تَكَرَّجَ I 557 b 36 ff.
εὔσαρκος fleischig: حَسَنُ اللَّحْمِ II 349 b 2
εὔσημος deutlich: ظَاهِرٌ II 2143 b 17 f.

εὔσηπτος schnell verfaulend: سُرْعَةُ عَفَنٍ II 161 b 3 ff.

εὐσταλής gut passend: حَسَنُ الْمَلْمَسِ II 1381 b 40 f. • (Komparat.) εὐσταλέστερος: لَطِيفٌ II 720 a 31 ff. • (Superl.) εὐσταλέστατος: أَقَلُّ وأَصْغَرُ II 929 b 22 ff.

εὐστόμαχος gut für den Magen: جَيِّدٌ لِلْمَعِدَةِ I 510 b 23 ff. • شَدَّ الْمَعِدَةَ II 2130 b 43 ff.

εὐσυνάρμοστος gut zueinander passend: مُوَافِقٌ لِشَيْءٍ II 1811 b 27 ff.

εὐσχήμων schicklich, anständig: مُسْتَمْلَحٌ II 1576 a 19 ff.

εὔυδρος reichlich Wasser habend: كَثِيرُ الْمِيَاهِ II 2121 b 40 ff.

εὔφημος gut, anständig gesagt: ὅταν τι εὔφημον εἴπῃ: كَلِمَةٌ بِشَيْءٍ مُحَبَّبٌ II 484 a 24 ff.

εὔφθαρτος leicht zerstörbar: فَسَدَ سَرِيعًا II 2091 a 17 ff.

τὸ εὐφόρβιον Wolfsmilch: الْفَرْبِيُونُ II 513 a 28 ff. • الْفَرْبِيُون وَهِيَ اللُّوبَانَةُ الْمَغْرِبِيَّةُ II 2165 b 7 f.

εὐφραίνω erfreuen: ὁ οἶνος εὐφραίνει καρδίαν: فَرَّحَ الْقَلْبَ الْخَمْرُ II 1580 a 36 ff.

ἡ εὐφροσύνη Freude, Frohsinn: الْفَرَحُ II 2064 a 27 ff. • εὐφροσύνης αἴτιον: مُفَرِّحٌ II 637 a 4 ff.

εὐφώνως (Adv.) mit schöner Stimme: بِصَوْتٍ عَالٍ II 388 b 8 ff.

εὐχρηστέω gut zu gebrauchen sein: اِنْتَفَعَ II 1863 b 3 ff.

ἡ εὔχροια schöne Färbung: تَحْسِينُ اللَّوْنِ II 1850 a 33 ff.

εὔχροος von schöner Farbe: حَسَنُ اللَّوْنِ II 702 b 29 ff. = 1850 a 29 ff.; 1852 b 18 ff. • (Kompar.) εὐχροώτερος: أَلْوَانُهُ أَحْسَنُ II 1850 a 22 ff.

εὔχυλος von gutem Saft: جَيِّدُ الْكَيْمُوسِ I 510 b 23 ff.

ἡ εὐχυμία guter Zustand der Säfte: χείριστος πρὸς εὐχυμίαν: خِلْطُهُ رَدِيءٌ جِدًّا II 361 a 45 ff. • περὶ εὐχυμίας καὶ κακοχυμίας τροφῶν (Buchtitel): كِتَابُ الْكَيْمُوسَيْنِ I 510 b 9 ff.

εὔχυμος gute Säfte bildend: جَيِّدُ الْكَيْمُوسِ II 161 a 19 ff.

εὐώδης wohlriechend, gut duftend: طَيِّبُ الرَّائِحَةِ I 563 a 10 f.; II 519 b 24 ff.; 527 b 30 ff.; 547 a 41 ff.; 686 b 30 ff.; 986 b 26 ff.; 1242 b 3 ff.; 2118 a 13 ff.

ἡ εὐωδία Wohlgeruch: طِيبُ الرائِحَةِ II 928 a 25 ff.

εὐώνυμος links: عَنِ اليَسَارِ II 644 b 41 ff.; 869 a 13 ff.; 1982 b 23 ff.

ἐφάπτομαί τινος etw. berühren: لَابَسَ c. acc. r.: II 657 b 16 ff.; 2160 a 4 ff. • اِلْتَزَقَ c. bi-r.: II 2201 a 2 ff.

ἐφεξῆς (Adv.) der Reihe nach, nacheinander: شَيْءٌ بَعْدَ شَيْءٍ II 17 b 9 ff. • بَعْدَهُ II 361 b 2 ff. • مَعًا II 1010 a 35 ff. • أَتْبَعَ c. acc. r.: II 998 a 29 ff.

ἡ ἔφηλις Sommersprossen: الكَلَفُ I 324 a 1; II 168 a 31 ff.; 687 a 24 ff.; 26 ff.; b 39 ff.; 1749 a 30 ff.

ἑφθός (Vb.adj. zu ἕψω) gekocht: مَسْلُوقٌ II 368 a 25 ff. • إِذَا سُلِقَ II 2091 b 10 ff.

ὁ ἐφιάλτης Alpdruck, Nachtmahr: الكَابُوسُ I 540 b 38 • المَلَكُ الذى يَقَعُ على النائِمِ فيَكْبِسُهُ II 55 a 1 f.

ἐφοράω τινί etw. ansehen: اِلْتَفَتَ c. ilā r.: II 967 b 1 ff.

ἐχεκόλλως (Adv.) klebrig: لَصِقَ كالدِّبْقِ II 660 b 30 f. • مِثْلَ مَا يَلْصَقُ الدِّبْقُ II 656 b 40.

ἐχεόδηκτος von d. Viper gebissen: لَسْعَةُ الحَيَّةِ II 590 a 31 ff.

ἡ ἔχθρα Haß, Feindschaft: المُعَادَاةُ II 2181 b 14 ff.

ὁ ἐχθρός Feind: العَدُوُّ II 291 b 41 ff.

ἡ ἔχιδνα Viper: الأَفْعَى II 362 b 30 ff.; 590 a 38 ff.; 811 b 27 ff.; 1756 a 13 ff.; 1787 b 17 ff.

ὁ ἐχῖνος Igel: οἱ χερσαῖοι ἐχῖνοι: القَنَافِذُ البَرِّيَّةُ II 668 b 18 ff. • οἱ ἐχῖνοι πελάγιοι القَنَافِذُ البَحْرِيَّةُ II 218 a 28 ff.

ὁ ἐχῖνος Blättermagen, Psalter (d.i. der dritte Magen der Wiederkäuer, vgl. Arist. HA 507 b 6; WGAÜ S I 428): الغِشَاءُ الأَخْضَرُ الذى فى داخِلِ البَطْنِ II 847 a 44 ff.

ἐχιόπληκτος von d. Viper gebissen: لَدْغُ الحَيَّةِ II 448 a 22 ff.

ἔχω τι etw. haben, halten, besitzen (→ WGAÜ 278; S I 429 f.; S III 201): لَهُ شَيْءٌ II 373 b 6 ff.; 525 a 4 ff.; 539 b 14 ff.; 547 b 2 ff.; 636 a 29 ff.; 668 b 40 ff.; 683 a 22 ff.; 1050 a 2 ff.; 1242 b 5 ff.; 1657 a 36 ff.; 1788 a 5 ff.; 1895 a 41 ff.; 1970 b 40 ff.; 2001 a 28 f.; 2130 b 20 ff. • عَلَيْهِ شَيْءٌ II 141 a 1 ff. • مَعَهُ شَيْءٌ II 2019 b 22 ff. • كَانَ له شَيْءٌ II 157 a 20 ff.; II 1926 a 3 ff.; 1981 a 12 ff. • كَانَ فيه شَيْءٌ II 1212 a 25 ff.

• صَارَ فِيهِ شَيْءٌ II 702 a 15 ff

ἔχω (negiert): οὐκ ἔχω τι etw. nicht haben: لَيْسَ لَهُ شَيْءٌ II, 4 p. XIX; II 8 a 7 f.; 587 a 8 ff.; 946 a 33 ff.; 1971 a 1 ff.; 3 ff.; 2119 a 18 ff.; 2141 a 40 ff.; 2145 b 7 ff. • لَيْسَ بِهِ شَيْءٌ II 28 b 6 ff. = 1483 a 42 ff. • لَيْسَ فِيهِ شَيْءٌ II 1971 b 20 ff.; 23 ff. • لَيْسَ عِنْدَهُ شَيْءٌ II 1372 b 19 ff. • عَدِمَ شَيْئًا II 386 b 5 ff.

Besondere Verbindungen: ὑπὸ διαρροίης ἔχομαι: كان بِإِنْسَانٍ ٱخْتِلَافٌ II 1221 b 7 ff. • ἐμπειρίαν ἔχειν ἔν τινι in etw. erfahren sein: كان عَالِمًا بِشَيْءٍ II 1373 a 34 ff. • ἀπορίας ἔχει: لَحِقَ قَوْلَهُ مَسَائِلَ غَامِضَةً II 321 a 42 ff. • τοῖς ἔθος ἔχουσιν: مَنْ كان يَعْتَادُهُ II 782 a 42 ff. • πεῖραν ἔχω τινός: جَرَّبَهُ وَٱخْتَبَرَهُ II 2242 a 5 ff. • ὑγρὰς τὰς σάρκας ἔχουσι: مَنْ كان لَحْمُهُ رَطْبًا II 350 b 25 ff. • ξηρὰν ἔχουσι τὴν σάρκα: صَارَ لَحْمُهُ صُلْبًا II 360 b 24 ff. • ἑτοίμως ἔχω: أَنَا مُسْتَعِدٌّ II 1977 b 23 ff. • ἔχω συμπάθειαν πρός τι: شَاكَلَ شَيْئًا II 1853 b 7 ff. • ἐσθῆτα ἔχειν: لَبِسَ لِبَاسًا II 141 a 24 f. • τὰς ἐργασίας ἔχοντες: مَنْ يَعْمَلُ عَمَلَهُ II 1677 a 26 ff. • ἐχόμενόν ἐστιν εἰπεῖν es ist die rechte Gelegenheit, etwas zu sagen: قَدْ حَضَرَ مَوْضِعُ القَوْلِ II 999 a 23 f. • ὡς ἔχουσι: كَيْفَ هِيَ II 2127 b 39 ff. • καλῶς ἔχει: ما يَلِيقُ بِهِ II 2001 b 16 ff.; 2003 a 20 ff. • σχολὴν ἔχω: بَطَلَ II 1366 b 5 ff. • χαλινὸν ἔχετε: اِلْتَقَمْتُمُ اللِّجَامَ II 1117 b 43 ff. • θεῶν σέβας οὐκ ἔχουσι: مَنْ بِهِ الماءُ الأَصْفَرُ لا يَتَّقِي رَبَّهُ II 1852 a 4 ff. • ὑπὸ ἰκτέρου ἐχόμενοι: II 1850 a 12 ff. • εἰ μὴ οὕτως εἶχεν: لَوْ لَمْ يَكُنْ كَذَلِكَ II 1626 a 36 ff. • οὐκ εἶχε λόγον: لَمْ يَكُنْ يَنْبَغِي أَنْ الخ II 1626 a 8 ff. • ἐν γαστρὶ ἔχουσα: الحَامِلُ II 17 a 7 f.; 246 b 3 ff. • οἱ οὕτως ἔχοντες: مَنْ عَرَضَ له ذَلِكَ II 1270 a 39 f.

ἡ ἕψησις das Kochen: δίχα ἑψήσεως: بِلَا أَنْ يُطْبَخَ II 33 a 35 f.

ἕψω τι etw. kochen, sieden: طَبَخَ c. acc. r.: II 94 b 33 ff.; 95 a 16 ff.; 161 a 32 ff.; 206 a 6 ff.; 352 a 39 ff.; 557 b 45 ff.; 1146 b 35 ff.; 1749 a 30 ff.; 2091 a 13 ff.; 2122 a 19 ff.; 2140 b 9 ff.; 2154 a 18 ff. • سَلَقَ c. acc. r.: II 2154 a 23 • أَغْلَى c. acc. r.: II 2122 a 17 f. • غَمَرَ c. acc. r.: II 449 a 45 ff. • النُّضْجُ II 2090 b 41 ff.

ἑωλίζω τι (sc. τὰ κρέα) etw. bis zum nächsten Tag aufheben: αὐτὰς ἐσθίουσι ἑωλίσαντες πρότερον ἡμέραις πλείοσι : يؤكل بعد أن يذبح بأيام II 362 b 17 ff.

ἕως (Konj.) bis, solange bis : حتى c. subjunctivo : II 549 a 17 ff.; 1164 b 25 ff.; 2078 b 11 ff. • إلى أن II 2122 a 14 ff.

ἕως (Präp. c. gen.) bis : حتى c. gen. : II 1974 b 37 ff. • إلى II 462 a 9 ff.; 2141 a 14 ff. • οὐκ ἔστιν ἕως ἑνός : ولا واحد II 1983 b 38 ff.

ὁ ἑωσφόρος der Morgenstern : كوكب الصبح I 580 b 38.

ζάω leben (→ WGAÜ S I 431 f.) : عاش (i) II 668 a 24 ff.; 28 ff.; 1087 b 9 ff.; 1978 b 15 ff. • بقي II 1926 a 19 ff. • (Part.) ζῶν : حيّ II 2186 b 33 ff. = 2253 a 18 ff. • οἱ ζῶντες : الحيوان II 1377 b 6 ff. • τὸ ζῆν : الحياة II 509 a 9 ff.

ζέννυμί τι etw. kochen, sieden : سخّن c. acc. r. : II 158 a 25 ff.

ζέω τι id. : أغلى c. acc. r. : II 2132 b 45 ff. • τὰς ζεούσας φλεγμονάς : الأورام الملتهبة II 1490 a 10 ff. • الأورام اللينة II 2120 b 27 ff.

ζηλόω neidisch sein : حسد II 933 a 30 ff.

ἡ ζημία Verlust, Schaden : الغرامة II 603 b 26 ff.

ζητέω τι etw. suchen, erstreben : التمس c. acc. r. : II 1370 b 7 f.; 12 ff.; 16 ff.; 1372 b 19 ff.; 1374 a 11 ff.; 1385 a 7 f. • طلب c. acc. r. : II 46 a 31; 494 b 24 ff. • بحث c. ʿan r. : II 1496 a 30 ff. • هوى أن II 1881 a 33 ff.

ζοφώδης dunkel, finster : مظلم II 1472 a 15 ff.

τὸ ζυγόν Waage : الميزان II 887 b 1 f.

ἡ ζύμη Sauerteig (→ WGAÜ S I 437) : دقيق الحنطة معجونة II 1044 a 45 ff.

ὁ ζῳδιακός Tierkreis : فلك البروج II 691 a 36 ff.

ἡ ζωή Leben : الحياة II 56 b 2 f.; 82 a 1 ff.; 603 b 11 ff.; 2001 a 28 f.

ὁ ζωμός Suppe : المرق II 25 a 21 ff. = 2091 a 10 ff.; 1484 a 3 ff.

ζωμοποιός die Suppe würzend : οἱ μύκητες ζωμοποιοὶ ἡδεῖς : يستعمل الفطر في الأمراق وهو لذيذ II 502 b 29 ff.

τὸ ζῷον Lebewesen, Tier : الحيوان II 136 b 45 ff. = 957 b 26 ff.; 156 b 16 ff.; 164 a 44 f.; 292 b 16 ff.; 360 a 27 ff.; 446 b 25 ff.; 497 b 42 ff.; 536 a 6 ff.; 571 a 3 ff.; 632 a 10 ff.; 668 b 40 ff.; 688 b 40 ff.; 930 b 18 ff. et passim • τὸ γιγνόμενον ζῷον : الحيوان المحمول II 1844 b 29 ff. • τὸ γένος τῶν πτηνῶν ζῴων : الطير II 362 a 15 ff. • الدود II 513 b 23 ff.

ζωοτοκέω lebendgebären: وَلَدَ فِي جَوْفِهِ حَيَوَانًا تَامًّا II 1844 b 29 ff.

ζωτικός die Lebewesen betreffend: حَيَوَانِيٌّ II 158 a 33 ff.

ἤ (disjunkt. Partikel) oder: أَوْ (→ GALex I 591): II 132 b 19 ff.; 165 a 19 f.; 372 a 11 ff.; 483 b 4 ff.; 688 b 33 ff.; 1222 b 44 ff.; 1483 a 35 ff.; 1489 b 35 f.; 1794 a 42 ff. • ἢ ὥς λέγουσιν: بِحَسَبِ مَا يَقُولُونَهُ II 555 b 10 ff. • ἀλλ' ἤ außer (→ WGAÜ S I 95; GALex I 256, nr. 4.4): إِلَّا II 1227 b 4 ff. • τί ἂν εἴη ἄλλο ἤ κτλ.: فَلَيْسَ ذَلِكَ إِلَّا .. II 1366 b 5 ff.

(alternativ) ἤ... ἤ... entweder ... oder ...: أَوْ... أَوْ (→ WGAÜ S I 440): II 165 a 39 f. • ἢ βάρους ἢ κουφότητος: ثَقِيلَةً كَانَتْ أَوْ خَفِيفَةً I 581 a 35 f. (vgl. Ullmann EN II 343–348) • إِمَّا .. وَإِمَّا .. (→ GALex I 351 f.): II 1135 b 23 ff.; 1221 a 7 ff.; 1496 a 30 ff. • ثُمَّ .. أَوْ ... II 1847 a 31 ff. • ἤτοι ... ἤ ...: إِمَّا ... وَإِمَّا .. (→ GALex I 352): II 1237 a 40 ff. • πότερον ... ἤ ...: هَلْ ... أَمْ ... I 563 a 34 ff. = II 19 a 26 ff. • إِنْ .. أَوْ ... II 571 b 17 ff.

ᾗ (Partikel) wo (vgl. Ullmann EN II 45; WGAÜ S I 440): حَيْثُ II 406 b 5 ff.

ἡβάω geschlechtsreif werden: كَانَ شَعْرٌ فِي عَانَاتِهِ II 412 a 21 ff.

ἡ ἥβη Scham, Geschlechtsteil: العَانَةُ II 1239 a 14 ff.

ὁ ἡγεμών Anführer: المَلِكُ II 447 a 42 ff.

ἡγέομαί τινα c. inf.: glauben, meinen, daß jd. etw. tut: ψεύδεσθαι τὸν λέγοντα ἡγούμεθα: كَذَّبْنَاهُ II 1620 a 13 ff.

ἡγητέον man muß glauben, meinen: عَلِمَ أَنْ II 278 b 35 ff.

ἤδη (Adv.) schon, bereits: فِيمَا سَلَفَ مِنَ الدَّهْرِ II 1064 a 31 ff. • مُنْذُ أُنُفٍ II 1981 b 17 f. • قَدْ II 1117 b 43 ff. • مَعَ ذَلِكَ II 1977 b 12 ff. • رُبَّمَا II 1844 b 5 ff. • ὅ ἤδη ἐστίν: أَيْسُ الشَّيْءِ II 1985 a 8 ff.

ἥδιστος (Superl. zu ἡδύς): أَلَذُّ II 508 a 17 ff. • لَذِيذٌ II 504 b 35 ff.; 916 a 45 ff. • مَا كَانَ يَلْتَذُّ بِهِ II 483 a 41 ff.

ἡδίων (Kompar. zu ἡδύς): أَلَذُّ II 505 b 8 ff. • لَذِيذٌ II 503 a 19 ff. • ἥδιον ὄζει: كَانَ أَذْكَى رَائِحَةً وَأَطْيَبَ II 2127 a 17 ff.

ἥδομαι (absol.) sich freuen, sich ergötzen: لَذَّ (a) II 480 a 6 ff. = 490 a 37 ff. • اللَّذَّةُ II 497 b 29 ff. • ἧσσον ἥδεται: أَقْصَرُ لَذَّةً II 490 b 10 ff. •

ἥδομαί τινι sich über etw. freuen: اِلْتَذَّ c. fī r.: II 479 b 42 ff. • لَذَّهُ c. fī r. vel p.: II 488 a 42 ff.; 490 b 3 ff. • الشَّهْوَةُ II 2161 b 43 ff. •

ἥδομαι ἐπί τινι id.: اِلْتَذَّ c. fī r.: II 483 a 44 ff.

ἡ ἡδονή Freude, Vergnügen, Sinnenlust: اللَّذَّةُ II 489 a 7 bis 499 b 16 passim; 1382 b 26 ff.; 1385 a 15 f.; 1447 b 18 f.; 1975 a 28 ff.; 1977 a 4 ff. • اللَّذَاذَةُ II 501 a 22 ff. • أَمْرٌ لَذِيذٌ II 501 b 22 ff.; 25 ff. • ما يُسْتَلَذُّ II 2196 b 3 ff. • لَذَّةُ النِّكاحِ II 490 b 20 f. • μεθ' ἡδονῆς ἐσθίω: اِسْتَلَذَّ أَكْلَهُ II 483 b 38 ff. • الشَّهْوَةُ II 510 a 36 ff.

ἡδονικός hedonistisch: ἡ ἡδονικὴ αἵρεσις: شِيعَةُ اللَّذَّةِ II 2196 b 27 f. •
οἱ ἡδονικοί: أَصْحَابُ اللَّذَّةِ II 494 a 40 ff. • المُلْهُونَ واللَّعَّابُونَ II 1612 b 5 f.

ἡδύκρεως süßes Fleisch habend: لَذِيذُ اللَّحْمِ II 502 b 38 ff. • (Komparat.)
ἡδυκρεώτερος: لَحْمُهُ أَطْيَبُ وأَلَذُّ II 360 a 35 ff.

ἡδύς süß, angenehm: لَذِيذٌ II 501 b 16 ff.; 28 f.; 502 a 12 ff.; b 29 ff.; 504 b 15 ff.; 505 a 38 f.; 2197 a 14 f. • طَيِّبٌ ولَذِيذٌ II 2203 b 9 ff. • مَعَ لَذَّةٍ II 498 a 44 ff. • τὸ ἡδύ: شَيْءٌ يُسْتَلَذُّ II 484 a 24 ff. • شَيْءٌ مُلِذٌّ II 511 a 35 f. •
ὡς ἡδὺς ὁ βίος: ما أَلَذَّ العُمْرَ II 509 a 11 ff. • ὡς ἡδὺ τὸ ζῆν: ما أَلَذَّ الحَيَاةَ II 509 a 9 ff. • ὡς ἡδὺ τὸ μεμνῆσθαι πόνων: ما أَلَذَّ ذِكْرَ المَصَائِبِ II 509 a 7 f. •
(Adv.) ἡδέως: اِلْتَذَّ II 482 b 4 ff.; 483 a 22 ff.

ἠθικός sittlich, charakterlich: خُلُقِيٌّ II 999 a 26 ff.

ἠθμοειδής siebartig: شَبِيهٌ بالمِصْفَى II, 4 p. XIX.

ὁ ἠθμός Sieb, Seihtuch: المِصْفَاةُ II, 4 p. XVIII.

τὸ ἦθος Sitte, Charakter: الخُلُقُ II 2094 a 21 ff.

ἡ ἠιών Ufer, Gestade: الشاطِئُ II 2236 a 43 ff.

ἥκιστα (Adv., Superl. zu → ἥττων): am wenigsten: لَيْسَ ... أَصْلًا II 1972 a 2 ff. • أَقَلُّ II 929 b 22 ff.; 942 b 1 ff. • ἥκιστά τε τυροῦται: أَبْعَدُ مِنْ أَنْ يَتَجَبَّنَ II 162 b 42 ff. • ἥκιστα χαλεπαίνουσιν: لا تَغْضَبُ II 447 a 42.

ἥκω gekommen sein, da sein: كانَ مِنْ مَكانٍ II 38 b 33 ff. = 1271 b 36 ff. •
πλησίον ἥκει: هِيَ قَرِيبَةٌ II 361 b 20 ff.

τὸ ἤλεκτρον Bernstein: الكَهْرَبا I 406 b 14.

ἡλιάζω τι etw. der Sonne aussetzen: وَضَعَ شَيْئًا فِي الشَّمْسِ II 2140 b 9 ff.

ἠλίθιος einfältig: بَاطِلٌ II 800 b 13 ff.

ἡ ἡλικία Lebensalter: السِنّ II 2001 a 38 ff.; 2003 a 4 ff.

ὁ ἥλιος Sonne: الشَّمْسُ II, 4 p. XIII = 2248 a 16 ff.; 141 a 1 ff.; 321 a 2 ff.; 640 b 37 ff.; 724 a 9 ff.; 733 a 5 ff.; 1145 a 43 ff.; 1225 a 13 ff.; 1460 a 6 ff.

ὁ ἧλος Nagel: المِسْمَارُ II 590 a 21 ff.

ἡμεῖς wir: نَحْنُ II 428 b 45 ff.; 2242 a 5 ff.

ἡ ἡμέρα Tag: اليَوْمُ I 571 b 13; II 28 b 13 ff.; 99 b 10 ff.; 265 a 34 ff.; 362 b 17 ff.; 847 b 27 ff.; 928 a 23 ff.; 1137 b 14 ff. et passim • ἐν μιᾷ ἡμέρᾳ: فِي يَوْمٍ وَاحِدٍ II 2037 a 32 ff. • النَّهَارُ der lichte Tag: I 581 a 42 f.; II 2031 a 18 ff.; 2035 a 32 ff. • μεθ' ἡμέραν: بِالنَّهَارِ II 2035 a 24 ff.; b 34 ff. • نَهَارِي II 2035 a 18 f. • τῆς ἡμέρας tagsüber: نَهَارًا II 2035 a 20 ff. • بِالنَّهَارِ II 2030 a 38 ff.; 2035 a 13 ff.; b 30 ff. • النَّهَارَ كُلَّهُ II 2036 a 14 ff.

ἡμερινός am Tage auftretend (→ WGAÜS I 446): نَهَارِيٌّ II 2064 b 13 ff.; 20 ff.

ἥμερος kultiviert, domestiziert, zahm (→ WGAÜS I 446): بُسْتَانِيٌّ I 562 b 25; 578 a 36 f.; II 165 a 9 ff.; 31 ff.; 2068 b 41 ff. • حَضَرِيٌّ II 361 b 25 ff. • مُسْتَأْنِسٌ II 292 b 9 ff. • (subst.) τὸ ἥμερον: اللِينُ وَالسُّكُونُ II 2110 b 30 ff.

ἡμίθνητος halbtot: كَالمَيِّتَةِ II 873 a 13 ff.

οἱ ἡμιτριταῖοι (sc. πυρετοί) Halbtertianfieber: الأَمِطْرِيطَاوُس II 193 a 15 • شَطْرُ الغِبِّ II 193 a 7 ff.

ἤν wenn, sofern, falls (→ auch ἄν, ἐάν und κἄν): إِنْ I 577 a 34 f.; 45 f.; II 105 a 9 ff.; 131 a 20 ff.; 490 a 41 ff.; 573 b 2 ff.; 1221 b 23 ff.; 1930 b 31 ff. • إِذَا II 572 a 42 ff.; 2211 a 6 ff. • مَتَى II 25 b 21 ff.; 573 b 7 ff.; 1895 a 35 ff. • لَوْ II 2187 a 7 ff. • ἤν τε κατ' ἀρχὰς γίνηται ἤν θ' ὕστερον: بَدْءًا كان ذٰلِك أَمْ بِآخِرِهِ I 581 b 7

τὸ ἧπαρ Leber: الكَبِدُ II 448 a 29 ff.; 588 a 35 ff.; 668 b 40 ff.; 702 a 27 ff.; 1481 b 17 ff.; 2196 b 1 ff.

ἠπατίζων die Farbe der Leber habend: كَبِدِيٌّ I 534 a 17.

ἡπατικός zur Leber gehörend: كَبِدِيٌّ I 534 a 31 f.
ἡπατῖτις φλέψ Vena cava ascendens: العِرْقُ الكَبِدِيُّ I 534 b 1.
ἤπερ (Axialwort im Komparativsatz) als: مِنْ II 505 b 8 ff.
ὁ ἠπίαλος (sc. πυρετός) Bez. e-s bösartigen Fiebers mit wechselnder Temperatur
(→ WGAÜ S I 449): الحُمّى المُسَمّاةُ إيبيالُوس II 1999 b 38 ff.; 2064 b 7 ff.
ἠρέμα (Adv.) ruhig, still, ein wenig: لَيِّنًا II 2123 b 24 ff.
ἠρινός (= ἐαρινός) zum Frühling gehörend: رَبِيعِيٌّ II 2036 a 40 ff.
ὁ ἥρως Held, Halbgott: المُتَأَلِّهُ II 888 a 19 ff.
ἧσσον → ἧττον.
ἡσυχάζω ruhen, sich still verhalten: سَكَنَ II 2036 a 29 ff.
ἡσυχῇ (Adv.) in gewissem Maße, schwach: يَسِيرًا II 513 a 39 ff.
ἤτοι ... ἤ ... entweder ... oder ...: إمّا ... وإمّا ... II 1237 a 40 ff.
ἥττων bzw. ἥσσων (Kompar.) geringer, weniger: أَقَلُّ (Elat.) II 490 a 8 ff.;
501 a 22 ff.; 1975 a 28 ff. • قَلِيلًا II 354 b 9 ff. • قَلَّمَا II, 4 p. XV •
شَيْئًا يَسِيرًا II 412 b 18 ff. • οὐχ ἧττον: لَيْسَ بِدُونِهِ II 361 b 39 ff.;
1973 b 17 ff.; 23 ff.; 2259 a 42 ff.; b 45 ff. • ἧσσον ἥδεται: أَقْصَرُ لَذَّةً
II 490 b 10 ff. • διαχωρεῖ ἧσσον: أَبْطَأُ انْحِدَارًا II 1073 a 26 ff.
Ἥφαιστος n.pr. dei: صاحِبُ عَمَلِ الحَدِيدِ وصاحِبُ الكِيرانِ I 431 a 36 ff. = II 54 b 42 ff.
ἠχέω schallen, tönen: طَنَّ (i) II 1971 b 25 ff.
ὁ ἦχος Laut, Geräusch, Echo: الكَشِيشُ I 568 a 18 f. • اللَحْنُ II 2189 a 32 ff. •
ἦχον ἀποτελεῖ: كَشَّ (i) I 568 a 5 ff.
ἡ θάλασσα Meer: البَحْرُ II 211 b 22 ff. = 216 b 29 ff.; 215 a 10 f.; 462 a 9 ff.;
1167 b 11 ff. • ἡ θάλασσα τῆς Γαλιλαίας: بَحْرُ الجَلِيلِ II 1048 b 17 ff. •
الشَطُّ II 1167 a 45 ff.
ἡ θάλασσα Meerwasser: ماءُ البَحْرِ II 2131 b 28 ff.; 2133 a 13 ff.
θαλάσσιος zum Meer gehörend: بَحْرِيٌّ I 562 b 21 f.; II 450 a 42 ff.; 2170
b 34 ff. • χελώνη θαλασσία: لَجَأَةٌ II 235 b 14 ff.
ὁ θάμνος Strauch: النَبَاتُ II 938 a 45 ff.
θανάσιμος todbringend, tödlich: قَتَّالٌ II 158 b 7 ff.; 161 b 30 ff.; 448 a 2
ff.; 842 a 38 ff.; 1476 a 38 ff. • عَلامَةُ المَوْتِ II 573 b 2 ff.

(subst.) τὰ θανάσιμα : السَّمُّ II 971 a 40 ff.

ὁ θάνατος Tod : المَوْتُ II 82 a 1 ff. ; 190 b 34 ff. ; 603 b 11 ff. ; 914 b 43 ff. ; 1179 a 15 ff. ; 1448 b 12 ff. ; 1895 a 35 ff. ; 2195 b 20 ff. • القَتْلُ والمَوْتُ II 825 b 4 ff. • المَمَاتُ II 2141 a 14 ff. • المَيِّتُ II 1853 b 7 ff. • الرَّدَى II 1026 b 2 ff. (vgl. Ullmann Lexikographie 273).

θανατώδης tödlich : قَتَّالٌ II 1976 a 33 f. ; 2182 a 23 ff.

θαρσέω guten Mutes sein : وَثِقَ II 966 a 32 ff.

θᾶττον → ταχύς.

θαυμάζω staunen, sich wundern : θαυμάζω πῶς … : عَجَبًا له كَيْفَ الخ I 501 a 40 ff. ; II 4 b 20 ff. • μὴ θαυμάζειν : تَعْطِيلُ شَيْءٍ II 510 a 36 ff. • θαυμάζω τι sich über etw. wundern : أُعْجِبَ بِشَيْءٍ II 2150 b 41 ff.

ἡ θεά Göttin : الإِلَهَةُ II 1978 a 24 ff.

ἡ θέα Anblick, Besichtigung : رَأَى (a) : II 824 a 9 ff. • شَاهَدَ II 1049 b 43 ff.

θεάομαί τι etw. sehen, betrachten : رَأَى c. acc. r. : II 1235 b 40 ff. ; 1822 b 16 ff. ; 2209 b 4 ff. ; 2242 a 12 ff.

τὸ θέατρον Schaubühne, Theater : المَلْعَبُ II 823 b 45 ff. ; 824 b 23 f.

τὸ θεῖον Schwefel (→ WGAÜ S I 458) : الكِبْرِيتُ II 158 b 21 ff. ; 448 b 20 ff. ; 986 a 6 ff. • كِبْرِيتٌ أَصْفَرُ I 536 b 12.

θεῖος göttlich : لاهِيٌّ II 2148 b 18 ff.

ἡ θειότης Göttlichkeit : جَوْهَرُ النَّفْسِ II 387 a 33 ff.

τὸ θέλημα Wunsch, Wille : الشَّهْوَةُ II 1980 a 35 ff.

θέλω (= ἐθέλω) wollen : أَرَادَ II 985 b 34 ff. ; 1620 b 40 ff. • شَاءَ (a) II 1643 b 7 f. • هَوِيَ (a) II 1100 a 7 ff. • ὅσον ἂν θέλῃς : أَيَّ مِقْدَارٍ كَانَ II 927 a 18 ff.

τὰ θεμέλια Fundamente : الأَسَاسُ II 861 a 25 ff.

ὁ θεολόγος der von Gott redet : المُتَكَلِّمُ على اللاهُوتِ II 43 a 19.

ὁ θεός Gott : الإِلَهُ Plur. الآلِهَةُ II 717 b 35 ff. ; 916 a 17 ff. • اللهُ II, 4 p. XVIII ; 16 a 23 ff. ; 552 b 20 ff. ; 855 a 11 ff. ; 1283 a 21 ff. ; 26 ; 1978 b 16 ff. ; 1981 a 13 ff. ; 2166 b 37 ff. ; 2186 b 33 ff. ; 2203 b 41 ff. ; 2253 a 18 ff. • المَلَائِكُ II 54 b 17 ff. ; 34 ff. ; 36 ff. ; 1620 a 17 ff. ; 2160 a 20 ff. •

المَلَكُ II 2001 b 19 ff. • الرَّبُّ II 1370 a 41 ff.; 1852 a 4 ff. • السَّمَاءُ II 2144 a 45 ff. • قُوَّةٌ شَرِيفَةٌ مُلْطَمَةٌ II 1560 a 30 ff.

ἡ ϑεράπαινα Dienerin, Magd (→ GALex I 407): الأَمَةُ II 1131 b 12 ff.; 17 ff.; 22 ff.; 31 ff.; 1262 b 22 ff.

ἡ ϑεραπεία Dienst, Behandlung: العِلَاجُ II 534 b 33 ff. • الفِلَاحَةُ II 1748 a 31.

ϑεραπεύω τι etw. pflegen, (ärztlich) behandeln, heilen: أَبْرَأَ c. acc. r.: II 367 a 35 ff.; 416 b 10 ff.; 687 b 44 f.; 688 a 3 ff. • نَفَعَ c. acc. r.: II, 4 p. XV • نَفَعَ c. min r.: II 448 a 22 ff.; 1925 b 30 ff. • نَقَّى c. acc. r.: II 168 a 21 ff. • كَانَ دَوَاءً II, 4 p. XIV; 2225 b 28 ff.

ϑερινός sommerlich: περὶ τροπὰς ϑερινάς: فِي مَدْخَلِ الصَّيْفِ II 2036 a 18 ff.

ϑερμαίνω τι etw. wärmen, erhitzen: سَخَّنَ c. acc. r.: II 490 a 29 ff.; 513 a 10 ff.; 1485 a 37 ff.; 1749 a 41 ff. • كَمَّدَ II 105 a 10 ff. • τὸ ϑερμαῖνον: الحَارُّ II 872 b 38 ff.; 2244 b 3 ff. • الدَّوَاءُ المُسَخِّنَةُ II 692 a 42 ff. • ϑερμαίνομαι: سَخُنَ II 1847 a 31 ff.; 1999 b 32 ff. • تَسَخَّنَ II, 4 p. XIII = 2248 a 16 ff.

ϑερμαντικός wärmend, erhitzend: مُسْخِنٌ II 541 a 41 ff.; 739 a 25 ff.; 32 ff.; 1485 b 1 ff.; 2134 a 26 ff. • مُلْهِبٌ II 1485 b 12 f. • مُسْخِنٌ مُلْهِبٌ II 1485 a 32 ff. • حَارٌّ II 172 b 38 ff.; 692 a 19 ff.

ἡ ϑερμασία Wärme: الحَرَارَةُ II 517 a 10 ff.; 1229 b 2 ff.; 1454 b 28 ff.

τὸ ϑέρμασμα warmer Umschlag: التَّكْمِيدُ I 577 a 30 ff.; 34 f. = II 105 a 9 ff.

ἡ ϑέρμη Wärme, Hitze: الحَرَارَةُ II 490 b 7 ff. • الاِلْتِهَابُ II 1484 a 28 ff.

ϑερμός (Adj.) warm, heiß: حَارٌّ I 511 a 15; 581 a 38 f.; II 513 b 45 ff.; 637 a 4 ff.; 1483 b 2 ff.; 1852 b 24 ff.; 1895 b 34 ff.; 1978 a 19 ff.; 2090 b 32 ff.; 2120 a 45 ff.; 2195 a 31 f. • فِي الحَرَارَةِ II 687 b 35 ff.; 2100 a 23 ff. • لَهِبٌ II 2247 a 4 ff. • (Kompar.) ϑερμότερος: كَثِيرُ الحَرَارَةِ II 719 a 38 ff. • أَكْثَرُ دِفْئًا II 360 a 35 ff. • τὸ ἔμφυτον ϑερμόν الحَرَارَةُ الغَرِيزِيَّةُ II 1984 b 3 ff.

ὁ ϑέρμος Lupine: التُّرْمُسُ II 2196 b 1 ff.; 2215 a 38 ff.

ἡ ϑερμότης Wärme, Hitze: الحَرَارَةُ II 158 a 33 ff.; 1454 a 7 ff.; 1471 b 42 ff.; 2109 a 27 ff.; 2141 a 26 ff. • الإِسْخَانُ II 206 b 14 ff.

τὸ θέρος Sommer, Erntezeit: الصَّيْفُ I 581 a 42 f.; II 571 b 12 ff.; 2035 b 27 ff.; 2247 a 26 ff.

θεωρέω (absol.) anschauen, betrachten (→ WGAÜS I 463): رَأَى II 149 b 41 f. • θεωρέω περί τινος etw. betrachten, überlegen: نَظَرَ c. fī r.: II 2003 b 22 ff.

τὸ θεώρημα Gegenstand der Betrachtung; Lehrsatz: بَابٌ مِنَ الطِّبِّ II 552 b 14 ff.

θεωρητός anzuschauend: مُبْصَرٌ II 717 b 36 ff.

ἡ θεωρία Betrachtungsweise: النَّظَرُ II 573 a 23 ff. • العِلْمُ II 573 a 17 ff.

θήγω τι etw. schärfen, aufreizen: τὸν ὀργιζόμενον κινεῖν λόγοις τεθηγμένοις: لَاجَّ الغَضْبَانَ II 212 a 36 ff.

θηλάζω (an d. Brust) saugen: مَصَّ مِنَ الثَّدْيِ II 162 a 32 ff. • رَضَعَ II 515 b 37 ff.

θῆλυς weiblich: أُنْثَى II 97 b 5 ff.; 490 a 12 ff.; 504 a 25 ff.; 986 b 23 ff.; 1064 a 41 ff.; 1170 a 40 ff.; b 32 ff.; 1230 b 7 ff.; 2152 b 28 ff.; 2207 b 20 ff.; 2233 a 16 ff. • (Kompar.) θηλύτερος: أَشَدُّ لِينًا II 2100 a 3 ff. • (Subst.) αἱ θήλεις: النِّسَاءُ II 490 a 25 ff.; 1844 b 5 ff. τὰ θήλεα: الإِنَاثُ II 536 a 10 ff.; 2129 b 37 ff. • ἡ θήλεια ἵππος: المَاذِيَانَةُ II, 4 p. XIV f. • ἐκ λέοντος θήλεος: مِنْ لَبُوَةٍ II 97 b 4 ff.

ἡ θηλυτοκία Geburt weiblicher Wesen: وِلَادُ الأُنْثَى II 2122 a 8 ff.

ἡ θήρα Jagd: الصَّيْدُ II 802 b 23 ff.

θηρεύω jagen, erjagen: صَادَ (i) II 491 a 19 ff.; 1093 a 12 ff.; 1977 a 15 ff. • اِلْتَقَطَ II 1092 b 8 ff. • (Part.) ὁ θηρεύων: الصَّيَّادُ II 234 b 1 ff. = 966 b 44 ff.

ἡ θηριακή (sc. ἀντίδοτος) Gegengift: التِّرْيَاقُ II 2242 a 22 ff. • لَطُوخٌ نَافِعٌ مِنْ نَهْشِ الهَوَامِّ II 692 a 27 ff.

θηριόδηκτος von e-m (giftigen) Tier gebissen (→ WGAÜS I 466): فِي لَدْغِ الهَوَامِّ II 448 a 12 f.; 15 ff. • فِي لَسْعِ الهَوَامِّ II 587 b 10 ff.

θηριομαχέω mit (wilden) Tieren kämpfen: قَاتَلَ السِّبَاعَ II 356 a 44 ff.

τὸ θηρίον Tier, Tierchen, Raubtier: Plur. τὰ θηρία: الحَيَوَانَاتُ المُفْسِدَةُ II 1179 a 15 ff. • الهَوَامُّ II 448 a 7; 19 ff.; 686 a 30 • السِّبَاعُ والهَوَامُّ II 447 b 38 ff.; 1145 b 4 ff. • الحَيَّاتُ II 1485 a 41 ff.

θηριώδης tierisch, wild: غيرُ لذيذٍ II 505 a 9 ff.

θησαυρίζω aufspeichern, aufbewahren: جَعَلَ الكَنْزَ حَيْثُ II 649 a 1 ff. • εἰς ἀπόθεσιν θησαυρίζω: كَبَسَ c. acc. r.: I 539 a 16 ff.

θιγγάνω τι etw. berühren: لَمَسَ c. acc. r.: II 1377 a 41 ff.; 1383 a 1 ff. = 1387 b 16 ff. • أَلْصَقَ c. acc. r.: II 660 b 30 f.

ἡ θίξις Berührung: المُلامَسَةُ II 1214 b 36 ff.; 1382 b 42 ff.

θλάω τι etw. zerquetschen, zerdrücken (→ WGAÜ S I 467): كَسَرَ c. acc. r.: II 539 b 38 ff.

θνήσκω sterben: مَاتَ II 585 a 22 ff.

θνητός gestorben, tot: مَيِّتٌ II 1983 b 26 ff. • (subst.) οἱ θνητοί die Sterblichen: النَّاسُ II 32 b 11 ff.

ὁ θορός Samen, Milch (der Fische): الزَّرْعُ II 1170 b 32 ff.

θορυβέομαι verwirrt, beunruhigt sein (→ WGAÜ S I 470): إِلْتَبَسَ II 136 b 31 ff. • ذُعِرَ II 1206 a 22 ff.

θρασύς wagemutig, verwegen: مُتَقَحِّمٌ II, 4 p. XIII.

ἡ θραῦσις Zerreibung: فَتَّتَ und فُتَاتٌ II 1411 b 34 ff

θρεπτικός ernährend: رَبَّى c. acc. r.: II 359 b 3 ff.

ἡ θρίδαξ Lattich: الخَسُّ II 165 a 31 ff.; 449 a 28 ff.; 450 a 16 f.; 2194 b 12 ff.; 2225 b 26 f.

ἡ θρίξ (Gen. τριχός) Haar: الشَّعْرُ (n. gen.): II 36 b 11 ff.; 95 a 10 ff.; 163 b 43; 359 b 12 ff.; 535 a 36 ff.; 541 b 6 ff.; 584 b 10 ff.; 633 a 40 ff.; 687 b 28 f.; 31 ff. et passim • ἄφελε τῶν τριχῶν: إِحْلِقِ الرَّأْسَ II 519 b 16 ff.

θρομβόομαι gerinnen, erstarren: جَمَدَ II 96 b 29 ff.

ἡ θρόμβωσις Gerinnung: التَّجَبُّنُ II 158 b 9 ff.

ἡ θρυαλλίς Docht: الفَتِيلَةُ II 2241 a 14 ff.

ἡ θυγάτηρ Tochter: البُنَيَّةُ II 966 a 32 ff.

ἡ θυία Mörser: الصَّلَايَةُ II 527 b 30 ff.

τὸ θυμίαμα Räucherwerk (→ WGAÜ S I 474): البَخُورُ II 1242 b 5 ff.

θυμιάω τι mit etw. räuchern: جَعَلَ الدُّخْنَةَ بِشَيْءٍ II 1775 a 43 f.

θυμικός heftig, hitzig: (Kompar.) θυμικώτερος: أَشَدُّ غَضَبًا II 451 a 21 ff.

θυμόομαι zornig werden : كان يغضب II 40 a 14 ff.

ὁ θυμός Zorn : الغضب II 246 b 7 ff. ; 2123 a 35 ff. • ἐν θυμῷ σαλεύων :
غضبان II 750 a 9 ff. = 1489 b 5 f.

θυμώδης zornig : غضوب II 640 a 17 ff.

ἡ θύρα Tür, Tor : الباب I 580 a 11 ; II 1628 b 40 ff.

θύραζε (Adv.) draußen, hinaus : خارجًا II 156 b 16 ff. • إلى خارج II 1617 b 43 ff.

ἡ θυρίς Fenster, Luke : الكوّة I 419 b 13 ; 580 a 11.

ἡ θυσία Opfer : الهديّة II 2167 a 41 ff. • الذبيحة II 1620 b 40 ff.

θύσιμος zum Opfer bestimmt : κρέας ἱερείων θυσίμων : لحم أضحيّة الكهونة II 2184 b 24 f.

ὁ θώραξ Brust : الصدر II 535 a 43 ff. ; 717 b 25 ff. ; 841 a 34 ff. ;
845 b 18 ff. ; 22 ff. ; 1978 a 31 ff.

ἰάομαί τι etw. heilen : أبرأ c. acc. r. : II 360 a 5 ff. ; 591 a 18 ff. ; 1925 b 26 ff. ;
2200 b 34 ff. = 2210 b 29 ff. • أدمل c. acc. r. : II 541 a 36 ff. • نفع c. acc. r. :
II 2213 b 35 ff. • ليّن c. acc. r. : II 2091 b 6 ff. • ذهب الوجع II 446 b 12 ff. ;
2194 b 7 ff.

ἡ ἴασις Heilung : الشفاء II 2186 b 30 ff. ; 2187 b 3 ff. = 2201 b 39 ff.

ἰατικός τινος etw. heilend : شفى c. acc. r. : II 95 a 18 ff.

ἰατρεύω τινά j-n ärztlich behandeln : عالج c. acc. p. : II 931 b 45 ff. ; 1176 a 36 ff.

ἰατρικός zur Heilkunst gehörend : طبّيّ II 720 a 3 ff. •
ἡ ἰατρική (sc. τέχνη) Heilkunst : الطبّ II 13 a 9 f. ; II 1010 a 23 ff. ; 1385
a 2 ff. ; 1975 a 10 f. ; 2002 b 37 ff. • τὸ ἰατρικόν : أمر الطبّ II 1055 b 34.

ὁ ἰατρός Arzt : الطبيب II 98 b 19 ff. ; 1239 b 27 ff. ; 1838 a 27 ff. ; 1973 b
17 ff. ; 1976 b 31 ff. ; 1977 b 36 ff. ; 1983 a 30 ff. • οὐδ᾽ ἰατρὸς ὅλως ἐστί :
ليس هو من الطبّ في شيء II 1983 a 25 ff.

ἡ ἰγνύα Hinterseite des Schenkels, Kniekehle (→ WGAÜ 304) : مأبض الركبة
II 929 b 28 ff.

ἡ ἰδέα Aussehen, Erscheinung : الذكر II 2244 b 18 ff.

ἰδεῖν → εἶδον.

ἴδιος eigentümlich, besonders : خاصّ II 734 a 24 ff. ; 1859 b 29 ff. ; 1970 b
40 ff. ; 1983 b 19 ff. ; 2226 b 37 ff. • خفيّ II 890 b 10 ff. = 1710 b 31 ff. •

مُتَفَرِّقٌ II 1044 b 30 ff. • ἰδίᾳ : فِي خَلْوَةٍ II 26 b 27 f.
ἰδιόχρωμος von natürlicher Farbe : على اللَّوْنِ الخَاصِّيّ II 1855 b 3 f.
ὁ ἰδιώτης Privatmann, Laie : رَجُلٌ مِنَ العَوَامِّ I 581 a 45 ; II 1620 a 13 ff.
ἰδού (Adv.) sieh da! : إِنَّ II 2166 b 26 ff.
ἱδρόω schwitzen : عَرِقَ II 2181 a 23 f.
ὁ ἱδρώς Schweiß : العَرَقُ I 581 a 38 f. ; II 446 b 5 ff. ; 1461 a 29 ff. ; 1997 a 4 ff.
ἡ ἱερά Heiligmittel (→ Nöld. WB 57 a, Ullmann Medizin 296) : الإِيَارَجُ II 1786 a 1 ff. ; 19 f.
ὁ ἱέραξ Habicht, Falke : البَازِي II 647 b 28 ff.
ὁ ἱερεύς Priester : الكَاهِنُ I 417 b 4 f. ; 1975 a 35 ff.
τὸ ἱερόν Heiligtum, Tempel : الهَيْكَلُ II 1978 a 24 ff.
ἱεροπρεπής dem Heiligen geziemend : ما يَلِيقُ بِتَقْوَى اللهِ II 2003 a 27.
ἱερός (Adj.) heilig : τὸ πάθος ἱερόν Bez. der Epilepsie : المَرَضُ الكَاهِنِيُّ I 418 b 26 f. • ἡ ἱερὰ βοτάνη Taubenkraut : كَهَنَايَا I 579 b 23.
Ἱερουσαλήμ Jerusalem : بَيْتُ المَقْدِسِ II 1977 b 23 ff.
οἱ ἱεροφάνται Weihepriester : الكَهَنَةُ الذِينَ يُسَمَّوْنَ الكُمْرِينَ I 577 b 31.
ἡ ἱερωσύνη Priestertum : الكِهَانَةُ I 416 b 19
ὁ ἰητρός → ἰατρός.
ἱκανός genügend, ausreichend : ما يَتَّسِعُ II 1978 b 37 ff. • اِكْتَفَى II 231 a 28 ff. • ἱκανοί : أَكْثَرُونَ II 2460 • (Adv.) ἱκανῶς : جِدًّا II 693 a 38 ff. • شَدِيدًا II 513 a 43 ff. • شَافِيًا II 427 a 20 f.
ἡ ἰκμάς Feuchtigkeit : الرُّطُوبَةُ II 733 a 5 ff.
τὸ ἰκμόβωλον feuchter Erdklumpen : الكُتْلَةُ I 545 a 25.
ἰκτερικός an Gelbsucht leidend : اليَرَقَانُ II 634 b 34 ff.
ὁ ἴκτερος Gelbsucht : الماءُ الأَصْفَرُ II 1850 a 12 ff.
ἴλλομαι sich drehen : اِلْتَوَى II 1900 b 17 ff.
ἡ ἴλλωσις Verdrehung : الاِلْتِوَاءُ II 1925 a 29 f.
ἡ ἰλύς Schlamm : الحَمْأَةُ II 1174 b 3 ff.
ὁ ἱμάς Lederriemen (→ WGAÜ S I 487) : السَّيْرُ II 1895 a 42 ff.
τὸ ἱμάτιον Kleid, Gewand : الثَّوْبُ II 141 a 5 ff. = 2122 b 4 ff. ; 928 a 23 ff. ;

1093 a 12 ff.; 1381 b 40 f.; 1401 a 23 ff.; 1855 b 3 f.; 2161 a 14 f. • اللِّبَاسُ و الثَّوْبُ II 141 a 1 ff.

ἵνα (Konj.) daß, damit: أَنْ II 215 a 10 f. • لِ II 928 a 25 ff. • ἵνα μή: لِكَيْمَا II 1979 b 44 ff. • لِئَلَّا I 557 b 36 ff.; II 554 b 7 ff. • كَيْلَا II 2199 a 44 ff. • ἐξορκίζω σε ἵνα ἡμῖν εἴπῃς: أُقْسِمُ عليك لَمَّا أَعْلَمْتَنِي II 1283 a 21 ff.

ἱνατί (Fragewort) warum?: ἱνατί ἀδικεῖτε ἀλλήλους: فَلِمَا يُسِيئُ أَحَدُكُمَا بِصَاحِبِهِ II 2141 b 2 f.

ἡ Ἰνδία Indien: الهِنْد II 527 b 29 ff.

ἰνώδης faserig (→ ἡ ἴς): لِيفِيّ II 362 b 16 ff.; 1998 b 35 ff. • كالليفِ II 360 b 24 ff. • شَبِيهٌ بالليفِ II 1998 a 23 ff. • إلى شِبْهِ الليفِ II 362 b 4 ff.

ἡ ἴξις Durchgang, Passage: المَمَرّ II 658 b 6 ff.

τὸ ἰξῶδες Klebrigkeit: اللُزُوجَة II 538 b 19 ff.

τὰ ἰοβόλα giftige Tiere: ذَوَاتُ السُمُومِ II 448 a 2 ff.; 688 b 40 ff. • الحَيَّاتُ II 448 b 21 ff. • الهَوَامّ II 447 b 42 ff.; 693 b 37 ff.

τὸ ἴον Veilchen: البَنَفْسَج II 2247 a 4 ff.

ὁ ἴονθος Pickel im Gesicht, Akne: الثُؤْلُول II 691 b 25 ff. • البَثْرُ اللَبَنِيّ II 168 a 31 ff.

ὁ ἰός Gift: السَمّ II 810 b 35 ff.

ἰουδαϊκός jüdisch: يَهُودِيّ I 571 a 20 f.

ἰουδαῖος jüdisch: يَهُودِيّ II 1028 a 45 ff.; 1970 a 41 ff. • οἱ Ἰουδαῖοι die Juden: اليَهُود II 785 b 26 ff.; 933 a 30 ff.

ὁ ἰπνός Ofen: التَنُّور II 2213 b 34 ff.

ὁ ἱππέλαφος Pferdehirsch, Nylghau: فَرَسُ أَيِّلٍ II 416 b 22 ff.

ἡ ἱππική Reitkunst: الفُرُوسِيَّة II 386 a 30 ff.

τὸ ἱππόγλωσσον Bez. e-r Pflanze: لِسَانُ الفَرَس II 637 b 20.

ὁ ἱππόδρομος Pferderennbahn: البَذْرُون II 824 b 8.

Ἱπποκράτης n. pr. medici: أَبُقْرَاط II 426 b 36 ff.

ὁ ἵππος Pferd: الفَرَس II 591 a 33 ff.; 2130 b 20 ff.; 2194 b 45 ff. • οἱ ἵπποι: الخَيْل II 2036 a 19 ff. • ἡ ἵππος Stute: الفَرَسُ الأُنْثَى II 1180 b 7 ff. • ἡ θήλεια ἵππος: المَاذِيَانَة II, 4 p. XIV f.

τὸ ἱπποσέλινον Pferdeeppich (Smyrnium): الكَرَفْسُ المَشْرِقِيّ I 560 b 14.

τὸ ἴρινον (sc. μύρον) Irisöl : دُهْنُ الإِيرِسَا II 1751 b 20 ff.

ἡ ἶρις Iris (Blume): الإِيرِسُ II 25 b 6 ff. • الإِيرِسَا II 539 b 9 ff.

ἡ ἶρις Regenbogen: قَوْسُ قُزَحَ II 1145 a 38 ff.; 1855 a 13 ff.; 2036 a 14 ff.

ἡ ἴς Faser: اللِيفُ II 359 a 34 ff.; 1997 b 9 ff.; 15 ff.; 19 ff.; 24 ff.; 39 ff. • الخَيْطُ II 1979 a 41 ff. • αἱ ἶνες: خُيُوطُ عُرُوقٍ II 722 a 42 ff.

ἰσάζω τινί j-m gleichen: θεοῖς ἰσάζοιτ᾽ ἄν: لَكَانُوا بِمَنْزِلَةِ الملائِكَةِ II 1620 a 17 ff.

ἡ ἰσάτις Waid (Isatis tinctoria L., → WGAÜ 312): اللِيلَنْجُ II 2068 b 33 ff.; b 41 ff. • إِيسَاطِيس II 636 a 29 ff.

ἡ ἰσημερία Tagundnachtgleiche, Äquinoktien (→ WGAÜ S I 493): اِسْتِوَاءُ اللَيْلِ وَالنَهَارِ II 2036 a 9 bis 40 ff.

ἴσος gleich: τὸ ἴσον: بِالسَوَاءِ II 158 b 21 ff.

ἵσταμαι stehen: وَقَفَ II 2150 b 33 ff. • ἑστεώς: قَائِمٌ II 1234 a 36 ff.

ἵστημί τι etw. zum Stehen bringen, anhalten, hemmen: قَطَعَ c. acc. r.: II 986 a 6 ff.

ἱστορέω berichten: زَعَمَ II 593 a 18 ff.; 986 b 42 ff.; 687 b 30 ff. • قَالَ II 1969 a 4 ff.

ἡ ἱστορία Bericht: الخَبَرُ II 508 a 17 ff.

ἰσχναίνω τι etw. mager machen: رَقَّقَ c. acc. r.: II 2090 b 32 ff.

ἰσχναντικός abmagernd: δύναμις ἰσχναντική: قُوَّةٌ تُهَزِّلُ II 1242 b 5 ff.

ἰσχνός mager, dünn: مَهْزُولٌ II 40 a 36 ff.

ἰσχνόφωνος e. schwache Stimme habend: نَزْرُ الكَلَامِ II 191 a 24 ff.

ἰσχυρός stark, kräftig: قَوِيٌّ II 513 b 1 ff.; 539 a 33 ff.; 1968 a 9 ff.; 1984 b 3 ff.; 2100 b 4 ff.; 2127 b 35 ff. • لَهُ قُوَّةٌ II 946 a 33 ff. • شَدِيدٌ II 28 b 30 ff.; 33 a 3 ff.; 39 a 12 f.; 516 b 30 ff.; 1484 a 19 ff.; 2077 b 41 ff. • شِدَّةٌ II 1977 a 6 ff. • اِشْتَدَّ II 573 a 41 ff. • مُكْتَنِزٌ II 2199 b 30 ff.

ἡ ἰσχύς Stärke, Kraft: القُوَّةُ II 719 a 38 ff.; 2163 a 29 ff.

ἰσχύω stark, kräftig sein: عَرُقَ (i) II 459 b 2 ff. = 2125 b 26 ff. • μεῖζον ἰσχύει τοῦ γιγνώσκειν: أَجَلُّ مِنْ أَنْ تُتَعَرَّفَ II 889 a 7 ff.

ἴσχω τι etw. halten, haben (→ WGAÜ S I 498): ἴσχομαι: اِحْتَبَسَ II 529 a 6. • νοσοῦσαν ἴσχων τὴν ψυχήν: كَانَتْ نَفْسُهُ مَرِيضَةً II 498 b 38 ff.

ἴσως (Adv.) vielleicht, vermutlich (→ WGAÜ S I 498): عسى أن II 720 a 2 ff. • خليق أن II 1801 b 1 ff.; 2100 a 37 ff.

τὸ ἴτριον mit Sesam u. Honig bereiteter Kuchen: الإطرية II, 4 p. XVI.

ὁ ἰχθύς Fisch: السمك (n.gen.): I 440 a 42 f.; II 218 a 25 f.; 220 b 5 ff.; 320 a 21 ff.; 493 b 14 ff.; 633 b 6 ff.; 1145 a 43 ff.; 1164 b 10 ff.; 13 ff.; 1483 b 8 ff.; 2119 a 16 f.; 18 ff.; 27 ff.; 32 ff.; 2186 a 14 f.

ὁ ἰχνεύμων e. ägyptische Wieselart: οὐρὰ ἰχνεύμονος Pflanzenname: ذنب الفأر II 635 b 45 ff.

ὁ ἰχώρ Blutwasser, Serum: صديد دموي II 584 b 1 ff.

Ἰωάννης n. pr. viri: يوحنا II 1048 b 22 ff.

ἰώδης nach Art des Grünspans: لونه إلى الزنجار II 37 b 39 ff.

τὸ κάγκαμον Harz der Terebinthe: الكمكام I 346 a 43 • الك II 1242 a 43 ff.; 1242 b 3 ff.

ἡ καδμεία (sc. γῆ) Kadmia: القليميا II 2124 b 37 ff.

ἡ κηκίς Gallapfel: العفص II 560 b 41 ff.

καθαίρω τι etw. reinigen: نقّى c. acc. r.: II 986 a 6 ff. • γυναῖκες μὴ καθαιρόμεναι: النساء اللواتي لم تستنظف أبدانهن من الفضول II 1755 b 11 ff.

καθάπερ (Adv.) wie, gleichwie: كما II 954 a 21 ff.; 1164 b 17 ff.; 1229 b 3 ff. 1710 a 20 ff.; 2094 a 24 ff.; 2148 b 18 ff.; 2240 a 38 ff.; 2241 a 14 ff. • كذلك II 2068 b 13 ff.; 2119 a 45 ff. • كحاله II 888 a 19 ff. • كأنه II 2186 b 27 ff. • مثل II 668 a 24 ff.; 1170 b 16 ff.; 1895 a 42 ff.; 2122 b 40 ff.; 2124 b 29 ff. • مثل ما II 824 b 23 f. • شبه ما II 1378 b 4 ff. • شبيه به II 986 b 35 ff.; 1655 a 30 ff.

τὸ καθαρόν (Subst.) Weißbrot: خبز أبيض II 2035 a 32 ff.

καθαρός (Adj.) sauber, rein: نقي II 726 a 1 ff.; 2225 a 22 ff. • صاف II 2123 b 24 ff. • نظيف II 2126 a 5 ff. • خالص II 547 a 41 ff. • ذو لون واحد II 1854 a 39 ff. • (Komp.) καθαρώτερος: أطهر II 2161 b 43 ff. • أصفى II 733 a 1 ff. • (substant.) τὸ καθαρόν: النقاء II 710 a 7 ff. • الصفاء II 719 b 2.

ἡ κάθαρσις Reinigung: ἡ τῆς γαστρὸς κάθαρσις: بإلانة البطن II 2133 b 37 ff. • ἡ ἔμμηνος κάθαρσις Menstruation: الحيض II 2252 b 16 ff.

καθαρτικός reinigend, abführend: καθαρτικὸς τῆς κοιλίας: يُحْدِثُ إِسْهَالٌ ذَرِيعٌ II 873 a 36 ff.

καθέζομαι sitzen, hocken: μίαν ἐπὶ τὴν μίαν καθεζομένην: مُلْتَفَّةً بَعْضُهَا فَوْقَ بَعْضٍ II 958 b 36 ff.

καθεύδω schlafen: نَامَ (a) II 635 a 36 ff.; 2035 b 30 ff.

κάθημαι dasitzen: τοῖς ποσὶν ἐκάθητο: كَانَ زَمِنَ الرِّجْلِ II 2241 b 41 ff. • καθήμενος: جَالِسٌ II 1234 a 36 ff.

καθίζομαι sitzen: جَلَسَ II 141 a 1 ff.; 1982 b 23 ff. • ὑπὲρ ὄνου καθίσαι: رَكِبَ حِمَارًا II 593 b 6 ff.

καθίημι εἴς τι in etw. hinabsenken: صَيَّرَ c. fī r.: II 927 a 20 ff.

καθόλου im allgemeinen, überhaupt: بِالْجُمْلَةِ II 520 a 36 ff. • τὸ καθόλου: الْكُلِّيُّ II 336 a 17 ff. = 555 b 41 ff. • τὰ καθόλου: الْأَشْيَاءُ الْكُلِّيَّةُ II 350 b 38 ff.

καθώς (Adv.) wie: كَمَا II 2001 b 25 ff.

καινοπρεπεστέρως (Adv.) in ganz neuartiger Weise: الصَّوَابُ II 1689 a 11 f.

καινός neu: جَدِيدٌ II 927 a 20 ff.

ὁ καιρός der (rechte) Zeitpunkt: الْوَقْتُ II 516 b 6 ff.; 1600 b 43 ff.; 2036 a 40 ff. • الزَّمَنُ II 1501 a 17 ff. • الزَّمَانُ II 10 a 32 f. • الْأَوَانُ (→ GALex I 666 nr. 2): II 502 b 38 ff. • الْحِينُ II 12 a 27 f. • μᾶλλον τοῦ καιροῦ: بِأَكْثَرَ مِمَّا يَنْبَغِي II 533 b 32 ff.

ὁ Καῖσαρ Kaiser: قَيْصَرُ II 2176 b 31 ff.

καίτοι (Konj.) obwohl, gleichwohl (→ WGAÜ S III 239 f.): عَلَى أَنَّ II 1073 a 26 ff. • وَإِنْ (→ GALex I 462 f., nr. 1.4): II 912 a 22 ff.

καίω τι etw. anzünden, verbrennen (→ WGAÜ S III 240): أَحْرَقَ c. acc. r.: II 538 b 27 ff.; 560 b 41 ff. • ἔκαε ἂν ἑαυτὰ τὰ ξύλα: كَانَ الْحَطَبُ يَحْتَرِقُ مِنْ تِلْقَاءِ نَفْسِهِ II 1221 a 18 ff. • καίομαι sich entzünden, verbrannt werden: اِحْتَرَقَ II 573 b 2 ff.; 1999 b 18 ff. • اِلْتَهَبَ II 1458 b 16 ff.; 1489 b 43 • وَجَدَ لَهِيبًا • اِحْتَرَقَ وَالْتَهَبَ II 1461 a 27 ff. • اِسْتَوْقَدَ II 2019 b 22 ff. • وَتَوَقَّدَا II 1476 a 25 ff. • κεκαυμένος: مُحْرَقٌ I 456 b 31 f.; II 205 b 23 ff. • مَطْبُوخٌ II 1863 b 3 ff.

κακοηθεύμενος bösartig: خَبِيثٌ II 95 a 18 ff.

κακοήθης bösartig (→ WGAÜ S I 507): رَدِيءٌ II 2068 b 36 ff.; 2200 b 34 ff. = 2210 b 29 ff.

τὸ κακόν (Subst.) Übel, Unglück: الشَّرُّ II 32 b 8 ff.; 494 b 9 ff. • المَضَرَّةُ والشَّرُّ II 687 b 18 ff. • المَوْتُ II 452 a 32 ff. • أَرْدَأُ البَلاءِ II 2171 a 7 ff. • ἁλίσκεσθαι τῷ κακῷ: مَرِضَ II 2242 a 23 ff.

κακός (Adj.) schlecht: رَدِيءٌ II 1484 a 19 ff.; 359 a 11 ff.; 41 a 32 ff. • مَذْمُومٌ II 2124 b 19 ff. • (Adv.): κακῶς ἀπολέσθαι: مَاتَ مَوْتَةَ سَوْءٍ II 888 b 40 ff. • ἄρχοντα οὐκ ἐρεῖς κακῶς: أَنْ لَا تَلْعَنَ الرَّئِيسَ II 854 a 8 ff. • (Superlativ) κάκιστος: أَرْدَأُ II 21 a 41 f. = 26 b 33 ff. = 2035 a 13 ff.; 1221 b 1 ff.

κακοστόμαχος schlecht, ungesund für d. Magen (→ WGAÜ S I 508 f.): رَدِيءٌ لِلْمَعِدَةِ II 1485 a 43 ff.; 2091 a 17 ff.

κακότροπος von schlechten Sitten: ذُو خَدِيعَةٍ II 1851 b 23 ff.

ἡ κακοχυμία schlechter Zustand der Säfte: فَسَادُ الكَيْمُوسَاتِ I 511 b 1 f. • περὶ εὐχυμίας καὶ κακοχυμίας τροφῶν (Buchtitel): كِتَابُ الكَيْمُوسَيْنِ II 510 b 9 ff.

κακόχυμος schlechte Säfte habend: رَدِيءُ الكَيْمُوسِ I 510 b 38. • رَدِيءُ الخَلْطِ II 361 a 32 ff. • فِي رَدَاءَةِ الدَّمِ II 361 b 39 ff. • (Komparativ): κακοχυμότερος: أَرْدَأُ خَلْطًا II 361 a 17 ff. • (Superl.) κακοχυμότατος: فِي الغَايَةِ القُصْوَى مِنْ رَدَاءَةِ الدَّمِ II 361 b 25 ff.

κακωτικὸς τοῦ νευρώδους dem Nervensystem schädlich: أَضَرَّ بِالعَصَبِ II 1481 b 22.

ὁ κάλαμος Schilfrohr, Rohr: القَصَبُ II 2207 b 20 ff.; 2246 b 42 ff.

καλέω τινά τι j-n etw. nennen, etw. durch etw. bezeichnen: سَمَّى c. dupl. acc.: I 447 a 11 f.; II 10 a 17 ff.; 359 b 9 ff.; 406 b 12 ff.; 451 a 21 ff.; 552 b 14 ff.; 650 a 5 ff.; 689 b 15 ff.; 952 b 22 ff. et passim • سَمَّى c. acc. r. et bi-smi šaiʾin: 914 b 39 ff.; 43 ff.; 1260 b 41 ff. • لَقَّبَ c. dupl. acc.: II 1048 a 42 ff.; b 14 f.; 1050 a 12 ff.; 1055 b 34 ff. • لَقَّبَ c. acc. r. et bi-r.: II 1049 a 38 ff. • دَعَا c. dupl. acc.: II 646 b 12 ff. = 1976 a 8 ff. • قَالَ c. acc. r. et li-p. vel r.: II 986 b 33 ff.; 1601 a 5 ff.; 1655 a 25 ff. • عَرَّفَ c. acc. et bi-r.: II 545 a 9 ff.; 623 a 6 ff.; 1490 a 20 ff.

ἡ καλιά Nest: العُشُّ II 684 b 19 ff.

τὰ καλλιβλέφαρα Salben für die Augenlider: الأَكْحَالُ الَّتِي تُحَسِّنُ هُدْبَ العَيْنِ

I 549 b 22 f. • الأكحال واللطوخات النافعة لنبات الأشفار II 692 a 22 ff.

τὸ κάλλος Schönheit: الحسن II 29 b 44 ff.; 2163 a 29 ff. • الهيئة II 2001 a 41 ff.

ὁ καλλωπιστής eitler Geck: قالوفسطى II 2019 b 7 ff.

καλός schön, gut, trefflich: جيّد II 1977 b 40 ff. • أجود II 547 a 41 ff. • أخير II 1626 b 11 ff. • مرتفع II 46 a 31 ff. • (Adv.) καλῶς: حسنٌ II 388 b 8 ff.; 729 b 13; 1221 b 23 ff. • ناعمًا II 360 a 18 ff. • على ما ينبغي II 1978 b 35 ff. • οὐ καλῶς λέγουσιν: لم يُحكموا الصفة II 428 b 35 f. • (Kompar.) καλλίων: جيّد II 555 b 13 ff. • أفضل II 1997 b 39 ff.; 2236 b 9 ff. • (Superl.) κάλλιστος: الجيّد II 1458 b 16 ff. • الجميل II 2234 a 13.

ἡ κάμηλος Kamel, Dromedar: الجمل II 162 b 13 f. • الناقة II 2233 a 3 ff. • اللقحة II 162 b 18 ff.; 725 b 23 ff.; 1073 a 26 ff.

ἡ κάμινος Brennofen, Schmelzofen: الأتّون (→ GALex I 19): II 1458 b 19 ff.

ὁ κάμνων Kranker: المريض II 10 b 4 ff. • السقيم II 1580 a 29 ff.

ἡ κάμπη Raupe: قامبى II 693 b 35 ff.

κάμπτω τι etw. biegen, krümmen: لوى c. acc. r.: II 1873 a 12 ff. • κάμπτομαι gebogen, gekrümmt werden: التوى II 1895 b 35 ff.

καμπύλος gebogen, gekrümmt: ملتوٍ I 577 a 45 f.; II 1930 b 31 ff. • منحنٍ II 1050 a 2 ff.

ἡ καμπυλότης Krümmung: καμπυλότητα ἔχων: متعوّج II 727 b 20 ff.

κἄν (= καὶ ἐάν) und wenn, auch wenn, selbst wenn (→ auch ἄν, ἐάν, ἤν und vgl. WGAÜS III 245): إنْ II 446 a 35 ff.; 887 a 34 ff. • وإنْ II 718 a 4 ff. • إذا II 1470 b 44 ff. • وإذا II 726 a 12 ff. • ولو II 1636 b 10 ff.; 29 ff.; 1637 a 14 ff.

ὁ κάνθαρος e. Art Fisch: كنذارة I 379 a 1.

ὁ κανθός Augenwinkel: μικρὸς κανθός: اللحاظ II 304 b 30 f.

ὁ καπνός Rauch: εἰς καπνὸν ἐκτυφοῦται: دخن II 1458 b 7 ff.

ὁ καπνός (Pflanzenname) Erdrauch: كزبرة الثعلب I 564 b 22.

καπνώδης rauchig: دخانيّ II 1895 b 34 ff.

ἡ κάππαρις Kapern(strauch): الكبر I 535 a 26; 33; 39 f. • الكبر وهو اللصف II 2210 a 37 f.

ὁ κάπρος Wildschwein, Eber: الخِنْزِيرُ البَرِّىُّ II 448 a 29 ff.; 588 a 35 ff.

ὁ κάραβος e. leichtes Schiff (vgl. Fraenkel Aram. FW 218; Kindermann Schiff 76 f.): القارِبُ II 1700 a 14.

ὁ κάραβος e. Krabbenart: قارابُوا II 2119 a 41 ff.

τὸ καρδάμωμον Kardamom: القَرْدَمانا II 2205 a 4 ff.

ἡ καρδία Herz: القَلْبُ II 722 b 2 ff.; 664 a 37 ff.; 954 a 21 ff.; 1580 a 36 ff.; 1978 a 31 ff.; 1981 a 20 ff.; 2186 b 35 ff. = 2253 a 20 ff.; 2241 a 13 ff.

ὁ καρδιωγμός Herzklopfen: الخَفَقانُ II 1484 a 19 ff.; 2120 a 45 ff.

καρηβαρικός Kopfschmerzen verursachend: مُصَدِّعٌ II 1481 b 22 ff.

ἡ καρίς Krabbe: القارِسُ II 2119 a 27 ff.

ὁ καρκίνος Krebs: السَرَطانُ II 163 b 26 ff.; 446 a 12 ff.; 448 a 22 ff. • سَرَطانِىٌّ II 1787 b 7 ff.

ὁ κάρος Tiefschlaf, Erstarrung: الغَمْىُ II 1239 b 39 ff.

τὸ καρπήσιον Valeriana: قَرْفِيسِيُونُ I 531 b 29.

κάρπιμος Früchte tragend: (Komp.) καρπιμώτερος: يَحْمِلُ أَكْثَرَ II 1748 a 41 ff.

ὁ καρπός Frucht: الثَمَرُ (n.gen.): II 513 a 39 ff.; 528 b 2 ff.; 10 ff.; 603 b 12 ff.; 1601 a 33 ff.; 1655 a 25 ff.; 30 ff.; 1775 b 1 ff.; 2076 b 4 ff.; 2091 a 17 ff.; 2199 a 8 ff. • الحَبُّ II 986 b 26 ff. • الحَمْلُ II 2225 b 28 ff. • العُنْقُودُ II 1787 a 42 ff. • δένδρον μὴ ποιοῦν καρπὸν καλόν: شَجَرَةٌ مُرَّةُ الطَعْمِ II 1168 a 2 ff.

ὁ καρπός Handwurzel: الرُسْغُ II 1239 a 6 ff.

καρποφαγέω Früchte essen, fressen: لَقَطَ الحُبُوبَ II 1087 b 9 ff.

καρποφορέω Früchte tragen: أَثْمَرَ II 165 a 16 ff.; 2078 b 11 ff.; 2165 a 8 ff. • حَمَلَ الثَمَرَ II 2165 a 6 ff.

κάρτα (Adv.) sehr: جِدًّا II 131 a 20 ff.

ἡ καρτερία Ausdauer, Standhaftigkeit: ظَلَفُ النَفْسِ II 2463.

ἡ καρύα Walnuß: الجَوْزُ (n.gen.): II 1750 a 8 ff.

ἡ καρυΐα Kümmel: كَرْوِيا I 164 b 5.

τὸ κάρυον Walnuß: الجَوْزُ (n.gen): II 513 a 39 ff.; 2154 b 17 ff. • τὸ κάρυον ποντικόν: البُنْدُقَةُ II 848 a 19 ff.

τὸ καρυόφυλλον Gewürznelke: القَرَنْفُلُ I 541 a 21 f.; II 2164 b 44 ff.

καρφολογέω dürre Halme, Spreu, Flocken ablesen (→ WGAÜ 328): اِلْتَقَطَ عِيدَانًا II 1093 a 12 ff.

καρωτικός betäubend: عَمِلَ سُبَاتًا II 541 a 41 ff.

ἡ κασσία Zimt: السَّلِيخَةُ II 687 a 20 ff.; 691 b 25 ff.

κατά (Präp. mit Gen.) auf, an: عَلَى II 545 a 9 ff.; 1972 b 20 ff. • فِي II 1490 a 6 ff. • ἐξορκίζω σε κατὰ τοῦ θεοῦ: أُقْسِمُ عليكَ بِحَقِّ اللّٰهِ II 1283 a 21 ff. • أَسْتَحْلِفُكَ بِاللّٰهِ II 1283 a 26.

κατά (Präp. mit Akk.) nach, gemäß, auf, bei: فِي II 498 a 30 ff.; 513 b 23 ff.; 658 b 6 ff.; 1050 a 9 ff.; 1382 b 26 ff.; 1483 b 30 ff.; 1710 b 22 ff.; 1899 a 39 ff.; 1941 a 44 ff.; 1978 a 31 ff.; 2036 a 19 ff.; 2037 b 36 ff.; 2166 b 37 ff.; 2252 a 34 ff. • بِ II 161 a 11 ff.; 665 a 38 ff.; 975 a 33 • بِطَرِيقِهِ (vgl. Ullmann EN II 317 f., § 95): II 70 b 22 f.; 1000 a 45 ff. • عَلَى II 1997 b 19 ff. • عَلَى حَسَبِهِ (vgl. Ullmann EN II 325, § 112): II 1054 a 36 ff. • تَحْتَ II 416 b 22 ff. • بَيْنَ يَدَيْهِ II 1206 a 34 ff. • κατ' ἔτος jedes Jahr: كُلَّ عَامٍ II 1164 a 32 ff. • καθ' ἑαυτήν: وَحْدَهُ II 2213 b 23 ff. • κατὰ βραχύ: يَسِيرًا II 967 a 2 ff.

καταβαίνω herabsteigen: نَزَلَ II 916 a 17 ff.; 1206 a 22 ff.

καταγλισχραίνω τι etw. klebrig machen: لَزَّجَ c. acc. r.: II 533 b 32 ff. • καταγλισχραίνομαι: تَزَيَّدَ لُزُوجَةً II 537 b 35 ff.

κατάγνυμαι zerbrochen werden: كُسُورٌ II 346 b 33 ff.

κατάγω τινά j-n hinabführen: أَحْدَرَ c. acc. p.: II 1370 b 2 ff. • أَنْزَلَ c. acc. p.: II 406 b 32 ff.

καταδέω τι etw. festbinden: لَفَّ c. acc. r.: II 932 a 1 ff.

καταδικάζω τινά j-n verurteilen: قَضَى c. ʿalā p.: II 1620 b 40 ff. • καταδικάζομαι verurteilt werden: لَزِمَهُ الحُكْمُ II 550 b 2 ff.

καταθύμιος φίλος intimer Freund: صَدِيقٌ II 2262 a 43 ff.

κατακάμπτω τι εἴς τι etw. zu etw. umbiegen: حَنَى (i) c. acc. r. et fa-…: II 1976 b 40 ff.

τὸ κατάκαυμα Verbrennung, Verbrühung: حَرْقُ الماءِ الحَارِّ II 419 a 16 ff.

κατάκειμαι daliegen: اِسْتَلْقَى II 1239 b 34 ff.; 38 ff. • أَلْقَى نَفْسَهُ II 1176

a 36 ff. • κατάκειμαι ἐπί τι sich auf etw. niederlegen: نَزَلَ c. fī r.: II 1483 b 13 ff.
κατακλίνομαι sich lagern: إِسْتَلْقَى II 1204 b 39 ff. • إِنْضَجَعَ II 491 a 20 ff. • جَثَمَ II 2166 b 22 ff.
ἡ κατάκλισις Liegestellung: الإِسْتِلْقَاءُ II 1229 a 25 ff.
ὁ κατακολυμβητής Taucher: الغَوَّاصُ II 2236 b 30 ff.
κατακρίνομαι ἐπὶ θανάτῳ zum Tode verurteilt sein: إِسْتَجْنَى المَوْتَ II 1179 a 15 ff.
κατακυριεύω absolut herrschen: جَارَ (u): II 462 a 9 ff.
καταλαμβάνω τι etw. ergreifen: نَشِبَ c. bi- r.: II 2241 a 13 ff. • καταλαμβάνομαί τινα j-n antreffen, finden: وَجَدَ c. acc. p.: II 1239 b 27 ff.
καταλείπω τινά j-n zurücklassen: تَرَكَ c. acc. p.: II 543 a 15 ff.; 2242 a 45 ff. • وَدَعَ c. acc. p.: II 2202 a 14 ff. • καταλείπομαι zurückbleiben: أَقَامَ حَيْثُ مَا كَانَ II 2036 a 30 ff.
ἡ κατάληψις Muskelstarre, Starrsucht (→ WGAÜ S I 528): الجُمُودُ II 1968 a 11 ff.
κατάλληλος entsprechend, passend: المِقْدَارُ II 632 a 13 ff.
τὰ καταμήνια Menstruation: الطَّمْثُ II 157 a 21 ff.; 1470 a 31 ff.; 1755 b 11 ff.; 17 ff.; 2211 a 6 ff.
καταντλέω τι etw. überschütten: صَبَّ c. ʿalā r.: II 346 b 33 ff.
τὸ κατάντλημα Begießung: إِذَا صُبَّ المَاءُ II, 4 p. XV.
καταπίμελος sehr fett: سَمِينٌ جِدًّا II 1242 b 5 ff.
καταπίνω τι etw. hinunterschlucken: مَضَغَ c. acc. r.: II 809 b 20 ff.
καταπίπτω herabfallen, -stürzen: تَسَاقَطَ II 640 b 32 ff.
τὸ κατάπλασμα Pflaster, Umschlag: الضِّمَادُ II 277 a 16 ff.; 1483 b 37 ff.
καταπλάσσω e. Pflaster, e-n Umschlag machen (→ WGAÜ S I 530 f.): ضَمَّدَ II 368 a 21 ff.; 590 b 26 ff.; 1968 b 33 ff.; 2091 b 10 ff. • أَلْزَمَ c. acc. r.: II 557 b 45 ff.; 560 b 41 ff. • καταπλάσσομαι: تُضَمَّدُ بِهِ II 541 a 23 f.; 546 b 20 ff.; 589 a 40 ff.; 590 b 41 ff.; 1484 a 13 ff.; 1489 b 38 ff.; 1787 b 41 ff.; 1925 b 34 ff. • καταπλάττω τινά τινι j-n mit etw. bestreichen, beschmieren: لَطَّخَ c. acc. r. et bi- r.: II 448 b 8 ff. = 686 b 20 ff.
καταπλήττω einschüchtern, erschrecken: هَوَّلَ II 2262 a 43 ff.

καταποντίζω τινά j-n ertränken : غَرَّقَ c. acc. p. : II 215 a 10 f.

τὸ καταπότιον Pille : الحَبُّ II 2091 a 22 ff.

καταπραΰνω τι etw. abmildern, besänftigen : لَاشَى c. acc. r. : II 640 a 17 ff.

ἡ κατάρα Verwünschung, Fluch : اللَّعْنَةُ II 861 a 25 ff. ; 31 ff. ; 862 b 13 ff.

καταράομαί τινα j-n verfluchen : لَعَنَ c. acc. p. : II 853 a 31 ff. ; 37 ff. ; 855 a 11 ff. ; 856 b 3 ff. • κατηραμένος verflucht : مَلْعُونٌ II 869 a 14 ff. • اللَّعْنَةُ عَلَيْهِ II 862 a 14 ff.

καταρρέω herabfließen : سَالَ (i) c. ʿalā : II 688 b 28 ff. • اِنْهَرَقَ II 513 b 12.

καταρρήγνυμαι herabfallen : اِنْصَبَّ II 937 a 17 ff.

ὁ κατάρρος Herabfluß, Schnupfen : النَّزْلَةُ II 809 b 13 ff.

κατασκευάζω τι etw. herstellen, zubereiten : عَمِلَ c. acc. r. : II 543 b 38 ff. ; 2207 b 20 ff. • أَفَادَ c. acc. r. : II 702 b 29 ff. = 1850 a 29 ff.

ἡ κατασκήνωσις Nest : الوَكْرُ II 7 b 13 ff.

ὁ κατάσκοπος Kundschafter, Späher : المُتَفَقِّدُ II 807 b 44 ff.

κατάσσομαι zerbrechlich sein : كَانَ له قِشْرٌ يَابِسٌ II 1750 a 8 ff.

ἡ κατάστασις Zustand : الحَالَةُ II 2090 b 36 ff. • ἡ λοιμικὴ κατάστασις : وَقْتُ الوَبَاءِ II 2242 a 22 ff.

καταστέλλω τι etw. niederhalten : قَطَعَ وَمَنَعَ c. acc. r. : II 30 a 5 ff. • τὰ κατ= εσταλμένα : المُنْخَفِضَةُ II 682 a 26 ff.

τὸ κατάστημα Zustand, Wesen : الشَّكْلُ II 2003 a 27.

κατατετραίνω τι etw. durchbohren : ثَقَبَ فِيهِ II 542 b 4 ff.

κατατίθημί τι etw. niederlegen, aufstellen : وَضَعَ c. acc. r. : II 2235 a 29 ff.

κατατρίβομαι zerrieben, abgenutzt werden : عَرَضَ له الاِنْسِحَاقُ II 1634 b 42 ff. • سَبَقَ إليه التَّمْزِيقُ II 1626 b 4 ff.

καταφαίνομαι sich zeigen : رَأَيْتُ شَيْئًا II 520 a 39 ff.

ἡ κατάφασις Bejahung : الإِيجَابُ II 556 a 23 ff. ; 995 b 5 ff. ; 999 a 17 ff.

καταφεύγω ἐπί τινα zu j-m seine Zuflucht nehmen : لَجَأَ c. ilā p. : II 2172 a 45 ff. • καταφεύγω εἴς τι : لَجَأَ c. ilā r. : II 231 a 28 ff. • تَحَوَّلَ وَالْتَجَأَ إِلَى مَوْضِعٍ II 2176 b 10 ff.

καταφέρομαι in Tiefschlaf versunken sein (→ WGAÜ S I 534): καταφερόμενος
مَسْبُوتٌ II 1968 b 42 ff.

ἡ καταφορά Tiefschlaf: السُّبَاتُ II 1968 b 8 ff. = 2123 b 32.

καταφρονέω τινός etw. geringachten: اِسْتَخَفَّ c. bi-r.: II 2202 a 22 ff.

ἡ καταφυγή Zufluchtsort: المَلْجَأُ II 2173 a 4 ff.; 8 ff.

καταφύομαί τινι in etw. eingewachsen sein: اِلْتَحَمَ واتَّصَلَ بِهِ II 2201 a 12 ff.

καταχρίω τι etw. einschmieren: لَطَّخَ c. acc. r.: II 687 a 17 ff.; 20 ff.; 26 ff.;
b 31 ff.; 35 ff. • صَيَّرَ c. acc. r.: II 693 a 25 ff. • καταχρίομαι: تَلَطَّخَ
II 692 b 30 ff. • لِطَاخٌ II 2213 b 43 ff.

ἡ κατάψυξις Abkühlung, Unterkühlung: البَرْدُ II 593 b 14 ff.; 2204 b 40 ff.

καταψύχομαι abgekühlt sein (→ GALex II 172, nr. 1.2.2): بَرَدَ II 1847 a 31 ff.

κατεργάζομαί τι etw. ausüben, vollbringen: فَعَلَ II 1980 b 43 ff.

κατέρχομαι εἴς τι auf etw. herabkommen: مَالَ (i) c. ilā r.: II 2233 a 14 ff.

κατεσθίω τι etw. aufessen: أَكَلَ c. acc. r.: II 1754 b 9 ff. • قَطَعَ c. acc. r.: II
686 b 16 ff.

κατέχω τι etw. festhalten: لُزُومُ شَيْءٍ II 565 a 44 ff.

κατηγορέω anklagen: شَكَى II 1373 b 1.

ἡ κατηγορία Begriff, Bezeichnung: اللَقَبُ II 1054 a 33 ff. • αἱ κατηγορίαι:
المَقُولَاتُ I 503 a 6 ff.

κάτοπτος gründlich gebrannt: مُحْتَرِقٌ II 2213 b 34 ff. • كَأَنَّ فيه أَثَرَ تَلْوِيحِ النَارِ
II 1723 a 5 ff.

κατορύττω τινά j-n begraben: دَفَنَ c. acc. p.: II 2181 b 16 ff.

ἡ κατοχή Muskelstarre, Starrsucht (→ WGAÜ S I 539): الإِبْطَاءُ II 538 b 19 ff.

κάτοχος (Adj.) von d. Starrsucht befallen: قاطوخُس وهو الجُمُودُ II 1968 b 7.

κάτω (Adv.) unten, nach unten: مِنَ النَاحِيَةِ السُّفْلَى II 1206 a 29 ff. • ἡ κάτω
γένυς Unterkiefer: اللَحْيُ الأَسْفَلُ II 406 b 28 f.; 32 ff.; 681 b 21 ff.

κάτωθεν (Adv.) von unten: إِلَى أَسْفَلَ II 1145 b 11 ff.

κατωτέρω (Adv., Kompar. zu κάτω): تَحْتَ شَيْءٍ II 664 a 37 ff.

ὁ καυλός Stamm, Stengel (→ WGAÜ 337): السَاقُ II 668 b 1 ff.; II 1376 b 2 ff.;
1749 b 19 ff. • العُودُ II 165 a 39 f. • ὁ καυλὸς τῆς κύστεως: عُنُقُ المَثَانَةِ

II 669 a 1 ff.

τὸ καῦμα Brand, Hitze: الإلتهاب II 1484 a 19 ff.; 24 ff. • ἐν τοῖς ὑπὸ κύνα καύμασιν في زمان طلوع الكلب الجبّار II 2164 b 23 ff.

καυματώδης erhitzend: مُلْهِب II 1485 b 1 ff.

ἡ καῦσις Ἀραβική Kauterisierung: الكيّ العربيّ I 476 a 38.

ὁ καῦσος Brand, Hitze: الإلتهاب II 1484 a 10 ff. • καύσου ποιητικός: مُلْهِب II 1485 a 43 ff.

ὁ καῦσος Brennfieber: حمّى لهبة تسمّى قوسوس II 1470 a 20 ff. • الحمّى الملتهبة التي تدعى بالرومية قوسوس II 1490 a 30 ff. • الحمّى المحرقة II 574 a 22.

καυσόω τι etw. entzünden, verbrennen: ὁ καυσούμενος στόμαχος entzündeter Magen: المعدة الملتهبة II 1489 b 38 ff.; 1484 a 13 ff. • στοιχεῖα καυσούμενα λυθήσεται: الأسطقسات إذ تحترق تنحلّ Ep. Petr. II 3,10.

ὁ καυστήρ Brennröhre (vgl. Kunitzsch Almagest nr. 640): اللهيب من لسان النار II 638 b 12 ff. • طرف اللهب من لسان النار II 1465 b 11 f. • الذي على طرف اللهيب II 1479 b 44 f.

καυστός verbrannt: محترق II 17 a 11 ff.

καυσώδης verbrennend, erhitzend: ألهب (IV): II 1454 b 15 ff. • ὁ καυσώδης πυρετός: الحمّى اللهبيّة II 726 a 12 ff.; 1470 b 44 ff.; 2247 a 26 • الحمّى اللهبة II 1470 a 31 ff. • الحمّى المحرقة II 193 a 13 ff.; 1476 b 7 f.

ὁ καύσων Brand, Hitze: اللهيب II 539 a 7 ff. = 1476 a 33 ff.

καυχάομαι ἔν τινι sich e-r Sache rühmen: افتخر بشيء II 2161 a 14 f.

τὸ καύχημα Ruhm: الفخر II 1981 a 12 ff.

ἡ κεδρέα Zedernharz, Zedernöl (→ WGAÜ S III 261 f.): القطران II 2123 b 28 ff.

ἡ κεδρία id. (→ WGAÜ S I 543): القطران II 448 b 37 ff.; 688 a 26 ff.; 2214 b 7 ff.

κεῖμαι liegen: κείμενος: مُلْقًى II 1234 a 36 ff.; 1235 b 40 ff.; 45 ff. = 2210 a 14 ff.; 2209 b 4 ff.

κείρω τι etw. abschneiden, scheren: قطع c. acc. r.: II 2192 a 7 ff.

κελεύω befehlen: أمر II 2150 b 41 ff.

τὸ κέλυφος Hülle, Schale: القشرة II 135 a 11 ff.

ὁ κενεών d. Unterleib, die Weichen: المُعَطَّلُ II 930 b 40 ff.

κενόω τι etw. entleeren: نَفَضَ c. acc. r.: II, 4 p. XII; 279 a 4 ff. • اِسْتَفْرَغَ c. acc. r.: II 554 b 27 ff.

κεντάω stechen: لَذَعَ II 516 a 41 ff.

κεντέω id. (→ WGAÜ S I 545): لَدَغَ II 447 b 1 ff.

τὸ κέντρον Stachel, Sporn: الحُمَةُ II 452 a 43 ff.; 586 b 29 ff.; 2205 a 39 ff. • الإِبْرَةُ II 7 b 16 f.; I 522 a 5 f. • المِخْلَبُ II 2227 a 35 ff.

τὸ κέντρον Mittelpunkt: المَرْكَزُ II 1900 b 17 ff.

κεντρωτός stechwütig: لَدَّاغٌ II 451 a 21 ff.

κεραμεοῦς tönern, irden: فَخَّارٌ II 927 a 20 ff.

κεραμικός id.: مِنْ خَزَفٍ II, 4 p. XVIII.

τὸ κεράμιον irdenes Gefäß: إِناءٌ مِنْ فَخَّارٍ II 1167 a 45 ff.

τὸ κέρας Horn, Geweih: القَرْنُ II 205 b 23 ff.; 847 b 24 ff. = 2221 a 34 ff.; 1050 a 2 ff.; 1164 a 32 ff.; 37 ff.; 2077 b 33 ff.

ὁ κεράστης Hornviper: المُقَرَّنَةُ II 404 b 41 f. • اللَّحْيانِيَّةُ II 420 b 36 ff.

τὸ κεράτιον kleines Horn: القَرْنُ II 952 b 22 ff. = 1926 a 6 ff.

κερατῖτις (Adj.) gehörnt: ἡ κερατῖτις μήκων: الخَشْخاشُ البَرِّيُّ ... ولَقَبُ القَرْنِيِّ II 1050 a 2 ff.

ἡ κερκίς d. kleine Knochen am Ellbogen: الزَّنْدُ II 1236 a 27 ff.

ἡ κέρκος Schwanz (→ WGAÜ S I 550): الذَّنَبُ II 405 a 1; 1895 a 41 ff.

κεφαλαλγέω Kopfschmerzen haben: (Part.) οἱ κεφαλαλγέοντες: أَصْحابُ الصُّداعِ II 161 b 11 ff.; 1969 a 8 ff.

ἡ κεφαλαλγία Kopfschmerzen: الصُّداعُ II 1968 b 43 ff.; 1969 a 4 ff. • تَغَيُّرُ العَقْلِ II 1410 a 38 ff.

ἡ κεφαλή Kopf: الرَّأْسُ II 404 b 43 ff.; 406 b 5 ff.; 414 b 8 ff.; 541 b 1 ff.; 553 a 5 ff.; 668 b 30 ff.; 944 a 25 f.; 1446 a 45 ff.; 1969 a 18 ff.; 1971 a 3 ff.; 1973 b 23 ff.; 2151 a 40 f.; 2187 a 7 ff.; 2201 a 1 ff.; 2250 a 6 ff. • τὴν κεφαλὴν ἀλγέειν: الصُّداعُ II 1976 a 33 ff. • οὐκ ἔχει ποῦ τὴν κεφαλὴν κλίνῃ: لَيْسَ لَهُ مَأْوًى II 8 a 7 f.

ἡ κεφαλική Vena cephalica: القِيفالُ I 544 b 30.

τὸ κεφάλιον Köpfchen: الرَّأْسُ II 683 a 22 ff.

κεφαλωτός mit e-m Kopf versehen: πράσον κεφαλωτόν: الكُرَّاثُ الشَّأْمِيُّ I 557 a 20.

ἡ κηκίς Gallapfel (→ WGAÜS I 552): العَفْصُ II 359 b 24 ff.; 419 a 11 ff.; 560 b 41 ff.; 1600 b 14 ff.

κηλέω τινά τινι j-n durch etw. besänftigen: أَخَذَ بِحَظِّهِ II 1607 a 17 ff.

κηπαῖος zum Garten gehörend, kultiviert: بُسْتَانِيٌّ I 560 a 30 f.; II 1587 b 22 ff.; 1655 a 25 ff.

ἡ κήρ Tod: τὸν θάνατον κῆρα καλοῦσιν οἱ ποιηταί: أَنَّ الشُّعَرَاءَ يُسَمُّونَ المَوْتَ بِاسْمِ الشَّمْعِ II 914 b 43 ff.

τὸ κηρίον böser Grind: الشِّيرِينَجُ II, 4 p. XII.

ὁ κηρός Wachs: المُومُ II 1088 b 40 ff.

ὁ κῆρυξ Trompetenmuschel: قِيرُوقَاس II 1930 b 26 ff.

ἡ κηρωτή Wachssalbe (→ WGAÜS I 554 f.): القِيرُوطِي II 95 a 25 ff.; 2134 b 1 ff. • الدُّهْنُ II 1490 a 14 ff.; 1925 b 30 ff. • المَرْهَمُ II, 4 p. XIX; 537 a 4 ff.; 560 b 36 ff. = 665 a 21 ff.; 2091 b 6 ff.

κητώδης e-m Walfisch ähnelnd: الحَيَوَانُ البَحْرِيُّ العَظِيمُ الجُثَّةِ II 1206 a 27 ff.

ἡ κιθάρα Zither, Laute (→ WGAÜS III 267): الكَيْثَارَةُ I 481 b 42 • آلَةُ المَلَاهِي II 1605 b 15 ff.

ἡ κιθαριστική Lautenspiel: الضَّرْبُ بِالعُودِ II 391 b 10 ff.

ἡ κιθαρῳδία Gesang zur Laute: الزَّمْرُ والرَّقْصُ II 391 b 10 ff.

ἡ κιμβεία Geiz: التَّرَادِي II 63 b 3 ff.

ἡ κιμωλία (sc. γῆ) e. Art weißer Ton: الطِّينُ المُسَمَّى قِيمُولِيا II 1845 b 8 ff.

ὁ κίναιδος (passiver) Päderast: إِسْتِرْخَاء II 2106 a 38 ff.

τὸ κιννάμωμον Zimt: الدَّارَصِينِيُّ II 687 a 24 ff.; 2134 a 26 ff.

ἡ κινάρα Artischocke: البَقَّمُ II 2177 a 5 ff.

ὁ κίνδυνος Gefahr: الشِّدَّةُ II 505 a 9 ff. • κίνδυνος ἐκτρῶσαι: لَمْ يُؤْمَنْ عليها أَنْ تُسْقِطَ II 246 b 3 ff. • πρὸ τῶν κινδύνων: إِذَا كَادَ يَتَوَرَّطُهَا II, 4 p. XIII.

κινδυνώδης gefahrvoll: ذُو خَطَرٍ II 1968 a 15 ff.

κινέω τι etw. bewegen, treiben, anregen: حَرَّكَ c. acc. r.: II 724 a 9 ff.;

1230 b 7 ff.; 1983 b 17 ff.; 2122 a 19 ff.; 2189 a 27 ff. • سَاطَ (u) c. acc. r.: II 158 a 25 ff. • κινέω τὰ καταμήνια: أَدَرَّ الطَّمْثَ 1755 b 11 ff.; 17 ff. • μὴ κινεῖν τὸν ὀργιζόμενον: لا تُلاجِ الغَضْبَانَ II 212 a 36 ff. • (Passiv) κινέομαι: تَحَرَّكَ I 442 b 40; II 929 b 22 ff.; 1167 b 16 ff.; 1222 b 15 ff.; 1710 a 20 ff.; 1900 b 17 ff.; 1973 b 21 ff.; 23 ff.; 2036 a 29 ff.; 2122 b 38 ff. • اِنْقَلَبَ II 1794 a 45 ff. • τὸ ἅπτεσθαι καὶ τὸ κινεῖσθαι: اللَّمْسُ والتَّحْرِيكُ II 1378 b 4 ff.

ἡ κίνησις Bewegung: الحَرَكَةُ I 502 a 24 f.; b 20 ff.; 579 a 8 f.; 581 b 45; II 26 b 37 f.; 104 b 26 ff.; 31 ff.; 427 b 23 ff.; 501 b 8 ff.; 593 b 21 ff.; 1221 a 4 ff.; 1454 b 24 ff.; 1794 a 42 ff.; 1796 a 28 ff.; 2003 a 11 ff. • κίνησις τοῦ διαφανοῦς: مُحَرِّكٌ لِلْمُشِفِّ II 1859 b 3 ff.

ἡ κινύρα e. Saiteninstrument: الكِنَّارَةُ I 379 b 45.

ἡ κιονίς (entzündete) Uvula: اللَّهَاةُ II 206 a 35 ff.; 1601 a 20 ff.; 23 ff.; b 41 ff.; 2250 a 6 ff. • العَمُودُ II 1601 a 11.

ἡ κιρσοφθαλμία Pannus: السَّبَلُ II 1095 b 4.

ἡ κίσηρις Bimsstein (→ WGAÜ 347): الفِينَكُ II, 4 p. XVII.

ὁ κίσθος Zistrose (vgl. Dietrich Diosc. Triumph. I 66; → auch κίστος): شَجَرَةُ اللَّاذَنِ II 35 a 32.

κισσοειδής nach Art des Efeu (→ WGAÜ S III 268): شَبِيهٌ بِوَرَقِ النباتِ الذى يُقال له قِسُّوس II 1787 a 11 ff.

ὁ κισσός Efeu: اللَّبْلَابُ II 94 a 37 ff.; 952 b 1 ff. • الشَّجَرُ الذى عليه اللَّاذَنُ II 35 a 36 f.

ὁ κίστος Zistrose (→ auch κίσθος): لِحْيَةُ التَّيْسِ II 417 a 17 ff.

τὸ κίτριον Zitronenbaum (→ WGAÜ S III 268): الأُتْرُجُّ II 2183 b 14 ff.; 2192 a 27 ff.

ὁ κίων Zäpfchen, Uvula (→ auch κιονίς): اللَّهَاةُ II 1600 a 7 ff.; 1601 a 5 ff.

ὁ κλάδος Zweig, Schößling (→ auch ὁ κλών): الغُصْنُ II 456 a 43 f. • العُودُ II 158 a 25 ff. • οἱ κλάδοι: لَوَاحِقُ الشَّجَرِ التى تَنْبُتُ مِنْ أُصُولِهِ II 2183 b 14 ff.

κλαίω weinen: بَكَى II 1979 b 26 ff.

κλάομαι (intrans.) zerbrochen, gekrümmt sein: اِنْعَرَجَ II 1794 a 42 ff.

ἡ κλείς Schloß: القُفْلُ II 1628 b 40 ff.

ὁ κλέπτης Dieb : السارِقُ II 1857 a 23 ff. • اللِصُّ II 649 a 1 ff.

κλέπτω τι etw. stehlen : سَرَقَ (i) c. acc. r. : II 888 b 40 ff.; 2001 b 29 ff. • نالَ (a) c. acc. r.: II 649 a 1 ff.

ἡ κληΐς (jon. für κλείς) Schlüsselbein : التَّرْقُوَةُ II 406 a 44 ff.

κληρονομέω τι etw. erben : وَرِثَ c. acc. r.: II 2144 b 1 ff. • وُرُوثٌ II 2144 a 45 ff.

ἡ κληρονομία das Erbe : المُوَرَّثُ II 2460.

ὁ κλῆρος Los : القُرْعَةُ II 1163 b 20 ff.

ὁ κλίβανος Ofen : التَّنُّورُ II 1458 a 14 ff.

ἡ κλίνη Liege, Bett : السَّرِيرُ II 550 b 31 ff.

ὁ κλινόπους Fuß des Bettgestells : العَضُدُ II 449 a 36 ff. (vgl. Ullmann Lexikographie 272; WGAÜ S I 624).

κλίνω τι etw. neigen, beugen : οὐκ ἔχει ποῦ τὴν κεφαλὴν κλίνῃ : ليسَ لهُ أينَ يَميلُ رأسَهُ II 1971 a 3 ff. • لَيْسَ له مَأْوًى II 8 a 7 f. • κλίνομαι sich legen, liegen : اِسْتَلْقَى II 1239 b 27 ff.

κλονώδης zittrig : مُرْتَعِشٌ II 1968 b 9 ff.

ὁ κλών Zweig : القَضِيبُ II 2125 b 7 ff. • العُودُ II 683 a 16 ff.

τὸ κλωνίον kleiner Zweig : الحُزْمَةُ II, 4 p. XVII.

ὁ κνησμός Jucken : الحِكَّةُ II 490 a 31 ff.; 1362 b 26 ff.; 2213 b 35 ff. • التَّهَيُّجُ والدَّغْدَغَةُ II 1977 a 6 ff. • الوَجَعُ II 515 b 3 ff.

ἡ κνίδη Brennessel : القُرَيْصُ II 2134 b 11 ff.

ἡ κοιλία Bauch, Bauchhöhle, Magen : البَطْنُ II, 4 p. XII; 161 a 19 ff.; 32 ff.; 246 b 3 ff.; 459 b 2 ff. = 2125 b 26 ff.; 516 a 11 ff.; 668 b 44 ff.; 847 a 44 ff.; 1454 b 15 ff.; 1485 a 41 ff.; 1930 b 26 ff.; 1981 a 20 ff.; 2077 b 41 ff.; 2086 b 29 ff.; 2090 b 36 ff.; 42 ff.; 2091 a 13 ff.; 17 ff.; 2100 a 28 ff.; 2127 b 29 ff.; 2133 a 13 ff.; 2141 a 18 ff.; 2241 b 41 ff. • المَعِدَةُ II 516 b 7 ff.; 1476 a 25 ff.; 1484 a 19 ff.; 1978 a 29 ff. • τὴν κοιλίαν λύει : لَيَّنَ الطَّبِيعَةَ II 2091 a 38 ff.

κοιλιακός an Bauchschmerzen, Durchfall leidend : مَنْ به اسْتِطْلَاقُ البَطْنِ II 2076 b 4 ff.

τὸ κοῖλον (als Subst.), Plur. τὰ κοῖλα Bauchhöhle : البَطْنُ II 455 b 17 ff. = 459 b 11 ff.

τὸ κοιλόντερον → κωλέντερον.

κοῖλος hohl : عَمِيقٌ II 359 b 3 ff. ; 541 a 15 ff. ; 633 a 4 ff. • غائِرٌ II 682 a 36 ff. ; 2217 a 24 ff. • مُجَوَّفٌ II, 4 p. XIX.

κοιμάομαι schlafen, sich schlafen legen : نَامَ II 21 a 41 f. = 26 b 33 ff. = 2035 a 13 ff. • رَبَضَ II 2166 b 19 ff. • اِسْتَلْقَى II 1229 b 3 ff.

κοινῇ (Adv.) gemeinsam, im allgemeinen : مُشْتَرِكٌ II 1050 a 9 ff.

κοινός gemeinsam, allgemein; unrein : عَامِّيٌّ II 2003 a 8 ff. • يَعُمُّ النَّاسَ II 2035 b 30 ff. • مُشْتَرِكٌ II 1970 a 31 ff. • اِشْتَرَكَ II 724 a 1 ff. ; 1048 a 40 ff. • نَجِسٌ II 1270 a 12 ff. ; 15 ff.

ἡ κοινότης Gemeinsamkeit : γνῶσις φαινομένων κοινοτήτων : مَعْرِفَةُ جُمَلٍ ظَاهِرَةٍ II 1010 a 22 ff.

ἡ κοινωνία Gemeinsamkeit, Vereinigung : المُشَارَكَةُ II 499 a 25 ff. • اِلْتِيَامٌ واتِّصَالٌ II 1834 a 28 ff.

ἡ κοίτη Lager, Bettstatt : الفَرْشَةُ II 1483 b 13 ff. • الفِرَاشُ II 2122 b 18 ff.

κόκκινος scharlachrot, karmesinrot (→ WGAÜ S I 569) : مُعَصْفَرٌ II 142 b 6 f.

ὁ κόκκος Kern : الحَبَّةُ II 1787 b 10 ff. • ὁ κόκκος κνίδιος Daphne Gnidium : الكَرْمَدَانَةُ I 562 b 1 • ὁ καρυοφύλλου κόκκος : كَبْشُ القَرَنْفُلِ I 541 a 21 f. • ἡ κόκκος βαφική Kermesschildlaus (→ WGAÜ S I 570) : القِرْمِزُ II 1242 b 31.

ἡ κοκκυμηλέα Pflaumenbaum : الإِجَّاصُ II 206 a 34 ff.

ὁ κόκκυξ Kuckuck : كوحكس II 502 b 38 ff.

κολάζω züchtigen, strafen : عَاقَبَ II 40 a 14 ff.

κολαφίζω τινά j-n ohrfeigen, mißhandeln : قَرَعَ c. acc. p. : II 741 b 40 ff. • قَمَعَ c. acc. p. : II 2199 a 44 ff.

κολλάω τι etw. zusammenkleben : أَلْصَقَ c. acc. r. : II 353 a 19 f. = 534 b 18 ff. ; 2210 b 24 ff. • أَلْزَقَ c. acc. r. : II 541 a 15 ff. ; 23 f. ; 542 b 29 ff. • أَلْحَمَ c. acc. r. : II 343 a 10 ff. ; 14 ff. • κολλάομαι : اِلْتَزَقَ II 543 a 15.

ἡ κόλλη Leim; Verklebung : الغِرَاءُ اللاَّصِقُ II 668 a 6 ff. • الإِلْصَاقُ II 368 b 22 ff. = 666 b 14 ff.

ἡ κόλλησις Verklebung: الإِلْزاقُ II 546 b 16 ff. • الاِلْتِزاقُ II 2186 b 30 ff.; 2187 b 3 ff. = 2201 b 39 ff.

κολλητικός verklebend: مُلْزِقٌ II 541 a 36 ff.; 41 ff.; 547 b 38 ff.; 2134 a 37 • مُلْصِقٌ II 165 a 22 ff. • مُلْحِمٌ II 373 b 6 ff. • مُدْمِلٌ II 95 a 17 ff. • لَصَّاقٌ II 2211 b 20 ff.

κολλώδης klebrig: لَزِجٌ II 535 a 33 ff.; 536 a 10 ff.; b 19 ff.

κολοβός verkürzt, verstümmelt: مُتَلَزِّزٌ bzw. مُنَكَّبٌ II 2199 b 39 ff. bzw. 2200 a 1.

ἡ κολοκυνθίς Koloquinte (→ WGAÜ S I 575): الحَنْظَلُ II 1786 a 12 ff.

ὁ κόλπος Fistel, Hohlgeschwür: النَّاصُورُ الغائِرُ II 541 a 36 ff.; الجِراحَةُ العَمِيقَةُ II 541 a 27 f.

αἱ κολυμβάδες ἐλαῖαι in Salzwasser eingelegte Oliven (→ WGAÜ S III 274): زَيْتُونُ الماءِ II 363 b 45 ff.

ἡ κολυμβήθρα Teich: البِرْكَةُ II 1167 b 16 ff.

οἱ κομῆται die Schweifsterne: الكَواكِبُ ذَواتُ الذَّوائِبِ I 580 b 43.

τὸ κόμμι Gummi, Harz: الصَّمْغُ II 173 a 13 ff.; 1458 b 5 ff.; 1749 a 41 ff.; 2178 a 43 ff.; 2211 a 33 f.

κονδυλώδης knotig, ausgebeult: مُضَرَّسٌ II 528 b 6 ff.

ἡ κονία Lauge: ماءُ الرَّمادِ II 2154 a 18 ff.

ἡ κόνις Staub: الغُبارُ II 1600 a 45 ff.

ἡ κονίς Läuseei, Nisse: الصُّؤابَةُ II 687 b 13 ff.; 692 b 30 ff.

ἡ κόνισις Einstäuben: اللَّطْخُ II 689 b 15 ff.

τὸ κοντάριον Speer: الكَنْدَرَةُ I 378 b 27.

τὰ κόπρια Mist, Unrat: الكُناسَةُ I 385 a 25. 31.

ἡ κόπρος Kot, Mist: الزِّبْلُ II 9 b 30 ff.; 688 b 24 ff.; 28 ff.; 2178 a 32 ff.

κόπτω τι etw. zerstoßen: دَقَّ c. acc. r.: II 1752 b 15 ff.; 1795 a 40 ff.; 45 ff.

ὁ κόραξ Rabe: العَقْعَقُ II 1857 a 23 ff.

ἡ κόρη Mädchen: الكُورَةُ I 432 b 5.

ἡ κόρη Pupille (→ WGAÜ S I 582): الصَّبِيُّ II 2217 a 11 ff.

ὁ [ἡ] Κόρινθος Korinth: قُورِنثُوس II 1028 a 45 ff.

τὸ κόριον Koriander : الكُزْبُرَةُ II 1490 a 1 ff. • τὸ ἔνυγρον κόριον : كُزْبُرَةُ البِئْرِ I 564 b 5 f.

ἡ κόρυζα Schnupfen : الزُّكَامُ II 809 b 13 ff.

ἡ κορυφή Gipfel, Scheitel : الرَّأْسُ المُحَدَّدُ II 2201 a 6 ff. • κρανίου κορυφή : وَسَطُ الرَّأْسِ II 1926 a 26 ff.

τὸ κόσκινον Sieb : المُنْخُلُ II 1845 b 11 ff.

κοσμέω schmücken (→ WGAÜ S I 584 f.) : زَيَّنَ وزَخْرَفَ II 1001 b 16 ff.

ὁ κόσμος Schmuck : الزِّينَةُ II 1980 b 19 ff.

ὁ κόσμος Welt, Universum : العَالَمُ I 563 a 34 ff. = II 19 a 26 ff. ; II 71 a 31 ff. ; 1222 b 39 ff. • الأَفْلَاكُ والكواكِبُ II 387 a 34 ff. • ἄνθρωπος μικρὸς κόσμος : الإِنْسانُ ... لُقِّبَ العَالَمَ الصَغِيرَ II 1048 b 7 ff.

ἡ κοτυληδών Zotte an der Eihaut : أَفْوَاهُ العُرُوقِ II 1483 b 25 ff.

κοῦφος leicht : خَفِيفٌ II 2126 a 5 ff. ; 22 ff. ; 26 f. ; 2127 a 34 ff. • (Adv.) : ἕψε κούφως : أَغْلِهِ بنارٍ لَيِّنَةٍ II 2122 a 17 f. ; 19 ff. • (Superl.) κουφότατος أَخَفُّ II 733 a 5 ff.

ἡ κουφότης Leichtigkeit : ἡ βάρους ἢ κουφότητος : ثَقِيلَةً كانَتْ أَوْ خَفِيفَةً I 581 a 35 f.

ὁ κόχλαξ kleiner Stein, Kiesel : الحَصَى II 161 a 33 ff.

τὸ κοχλιάριον Löffel : المِلْعَقَةُ II 847 b 18 ff. ; 24 ff. ; 27 ff. ; 2221 a 38 ff.

ὁ κοχλίας Schnecke mit gewundenem Gehäuse (→ WGAÜ S I 587) : قوخلياس II 539 a 18 f. • الصَدَفُ II 812 b 6 f.

ἡ κράμβη Kohl (→ WGAÜ S I 588 ; S III 279 f.) : الكَرَنْبُ I 150 a 45 ; 562 b 21 f. ; 25 ; 28 ; II 2154 a 18 ff. ; 2200 b 34 ff. = 2210 b 29 ff. ; 2250 a 6 ff.

τὸ κρανίον Hirnschale, Schädel : الرَّأْسُ II 1748 b 34 ff. = 2254 a 27 f. • κρανίου κορυφή : وَسَطُ الرَّأْسِ II 1926 a 26 ff.

ὁ κρανοκολάπτης e. Giftspinne : قرنوقولفطيس I 522 a 5 f.

ἡ κρᾶσις Mischung, Temperament : المِزَاجُ II 360 a 27 ff. ; 535 a 11 ff. ; 538 b 2 ff. ; 1857 b 13 ff. ; 2152 a 44 ff. ; 2178 b 23 ff. • الامْتِزَاجُ II 667 a 26 ff.

κρατέω τι (bzw. τινά) etw. (bzw. j-n) festhalten, beherrschen : أَمْسَكَ c. acc. r. (p.) : II 205 b 8 ff. ; 593 a 18 ff. ; 1811 b 20 ff. • أَخَذَ c. acc. r. : II 635 a 32 ff. • أَلْصَقَ c. acc. r. : II 660 b 30 f. • ἡ φύσις τὴν φύσιν κρατεῖ :

إنَّ الطَّبيعةَ تُلْزِمُ الطبيعةَ والطبيعةُ تَقْهَرُ الطبيعةَ II 558 a 4 ff.

κρατέω τινός id.: لَزِمَ c. acc. r.: II 552 b 20 ff. • قَدَرَ أنْ يَقْهَرَهُ ويَغْلِبَهُ II 446 b 29 ff. • أحَبَّ c. acc. r.: II 603 b 12 ff.

ὁ κρατήρ Mischkrug: الإجّانة II 693 a 25 ff.

κρατύνω τι etw. stärken, kräftigen: شَدَّ c. acc. r. II 163 a 4 ff.; 205 b 11 ff.

κρατύς stark, kräftig: Superl. κράτιστος: أقْوى [Elat.] II 1411 b 34 ff. • أنْفَع I 577 a 30 f.

τὸ κρέας Fleisch: اللَّحْمُ II 349 a 9 ff.; 355 b 18 ff.; 356 a 32 ff.; 360 b 37 ff.; 361 b 25 ff.; 483 b 38 ff.; 2184 b 24 f.

ἡ κρεηφαγίη Fleischgenuß: تَنَاوُلُ اللَّحْمِ II 360 a 25 ff.

κρέμαμαι aufgehängt sein (→ WGAÜ S I 592): عُلِّقَ II 540 a 36 ff.; 1600 a 14.

κρεώδης fleischig: لَحِمٌ II 365 a 12 ff.

ὁ κρημνός Abgrund: الوادي II 1180 b 8 ff.

κρηναῖος aus d. Quelle stammend: τὰ κρηναῖα (sc. ὕδατα): البَحْرُ II 1221 a 11 ff.

ἡ κριθή Gerste: الشَّعِيرُ I 569 a 22.

κρίθινος aus Gerste bestehend: τὸ κρίθινον ἄλευρον: دَقيقُ الشَّعِيرِ II 557 b 45.

κριθώδης id.: ἡ κριθώδης πτισάνη: كِشْكُ الشَّعِيرِ I 569 a 18 f.

τὸ κρίμνον grobes Schrot von Gerste, Dinkel usw.: الدَّشِيشُ II, 4 p. XVI.

κριμνώδης schrotartig: شَبِيهٌ بِدَشِيشِ الطَّحِينِ II, 4 p. XVI.

κρίνω urteilen, richten: حَكَمَ II 40 a 14 ff.; 499 b 12 ff. • فَحَصَ c. ʿan r.: II 29 b 44 ff. • κριθῆναι: البُحْرانُ II 573 b 23 ff.

ὁ κριός Widder: الكَبْشُ II 361 b 2 ff.

ἡ κρίσις Beurteilung: الحُكْمُ II 1387 b 33 ff. • السِبارُ II 1383 a 1 ff. = 1387 b 16 ff.

ὁ κροκόδειλος Krokodil: التِّمْساحُ II 686 b 15 ff. • ὁ χερσαῖος κροκόδειλος Schleuderschwanz (→ WGAÜ 369): الحِرْذَوْنُ II 1850 a 33 ff.

ὁ κρόκος Safran: الزَّعْفَرانُ II 2134 a 30 ff.; 2164 b 44 ff.

ἡ κροκύς Wollflocke, Holzsplitter: الزِئْبِرُ II 1093 a 12 ff.

τὸ κρόμυον Zwiebel (→ WGAÜ S I 597): البَصَلُ II 1968 b 29 ff.

οἱ κρόταφοι die Schläfen: الصُّدْغانِ II 682 a 36 ff.; 2217 a 23 ff. • الأصْداغُ II 2217 a 1 ff.

ὁ κρότος Lärm, Getöse: التصفيق II 479 b 16 f.

κτείνω τινά j-n töten: قتل c. acc. p.: II 95 a 10 ff.; 841 a 30 ff.; 1752 a 9 f.

ἡ κτῆσις Erwerb: الإحراز II 1385 a 2 ff.

ὁ κτήν innerer Augenwinkel: οἱ κτένες: المأقان اللذان يليان الأنف II 365 a 12 ff.

ὁ κύαθος e. Hohlmaß (→ WGAÜ S I 600): قواثوس II 847 b 18 ff. • أوقية II 842 a 40 ff. • ملعقة II 847 b 34 ff.; 37 ff.; 848 a 21 ff.

ὁ κύαμος Bohne (→ WGAÜ 370 f.): الباقلاء II 1748 a 24 ff.

κυάνεος bzw. κυανοῦς schwarzblau, dunkelfarbig: يحكي إلى السواد I 550 a 10 • لون اللازورد II 36 a 2 f. • لازوردي II 37 a 36 f.

κυανίζω schwarzblau sein: (Part.) κυανίζων: لازوردي II 37 a 39 f.; 67 • أخضر II 516 b 1 ff.

κυανός (Adj.) schwarzblau, dunkelfarbig: لازوردي II 37 b 39 ff. • ليلنجي II 2069 a 26 ff.

ὁ [ἡ] κύανος (Subst.) Lapislazuli; Kupferkarbonat; Indigo: الليلنج II 2068 b 13 ff. • قوانس II 2069 a 10 ff.

ὁ κυβερνήτης Steuermann: الملاح II 211 b 22 ff. = 216 b 29 ff. = 1715 a 8.

κυβεύω würfeln: لعب بالنرد II 783 b 4 ff.

κυβικός würfelförmig: مكعب I 570 b 45.

ὁ κύβος Würfel: المكعب I 570 b 43 • لعب الشطرنج II 805 a 7 ff. • لعب بالنرد I 570 b 15 f. = II 783 a 44 ff.

τὸ κυδώνιον (sc. μῆλον) Quitte: السفرجل II 7 a 33 f.; 1483 b 37 ff.; 2130 b 43 ff.

κυέω schwanger, trächtig sein o. werden: ὁ κυούμενος Foetus, Embryo: الجنين II 945 a 21 ff.

τὸ κύημα Foetus, Embryo: الحمل II 490 a 25 ff. • المحمول II 549 a 17 ff.; 1146 b 35 ff. • الجسد II 1834 a 24 ff.

τὸ κύημα Sproß, Blütenstand: اللب II 2154 a 18 ff. • القلب II 2154 a 23.

ἡ κύθρα (ionisch) Topf, Krug (vgl. ἡ χύτρα WGAÜ S II 714): القدر II 542 b 4 ff.

κυκλέομαι e-n Kreis bilden; herumgewirbelt werden: اضطرب والتف II 935 b 28 ff.

κυκλικῶς (Adv.) kreisförmig: إِسْتِدَارِيٌّ II 1167 b 16 ff.

ὁ κύκλος Kreis, Ring: الدائِرَةُ II 1976 b 40 ff. • الدَّوْرُ II 321 a 2 ff. • الفَلَكُ II 168 b 14 ff. • ἐν κύκλῳ: كَمَا يَدُورُ II 672 a 40 ff. • مَا حَوْلَهُ II 584 a 35 ff. • مَلْفُوفٌ عَلَيْهِ II 954 a 30 ff.

ἡ κυκλοφορία Kreisbewegung: الحَرَكَةُ دَوْرًا II 1976 b 39 ff.

κυλινδέομαι ὑπό τινος von etw. gedreht werden: إِسْتَدَارَ مِنْ إِدَارَةِ شَيْءٍ II 657 a 20 ff. • κυλινδέομαι κατά τι sich in etw. wälzen: تَلَوَّثَ c. fī r.: II 2252 a 34 ff.

ἡ κύλισις Rollen: حَرَكَةٌ مُتَقَلِّبَةٌ II 1796 a 28 ff.

ὁ κυλισμός Rollen, sich Wälzen: التَّلَوُّثُ II 1668 a 13 ff.

τὸ κύμβαλον Zimbel: الصَّنْجُ II 1971 b 25 ff.

τὸ κύμινον Kümmel: الكَمُّونُ I 578 a 36 – b 16.

τὸ κυνήγιον Jagd: الصَّيْدُ II 2001 b 16 ff.

ὁ κυνικός der Hundeartige (Bez. des Diogenes): الكَلْبِيُّ I 313 a 7 • ὁ σπασμὸς κυνικός Facialislähmung: اللَّقْوَةُ II 1135 b 14 f.; 1137 a 3 ff.

τὸ κυνόγαλον (alchem. Deckname): لَبَنُ الكَلْبَةِ II 164 b 8.

τὸ κυνόγλωσσον Großer Wegerich: لِسَانُ الكَلْبِ I 573 b 29; II 635 b 45 f.; 637 a 37 ff.

τὸ κυνόδηκτον durch Hundebiß verursachte Wunde: عَضَّةُ الكَلْبِ II 636 a 24.

οἱ κυνοραισταί Hundezecken: القِرْدَانُ الكَلْبِيَّةُ I 574 b 4 f.

ἡ [ὁ] κυνόσβατος Heckenrose: عُلَّيْقُ الكَلْبِ I 573 b 12.

κυνώδης hündisch: ἡ κυνώδης ὄρεξις: الشَّهْوَةُ الكَلْبِيَّةُ I 574 a 40.

ὁ κύπερος Zypergras, wilder Galgant: السُّعْدُ II 2204 b 40 ff.

κύπριος aus Zypern stammend: قُبْرُسِيٌّ II 543 b 38 ff.

ἡ Κύπρις d. Göttin der Liebe, Aphrodite: العِشْقُ II 32 b 13 ff.

κυρηναῖος aus der Cyrenaica stammend: ὁ κυρηναῖος ὀπός Silphium (→ WGAÜ 467; S III 363): الحِلْتِيتُ II 1601 b 1 ff.

ἡ κυριακή (sc. ἡμέρα) Sonntag: الكُرْكِيُّ I 136 a 38.

κυριεύω (absol.) herrschen: تَسَلَّطَ II 1448 b 12 ff.

ὁ κύριος (Subst.) Herr: الرَّبُّ I 571 b 44 f. = II 1980 a 34 ff.; II 4 a 43 f.;

54 b 11 ff.; 855 a 10 ff.; 1578 a 1 ff.; 1982 a 39 ff.; 2023 a 40 ff. • أَللّٰهُ II 862 a 14 ff.

κύριος (Adj.) hauptsächlich: مُحَقَّقٌ II 916 b 2 ff. • (Adv.) κυρίως: صَحِيحٌ II 2160 a 31 ff. • (Superl.) κυριώτατος: رَئِيسِيٌّ II 359 a 34 ff.

κυρτός gebogen, konvex (→ WGAÜ S I 608): مُحَدَّبٌ II 2226 a 39 ff.

ὁ κύσθος Pudendum mulieris: الكُسُّ I 167 b 39.

ὁ κυσός id.: الكُسُّ I 167 b 39.

ἡ κύστις Harnblase: المَثَانَةُ II 343 a 5 ff.; 363 b 39 ff.; 367 a 35 ff.; 573 b 12 ff.; 669 a 1 ff.; 1470 a 24 ff.; 1483 b 29 ff.; 1976 b 34 ff. • مَا يُدِرُّ البَوْلَ II 2091 a 38 ff.

κύω schwanger sein: (Part.) κύουσα: حَامِلٌ II 157 a 20 ff.

ὁ κύων Hund: الكَلْبُ II 97 b 4 ff.; 496 a 29 ff.; 635 a 32 ff.; 802 b 23 ff.; 810 b 35 ff.; 1176 a 19 ff.; 1668 a 13 ff. • κυνὸς ὄρχις Knabenkraut: خُصَى الكَلْبِ I 573 a 36 • ἐν τοῖς ὑπὸ κύνα καύμασιν: فِي زَمَانِ طُلُوعِ كَلْبِ الجَبَّارِ II 2164 b 23 ff. (vgl. Kunitzsch Sternnomenklatur nr. 140; WKAS I 309 b 43 ff.).

ἡ κύων Hündin: الكَلْبَةُ II 97 b 5 ff.; 163 b 42 ff. = 687 b 31 ff. • τὸ τῆς κυνὸς γάλα: لَبَنُ الكَلْبِ II 686 b 41 ff.

τὸ κωλέντερον (bzw. κωλοέντερον bzw. κοιλόντερον) Leerdarm, Eingeweide: المِعَاءُ II 1904 a 22 ff.

κωλικός den Grimmdarm betreffend: القُولَنْجُ II 847 b 24 ff. = 2221 a 35 ff.

τὰ κωλόβαθρα Stelzen: الأَكْبَالُ I 541 b 18.

κωλύω τι etw. hindern: مَنَعَ c. أَنْ: II 1941 a 44 ff.

κωμικός zur Komödie gehörend: κωμικὰ προσωπεῖα: وُجْهُ الكُرَّجِ I 558 a 8.

τὸ κωνάριον (Demin.) kleiner Kegel, Zapfen; Hypophyse (Glandula pituitaria, → WGAÜ S I 612): الصَّنَوْبَرَةُ II 954 a 20 ff.

τὸ κώνειον Schierling: مِكْنَسَةُ الأَنْدَرِ I 386 b 20.

ὁ [ἡ] κώνωψ Mücke, Stechmücke: البَعُوضُ II 587 a 13 f.

κωφός taub, stumm: أَخْرَسُ II 229 b 6 f.

ἡ λαβή Griff: المِقْبَضُ II 690 b 2 ff.

λάβρος heftig, stark: شَدِيدٌ II 1483 b 8 ff.
ὁ λαγός Hase: الأَرْنَبُ II 1056 a 14 f.
ὁ λαγωός id.: الأَرْنَبُ II 168 a 21 ff.; 362 a 1 ff.; 687 b 35 ff.
τὸ λάδανον Gummiharz von Cistus: اللَاذَنُ II 35 a 17. 26. 35; 2093 a 9 ff.
ἡ λακάνη Schüssel: اللَقَنُ II 1131 a 43.
ὁ λάκκος Wasserloch, Grube: الجُبُّ II 2236 b 22 ff.
λαλέω reden, schwatzen: تَكَلَّمَ II 1931 b 32 ff. = 2461; 1975 a 39 f. • نَطَقَ II 914 a 22 ff.; 1971 b 23 ff. • قَالَ II 1222 a 4 ff. • لَفَظَ II 992 b 17 ff.
λάλος geschwätzig: λάλος ἄνθρωπος: صَاحِبُ الطَرْمَذَةِ II 2206 b 7 ff.
λαμβάνω τι etw. nehmen, ergreifen: أَخَذَ c. acc. r.: II 573 a 15 f.; 590 a 43 ff.; 847 a 44 ff.; b 37 ff.; 927 a 18 ff.; 1795 a 45 ff.; 2011 a 3 ff.; 2225 a 22 ff. • قَبِلَ c. acc. r.: II 1844 b 40 ff. • تَنَاوَلَ c. acc. r.: II 1390 a 5 ff. • أَدْرَكَ c. acc. r.: II 1689 a 5 ff. • عَمَدَ c. ilā r.: II 2183 b 18 ff. • شَرِبَ c. acc. r.: II 96 b 29 ff.; 2196 b 3 ff. • أَخْرَجَ c. acc. r.: II 448 b 13 ff. = 590 a 43 ff. • صَادَ (i) c. acc. r.: II 1206 a 27 ff. • عَمِلَ c. acc. r.: II 844 b 31 ff. • لَزِمَ c. acc. r.: II 550 a 15 ff. • قَصَّ c. acc. r.: II 416 b 8 ff. • اِسْتَعْمَلَ c. acc. r.: II 845 b 17 ff. • χρῶμα λαμβάνει: حَسُنَ لَوْنُهُ II 1850 a 25 ff. • λαμβάνω τινά τινι j-m etw. antun: ῥαπίσμασιν αὐτὸν ἔλαβον: يَأْخُذُونَهُ بِاللَطْمِ II 2216 a 17 ff.
λαμβδοειδής in d. Form des Buchstabens Lambda: τὸ λαμβδοειδὲς ὀστοῦν: العَظْمُ الشَبِيهُ بِاللَامِ II 1822 b 27 ff. • ἡ λαμβδοειδὴς ῥαφή: الدَرْزُ اللَامِيُّ II 1825 b 11 f. • الدَرْزُ الشَبِيهُ بِاللَامِ II 1822 b 16 ff.; 22 ff.
ἡ λαμπάς Leuchter, Lampe: المِصْبَاحُ II 19 a 14 ff. • السِرَاجُ II 2019 b 22 ff.
τὸ λαμπρόν Glanz: الصَفَاءُ والنَقَاءُ واللَمَاعَةُ II 1417 a 11 ff.
λαμπυρίζω wie e. Glühwürmchen leuchten (→ WGAÜ S I 617): لَمَعَ II 1411 b 34 ff.
λάμπω leuchten, glänzen: لَمَعَ II 1398 b 42 ff.; 45 f.; 1410 a 45 ff.
ἡ λαμψάνη Ackersenf: اللَبْسَانُ II 144 b 18 ff.
λανθάνω verborgen sein: خَفِيَ II 1446 a 43 ff. • نُسِيَ II 1975 a 41 ff.
ὁ λαός Volk: الشَعْبُ II 854 a 8 ff.; 2166 b 26 ff.
τὸ λάπαθον Ampfer: اللَبَاصَةُ II 150 a 13.

λαπαρός leer: خالٍ II 1010 a 30 ff.

ὁ λάρυγξ Kehlkopf, Gurgel (→ WGAÜS I 618): الحَنْجَرَةُ II 1600 a 45 ff.; 2186 a 30 ff. • الحَلْقُ II 416 b 22 ff. • γλῶττα λάρυγγος: لِسانُ المِزْمارِ II 633 b 23.

λάσιος dicht behaart: وَافِرٌ كَثِيفٌ II 409 b 21 ff.

τὸ λάχανον Gartenkraut, Gemüse: البَقْلُ II 693 b 35 ff. • أَصْنافُ الحُمّاضِ II 2091 a 13 ff.

ἡ λαψάνη Ackersenf: اللَّبْسانُ II 144 b 18 ff.

ἡ λέαινα Löwin: اللَّبُوَةُ II 97 b 12 ff.; 2156 a 3 ff. (vgl. Ullmann BzaG p. 339 nr. 34).

λεαίνω τι etw. glätten, erweichen: سَحَقَ c. acc. r.: II 2091 a 22 ff.

λέγω sagen, reden: قالَ I 571 b 44 f.; II 4 a 43; 70 b 21 ff.; 554 b 7 ff.; 555 b 10 ff.; 657 a 15 ff.; 741 b 41 ff.; 744 a 1 ff.; 785 b 26 ff.; 888 b 40 ff.; 890 a 16 ff.; 916 a 15 ff.; 1000 a 45 ff.; 1100 a 7 ff.; 1214 b 33 ff. et passim • وَصَفَ II 428 b 35 f.; 2001 b 5 ff. • ذَكَرَ II 734 a 24 ff. • لَقَّبَ II 1048 b 18 ff. • لَخَّصَ II 427 a 20 f. • اِدَّعَى II 1620 a 13 ff. • أَوْهَمَ II 502 a 12 ff. • القَوْلُ II 31 b 16 ff.; 511 b 6 ff. 1689 a 11 ff.; 2001 a 32 ff. • الكَلامُ II 1576 a 19 ff.; 2002 b 35 ff. • الجَوابُ II 1971 a 1 ff. • τὰ λεγόμενα: المَعْنَى II 427 a 42 ff.

τὸ λειμώνιον Widerstoß, Wiesengrasnelke (→ WGAÜS I 620): لِيمُونِيُون II 1381 a 44 = 2076 a 42 ff.

λεῖος glatt, weich, sanft: لَيِّنٌ II 2122 b 38 ff.; 2127 a 14 ff.; 17 ff. • طَرِيٌّ لَيِّنٌ II 2125 b 12 ff. • أَمْلَسُ II 412 a 25 ff.; 519 b 28 ff.; 2127 a 34 ff. • مَعَهُ مَلاسَةٌ II 538 a 33 ff. = 2105 b 32 ff. • إذا سُحِقَ II 359 b 24 ff. • بَعْدَ سَحْقِهِ II 363 b 45 ff. • مَسْحُوقٌ II 589 a 40 ff. • دُقَّ نَاعِمًا II 541 a 29 ff. • (Kompar.) λειότερος: أَشَدُّ مَلاسَةً II 717 b 44 ff. • أَلْيَنُ وأَمْلَسُ II 2129 b 37 ff.

ἡ λειότης Glätte, Weichheit: اللِّينُ II 1857 b 3 ff. = 2108 b 19 ff.

λειόω τι etw. glätten, erweichen: سَحَقَ c. acc. r.: II 95 a 25 ff. • شَدَخَ c. acc. r.: II 452 a 32 ff.

λειποθυμέω ohnmächtig werden: عَرَضَ اخْتِلاطُ العَقْلِ II 663 a 24 ff.

ἡ λειπυρία (bzw. λιπυρία) Bez. e-s bösartigen intermittierenden Fiebers: لِيفُورِيَا II 634 b 45 = 1999 b 10 ff.

λείπω lassen, zurücklassen: Pass. λείπομαι: بَقِيَ I 502 b 20 ff.

λείχω lecken: لَحِسَ II 291 b 41 ff. • لَحِسَ ولَطَعَ II 291 b 4 f.

ἡ λεκάνη Schüssel (→ auch λακάνη): اللَقَنُ II 1131 a 43; b 12 ff.; 17 ff.; 22 ff.; 31 ff.; 2235 a 29 ff. • اللكَنُ II 1262 b 22 ff.

ἡ λέκιθος Eigelb: النُطْفَةُ II 1811 b 31 ff.

ἡ λέξις Ausdrucksweise: اللَفْظُ II 1000 b 1 ff.; 1001 b 33 ff.; 1003 a 40 f. • اللَفْظُ والمَقالَةُ II 999 a 23 f.; 26 ff. • اللَفْظَةُ II 1010 a 13 f.

ὁ λεόπαρδος Leopard: البَبْرُ II 97 b 8 ff.

ἡ λεπίς Schale, Schuppe: الصَفِيحَةُ II 1930 a 44 ff. • القِشْرُ II 2118 b 41 ff.

τὰ λεπρικά (sc. μαλάγματα) für d. Aussatz geeignete Medikamente: المَرَاهِمُ المُلَائِمَةُ لِلْجَرَبِ II 1841 b 21 ff.

τὸ λεπτοκάρυον Haselnuß: البُنْدُقُ II 1750 a 8 ff. • الجِلَّوْزُ II 449 a 36 ff. (vgl. WGAÜ S I 624 und Ullmann Lexikographie 272).

ἡ λεπτομέρεια Kleinteiligkeit, Feinheit: اللَطَافَةُ II 544 a 1 ff.; 717 b 25 ff.; 717 b 36 ff.

λεπτομερής kleinteilig, fein: لَطِيفُ الأَجْزَاءِ II 724 a 3 ff. • لَطِيفٌ II 448 b 20 ff.; 2093 a 9 ff. • (Superl.) λεπτομερέστατος: فِي غَايَةِ اللَطَافَةِ II 718 a 4 ff. • (Subst.) τὸ λεπτομερές: اللَطَافَةُ II 2198 a 3 ff.

λεπτοποιέω τι etw. verdünnen: لَطَّفَ c. acc. r.: II 701 b 34 ff.

λεπτός klein, fein, dünn: لَطِيفٌ II 516 a 42 ff.; 724 b 38 ff.; 725 a 30 ff.; b 9 ff.; 726 a 5 ff.; 12 ff.; 728 a 27 ff.; 1470 b 44 ff. • رَقِيقٌ II 132 b 19 ff.; 406 a 41 ff.; 513 a 34 ff.; 1710 a 16 ff.; 1834 a 26 ff.; 1852 b 21 ff.; 2106 a 21 ff.; 2119 a 45 ff.; 2126 a 5 ff.; 8 ff. • دَقِيقٌ II 428 b 45 ff.; 709 b 10 ff.; 1895 a 42 ff.; 2236 b 9 ff. • لَيِّنٌ II 658 b 10 ff. • أَلْطَفُ II 732 b 41 ff. • لَهُ لَطَافَةٌ II 717 a 24 ff.; 720 a 3 ff. • بَالِغٌ فِي اللَطَافَةِ II 718 b 38 ff.; 719 a 3 ff. • τὸ λεπτὸν ἔντερον Dünndarm: الدَقِيقُ II 951 b 41 • مِعًى طَوِيلٌ مُلْتَفٌّ ويُعْرَفُ بالدُقَاقِ II 957 b 15 f. • (Kompar.) λεπτότερος: أَلْطَفُ II 732 b 1 ff.; 6 ff.; 15 ff.; 18 ff. • أَدَقُّ II 2076 b 1 ff. • (Superl.) λεπτότατος : أَرْطَبُ II 162 b 41 ff. • أَرَقُّ II 1073 a 26 ff. • أَرَقُّ وأَلْطَفُ II 162 b 13 f. • رَقِيقٌ لَطِيفٌ جِدًّا II 725 b 23 ff. • لِدِقَّةٍ فِي الغَايَةِ مِنَ اللَّطَافَةِ II 719 a 8 ff. • διὰ λεπτοτάτων φλεβῶν : لِدِقَّةِ ولُطْفِ العُرُوقِ II 709 b 8 f.

ἡ λεπτότης Feinheit, Kleinheit, Dünne : اللَّطَافَةُ II 718 b 40 ff. ; 719 b 2 ff. • حَالُ اللُّطْفِ II 710 a 7 f.

λεπτόφλοιος e. dünne Rinde habend (→ WGAÜ S III 298) : رِقَّةُ اللِّحَاءِ II 2192 a 27 ff.

λεπτυντικός verdünnend : مُلَطِّفٌ II 739 a 25 f. ; 32 ff.

λεπτύνω verdünnen, reduzieren : لَطَّفَ II 703 a 25 ff. ; 31 ff. ; 739 b 6 f. • رَقَّقَ II 534 b 34 ff. • λεπτύνομαι abmagern : قَضُفَ II 1221 a 39 ff.

λευκαίνομαι weiß werden (→ WGAÜ S I 626 f.) : اِبْيَضَّ II 584 b 8 ff.

ἡ λεύκανσις Weißfärbung : التَّبْيِيضُ II 2126 a 36 ff.

λευκός weiß : أَبْيَضُ II 535 a 33 ff. ; 536 a 28 ff. ; 687 b 44 f. ; 724 b 38 ff. ; 847 b 34 ff. ; 986 b 33 ff. ; 1401 a 23 ff. ; 1612 a 8 ff. ; 1847 a 21 ff. ; 1852 b 33 ff. ; 1859 b 10 f. ; 12 ff. ; 2161 a 40 ff. • ἡ ἄμπελος λευκή Weiße Rebe : الكَرْمَةُ البَيْضَاءُ I 561 b 41 • ὁ λίβανος λευκός : اللُّبَانُ الأَبْيَضُ II 173 a 19 f. • ὁ λιβανωτὸς λευκός : الكُنْدُرُ الأَبْيَضُ I 553 b 14 • (Kompar.) λευκότερος : أَشَدُّ بَيَاضًا II 2130 b 38 ff. • (Substant.) τὸ λευκόν : البَيَاضُ I 577 b 8 ; II 360 a 35 ff. ; 538 b 2 ff.

ἡ λευκότης weiße Farbe : البَيَاضُ II 1471 b 42 ff. ; 1845 a 24 ff.

ὁ λευκοφλεγματίας (sc. ὕδερος) Bleichsucht (→ WGAÜ S I 628) : الاِسْتِسْقَاءُ الأَحْمَرُ II 367 b 11 f. • الحَبَنُ اللَّحْمِيُّ II 368 a 25 ff.

ἡ λευκόχροια Weißfärbung : بَيَاضُ اللَّوْنِ II 168 b 15 ff.

ὁ λέων Löwe : الأَسَدُ II 97 b 5 ff. ; 234 b 2 ff. = 966 b 44 ff. ; 292 b 9 ff. ; 1123 b 28 ff. ; 2156 a 3 ff. ; 2218 b 27 ff. • اللَّيْثُ II 1960 b 2 ff. ; 2166 b 19 ff. ; 22 ff. ; 26 ff. • ἐκ λέοντος θήλεος : مِنْ لَبُوَّةٍ II 97 b 4 ff. ; 8 ff.

αἱ λεωφόροι (sc. ὁδοί) die Hauptstraßen : τὰς λεωφόρους (mißverstanden iSv. λεοντοφόρους) μὴ βαδίζειν : لا تَمُرَّ بِغِيَاضِ اللُّيُوثِ II 1953 b 44 f. = 2259 a 16 f.

τὸ λήδανον Ladanum : اللَّاذَنُ II 35 a 17.

ληθαργικός schlafsüchtig, an Lethargie leidend: لِيثَرْغُس II 1968 b 8 ff. = 2123 b 32 ff.; 1968 b 33 ff.

ὁ [ἡ] λήθαργος Schlafsucht, Vergeßlichkeit (→ WGAÜ S I 629): لِيثَرْغُس II 1968 a 7 ff.; 15 ff.; b 29 ff.

ἡ λήθη das Vergessen: السُلُوُّ II 2094 a 21 ff.

τὸ ληκύθιον Ölfläschchen: الكِذْيَوْنُ I 90 a 13.

ληρέω faseln: هَذَى هَذَيَانًا II 2259 a 42 ff.

τὸ ληστήριον Räuberbande: اللُصُوصُ II 646 a 18 f.; 20 ff.

ὁ λῃστής Räuber: اللِصْتُ II 654 b 35 f. • اللِصُّ II 644 b 41 ff.; 645 a 2 ff. 646 b 12 ff.; 647 b 28 ff.; 33 ff.; 37 ff.; 1044 b 24 ff.; 1235 b 40 ff.; 2209 b 4 ff. • οἱ λῃσταί: المُتَلَصِّصَةُ (coll.) II 1235 b 45 ff. = 2210 a 14.

λίαν, jon. λίην (Adv.) sehr, gar sehr (→ WGAÜ S I 632 f.): جِدًّا II 513 a 10 ff.; 2064 b 13 ff. • شَدِيدًا II 810 a 22 ff. • كَثِيرًا II 2092 a 23 ff.; 2124 b 34 ff. • μέγας λίην: عَظُمَ II 2216 b 44 ff.

ὁ λίβανος Weihrauch: اللُبَانُ II 172 a 11; 42 ff.; b 21 ff.; 173 a 1 ff.; 13 ff.; b 3 ff. • الكُنْدُرُ I 553 b 3 f.; 8 f.; II 539 b 38 ff.

ἡ λιβανωτίς Libanotis (s. Dietrich Diosc. Triumph. III 70): الإِكْلِيلُ الجَبَلِيُّ I 572 b 5.

ὁ λιβανωτός Weihrauch: اللُبَانُ II 172 b 2 ff.; 38 ff.; 1458 b 27 ff. • الكُنْدُرُ I 553 a 33; b 14; II 1458 b 7 ff.

τὸ λιβυστικόν bzw. λιγυστικόν Liebstöckel: الكَاشِمُ الرُومِيُّ I 569 b 28. 29.

ἡ λιθάργυρος Bleioxyd, Bleiglätte: المُرْدَاسَنْجُ II 688 a 17 ff.; 927 a 18 ff.

ἡ λιθίασις Steinleiden: الحَصَى II 1756 a 38 f. • الحَصَاةُ II 1756 a 34 ff.

λίθινος steinern: ἐν πλαξὶν λιθίναις: فِي أَلْوَاحِ الحِجَارَةِ II 2186 b 35 ff. = 2253 a 20 ff.

ἡ λιθοκόλλα Zement: لِزَاقُ الحَجَرِ II 544 a 31.

ὁ λίθος Stein: الحَجَرُ II 155 b 35 ff.; 448 b 13 ff. = 590 a 43 ff.; 847 b 10 ff.; 1049 a 29 ff.; 1167 b 16 ff.; 1624 a 10 ff.; 2242 a 12 ff. • الحَصَى (n. gen.) II 1854 a 39 ff.; 2131 b 1 ff. • λίθος ὃς οὐ λίθος: الحَجَرُ الذى ليس هو بحجرٍ II 1868 a 45 f. • ὁ Αἰγύπτιος λίθος: الحَجَرُ القِبْطِيُّ II 2126 a 35 •

ὁ Ἀρμενιακὸς λίθος : الحَجَرُ الأَرْمَنِيُّ II, 4 p. XII • ὁ λίθος ὀφίτης :
حَجَرُ الحَيَّةِ II 1969 a 4 ff. • ὁ λίθος σεληνίτης : حَجَرُ القَمَرِ II 10 a 17 ff.

ἡ λιθοτομία Steinschnitt : القَطْعُ II 367 a 35 ff.

αἱ Λίμναι Wassernymphen : مَلَائِكَةُ الأَنْهارِ والبُحَيْراتِ II 55 a 2 f.

ὁ λιμός Hunger : λιμὸν ἐμποιέειν : جَوَّعَ (II) II 350 b 25 ff.

ἡ λινόζωστις Bingelkraut : الحُلْبُوبُ II 2133 b 37 ff.

τὸ λίνον Faden, Schnur : الخَيْطُ II 660 a 2 f. ; 1756 a 14 ff. • الكَتَّانُ II 929 b 45 ff. • خَيْطُ كَتَّانٍ II 1756 a 13 ff.

τὸ λινόσπερμον Leinsamen : بِزْرُ الكَتَّانِ I 546 a 4 ; II 168 a 31 ff.

ἡ λιπαρία Öligkeit, Fettigkeit : الدَسَمُ II 1458 b 12 ff. • الدُهْنِيَّةُ II 2241 a 8 ff.

λιπαρός ölig, fettig : دَسِمٌ II 534 b 16 ff. ; 536 b 19 ff. • لَزِجٌ II 536 b 35 ff. • لازِقٌ II 547 a 41 ff. • لازُوقٌ II 2201 b 25 ff. • لَزِقٌ II 539 b 38 ff. • لَحِيمٌ II 2187 a 13 ff. • زُبْدِيٌّ II 156 b 11 ff. • (Kompar.) λιπαρώτερος : أَدْسَمُ II 534 b 22 ff. • أَلْزَجُ II 539 b 9 ff. ; 14 ff. • (Substant.) τὸ λιπαρόν : الدَسَمُ II 162 b 20 ff. ; 538 b 14 ff. ; 1795 a 38 ff. • αἱ λιπαραί (sc. ἔμπλαστροι) : المَراهِمُ اللَيِّنَةُ II 2121 a 41 ff.

ἡ λιπυρία (für λιποπυρία) Bez. e-s bösartigen intermittierenden Fiebers : لِيفُورِيا II 1999 b 10 ff. • لِيبُورِيا II 2258 b 6 ff.

τὸ λίσσωμα Wirbel : الاِلْتِواءُ II 1926 a 26 ff.

λιτός einfach, schlicht : سَاذِجٌ II 1484 a 3 ff.

τὰ λόβια Bohnen : اللُوبِيا II 1654 b 19 ff. ; 1655 a 25 f.

ὁ λοβός Schote, Hülse (→ WGAÜ 396) : الغِلافُ II 1749 b 19 ff. • اللُوبِيا II 1655 a 30 ff. ; 1656 a 23 ff.

λογίζομαί τι εἴς τι etw. zu etw. rechnen : عَدَّ c. dupl. acc. : II 1978 a 24 ff.

ὁ λογισμός Berechnung, Überlegung : الفِكْرُ II 497 b 37 ff.

τὸ λογιστικόν (sc. μόριον) die Rationalität : الجُزْءُ الفِكْرِيُّ II 77 b 12 ff.

ὁ λογοθέτης Bez. e-s byzantinischen Beamten : اللُغُثِيطُ II 883 a 34.

ὁ λόγος Wort, Rede : القَوْلُ II 141 a 8 ff. ; 231 a 28 ff. ; 388 b 45 f. ; 572 a 37 ff. 572 b 45 ff. ; 888 b 36 ff. ; 999 a 15 ff. ; 1000 a 32 ff. ; 1372 b 19 ff. ; 1501 a 19 ff. ; 1801 b 1 ff. ; 2003 a 11 ff. • الكَلامُ II 409 b 21 ff. ; 558 b 34 ff. ;

601 a 2 ff.; 614 b 34 ff.; 620 a 20 ff.; 634 a 2 ff.; b 10 ff.; 707 b 22 ff. • الكَلِمَة II 20 a 1 f. • اللَفْظُ II 996 a 1 f. • الذِكْرُ II 248 b 41 ff.

ὁ λόγος Verhältnis, Maßstab, Begriff: القِيَاس II 566 a 19 ff.; 975 a 33 • الحَدّ II 1373 b 7 ff. • المَذْهَب II 825 b 4 ff. • τινὸς λόγου nach Art von etw.: على نَحْوِه II 634 b 20 ff. • κατὰ λόγον τινός im Verhältnis zu etw.: مُلَائِمٌ c. li-ʿ.: II 2152 b 28 ff. • κατὰ λόγον γίγνομαι: هَاكَذَا يَجْرِي نَسَقُهُ II 575 a 23 ff. • οὐκ ἔχω λόγον: لَمْ يَكُنْ يَنْبَغِي أَنْ II 1626 a 8 ff.

λοιμικός pestilenzialisch: τὸ λοιμικὸν πάθος: الوَبَاء II 42 b 8 ff. • ἡ λοιμικὴ κατάστασις: وَقْتُ الوَبَاء II 2242 a 22 ff.

λοιμώττω an d. Pest erkrankt sein: مَرِضَ مَرَضَ المَوْتَانِ II 2162 a 5 ff.

λοιπός übrig: سَائِرُهُ II 958 a 25 ff.; 1876 b 1 ff.; 2129 b 44 ff.; 2173 a 4 ff. • τὸ λοιπόν: الذى يَبْقَى بعد ذلك II 278 a 31 ff. = 520 b 3 ff. • الذى يُشْبِهُهُ II 2030 a 38 ff.

λοξός schräg, schief: مِنَ التَوْرِيب II 942 b 1 ff.

τὸ λουκάνικον Wurst: لُقَانِق II 1134 a 20 ff.

ὁ λουτήρ Waschgefäß: البُسْتُوقَة II, 4 p. XVII f.

λοῦφα: ἄρον τὸ καλούμενον παρὰ Σύροις λοῦφα: آرُنْ وهو اللُوف الذى يُسَمِّيه السُرْيَانِيُّونَ لُوفَا II 1787 b 28 ff.

λούω waschen: (Med.) λούομαι sich waschen, sich baden: اِغْتَسَلَ II 931 b 45 ff. • اِسْتَحَمَّ II 1668 a 13 ff.; 2122 b 24 ff. • (Pass.) غُسِلَ II 1044 a 44 ff.

ὁ λόφος Hügel (vgl. ὁ γεώλοφος WGAÜ 179): التَلّ II 2141 a 12 f.

ἡ Λυκαονία Landschaft in Kleinasien: لُوقَانِيَة II 2176 b 10 ff. • λυκαονιστί: لُغَةُ البَلَدِ II 916 a 15 ff.

τὸ λύκιον Bocksdorn, Wegdorn (→ WGAÜ S I 644): الحُضُض II 1458 b 16 ff.

ὁ λύκος Wolf: الذِئْب II 648 b 31 ff.; 1605 b 13 ff.

λυπέω τινά j-n betrüben, kränken: غَمَّ (u) c. acc. p.: II 1576 a 19 ff.; 1940 a 23 ff. • أَحْزَنَ c. acc. p.: II 786 b 6 ff. • λυπέομαι: حَزِنَ II 513 b 12 ff.

ἡ λύπη Betrübnis, Kummer, Gram: الحُزْن II 496 a 33 ff.; 498 b 18 ff.; 24

• الأذى (vgl. GALex I 190 f.) : II 497 b 23 ff.; 37 ff.; 498 b 39 ff.

λυπηρός betrüblich, schmerzlich : مؤذٍ II 501 b 14 f.; 504 a 11 f.; 505 a 38 f. • كريه II 501 b 9 ff. • أحزن (IV) II 2145 b 9 ff.

ἡ λύρα Lyra, Leier : اللورا II 1747 a 38 ff.; 2254 a 20 ff. • اللورا وهي الرباب II 1607 a 12 • المعزف II 2189 a 2 ff. • الطنبور II 386 a 30 ff.

τὸ λύρον Färberreseda, Gelbkraut : ليرون bzw. ليرون II 1969 b 1 ff.

ἡ λυσιτέλεια Nutzen : تليين الطبيعة II 2132 b 45 ff.

λυσσόδηκτος vom tollen Hund gebissen : من عضة الكلب الكلب II 841 a 21 ff.

λυτικός lösend, laxativ : ليّن II 2091 a 17 ff.

λυττάω die Tollwut haben : كلب II 810 b 35 ff.

ἡ λυχνὶς ἡ στεφανωματική Kranzlichtnelke : لخنيس الإكليلية I 300 b 20 f.; II 432 a 42 ff.

ὁ λύχνος Leuchter : السراج II 1472 a 15 ff.; 2241 a 14 ff.

λύω lösen : حلّ (u) II 359 a 40 ff. • λύομαι : انحلّ I 577 a 34 f. = II 105 a 9 ff.; Ep. Petr. II 3, 10 • τὴν κοιλίαν λύει : ليّن الطبيعة II 2091 a 38 ff. • ἔμετος λύει τὴν διάρροιαν : انقطع اختلافه بالقيء II 1221 b 7 ff.

λωβάομαι τὰς παρειάς ohrfeigen : لطم وجهه II 744 b 43 ff.; 745 a 2 ff.

ὁ λωτός Zürgelbaum (→ WGAÜ S I 649) : لوطوس II 1775 a 41 ff.; b 1 ff.; 11 ff. • لوطوس وهو الجندقوق II 1775 b 5 f.

ὁ μάγειρος Koch (→ WGAÜ S I 649 f.) : الطبّاخ II 1483 b 18 ff.

ὁ μαγνήτης λίθος Magnetstein : المغناطيس II 37 b 6 ff.

μαδιγένειος e. glattes Kinn habend (→ WGAÜ S I 650) : منتوف اللحى II 412 b 18 ff.

τὰ μαθήματα Lehren, Wissenschaften : التعاليم II 2174 b 33 ff.; 2463 • ἡ ἐν τοῖς μαθήμασιν ἁρμονική : علم تأليف اللحون التعليمي II 386 b 2 ff.

ἡ μάθησις Lernen, Unterweisung : التعليم II 916 a 45 ff.

μαθητεύω τινά j-n unterrichten : تلمذ c. acc. p. : II 2460.

ὁ μαθητής Schüler : التلميذ II 823 b 45 ff.; 1931 b 34 ff.

μακρόθυμος langmütig : طويل الأناة II 640 a 17 ff.

ἡ μακρολογία das Halten langer Reden : مطيل الكلام II 1632 b 24 ff.

μακρός lang : طويل II 191 b 3 ff.; 406 b 10 f.; 513 a 13 ff.; 938 b 5 ff.; 953 b

35 ff.; 1895 a 41 ff.; 2064 b 13 ff. • حال الطول II 1811 b 27 ff. • ἐν μακροῖσιν πάθεσι: في الأمراض المزمنة II 718 b 39 ff.

Ἀρταξέρξης ὁ μακρόχειρ: أردشير الطويل الباع II 1047 a 11 f.

τὸ μαλάβαθρον e. Stratiotes-Art (?): الساذج II 2131 a 4 ff.

τὸ μάλαγμα Amalgam: الملغم II 901 b 21 • الملغمة II 902 a 9.

τὸ μάλαγμα erweichendes Pflaster (→ WGAÜ S I 656): المرهم, Plur. المراهم II 692 a 19 ff.; 1485 b 5 ff.; 2134 b 1 ff.; 2214 a 3 ff. • المراهم واللصوقات المرخية II 560 b 36 ff. = 665 a 21 ff. • (Plur.) المرهمات II, 4 p. XIX.

ἡ μαλακία Weichlichkeit: اللين II 2100 a 1 ff.

τὰ μαλάκια Zephalopoden, Mollusken: السمك اللين II 2118 b 41 ff.

μαλακόδερμος e. weiche Haut habend: لين القشر II 2119 a 36 ff.

μαλακόθριξ weiches Haar habend: شعره لين II 2120 a 43 f.

μαλακός weich, sanft, zart: لين II 141 a 5 ff.; 459 b 6 ff.; 634 b 10 ff.; 1381 b 25 ff.; 1812 a 15 ff.; 2109 a 25 ff.; 2118 b 43 bis 2127 b 40 ff. • ناعم لين II 2125 a 8 ff. • هادئ لين II 2122 a 23 ff. • لين رخص II 2124 b 36 ff. • لدن II 459 a 13 ff. • ما لان II 2225 b 34 ff. • فيه ليونة II 2118 a 13 f. • οἱ μαλακοὶ τῶν ἰχθύων: السمك اللين القشر II 2119 a 32 ff. • τὸ μαλακὸν ἦθος: لين وتأنيث واسترخاء II 2106 a 5 ff. • (Adv.) εὐδέμεναι μαλακῶς: نام على فرش لينة II 2122 b 24 ff. • (Kompar.) μαλακώτερος: ألين II 2129 b 41 ff.; 44 ff.; 2130 b 20 ff.; 38 ff.; 2131 b 1 ff. • إلى اللين ما هو II 2100 b 4 ff. • ألان (IV) c. acc. r.: II 2094 a 21 ff. • (Superl.) μαλακώτατος: لين جدا II 634 a 5 ff. = 2119 b 30 ff. • في غاية اللين II 2108 b 42 ff. • (Subst.) τὸ μαλακόν: اللين II 2106 a 35 ff. • ما في جوفه II 1754 b 9 ff.

μαλακόσαρκος weiches Fleisch habend: لين اللحم II 350 b 28 ff.; 2119 a 16; 2125 a 43 ff.; 2127 b 23 ff.

μαλακόστρακος eine weiche Schale habend: لين القشر II 2119 a 27 ff. • لين الخزف II 2119 a 41 ff. • لين الجلد II 2119 a 23 ff.

ἡ μαλακότης Weichheit: اللين II 634 a 28 ff. = 2100 b 1 f.; 2100 a 28 ff.;

II 2100 a 37 ff.; 2106 a 9 ff.; 33 ff.; 2109 a 1 ff.; 2141 a 18 ff.

μαλακτικός erweichend: مُلَيِّنٌ II 161 a 19 ff.; 165 a 22 ff.; 1485 a 32 ff.; 2134 a 26 ff.; 30 ff.; 37 ff. • لَيَّنَ c. acc. r.: II 2091 b 14 ff.; 2093 a 6 ff.; 10 ff.; 2132 b 41 ff. • κοιλίας μαλακτικός: يُنْفِضُ البَطْنَ bzw. يُسْهِلُ البَطْنَ II, 4 p. XII.

ἡ μάλαξις (term. t. alchem.) Erweichung: التَّلْيِينُ II 2133 a 43 ff.

μαλάσσω τι etw. erweichen: لَيَّنَ c. acc. r.: II 985 b 27 ff.; 1485 a 41 ff.; 2090 b 32 ff.; 2091 a 13 ff.; 22 ff.; b 10 ff. • (Pass.) μαλάττομαι: لَانَ II 2077 b 35 ff.

ἡ μαλάχη Malve, Käsepappel: الخُبَّازُ II 2093 a 2 ff.

μαλθακός weich, sanft: لَيِّنٌ II 71 a 43 f.; 2120 a 27 ff.; b 25 f.; 39 ff.; 2121 b 40 ff.; 2122 b 18 ff.; 21 ff.; 2126 a 5 ff. • ذُو اللِّينِ II 2100 a 23 ff. • (Kompar.) μαλθακώτερος: لَيِّنٌ II 2127 b 35 ff.

ἡ μαλθακότης Weichheit: اللِّينُ II 350 b 33 ff. = 2100 a 33 ff.

τὸ μαλθακτήριον erweichendes Pflaster: الدَّوَاءُ المُلَيِّنُ II 2134 a 23 ff.

μαλθάσσω erweichen: لَيَّنَ II 2092 a 23 ff. (vgl. Ullmann Aufsätze p. 14).

μάλιστα (Adv.; Superl. zu μάλα) besonders, am meisten: لَا سِيَّمَا II 25 a 21 ff.; 25 ff.; 39 ff.; b 9 ff.; 21 f.; 24 ff.; 1224 b 22 ff.; 1470 a 15 ff.; 1978 b 37 f.; 2091 a 10 ff. • خَاصَّةً II 158 b 9 ff.; 161 a 33 ff.; 191 b 3 ff.; 550 b 2 ff.; 1484 a 3 ff.; 1859 b 6 ff.; 1968 b 38 ff.; 2201 a 6 ff.; 2244 b 36 ff. • بِخَاصَّةٍ II 484 a 24 ff. • رُبَّمَا II 1239 b 38 ff.

μᾶλλον (Adv.; Komp. zu μάλα) mehr, besser usw.: لَا سِيَّمَا II 25 b 6 ff.; 17. • خَاصَّةً II 550 b 33 ff. • أَكْثَرُ II 354 b 7 ff.; 533 b 32 ff.; 543 b 44 ff.; 702 a 16 ff.; b 43 ff.; 1576 a 19 ff.; 2035 a 24 ff.; 2202 b 3 ff. • أَشَدُّ II 427 a 22 ff.; 717 b 44 ff. • أَحْرَى II 2100 a 40 ff.; 2152 a 44 ff. • أَبْلَغُ II 1930 b 41 f. • أَقْرَبُ II 2110 b 30 ff. • أَفْضَلُ II 634 a 21 ff.; 1979 b 7 ff. • بَيِّنًا II 427 a 7 ff.

ὁ μανδραγόρας Alraune: اليَبْرُوحُ II 986 b 23 ff. • اللُّفَّاحُ II 985 a 32 ff.; b 35 ff.

μανθάνω lernen: تَعَلَّمَ II 13 a 9 f.; 992 b 17 ff.; 2234 a 13 ff. • τὸ μανθάνειν: التَّعَلُّمُ II 504 b 35 ff.

μανός locker: رَخْوٌ II 358 b 38 f.

ἡ μανότης lockere Struktur: السَّخَافَةُ II 1857 b 3 ff. = 2108 b 19 ff. • التَّخَلْخُلُ II 565 a 44 ff.

ἡ μαντική (sc. τέχνη) Wahrsagekunst, Divination: العِرَافَةُ II 2259 b 10 ff.

ὁ μάντις Seher, Wahrsager: العَرَّافُ I 417 b 4 f. • المُتَكَهِّنُ II 1983 a 31 ff.

ἡ μάνωσις lockere Struktur: التَّخَلْخُلُ I 548 a 25 f.

ὁ μαρασμώδης (sc. πυρετός) Schwindsucht (→ WGAÜ S I 661): الذُّبُولُ II 1977 b 12 ff.

ὁ μαργαρίτης Perle: اللُّؤْلُؤُ II 46 a 31 ff.; 36 ff. = 1176 a 19 ff.

Μᾶρκος n. pr. viri: مَرْقُوسُ II 1048 b 22 ff.

ἡ μαρμαρυγή Geflimmer: تَكَثُّرُ اللَّمْعِ فِي العَيْنِ II 1410 a 38 ff.

μαρμαρυγώδης flimmernd: شَبِيهٌ بِاللَّمْعِ II 2246 a 14 ff.

μαστιγόω peitschen, geißeln: جَلَدَ (i) II 785 b 20 ff.

ἡ Χία μαστίχη Mastix aus Chios: كِيًّا I 476 b 39 f.

ὁ μαστός Brust, Euter (→ WGAÜ S I 662 f.): الثَّدْيُ II 158 b 3 ff.; 2152 b 28 ff.

μάταιος eitel, nichtig: لا مَعْنًى له II 24 a 33 ff. • رَدِيٌّ II 603 b 26 ff.

μάτην (Adv.) nichtig, umsonst: عَبَثًا II 428 b 37 ff. • بَاطِلًا II 1632 b 24 ff.

ἡ μάχαιρα Messer: السِّكِّينُ II 690 b 2 ff.; 782 a 42 ff.

ἡ μάχη Kampf: الخُصُومَةُ II 640 a 17 ff. • المُبَارَزَةُ II 1260 b 41 ff. • ἐν μάχῃ: إذا لَقِيَ العَدُوَّ II 1960 b 2 ff.

μάχιμος streitsüchtig: طَوِيلُ اللِّسَانِ II 604 b 44 ff.

μάχομαι kämpfen: قَاتَلَ II 1043 b 30 ff.

μεγαλόψυχος von hoher Gesinnung: كَبِيرُ النَّفْسِ II 1975 a 12 ff.; 2001 b 10 f.

μέγας groß: كَبِيرٌ II 95 a 17 ff.; 246 b 5 ff.; 668 b 36 ff.; 687 b 18 ff.; 986 b 35 ff.; 1094 b 10 ff.; 1978 a 24 ff. • عَظِيمٌ II 252 a 29 ff.; 519 b 28 ff.; 1602 a 2 ff.; 1636 b 10 ff.; 1689 a 5 ff.; 1968 b 9 ff.; 1977 b 17 ff.; 2216 b 44 ff. • عَظِيمُ الجُثَّةِ II 446 b 25 ff. • غَلِيظٌ II 657 b 38 ff. • قَوِيٌّ II 1973 b 21 ff. • شَدِيدٌ II 1483 b 13 ff.; 2227 a 35 ff. • وَافِرٌ I 409 b 21 ff.

τὸ μέγεθος Größe: العِظَمُ II 560 b 25 ff.; 587 a 8 ff.; 1859 b 35 ff.; 2011 a

3 ff. • الْمِقْدَارُ II 847 b 37 ff.; 848 a 19 ff.; 1471 b 42 ff.; 1755 b 11 ff.; 17.

μέγιστος (Superl. zu μέγας) größter: أَعْظَمُ II 498 b 18 ff.; 2171 a 7 ff.; 2211 a 7 ff. • عَظِيمٌ II 10 b 18 ff.; 494 b 9 ff.; II, 4 p. XIX • كَبِيرٌ II 2210 b 24 ff. • διὰ τὰς μεγίστας ἡδονάς: لِإِفْرَاطِ اللَّذَّةِ II 498 b 39 ff.

ἡ μέθη Trunkenheit, Rausch: السَّكَرُ bzw. السُّكْرُ II 265 a 34 ff.; 489 a 7 ff.

μεθοδεύω τι etw. verfälschen: غَشَّ c. acc. r.: II 173 a 13 ff.

ἡ μέθοδος Weg, Verfahren: قَصْدُ الطَّرِيقِ II 1010 a 23 ff.

μέθυσος (Adj.) betrunken, berauscht: سَكْرَانُ II 1449 a 1 ff.

μείγνυμαι gemischt werden: خُلِطَ II 497 b 23 ff.; 845 b 22 ff.; 1483 b 37 ff.; 2091 b 6 ff.; 2214 a 3 ff.; II, 4 p. XIX • سُحِقَ II 638 a 34 ff. • وَقَعَ فِي الْأَخْلَاطِ II 692 a 19 ff.; 27 ff.; 1485 b 5 ff.; 1841 b 21 ff.; 2121 a 41 ff.; 2132 b 41 ff. • μιγὲν ῥητίνῃ: مَعَ الرَّاتِينَجِ II 591 a 18 ff.

μείζων (Komp. zu μέγας) größer: أَكْبَرُ I 547 a 26; II 1775 b 1 ff.; 2130 b 38 ff.; II, 4 p. XIX • كَبِيرٌ II 635 b 36 ff.; 1844 b 12 ff. • أَعْظَمُ II 490 b 20 f.; 539 b 9 ff.; 930 b 18 ff.; 1600 b 43 ff.; 1970 b 4 ff.; 2140 b 20 ff. • أَجَلُّ II 889 a 7 ff. • أَجْوَدُ II 1850 a 22 ff. • أَزْيَدُ II 573 b 21 ff.

ὁ μείς Monat: الشَّهْرُ II 321 a 2 ff.

μελαγχολικός zur schwarzen Galle gehörend: ὁ μελαγχολικὸς χυμός: السَّوْدَاءُ II, 4 p. XII.

μελαγχολικός schwermütig, trübsinnig: صَاحِبُ الْمِرَّةِ السَّوْدَاءِ II 1499 b 21 ff. = 2248 a 16.

μελαίνω τι etw. schwarz färben: صَبَغَ c. acc. r.: II 1044 a 41 ff.

τὸ μέλαν Tinte: الْمِدَادُ II 2186 b 33 ff. = 2253 a 18 ff.; 2213 b 43 ff.

μέλας schwarz: أَسْوَدُ I 562 a 5; 577 a 40 ff.; II 528 b 2 ff.; 534 b 25 ff.; 668 a 42 ff.; 693 a 38 ff.; 1221 b 1 ff.; 1723 a 5 ff.; 1786 a 13 ff.; 1859 b 12 ff.; 2137 a 1 ff.; 2259 a 42 ff. • لَوْنُهُ إِلَى السَّوَادِ II 986 b 23 ff. • مُظْلِمٌ II 2069 a 26 ff. • (Komp.) μελάντερος: أَشَدُّ سَوَادًا II 539 b 14 ff.

μελετάω sorgen, sich bestreben: لَهِجَ بِشَيْءٍ II 1496 a 30 ff.

τὸ μέλι Honig: الْعَسَلُ II 206 a 19 ff.; 515 b 11 ff.; 650 a 5 ff.; 686 b 30 ff.; 687 a 20 ff.; b 39 ff.; 691 b 25 ff.; 692 b 30 ff.; 693 a 25 ff.; 841 a 9 ff.;

841 a 34 ff.; 844 b 31 ff.; 1601 a 20 ff.; 23 ff.; 1925 b 34 ff.; 2134 b 11 ff.

μελιηδής honigsüß: لَذِيذٌ II 503 a 13 ff.

ἡ μελικηρίς eine der Bienenwabe gleichende Zyste: الشِّيرِينَجُ II, 4 p. XII.

τὸ μελίκρατον Getränk aus Wasser u. Honig (→ WGAÜ 412 f.): ماءُ العَسَلِ II 1755 b 17 ff.

τὸ μελίλωτον Steinklee: إِكْلِيلُ المَلِكِ II 1088 a 14 ff.

τὸ μελίμηλον Pyrus praecox: مَلِيمِيلا II 1485 a 41 ff.

ἡ μέλισσα bzw. μέλιττα Biene: النَّحْلُ (n.gen.): II 452 a 43 ff.; 479 b 16 f.; 586 b 29 ff.; 589 a 40 ff.; 591 a 33 ff.; 1088 b 40 ff.; 1109 a 11 ff.; 2185 a 24 ff. • الزُّنْبُورُ II 446 b 32 ff.

τὸ μελισσόφυλλον Melisse: اللاَّعِيَةُ II 873 b 16 ff.

μελιταῖος (Adj.) aus Malta stammend(er Hund): بَعْضُ الكِلَابِ II 1576 a 24 ff.

μελίτινος honigsüß: مِنْ عَسَلٍ II 494 b 3 f.

ὁ μελιττουργός Imker: صاحِبُ تَعَاهُدِ العَسَلِ II 689 b 15 ff.

τὸ μελίτωμα Honigkuchen: النَّاطِفُ II, 4 p. XVI.

ἡ μελοποιία Musikkomposition: تَأْلِيفُ اللُّحُونِ II 386 b 5 ff.

τὸ μέλος Glied, Organ: العُضْوُ II 937 a 9 ff.

τὸ μέλος Lied, Ode: اللَّحْنُ II 386 a 1 ff.; 387 b 24 f.; 2254 a 21 ff. • الصَّوْتُ الحُلْوُ II 388 b 5 ff.

μέλω sich sorgen, sich kümmern: αὐτῷ μέλει περὶ ὑμῶν: عَالَ (u) c. acc. p. bzw. عَنِيَ c. bi- p.: II 1171 b 31 ff.

ἡ μελῳδία Gesang: النَّغَمُ II 387 a 19 ff.

μέμφομαί τινα j-n tadeln: ذَمَّ و لَامَ c. acc. p.: II 1805 a 44 ff. • رَجَعَ باللَّوْمِ عليه II 1814 b 12 f.

ἡ μεμψιμοιρία Unzufriedenheit mit s-m Schicksal: اللاَّئِمَةُ II 1838 a 23 ff.

ἡ μέμψις Tadel, Vorwurf: اللَّوْمُ II 1815 a 40 ff.

μέντοι (Adv.) allerdings, freilich: قَدْ II 1010 a 29 ff.

μένω bleiben: لَبِثَ II 99 a 4 ff.; 18 f.; 658 b 6 ff. • ثَبَتَ II 10 b 37 ff.; 1794 a 45 ff. • كانَ قائِمًا ثابِتًا II 1926 b 8 ff. • مَكَثَ II 1618 a 37 ff. • بَقِيَ II 726 a 5 ff. • أَقَامَ II 698 b 23 ff. • ἀπὸ ἐχίδνης ἄδηκτος μένει:

لم تنهشه أفعى II 1787 b 17 ff.

ἡ μέριμνα Sorge: الهمّ II 1171 b 31 ff.

τὸ μέρος Teil, Glied: الجزء II 26 b 37 ff.; 954 a 22 ff.; 999 a 16 ff.; 1011 a 28 ff.; 1054 a 36 ff.; 1377 b 9 ff.; 1859 b 10 f.; 1940 a 6 ff. • الجزئي II 336 a 17 ff. = 555 b 41 ff. • العضو II 359 a 34 ff. • أجزاء العضو II 1378 a 4 ff. • القسم II 1041 b 7 ff. • الجنب II 809 b 4 ff. = 2219 a 33 f. الجانب II 940 a 6 ff.; 2233 a 14 ff. • الموضع II 277 a 15 ff. • الأمر II 1978 a 22 ff. • الشيء II 496 a 3 ff.

τὸ μεσάραιον (sc. δέρμα) Mesenterium, Dünndarmgekröse: الموضع الذي يسمّى مرابض II, 4 p. XI.

μεσονύκτιον (adv.) in d. Mitternacht: نصف الليل II 2023 a 41 ff.

τὸ μέσον (Subst.) die Mitte: الوسط II 665 a 38 ff.; 1748 b 34 ff.; 1926 b 9 ff.; 2235 a 5 ff.; 29 ff.

μέσος (Adj.) mitten, mittlerer: وسط شيء II 668 b 44 ff.; 1926 a 26 ff. • ἐκ μέσης Θρᾴκης: من ثراقي الوسطى II 38 b 33 ff. = 1271 b 36 ff. • διὰ μέσων τῶν παθῶν: بتوسط الانفعالات II 146 a 43 ff. • νυκτῶν ἤδη μέσων: بعد نصف الليل II 2023 a 37 ff. • ἡ μέση φλέψ: الأكحل I 550 b 36.

μετά (Präp. mit Gen.) mit: مع I 563 a 10 f.; II 26 b 27 f.; 95 a 25 ff.; 490 a 25 ff.; 517 a 10 ff.; 525 a 6 ff.; 691 b 25 ff.; 844 b 31 ff.; 1382 b 26 ff.; 1601 a 40 ff.; II, 4 p. XIII • ب II 560 b 41 ff.; 585 a 16 ff.; 687 a 20 ff.; 847 b 24 ff.; 37 ff.; 1483 b 30 ff.; 1787 a 42 ff. • من: συνκατεψηφίσθη μετὰ τῶν ἀποστόλων: أحصي من الرسل II 1163 b 21 ff.

μετά (Präp. mit Akk.) nach, zu: μετὰ ταῦτα: ثمّ II 557 b 45 ff.; 2147 a 7 ff. • μετ᾽ ὀλίγον: بعد مدّة II 513 b 37 ff. • μεθ᾽ ἡμέραν: بالنهار II 2035 a 24 ff. • نهاري II 2035 a 18 f. • μετ᾽ ἐνιαυτόν: في كلّ سنة II 1064 a 41 ff. • μετὰ τὴν ἰσημερίαν في زمان استواء الليل والنهار II 2036 a 14 f.

μεταβάλλω (intrans.) sich verwandeln: تغيّر II 1748 a 31 ff.; 1851 a 22 ff.; 1941 a 34 ff. • المسوخ II 888 b 25 ff.

ἡ μεταβολή Veränderung: التغيّر I 503 a 33 f.; 1851 b 34 ff. • التغاير

II 1847 a 30 ff. • الاِسْتِحالَةُ II 1985 a 17 ff.

μετακινέομαι versetzt werden: اِنْتَقَلَ وزالَ II 98 a 14 ff.

μεταλαμβάνω τινός an etw. Anteil bekommen: πλείονος μεταλαμβάνων ποτοῦ: لا يُرْوَى مِنَ الماءِ بَلْ لا يَزالُ يَشْرَبُ II 1461 a 28 ff.

μεταλλευτός aus d. Bergwerk gefördert: مَعْدِنِيٌّ II 543 b 44 ff.

τὸ μέταλλον Grube, Bergwerk: المَعْدِنُ II 2069 a 10 ff.

ἡ μετάνοια Reue: النَدَمُ II 2181 b 31 ff.

μεταξύ (Präp. mit Gen.) zwischen: بَيْنَ II 362 b 12 ff.; 1386 a 5 ff.; 9 ff.; 1387 b 14 ff.; 1855 a 13 ff. • (subst.) τὸ μεταξύ: ما بَيْنَهُما II 321 a 42 f.

μεταρρυθμίζω τι die Form e-r Sache verändern: قَوَّمَ c. acc. r.: II 1010 a 13 f.

μετάρσιος in d. Höhe gehoben: αἱ μετάρσιαι τοῦ κόσμου συμφωνίαι: نَغَماتُ حَرَكاتِ الأَفْلاكِ والكواكبِ II 387 a 34 ff.

μετατίθημί τι etw. umstellen, versetzen: نَقَلَ c. acc. r.: II 107 b 2 ff. • μετατίθεμαι πρός τι sich auf etw. umstellen: اِنْتَقَلَ إلى شَيْءٍ II 2171 a 7 ff.

μεταφέρω τι etw. übertragen: نَقَلَ II 1054 a 40 ff.

ἡ μεταφορά Übertragung: الاِنْتِقالُ II 887 a 31 ff. • κατὰ μεταφοράν: على طَرِيقِ النَقْلِ II 1387 b 24 ff.

μετέχω τινός an etw. Anteil haben: كانَ مِنْ شَيْءٍ II 1029 a 11 ff. • كانَ بِمَنْزِلَةِ شَيْءٍ II 1620 a 17 ff. • لَهُ شَيْءٌ II 2242 a 8 ff. • فِيهِ شَيْءٌ مِنْ.. II 668 a 6 ff. • ἥκιστα τῆς ὑδατώδους μετέχει: لَيْسَ فِيهِ شَيْءٌ مِنَ المائِيَّةِ II 1972 a 2 ff. • τοῦ ἀγρίου μᾶλλον μετέχοντες ἢ τοῦ ἡμέρου: هُمْ إلى الوَحْشَةِ أَقْرَبُ مِنْهُم إلى اللِينِ والسُكُونِ II 2110 b 30 ff.

ὁ μετεωρισμός Illusion: μετεωρισμὸν ὀφθαλμῶν μὴ δῷς μοι: لا تَجْعَلْ لِي اللَهْوَ بِعَيْنَيَّ II 1578 a 1 ff.

μετέωρος in d. Höhe gehoben: مُشْرِفٌ II 161 b 13 ff. • ἀνασπᾷ τὴν σταφυλὴν εἰς τὰ μετέωρα τοῦ στόματος: اِرْتَفَعَتْ لَهاتُهُ إلى مَوْضِعِها II 2250 a 7.

μετρέω messen: كالَ (i) I 504 a 25 ff.

μέτριος maßvoll, mäßig: ἡ μετρία στῦψις: قِلَّةُ القَبْضِ II 483 b 33 ff. • (Komp.) μετριώτερος: أَلْيَنُ II 2131 b 28 ff. • (Adv.) μετρίως: مُعْتَدِلٌ II 417 a 42 ff.; 2093 a 6 ff.; 10 ff.; 2105 b 32 ff. • بِاعْتِدالٍ II 2247 a 10

• صَبُورًا عَلَيْهِ II 1838 b 17 ff. • قَوِيٌّ II 362 b 30 ff.

τὸ μέτρον Maß: الوَزْنُ II 388 b 29 f.; 1050 a 9 ff.; 1055 b 34 ff. • المِكْيَالُ I 504 a 25 ff.; 508 a 20.

τὸ μετώπιον e. Galbanum enthaltendes Öl: دُهْنٌ يُسَمَّى مَاطُوفِيُون II 1485 a 37.

τὸ μέτωπον Stirn: الجَبْهَةُ II 545 a 9 ff. • الجَبِينُ II 1044 a 45 ff.

μέχρι (Präp. mit Gen.): bis: إِلَى II 406 b 5 ff.; 2036 a 30 ff.; 2130 b 20 ff. • حَتَّى c. gen. r.: II 1618 a 37 ff. • وَحَتَّى II 2195 b 20 ff. • ἐξέρχεται ἡ γλῶττα μέχρι πόρρω: يَخْرُجُ اللِسانُ مِنْ فَمِهِ كَثِيرًا II 633 a 34 ff.

μή (Negation) nicht: لا mit Apok.: II 212 a 36 ff.; 793 b 44 ff. = 2206 a 34 f.; 853 a 31 ff.; 856 b 3 ff.; 887 b 1 f.; 1176 a 19 ff.; 1206 a 22 ff.; 1953 b 44 f.; 2003 a 27; 2092 a 23 ff.; 2206 a 34 f. • لا mit Subj.: II 21 a 41 f. = 26 b 33 = 2035 a 13 ff.; 246 b 7 ff. • لا mit Indik. Imperf.: II 98 a 14 ff.; 1940 a 23 ff. • لا mit Nominalausdruck: II 28 b 43 ff.; 32 b 8 ff. • لَمْ mit Apok.: I 577 a 34 f. = II 105 a 9 ff.; II 270 a 27 f.; 1811 b 31 ff. • لَيْسَ mit Indik. Imperf.: II 1978 b 42 f.; 1979 b 38 ff. • μὴ ὤν: لَيْسَ II 1985 a 11 ff.

μηδέ (Neg.) auch nicht, aber nicht: لا II 46 a 36 ff. = 1176 a 19 ff.; 552 b 25 ff. • μηδ᾽ ὅλως: لَمْ ... أَصْلًا II 2242 a 23 ff. • in korrelierenden Gliedern: γυνὴ μὴ κύουσα μηδὲ τετοκυῖα: كَانَتِ المَرْأَةُ لَيْسَتْ بِحَامِلٍ أَوْ لَمْ تَكُنْ وَلَدَتْ II 157 a 20 ff. • οἶνον μὴ γεύεσθαι ... μηδὲ μεθ᾽ ἡμέραν ... μηδ᾽ αὖ νύκτωρ لا يَشْرَبُ الخَمْرَ أَحَدٌ بِالنَّهارِ ولا بِاللَّيلِ أَيْضًا II 2035 b 34 ff.

μηδείς keiner, niemand; μηδέν nichts: لا يَكُونُ شَيْءٌ II 538 b 6 ff.; 554 b 7 ff.; 565 a 44 ff. • لَمْ يَكُنْ شَيْءٌ II 1626 a 8 ff. • لَيْسَ شَيْءٌ II 1011 a 28 ff.; 1372 b 19 ff.; 1970 a 31 ff. • μηδέν σοί: لا لَكَ II 16 a 38 ff.

μηδέπω noch nie, niemals: لَمْ يَكُنْ ... بَعْدُ II 2242 a 8 ff.; 12 ff.

μηδέτερος keiner von beiden: لَمْ يَكُنْ ولا واحِدٌ مِنْهَا II 2145 b 9 ff.

ἡ Μηδικὴ πόα Luzerne (→ WGAÜ S I 683): القَتُّ الرَّطْبُ II 1748 a 24 ff.

μηκέτι (Adv.) nicht mehr: لَيْسَ II 28 b 3 ff.

τὸ μῆκος Länge: الطُولُ II 11 a 8 ff.; 1847 a 33 ff.; 2011 a 3 ff.

ἡ μήκων Mohn: الخَشْخَاشُ II 1050 a 2 ff.; 1748 a 26 ff.

ἡ μήλη Sonde : المِرْوَدُ II 2134 a 23 ff.

τὸ μῆλον Apfel; Kernfrucht : التُفّاحُ II 2183 b 14 ff. • السَفَرْجَلُ II 928 a 23 ff. • اللُفّاحُ II 986 a 6 ff.; 29 ff.; b 35 ff. • الثَمَرُ II 986 b 25 ff.; 1853 a 19 ff.

μήν (Adv.) fürwahr : أَيْضًا II 1997 b 19 ff.

ὁ μήν Monat (→ auch μείς) : الشَهْرُ II 28 b 13 ff.

ἡ μῆνιγξ Hirnhaut (→ WGAÜ S I 687) : ἡ παχεῖα μῆνιγξ : المِيننجس الغَلِيظُ II 701 b 19 f. • الغِشَاءُ الغَلِيظُ II 954 a 30 ff. • الغِشَاءُ الصُلْبُ II 1822 b 16 ff. • ἡ λεπτὴ μῆνιγξ : الحِجَابُ الرَقِيقُ II 2126 a 8 ff.

μήποτε niemals : لا ... فى وَقْتٍ مِنَ الأَوْقَاتِ II 21 b 33 ff.

μηρυκάζω wiederkäuen : اِجْتَرَّ II 407 a 1 ff.

μήτε und nicht : لا II 1632 b 24 ff. • لَيْسَ II 1978 b 37 ff. • im korrelierenden Gliedern : μήτε ... μήτε : ... لا و ... لا II 26 b 27 f.; 2035 a 13 ff.; 2118 b 41 ff. • ... لا و ... مِنْ غَيْرِ شَيْءٍ II 28 a 24 f. = 1481 b 15 f. • μηκέτι ... μήτε : ... لَيْسَ ... ولا ... II 1483 a 42 ff.

ἡ μήτηρ Mutter : الأُمُّ II 543 a 15 ff.; 1366 b 5 ff.; 2202 a 14 ff.; 2241 b 41 ff. • الوالِدَةُ II 861 a 25 ff.; 862 a 14 ff.

ἡ μήτρα Gebärmutter, Uterus : الرَحِمُ II 490 b 5 ff.; 513 b 1 ff.; 516 a 18 ff.; 1146 b 35 ff.; 1362 b 40 ff.; 2120 a 32 ff.; 2204 b 40 ff.

μητρῷος (Adj.) mütterlich : ἐπὶ τῆς μητρῴας ἑστίας : فى بَلَدِهِ II 99 a 18 f.

μηχανάομαι ersinnen, verfertigen : لَطَفَ II 700 b 2 ff. = 1796 a 44 ff.

ἡ μικρολογία Kleinlichkeitskrämerei, Haarspalterei : قِلَّةُ الكلام II 1838 a 23 ff.

μικρομερής aus kleinen Teilen bestehend : الأَجْزاءُ اللَطِيفَةُ II 724 a 15 ff.

μικρός klein : صَغِيرٌ II 493 b 14 ff.; 513 a 24 ff.; 528 b 6 ff.; 632 b 36 ff.; 1048 b 7 ff.; 1788 a 5 ff.; 2152 b 28 ff. • قَلِيلٌ II 516 a 13 ff. • σφυγμὸς μικρός : صِغَرُ النَبْضِ II 1999 b 18 ff. • δάκτυλος μικρός : الخِنْصِرُ II 2199 b 14 f. κανθὸς μικρός : اللَحَاظُ II 304 b 30 f. • (Kompar.) μικρότερος : أَصْغَرُ II 2076 b 1 ff.; 2217 a 12 ff.

ἡ μικροψυχία Engstirnigkeit : ضِيقُ الخُلُقِ II 1838 a 23 ff.

μικτός gemischt : مُرَكَّبٌ II 278 b 25 ff.

ἡ μίμησις Nachahmung : الحِكايَةُ والتَشْبِيهُ II 1048 b 1 ff.

μιμνήσκομαί τινος sich e-r Sache erinnern: ذِكْرُ شَيْءٍ II 504 b 15 ff.; 509 a 7 f.

μινυθέω abmagern lassen: أَهْزَلَ II 359 a 40 ff.

ἡ μίξις Mischung: الاِمْتِزَاجُ II 1859 b 20 ff.

ἡ μίξις Geschlechtsverkehr: الجِمَاعُ II 490 b 10 ff. • المُبَاضَعَةُ II 2100 a 26 ff.

μίσγομαι begattet werden: الجِمَاعُ II 480 a 6 ff. = 490 a 37 ff.; 490 a 41 ff.

μισέω hassen: أَبْغَضَ II 2153 b 36 ff.

τὸ μίσυ eine Art Kupfererz: الزَاجُ II 1411 b 40 ff.

ἡ μίτυς eine Art Propolis: المُومُ II 693 a 37 ff.

ἡ μνᾶ Mine: المَنَا II 2187 a 13 ff.

ἡ μνήμη Erinnerung: الفِكْرُ II 1968 a 43 ff. • حَفِظَ II 552 b 14 ff.

μνημονεύω τινός sich e-r Sache erinnern: ذَكَرَ c. acc. r.: II 1010 a 29 ff.

μογιλάλος sprechbehindert: لَجْلَاجٌ II 229 b 6 f.

ἡ μοῖρα Teil, Stück, Glied: الجُزْءُ I 582 a 18

ὁ μοιχός Ehebrecher (→ WGAÜ S I 697): الزَانِي II 1857 a 23 ff.; 2019 b 7 ff.; 2153 b 36 ff.

μολιβδώδης bleiern: رَصَاصِيٌّ I 577 a 40 ff.

μόλις (Adv.) mit Mühe, kaum: بِعُسْرٍ II 447 b 14 ff. • μόλις δέχεται ἐμφυλλισμόν: مَؤُونَةُ الإِضَافَةِ شَدِيدَةٌ II 2192 a 27 ff.

ἡ μολόχη Malve: الخُبَّازُ II 2091 b 14 ff.

μολύβδινος bleiern: مِنْ رَصَاصٍ II 167 a 21 f.

ὁ μόλυβδος Blei: الرَصَاصُ II 450 a 42 ff. • الأُسْرُبُّ II 1930 a 44 ff.

μολύνω besudeln: لَطَخَ II 686 a 10 ff.; 687 b 17 ff. • μολύνομαι: تَلَطَّخَ II 688 b 24 ff.; 28 ff.

ἡ μονή die Dauer, das Verweilen: اللَبْثُ II 24 a 36 f.; 104 b 26 ff.; 31 ff.; 35 f.

μόνιμος bleibend, verweilend: لَازِمٌ مَوْضِعًا وَاحِدًا II 570 b 44 ff. • لَازِمٌ مَكَانًا وَاحِدًا II 571 a 3 ff.

μονοκοίλιος nur einen einzigen Magen habend: لَيْسَ له إِلَّا بَطْنٌ وَاحِدٌ II 406 b 18 ff.

ὁ μονόλυκος einzelgängerischer Wolf: العِسْبَارُ II 431 a 4 f.

ὁ μονόμαχος Einzelkämpfer: المُبَارِزُ في الحَرْبِ II 647 b 37 ff.

μόνον (Adv.) allein, nur : فَقَطْ II 28 b 43 ff.; 1011 a 33 ff.; 2119 a 32 ff. • إنَّما ... فَقَطْ I 502 b 20 ff.; II 1977 a 15 ff.; 20 ff.; 1978 a 22 ff.; 2003 a 11 ff. • ما خَلَا شَيْئًا فَقَطْ II 1164 a 32 ff. • وَحْدَهُ II 1636 b 29 ff.; 1978 b 15 ff. • حَسْبُ II 391 b 12 ff. • im Koordinationsschema οὐ μόνον … ἀλλὰ καί (vgl. Ullmann EN II 353 ff., §§ 157–168) : لَيْسَ ... فَقَطْ لكنْ ... أيْضًا II 28 b 29 ff.; 30 a 4 ff.; 39 a 10 ff.; 1977 b 4 ff.; 7 ff. • لَيْسَ ... فَقَطْ بَلْ ... أيْضًا II 490 a 20 ff.; 1977 b 40 ff.; 43 ff. • لَيْسَ إنَّما ... فَقَطْ لكنْ ... أيْضًا II 1977 b 17 ff.; 23 ff. • لَيْسَ ... وَحْدَهُ لكنْ ... أيْضًا II 1977 b 31 ff. • لَيْسَ ... لَيْسَ إنَّما ... فَقَطْ لكنْ ... على مِثالٍ واحِدٍ II 1977 b 12 ff. • فَقَطْ لكنْ مَعَ ذلِكَ II 504 b 35 ff. • لَيْسَ إلَّا ... بَلْ إنَّما ... لَيْسَ هُوَ II 2259 b 25 ff. • لَيْسَ ... لكنْ ... II 1271 b 39 ff.

μόνος (Adj.) alleinig, einzeln : واحِدٌ II 1859 b 29 ff. • وَحْدَهُ II 1624 a 5 ff. • فَقَطْ II 408 b 26 ff.; 497 b 42 ff.; 952 b 1 ff. • لَيْسَ إلَّا II 1984 b 3 ff. • κατὰ μόνας : واحِدًا واحِدًا II 1044 b 30 ff. • μόνην οἴονται καταφυγὴν εἶναι τοὺς φίλους : لا يُظَنُّ أنَّ مَلْجأً آخَرَ ما خَلَا الأصْدِقاءَ II 2173 a 4 ff.

μονόστεος (Adj.) aus nur einem Knochen bestehend : عَظْمٌ واحِدٌ II 1123 b 28 f.

ἡ μορέα Maulbeerbaum : التُّوثُ الشّأمِيُّ II 2091 a 16 ff.

τὸ μόριον Glied, Teil : العُضْوُ II 71 a 40 ff.; 406 b 12 ff.; 537 b 11 ff.; 554 b 27 ff.; 1221 a 39 ff.; 1600 a 7 ff.; 1857 b 8 ff.; 2109 a 27 ff.; 2144 b 28 ff.; 2160 a 25 ff.; 2186 b 30 ff.; 2226 b 42 ff.; 2247 b 20 ff. • الجُزْءُ II 1482 b 32 ff.; 1811 b 43 ff. • الجَوْهَرُ II 1600 a 14 ff. • τὰ μέτρα μόρια τῶν ῥυθμῶν : الأوْزانُ مُشابِهاتُ الألْحانِ II 388 b 29 f.

ἡ μορφή Form, Gestalt : الخِلْقَةُ II 1689 a 5 ff.

ἡ μουσική (sc. τέχνη) die Tonkunst, Musik : صِناعَةُ المُوسِيقَى II 391 b 9 ff. • صِناعَةُ الألْحانِ II 386 a 34 ff. • الألْحانُ II 386 a 30 ff. • اللَّهْوُ II 1580 a 34 f.; 36 ff. • أصْواتُ المَلاهِي II 1607 a 17 ff.

ὁ μουσικός Tonkünstler, Musiker : صاحِبُ المُوسِيقَى II 388 b 10 ff. • صاحِبُ عِلْمِ اللَّهْوِ II 1580 a 29 ff. • صاحِبُ الغِناءِ II 388 b 8 ff. • المُلَحِّنُ II 392 b 29 f. (vgl. Ullmann Lexikographie 166 f.). • (neutr.) τὸ μουσικόν : المُوسِيقارُ II 34 a 1 f. • اِسْمُ المُلْهِي II 1612 a 8 ff.

ἡ μοχθηρία üble Beschaffenheit: الرَّدَاءَةُ II 2145 b 13 ff. • μοχθηρία χυμῶν: الخِلْطُ الخَبِيثُ الرَّدِيءُ II 663 a 24 ff.

μοχθηρός übel, schlecht: رَدِيءٌ II 360 b 30 ff.; 915 a 2 ff.

ἡ μυγαλή Feldmaus, Spitzmaus: اِبْنُ مِقْرَضٍ II, 4 p. XIV.

μυδάω feucht, moderig sein: تَرَهَّلَ II 2249 b 36 ff. • μεμυδηκώς: مُتَنَاثِرٌ II 692 a 22 f.

ἡ μύδησις Schlaffheit: التَّسَاقُطُ II 206 a 41 f.

μυθικός zur Sage, Fabel gehörend: بِلُغْزٍ وسِرٍّ II 888 b 36 ff.

μυθολογέω Sagen, Fabeln verbreiten: تَكَلَّمَ فِي اللُّغْزِ II 888 b 25 ff. • ὁ μυθολογούμενος: الذى يُقَالُ فِي الأَلْغَازِ II 888 a 19 ff.

ἡ μυθολογία Sage, Fabel: اللُّغْزُ II 888 a 42 ff.; b 5.

ὁ μῦθος Sage, Fabel: اللُّغْزُ II 347 a 22 ff. = 888 a 27 ff.; 888 a 34 ff.; b 2 f.; 890 b 10 ff. = 1710 b 31 ff. • الخُرَافَةُ II 555 b 13 ff.

τὰ μυθώδη die sagenhaften Berichte: الأَلْغَازُ والأَشْيَاءُ الشَّبِيهَةُ بالخُرَافَاتِ II 889 a 7.

ὁ μύκης Pilz: الفُطْرُ (n. gen.) II 502 b 29 ff.; 841 a 21 ff.

ὁ μυκτήρ Nasenloch, Nüster: الأَنْفُ [مِنْ بَاطِنِهِ] II 360 a 5 ff.; 365 a 12 ff.

ἡ μύλη verhärteter Foetus: بِضْعَةُ لَحْمٍ يُسَمَّى مولى II 359 b 9 ff.

μυξώδης schleimig: مُخَاطِيٌّ II 535 a 33 ff.; 537 a 10 f.

μυρεψικός für aromatische Salben geeignet: βάλανος μυρεψική Behennuß, Moringa: II 702 a 27 ff.; 2154 a 13 ff. (vgl. GALex II 41): البانُ

ὁ μυρεψός Hersteller von Salben, Parfümen: العَطَّارُ II 2154 a 13 ff.

μυριάκις (Adv.) unzählige Male: مِرَارًا لا تُحْصَى كَثِيرَةً II 1624 a 10 ff.

τὸ μύρον Salbe, Balsam: الدُّهْنُ II 1863 b 3 ff.

ἡ μυρρίνη Myrte: الآسُ II 1088 a 14 ff.; 1748 a 26 ff.

ἡ μυρσίνη id.: حَبُّ الآسِ II, 4 p. XV f.

τὸ μυρσίνινον (sc. ἔλαιον) Myrtenöl: دُهْنُ الآسِ II 35 a 25 ff.

ὁ μυρτίτης (sc. οἶνος) mit Myrten angesetzter Wein: شَرَابُ الآسِ II 1795 a 45 ff.

τὸ μύρτον Myrtenbeere: وَرَقُ الآسِ II 588 b 5 ff.

ὁ μῦς Maus: الفَأْرُ (n. gen.) II 589 a 3 ff.; 810 a 34 ff. • μυὸς ὦτα eine Pflanze: آذَانُ الفَأْرِ II 94 a 35.

ὁ μῦς Muskel : العَضَلُ (n. gen.) : II 1236 a 27 ff. ; 1997 b 13 ff. ; 24 ff. ; 2160 a 26 ff. ; 30 ff. ; 2201 a 1 ff. ; 11 ff. ; 2226 b 37 ff.

μωλύνω halbgar kochen : τὰ μωλυνόμενα : اللَّحْمُ المَطْبُوخُ الذى يَفْسُدُ لِسُوءِ الطَّبْخِ II 352 a 39 ff.

ἡ μώριος männliche Mandragora : مُورِيُون II 986 b 33 ff. • اللُّفَّاحُ II 986 b 42 ff.

μωρός stumpfsinnig, töricht : أَحْمَقُ II 659 a 29 ff. • ذُو حَمَاقَةٍ وجَهْلٍ II 81 a 24 ff.

ναί ja, wahrlich : نَعَمْ II 20 a 1 f. (vgl. Ullmann BzaG 329–350).

ἡ νάρδος Narde : السُّنْبُلُ II 1853 a 15 ff. ; 2131 a 4 ff.

ὁ νάρθηξ Steckenkraut (Ferula) : الكَلَخُ I 318 a 20.

ἡ νάρκα Taubheit : الخَدَرُ II 593 b 14 ff. • بِلَا حِسٍّ II 1925 b 6 ff.

ναρκόω betäuben : أَخْدَرَ II 2242 a 8 ff.

ἡ ναῦς Schiff : السَّفِينَةُ II 216 b 30 ff. ; 750 a 6 ff. ; 1715 a 8 ff.

οἱ ναῦται Seeleute, Matrosen : النَّوَاتِيَةُ II 1167 b 3 ff.

νεανικός jugendlich, kräftig : قَوِيٌّ II 665 a 38 ff.

ὁ νεανίσκος Jüngling : الشَّابُّ II 2161 a 40 ff. • الحَدَثُ II 1033 b 31 ff.

νεαρός jung, frisch : رَطْبٌ I 581 a 32 • طَرِيٌّ II 2091 a 10 ff.

νεκρός tot : مَيِّتٌ II 1033 b 31 ff. • (Plur.) أَمْوَاتٌ II 1448 b 10 f. • جِيَفٌ II 482 b 33 ff.

νεόξαντος frisch gekrempelt : εἴρια νεόξαντα : صُوفٌ جَدِيدٌ II 109 b 28 ff.

νέος neu, jung, frisch : حَدِيثٌ II 519 b 24 ff. • فَتِيٌّ II 361 b 20 ff. • صَبِيٌّ II 2174 b 33 ff. • شَابٌّ II 349 b 2 ; 2127 b 30 ff. • ἡ νέα ἡλικία : الحَدَاثَةُ II 2003 a 4 ff. • αἱ νέαι μέλιτται : الفِرَاخُ II 447 b 1 ff.

τὰ νεότρωτα frische Verwundungen : الجِرَاحَاتُ فى أَوَّلِ ما تَعْرِضُ II 541 a 29 ff.

ὁ νεοττός Junges, Küken : الفَرْخُ II 1129 b 33 ff. ; 1811 b 32 ff.

τὸ νεῦρον Nerv, Sehne : العَصَبُ (n. gen.) : II 25 b 24 ff. ; 265 a 34 ff. ; 279 a 1 ff. ; 346 b 10 ff. ; 354 b 31 ff. ; 406 a 41 ff. ; 490 a 29 ff. ; 503 a 18 ff. ; 534 b 16 ff. ; 29 ff. ; 657 b 43 ff. ; 2119 b 7 ff. ; 2210 b 25 ff. ; 2236 b 9 ff.

τὸ νευρῶδες das Nervensystem : العَصَبُ II 1481 b 22 ff.

νεφελοειδής wolkenartig : شَبِيهٌ بِالسَّحَابِ II 691 a 36 ff. • شَبِيهٌ بِالغَمَامَةِ II 690 b 37 f. • κύκλος νεφελοειδής : فَلَكٌ ذُو سَحَابٍ II 168 b 14 ff. •

ἡ νεφελοειδὴς συστροφή : اللَطْخَةُ II 690 b 16 f.

τὸ νέφος Wolke : السَحَابُ II 723 b 24 ff.; 938 b 26 ff. • الغَيْمُ II 2037 b 36 ff.

τὸ νεφριτικόν (sc. νόσημα) Erkrankung der Nieren : وَجَعُ الكُلَى II 368 a 18 ff.

ὁ νεφρός Niere : الكُلْيَةُ II 359 b 14 ff.; 363 b 39 ff.; 944 b 9 ff.; 1483 b 29 ff.; 1655 a 44 ff.

ὁ νεώς Tempel : الهَيْكَلُ II 1710 b 30 ff.

νεωστί (Adv.) jüngst, neulich : حَدِيثًا II 2001 a 43 ff.

ἡ νηδύς Bauchhöhle : البَطْنُ II 459 b 6 ff. = 2125 b 30 ff.

νηστεύω fasten : صَامَ (u) I 582 b 28 f. • عِنْدَ الجُوعِ II 810 a 42 ff.

νῆστις (Adj.) fastend, nüchtern : صَائِمٌ II 810 b 9 f. • عَلَى الرِيقِ II 847 b 18 ff.

ἡ νῆστις (Subst.) Leerdarm (intestinum jejunum) : الصَائِمُ II 951 b 34.

ἡ νῆττα Ente : البَطُّ المُسَمَّى الخَشِنْسَارَ II 362 b 9 ff.

νήχομαι schwimmen : سَبَحَ II 2257 a 39 ff.

νικάω τι etw. besiegen, überwinden : ἡ φύσις τὴν φύσιν νικᾷ : طَبِيعَةٌ تَلْزَقُ بِطَبِيعَةٍ أُخْرَى II 540 a 41 ff.

ἡ νίκη Sieg : الظَفَرُ II 2001 b 29 ff. (vgl. Ullmann Diebstahl nr. 849).

νίπτω τι etw. waschen : غَسَلَ c. acc. r. : II 1198 a 1 f.

τὸ νίτρον Natron : البَوْرَقُ الرُومِيُّ II 2140 b 20 ff.

νοερός verständnisvoll : (Komp.) νοερώτερος : أَكْثَرُ فَهْمًا II 719 a 40 ff.

νοέω denken, überlegen : عَقَلَ II 551 a 3 ff.; 1982 b 30 ff. • اِسْتَخْرَجَ شَيْئًا II 1221 b 27 ff. • τὸ νοούμενον : الأَمْرُ المَعْقُولُ II 1214 b 36 ff.

τὸ νόημα Gedanke, Sinn : الوَسْوَسَةُ II 1979 b 44 ff.

νοήμων verständig : عَاقِلٌ II 1228 b 16 ff. = 2155 a 6 ff.

νοητός geistig wahrnehmbar : مَعْقُولٌ II 54 b 28 ff.; 1941 b 7 ff.

νομίζω annehmen, glauben : رَأَى II 1385 a 7 f.; 1975 b 14 ff. • ظَنَّ II 2171 a 7 ff.; 2226 b 37 ff.

ὁ νόμος Gesetz, Sitte : النَامُوسُ II 861 a 35; 889 a 6 ff. • السُنَّةُ II 1970 a 39 ff. • التَوْرَاةُ II 861 a 31 ff.; 1973 b 31 ff.; 1977 a 44 ff. • الطَرِيقُ الصَوَابُ II 570 b 28 ff.

νοσέω krank sein : مَرِضَ II 483 b 4 ff.; 953 b 35 ff.; 1270 a 39 ff. • كَانَ مَرِيضًا II 498 b 38 ff. • فِي حَالِ المَرَضِ II 1221 a 26 ff. • (Part.) νοσέων

مَرِيضٌ II 1239 b 27 ff.; 1483 b 8 ff.; 18 ff.

τὸ νόσημα Krankheit (→ auch νούσημα): المَرَضُ II 571 b 12 ff.; 1483 b 22 ff.

νοσηματώδης krankhaft: مِنْ قِبَلِ مَرَضٍ لازِمٍ لِلْجَسَدِ II 571 b 15 ff.

ἡ νόσος Krankheit: المَرَضُ II 359 b 18 ff.; 459 b 2 ff.; 498 b 18 ff.; 572 a 42 ff.; 609 b 19 ff.; 688 b 24 ff.; 1483 b 13 ff.; 1847 a 33 ff.; 1968 b 29 ff.; 2125 b 26 ff.

ὁ νόσσαξ Hähnchen: الفَرُّوجُ II 1484 a 3 ff.

νοσφίζομαι sich abwenden, verleugnen: شَكَّ فِي شَيْءٍ II 1620 a 8 ff.

νοσώδης krankhaft: αἱ νοσώδεις διαθέσεις: الأَمْرَاضُ II 1600 b 23 ff.

νότιος zum Südwind gehörend: αἱ νότιοι καταστάσεις: ما كان مِنْ حَالاتِ الهَوَاءِ جَنُوبِيًّا II 2090 b 36 ff.

ὁ νότος Südwind: οἱ νότοι: الرِيَاحُ اليَمِينِيَّةُ II 1978 a 19 ff.

ὁ νοῦς Verstand, Vernunft: العَقْلُ II 146 a 43 ff.; 252 a 29 ff.; 320 a 24 ff.; 551 a 3 ff.; 890 a 16 ff.; 946 a 33 ff.; 1090 b 13 ff.; 1941 b 3 ff. • رَأْسٌ II 2228 a 13 ff.

τὸ νούσημα Krankheit (→ auch νόσημα): المَرَضُ II 719 a 8 ff.; 1446 a 43 ff.

τὸ νύγμα Verwundung: الجِرَاحَةُ II 25 b 24 ff.

ὁ νυκτάλωψ der Nachtblinde (vgl. WGAÜ 438 f.): الذى لا يُبْصِرُ بِاللَّيْلِ II 2019 b 16 f.

ὁ νυκτάλωψ Nachtblindheit: تَغَلُّبُ اللَّيْلِ II 2030 b 24 f.

νυκτερινός nächtlich: لَيْلِيٌّ II 2064 a 27 ff.; b 13 ff.; 20 ff.; 2182 a 23 ff.

ἡ νυκτερίς Fledermaus: الخُفَّاشُ II 2030 a 43 ff.

ὁ νυκτικόραξ Nachtrabe: غُرَابُ اللَّيْلِ II 2030 a 38 ff.; 43 ff.

νυκτινόμος bei Nacht Futter suchend: ظَهَرَ فِي اللَّيْلِ فَقَطْ II 2035 a 20 ff.

νύκτωρ (Adv.) des Nachts: بِاللَّيْلِ II 2019 b 3 ff.; 7 ff.; 2031 b 11 ff.; 2035 a 24 ff.; b 30 ff.; 34 ff. • فِي اللَّيْلِ II 2037 b 36 ff. • لَيْلًا II 2035 a 18 f.

νῦν jetzt: الآنَ II 428 b 42 ff.; 1390 a 10 ff.; 1926 b 8 ff.; 1975 a 6 ff.; 2236 b 22 ff. • فِي هٰذا الوَقْتِ II 2127 a 31 ff.

ἡ νύξ Nacht: اللَّيْلُ (n. gen.): I 581 a 42 f.; II 1398 b 42 ff.; 2017 a 9 f.; 2023 a 37 ff.; 2035 a 32 ff.; b 27 ff.; 2037 a 32 ff. • νυκτός (adverbiell) nachts: بِاللَّيْلِ II 10 a 18 f.; 2019 b 11 ff.; 2035 a 13 ff. • فِي لَيْلٍ

II 2019 b 22 ff.

νύττω stechen: شَدِيدُ اللَّذْعِ II 516 a 41 ff.

τὸ νῶτον Rücken: ما هو من بَدَنِهِ مِنْ خَلْفٍ II 1239 b 34 ff.

ξανθός gelb, bräunlich: أَصْفَرُ II 513 b 12 ff.; 2069 a 26 ff. • أَخْضَرُ II 516 b 1 ff. • نَاصِعٌ II 2118 a 13 ff. • τὸ ξανθὸν χρῶμα: لَوْنٌ يَنْزِعُ إلى البَيَاضِ II 1855 a 13 ff.

ξενικός den Fremden betreffend: ἡ ξενικὴ φιλία: المَحَبَّةُ التى تكون على التَّبَاعُدِ II 737 a 17 ff.

ξένος (Adj.) fremdartig: مَلْغُوزٌ II 890 b 10 ff. = 1710 b 31 ff.

ὁ ξέστης e. Hohlmaß: القِسْطُ II 2132 b 45 ff.

ξηραίνω τι etw. austrocknen: جَفَّفَ c. acc. r.: II 279 a 4 ff.; 543 b 44; 847 a 44 ff. • إذا جَفَّ ذلك II 686 a 10 ff.

ξηραντέον man muß trocknen: فى التَّجْفِيفِ II 1655 a 40 ff.

ξηραντικός austrocknend: يَابِسٌ II 172 b 38 ff. • مُجَفِّفٌ II 362 b 30 ff.; 636 a 9 f.

ἡ ξηρασία Trocknung, Trockenheit: ἄχρι ξηρασίας: حَتَّى يَجِفَّ II 929 b 45 ff.

τὰ ξηροκολλύρια trockene Augensalben: الأَكْحَالُ I 549 b 18.

ξηρός trocken, dürr: يَابِسٌ I 577 a 32 f.; 581 a 32; II 206 a 6 ff.; 516 a 13 ff.; 546 b 20 ff.; 1363 a 10 ff.; 1482 b 2 ff.; 1895 b 34 ff.; 2125 a 29 ff. 2127 b 29 ff.; 2172 a 17 ff.; 2246 b 42 ff.; II, 4 p. XVII • صُلْبٌ II 360 b 24 ff. = 1998 a 23 ff. • مُجَفَّفٌ II 350 b 33 ff. = 2100 a 33 ff. • (Komp.) ξηρότερος: يَابِسٌ II 360 a 27 ff.

ἡ ξηρότης Trockenheit: اليُبْسُ II 519 b 33 f.; 1968 a 11 ff. • اليُبُوسَةُ II 2242 a 8 ff.

ξηροφαγέω trockene Nahrung zu sich nehmen: أَكَلَ II 368 a 25 ff.

τὸ ξιφίον Siegwurz: النَّبَاتُ الذى يقال لَهُ كسيفيون II 539 b 9 ff.

τὸ ξίφος Schwert: السَّيْفُ II 1145 b 4 ff.

ξύλινος hölzern: σκεύη ξύλινα: أَوَانِى خَشَبٍ II 1977 b 17 ff.

τὸ ξύλον Holz: الخَشَبُ (n. gen.): II 236 a 4 ff.; 320 b 42 ff.; 527 b 29 ff.; 30 ff.; 1710 a 16 ff. • العُودُ II 353 a 21 ff.; 418 b 16 ff.; 1754 b 6 ff. • الحَطَبُ II 1221 a 18 ff. • القِنَّةُ II 1458 b 27 ff. • الخُشَيْشَةُ II 1242 b 3 ff.

ξύν (Präp.) → σύν.

ξυρέω τι etw. rasieren: حَلَقَ c. acc. r.: II 1968 b 33 ff.

ἡ ξύστρα Badestriegel (→ WGAÜ S I 743): المِحَكَّةُ II 1997 a 3 ff.

ὁ ὄγκος Geschwulst, Tumor (→ WGAÜ S I 744): الوَرَمُ: II 1483 b 2 ff.; 2068 b 36 ff.; 2120 b 31 ff.

ὀγκώδης aufgebauscht: (Superl.) εἴρια ὀγκωδέστατα: صُوفٌ يُلَبَّدُ أَوَّلًا II 109 b 28 ff.

ὁ ὀδαξησμός Beißen, Jucken: اللَّذْعُ II 206 a 21 ff. = 515 b 11 ff. • الصَّنِيقُ II 206 a 15 ff.

ὁδεύω reisen: سَافَرَ II 646 a 20 ff.

ἡ ὀδονταλγία Zahnschmerz: وَجَعُ الأَسْنَانِ II 206 a 41 f.

ἡ ὀδοντίασις das Zahnen: أَسْنَانُ الصَّبِيِّ إِذَا بَدَأَتْ تَظْهَرُ II 515 b 3 ff. • وَجَعُ نَبَاتِ أَسْنَانِ الصِّبْيَانِ II 206 a 19 ff. = 515 b 11 ff.

ὀδοντοφυέω zahnen: نَبَتَ له الأَسْنَانُ II 206 a 14 ff.

ἡ ὁδός Weg: الطَّرِيقُ II 1092 a 15 ff.; 1235 b 40 ff.; 2194 b 45 ff.

ὁ ὀδούς Zahn: (Plur.) οἱ ὀδόντες: الأَسْنَانُ II 161 b 1 ff.; 3 ff.; 44 ff.; 163 a 4 ff.; 203 b 19 ff.; 205 b 7 ff.; 11 ff.; 406 b 43 ff.; 539 a 33 ff.; 633 a 4 ff.; 661 b 28 ff.; 1634 b 42 ff.; 1844 b 37 ff.; 1875 a 22 ff.

ὀδυνάομαι Schmerz empfinden, schmerzen: فِي وَجَعِ شَيْءٍ II 206 b 13 ff.

ἡ ὀδύνη Schmerz: الوَجَعُ II 131 a 19 ff.; 1221 b 19 ff.; 1925 b 38 ff. • الأَلَمُ II 28 b 3 ff.; 1483 a 42 ff. • ὀδύνην παρέχον: كَانَ مُؤْلِمًا II 1489 b 35 f.

ὀδυνηρός schmerzhaft: (Kompar.) ὀδυνηρότερος: أَوْجَعُ II 450 b 15 f.

ὄζω duften: ἥδιον ὄζει: كَانَ أَذْكَى رَائِحَةً وأَطْيَبَ II 2127 a 17 ff.

ὅθεν (Adv.) weshalb, woher: وَلِذَلِكَ II 888 b 32 ff.; 1050 a 2 ff.; 1489 b 38 ff. • ومِنْ هَهُنَا II 1050 a 12 ff. • لَكِنَّهُ II 2213 b 35 ff.

ἡ ὀθόνη Linnen, Stück Leinwand: الخِرْقَةُ II 132 b 19 ff.

τὸ ὀθόνιον id.: الخِرْقَةُ II 848 b 28 ff.; 951 b 28 ff. • المِنْدِيلُ II 932 a 1 ff. • الثَّوْبُ II 2126 a 36 ff.

οἶδα wissen, kennen: عَلِمَ II 10 a 32 f.; 29 a 11 ff.; 190 b 34 ff.; 1977 b 36 ff.; 2023 a 40 ff.; 2258 a 40 ff. • عَرَفَ II 888 a 42 ff. • τὰ κύρια ἴσμεν: المُحَقَّقَةُ مَعْرُوفَةٌ II 916 b 2 ff. • μαντικῆς οὐδὲ βραχὺ ἴσασι:

لَيْسُوا فِي شَيْءٍ مِنَ العِرَافَةِ II 2259 b 10 ff.

τὸ οἴδημα Geschwulst: الوَرَمُ العَظِيمُ II 584 b 3 ff.

οἰδηματώδης geschwollen: οἱ οἰδηματώδεις ὄγκοι: الأَوْرَامُ الرِّخْوَةُ II 2068 b 36.

οἰκεῖος geeignet, passend, eigentümlich: خَاصٌّ II 99 a 4 ff.; 558 a 8 ff. • مُنَاسِبٌ II 494 b 24 ff. • مُلَائِمٌ II 56 b 16 f.; 2069 b 1 ff. • مُلَائِمٌ له لَائِقٌ بِهِ II 56 b 2 f. = 2001 a 28 f.; 71 a 32 ff. • يَلِيقُ بِهِ II 2003 a 11 ff. • (Adv.) οἰκείως: عَلَى المُلَاءَمَةِ II 70 b 21 ff. • (Superl.) οἰκειότατος: أَوْلَى II 69 b 42 ff.

ὁ οἰκέτης Hausgenosse, Sklave: المَمْلُوكُ II 1131 b 31 ff.

ἡ οἰκία Haus: البَيْتُ II 165 b 26 ff.; 1234 a 40 ff.; 1977 b 17 ff.; 2235 a 29 ff. • المَسْكَنُ II 1975 a 41 ff.

ὁ οἰκοδεσπότης Hausherr (term. t. astrol.): الكَدْخُذَاهُ I 551 b 43.

οἴκοι (Lokativ) zu Hause: عَلَى الأَقَارِبِ II 1960 b 2 ff.

ὁ οἶκος Haus: البَيْتُ II 646 b 12 ff. = 1976 a 8 ff.; 861 a 24 ff. • المَنْزِلُ II 2263 a 26 ff. • المَحَلُّ II 54 b 31 f.

ἡ οἰκουμένη (sc. γῆ) die bewohnte Erde: الأَرْضُ II 462 a 9 ff.

ὁ οἶνος Wein: الخَمْرُ II 205 b 11 ff.; 503 a 13 ff.; 585 a 16 ff.; 588 a 35 ff.; 1580 a 36 ff.; 2031 b 16 ff.; 2035 b 34 ff. • الشَّرَابُ II 95 a 16 ff.; 206 a 6 ff.; 34 ff.; 503 a 18 ff.; 590 b 34 ff.; 688 a 11 ff.; 724 b 38 ff.; 841 a 16 ff.; 847 b 34 ff; 1481 b 22 ff.; 2094 a 21 ff.; 2133 a 13 ff.; 2137 a 1 ff.; 2194 b 12 ff. • ὁ ἐκ τῆς μυρσίνης γινόμενος οἶνος: الأَفْشُرَجُ الذى يُعْمَلُ من حَبِّ الآسِ II, 4 p. XV f.

ἡ οἰνοφλυγία Trunksucht (→ WGAÜ S I 756): الإِلْحَاحُ عَلَى النَّبِيذِ II 268 b 35.

οἰνόφλυξ trunksüchtig: لَهِجٌ بِشُرْبِ الخَمْرِ II, 4 p. XIII = 2248 a 16 ff.; 2233 b 33 ff. = 2248 a 21 ff.

οἴομαι glauben, vermuten: ظَنَّ II 1164 b 17 ff. • تَوَهَّمَ II 1387 b 27 ff. • بَلَغَ به سُوءُ التَّخْيِيلِ أَنْ يُقَدِّرَ II 1382 b 33 ff.

οἷον (Adv.) gleichwie, wie zum Beispiel: مِثْلَهُ II 407 a 1 ff.; 418 b 18 ff.; 419 a 45 f.; 497 b 37 ff.; 615 a 36 ff.; 668 a 28 ff.; 669 a 8 ff.; 795 b 42 ff.; 1087 b 10 ff.; 1164 b 10 ff.; 1221 a 29 ff.; 1852 b 4 ff.; 1857 b 9 ff.; 13 ff.; 2119 a 27 ff.; 2263 b 36 ff.; II, 4 p. XIX; XX • كَمِثْلِهِ II 2001 a 41.

مِثالُ ذٰلِكَ II 355 b 18 ff.; 388 b 5 ff.; 1794 a 42 ff. • مَثَلًا II 359 a 32 f. • بِمَنْزِلَتِهِ II 142 a 45 ff.; 2124 b 36 ff. • كَ II 386 a 30 ff. • كَمَا II 391 b 10 ff. • كَأَنَّهُ II 1811 b 43 ff.; 2100 a 40 ff. • شَبِيهٌ بِهِ II 1795 a 16 ff. • وَهُوَ II 1472 a 1 ff. • أَعْنِي II 1378 a 4 ff.

οἱονεί (Adv.) wie wenn, gleichsam: شَبِيهٌ بِهِ II 1221 b 1 ff. • حَتَّى كَأَنَّ II 1844 b 9 ff.

οἰσυπηρός schweißig, fettig, schmutzig (→ WGAÜ 453): غَيْرُ مَغْسُولٍ II 1930 b 40 ff.

τὸ οἰφί e. ägyptische Maßeinheit: الوَيْبَةُ II 2167 a 41 ff.

ὀκνηρός widerwillig: ὀκνηροὺς ποιεῖ: كَسَّلَهُمْ I 567 a 45 f.

ὁκοῖος, ὁκόσοι, ὁκόταν, ὅκου und ὅκως → ὁποῖος, ὁπόσοι, ὁπόταν, ὅπου und ὅπως

ὀκτώ acht: ثَمَانِيَةٌ II 1377 b 9 ff.

ὀλέθριος verderblich, tödlich: قَتَّالٌ II 131 a 20 ff. • ὀλέθριόν ἐστιν: قَتَلَ II 811 b 27 ff. • دَلَّ عَلَى الهَلَاكِ II 573 b 12 ff.

ὀλιγάκις (Adv.) selten: رُبَّمَا ... فِي الفَرْطِ II 2035 a 20 ff. • ὀλιγάκις καὶ ὀλιγαχοῦ χρηστέον: ينبغي أَنْ يُقِلَّ اسْتِعْمَالَهُ II 916 a 40 ff.

ὀλιγαχοῦ (Adv.) an wenigen Orten: → ὀλιγάκις.

ὀλιγόθερμος wenig Wärme habend: قَلِيلَةُ الحَرَارَةِ II 2119 a 36 ff.

ὀλίγος wenig, gering: يَسِيرٌ II 404 b 43 ff.; 1795 a 40 ff.; 2121 a 14 ff.; 2198 a 3 ff. • قَلِيلٌ II 722 a 42 ff. • قِلَّتُهُ II 516 b 19 ff. • μετ᾽ ὀλίγον bald darauf: بَعْدَ مُدَّةٍ II 513 b 37 ff. • (Superl.) ὀλίγιστος: قَلَّ (i) II 2225 b 28 ff.

ὀλιγότροφος wenig nahrhaft: قَلِيلُ الغِذَاءِ II 362 a 15 ff.

ὀλιγωρέω τινός etw. geringachten, vernachlässigen: لا يَقْبَلُ شَيْئًا II 2001 b 10 f.

ἡ ὀλιγωρία Geringschätzung: العَذْلُ II 1838 b 17 ff.

ὀλισθάνω ausgleiten: زَلَّ (i) II 1975 b 19 ff.

ὀλισθηρός glitschig, schlüpfrig: مَعَهُ زَلَقٌ II 2105 b 32 ff.

ὀλισθητικός id.: لَزِجٌ II 537 a 4 ff.

ἡ ὁλκή Gewicht: الوَزْنُ II 539 a 7 ff. = 1476 a 33 ff.

ὅλος ganz, vollständig: تَامٌّ II 28 b 13 ff. • كُلُّهُ I 557 a 38 f.; II 359 a 34 ff.; 663 a 39 ff.; 1236 a 27 ff.; 1976 b 34 ff.; 1979 a 41 ff.; 2201 a 12 ff.;

2217 a 12 ff.; 2252 b 16 ff. • جَمِيعُهُ II 2129 b 41 ff. • على جُمْلَةٍ مَا II 429 b 9 ff. • ὅλης νυκτός: لَيْلَةٌ أَجْمَعُ II 1239 b 38 ff. • ἐξ ὅλης κυκλεῖται: يَضْطَرِبُ وَيَلْتَفُّ II 935 b 28 ff. • (substant.) τὸ ὅλον: الكُلُّ (vgl. WKAS I 295 a 3 ff.): II 26 b 37 ff.; 1940 a 6 ff. • (Adv.) ὅλως gänzlich, ganz u. gar, im allgemeinen: البَتَّةَ (vgl. GALex II 46 nr. 2.1); II 21 a 33 ff.; 1977 a 20 ff.; 1222 b 15 ff. • أَبَدًا II 1373 b 1 • أَصْلًا (vgl. GALex I 232 nr. 2.1): II 2242 a 23 ff. • رَأْسًا II 2228 a 13 ff. • οὐδ' ἰατρὸς ὅλως ἐστί: فَلَيْسَ هُوَ مِنَ الطِّبِّ فِي شَيْءٍ II 1983 a 25 ff.

ἡ Ὀλυμπιάς die Olympischen Spiele: المَلْعَبُ II 823 b 42.

Ὀλύμπιος (Adj.) auf d. Olymp lebend: οἱ θεοὶ οἱ Ὀλύμπιοι: مَلَائِكَةُ الفَلَكِ II 54 b 34 ff.

ὁμαλός eben, gleich, glatt (→ WGAÜ S I 766): مُسْتَوٍ II 161 a 24 ff.; 2100 a 23 ff.; 2120 a 27 ff.; 2122 a 23 ff. • مُتَسَاوِي الأَجْزَاءِ II 944 a 25 f.

ὁ ὄμβρος Regen: المَطَرُ II 1094 b 11 ff.

Ὅμηρος n. pr. poetae: أُومِيرُوس II 1048 a 40 ff.

ὁμιλέω τινί mit j-m zusammentreffen, verkehren, sprechen: لَقِيَ c. acc. p.: II 1144 a 37 ff.; 1145 b 3 ff. • مَاسَّ أَوْ دَنَا أَوْ لَاقَى II 2244 b 5 ff. • τὸ ὁμιλῆσαι ὀρθῶς: صَادِقُ اللَّهْجَةِ II 1501 a 17 ff.

ἡ ὁμιλία Zusammentreffen: المُلَاقَاةُ II 1225 a 8 ff.

ἡ ὁμιλία Geschlechtsverkehr: الجِمَاعُ II 490 a 8 ff.; 13 ff. • ἐν τῇ ὁμιλίᾳ τῇ τῶν ἀφροδισίων: عِنْدَ وَقْتِ المُجَامَعَةِ II 490 a 5 ff. = 1977 a 4 ff.

ἡ ὁμίχλη Nebel: السَّحَابُ II 938 b 20 f.

τὸ ὄμμα Auge: العَيْنُ II 515 a 44 f.; 1851 a 8 ff.; 2246 a 14 ff.

ὄμνυμι schwören: حَلَفَ II 613 b 42 ff.

τὸ ὁμοιομερές (sc. μόριον) aus gleichen Teilen bestehendes Organ: عُضْوٌ أَجْزَاؤُهُ شَبِيهَةٌ بَعْضُهَا بَعْضًا II 1378 a 4 ff.; 2125 a 29 ff.

ὅμοιος τινι e-r Sache gleich, ähnlich: شَبِيهٌ بِشَيْءٍ I 445 b 31 f.; II 94 a 19 f. 94 a 37 ff.; 519 b 28 ff.; 1402 a 20 ff.; 1655 a 44 ff.; 1749 b 19 ff.; 1795 a 18 ff.; 2076 b 1 ff.; 2130 b 38 ff.; 2226 b 32 ff. • أَشْبَهُهُ بِشَيْءٍ II 1229 a 25 ff. • يُشْبِهُ شَيْئًا II 632 b 41 f.; 1788 a 41 ff. • نَظِيرُ شَيْءٍ II 658 a

31 ff. • مِثْلُ شَيْءٍ II 122 b 25 ff.; 2242 a 45 ff. • كَمَا كَانَ II 1382 b 26 ff. • (substant.) τὸ ὅμοιον: الشَّبِيهُ II 1382 b 42 ff. • (Adv.) ὁμοίως in gleicher o. ähnlicher Weise: عَلَى مِثَالٍ وَاحِدٍ II 504 b 35 ff. • على مِثَالِهِ II 538 b 27 ff. • كَمِثْلِ ذٰلِكَ II 786 b 14 ff. • كَمَا II 1048 b 1 ff. • ᾄδουσι ἔνια μὲν ὁμοίως τὰ ἄρρενα τοῖς θήλεσιν: مِنَ الطَّيْرِ مَا يُصَوِّتُ صَوْتًا لَذِيذًا إِنْ كَانَ ذَكَرًا وَإِنْ كَانَتْ أُنْثَى II 504 a 25 ff.

ἡ ὁμοιότης Gleichheit, Ähnlichkeit: καθ' ὁμοιότητα: بِالتَّشْبِيهِ II 2254 a 20 ff. • بِطَرِيقِ التَّشْبِيهِ II 1000 a 45 ff.

ὁμοιόω τινά τινι j-n j-m gleichstellen, vergleichen: ὁμοιωθήσεται ἀνδρί: مَثَلُهُ كَمَثَلِ رَجُلٍ II 81 a 23 ff. • οἱ θεοὶ ὁμοιωθέντες ἀνθρώποις: الآلِهَةُ تَشَبَّهُوا بِالنَّاسِ II 916 a 17 ff.

ἡ ὁμοίωσις Gleichheit, Abbild: καθ' ὁμοίωσιν θεοῦ: بِصُورَةِ اللّٰهِ II 855 a 11 f.

ὁμοιωτικός angleichend: شَبَّهَ c. acc. r.: II 2069 b 1 ff.

ὁμολογέω τι etw. einräumen, zugestehen: أَقَرَّ بِشَيْءٍ II 555 a 20 ff.

ὁμόσε (Adv.) in die Nähe: ὁμόσε χωρέω τινί j-m entgegengehen: شَدَّ c. ʿalā p.: II 1206 a 34 ff.

ὁμόχροος einfarbig: بِلَوْنٍ وَاحِدٍ II 1852 b 33 f.

τὸ ὀμφάκινον (sc. ἔλαιον) Öl aus unreifen Oliven: زَيْتُ الأُنْفَاقِ II 205 b 7 ff.

ὁ ὀμφαλός Nabel: السُّرَّةُ II 135 a 11 ff.; 667 a 33 ff.

ὁ ὀμφαλός Fruchtknoten e-r Blüte: القِمْعُ II 2127 a 17 ff.

ὁμωρόφιος unter demselben Dach wohnend: ἀνθρώπους ὁμωροφίους ποιεῖσθαι: اِقْتَدَى c. bi- p.: II 2206 b 7 ff.

ὅμως gleichwohl (→ WGAÜ S I 772): عَلَى حَالٍ II 1941 b 3 ff.

τὸ ὄν das Sein: الكَوْنُ I 464 b 30 f. • المَوْجُودُ II 33 b 44 f.; 1972 a 5 ff. • τὰ ὄντα: الهُوِيَّاتُ II 1370 b 18 ff.

ὀνειδίζω τινά j-n tadeln, schelten, schmähen: عَيَّرَ c. acc. p.: II 645 a 2 ff.; 2156 a 3 ff. (vgl. Ullmann BzaG p. 339 nr. 34).

ὄνειος vom Esel stammend: σὺν γάλακτι ὀνείῳ: بِلَبَنِ الأُتُنِ II 591 a 3 ff.

ὁ ὄνειρος Traum: الرُّؤْيَا II 1620 a 8 ff.; 13 ff.

ὁ ὀνειρωγμός nächtlicher Samenerguß, Pollution: كَثْرَةُ الإِمْذَاءِ وَالإِنْعَاظِ

II 2137 a 1 ff.

ὀνίνημι nützen: نَفَعَ II 1476 a 25 ff.; 1601 b 1 ff.; 2076 b 6 ff.; 2124 b 37 ff. • παρίσθμια ὀνίνησι: سَكَّنَ وَرَمَ اللَوْزَتَيْنِ II 1756 a 14 ff.

τὸ ὀνόγαλα (alchem. Deckname): لَبَنُ الأُتُنِ II 164 b 1 f.

τὸ ὄνομα Name, Bezeichnung: الاِسْمُ II 915 a 2 ff.; 916 a 40 ff.; 45 ff.; 1001 b 14 ff.; 1011 a 23 ff.; 26 ff.; 33 ff.; 1028 a 45 ff.; 1049 a 29 ff.; 2223 a 31 ff. • τοὔνομα τίθεται: سَمَّى II 1483 b 2 ff.

ὀνομάζω τι etw. benennen: سَمَّى c. acc. r.: II 168 a 43 ff.; b 15 ff.; 809 b 4 ff. = 2219 a 34 f.; 2001 b 23 ff.; 2068 b 11 ff.; 2119 b 7 ff.; 2141 a 32 • لَقَّبَ c. acc. r.: II 1049 b 43 ff. • قَالَ II 1483 b 2 ff.; 2187 b 3 ff. = 2201 b 39 ff.; 2244 b 5 ff. • عَنَى بِقَوْلِهِ c. acc. r.: II 1249 b 34 ff. • ὠνόμασται: الاِسْمُ مُشْتَقٌّ مِنْ شَيْءٍ II 2125 a 8 ff.

ὁ ὄνος Esel: الحِمَارُ II 361 b 20 ff.; 25 ff.; 446 b 12 ff.; 593 b 6 ff.; 8 ff.; 847 b 27 ff.; 1748 b 34 ff. = 2254 a 27 f.; 2036 a 18 ff.

ὄνου γάλα: لَبَنُ الأُتُنِ II 162 b 18 ff.; 725 b 26 ff.

ὄντως (Adv.) wahrhaft: على الحَقِيقَةِ II 1620 b 29 ff.

ὁ ὄνυξ Nagel, Kralle, Klaue: الظُفُرُ II 161 a 25 ff.; 542 b 10 ff.; 2077 b 33 ff. • الحافِرُ II 847 b 27 ff.

ἡ ὀξάλμη Getränk aus Essig und Sole: الخَلُّ والمِلْحُ I 539 a 10 f.

τὸ ὄξος Essig: الخَلُّ II 94 b 33 ff.; 158 b 20 ff.; 206 a 2 ff.; 590 b 41 ff.; 688 a 17 ff.; 1167 b 27 ff.; 1601 b 40 ff.; 1751 b 20 ff.; 1930 b 41 f.; 2213 b 35 ff.; 2247 a 25 ff.

τὸ ὀξύγαλα Sauermilch: اللَبَنُ الحامِضُ II 161 b 44 ff.

ὀξυδερκής das Augenlicht stärkend: لَطَّفَ البَصَرَ II 702 b 29 ff. = 1850 a 29.

ἡ ὀξυθυμία Jähzorn: حِدَّةُ الغَضَبِ II 1454 b 28 ff.

τὸ ὀξύκρατον Gemisch aus Essig u. Wasser (→ WGAÜ 463; S I 778): الخَلُّ والماءُ II 1787 b 10 ff.

τὸ ὀξύμελι Gemisch aus Essig u. Honig (→ WGAÜ S I 778): السِكَنْجَبِينُ II 168 a 26 ff.

ἡ ὀξυμυρσίνη Wilde Myrte: الآسُ البَرِّيُّ II 2130 b 38 ff.

τὸ ὀξυρρόδινον (sc. ἔλαιον) Gemisch aus Rosenöl u. Essig: خَلُّ خَمْرٍ ودُهْنُ وَرْدٍ

II 1969 a 18 ff.

ὀξύς scharf, sauer, herb: حَادٌّ II 682 a 36 ff.; 1336 a 23 ff.; 1373 a 40 ff.; 1812 a 19 ff. • حَادٌّ سَرِيعٌ II, 4 p. XIII • دَقِيقٌ حَادٌّ II 2233 a 21 ff. • دِقَّةٌ II 717 a 24 ff. • حَدِيدٌ ذَكِيٌّ II 728 a 27 ff. • حَامِضٌ II 1489 b 43 ff. • قَصِيرٌ II 193 a 13 ff. • قَصِيرُ المُدَّةِ II 1968 a 15 ff. • (Adv.) ὀξέως: سَرِيعًا II 1088 b 40 ff. • πυρέττουσι ὀξέως: عَرَضَ حُمًّى لَهِبَةٌ جِدًّا II 1470 a 25 ff. • (Kompar.) ὀξύτερος: أَحَدُّ II 490 b 20 f. • (Superl.): πυρετοὶ ὀξύτατοι: حُمَّيَاتٌ حَادَّةٌ لَهِبَةٌ II 1470 a 15 ff.

ἡ ὀξύτης Schärfe, Säure: الحُمُوضَةُ II 702 a 15 ff.

ὅπερ (= ὅσπερ) derjenige, welcher; so ... wie (vgl. WGAÜ S I 803): الَّذِي II 601 a 33 ff. • وَهٰذَا هُوَ II 323 b 24 ff. • مِثْلَ مَا II 1146 b 35 ff.

ἡ ὀπή Loch: الثُّقْبَةُ II 542 b 4 ff.

ὅπῃ (Adv.) wo, wohin: إِلَى أَيْنَ II 1446 a 43 ff.

ὀπίζω τι etw. (den Saft, das Harz) extrahieren: أَخَذَ اللَّبَنَ II 2164 b 23 ff.; 2165 a 6 ff. • إِسْتَخْرَجَ اللَّبَنَ II 165 a 16 ff. = 2165 a 7 ff.

ὄπισθεν hinten, von hinten: مَا خَلْفَهُ II 1975 a 3 f.

ὀπίσθιος hinten befindlich: خَلْفِيٌّ II 1822 b 22 ff.

ὀπίσω nach hinten: كَيْ يَتْبَعُوهُمْ II 1931 b 34 ff.

τὸ ὅπλον Waffe: السِّلَاحُ II 2001 a 41 ff.

ὁποῖος wie beschaffen; was auch immer: كَيْفَ II 1979 b 38 ff. • أَيٌّ c. gen. (vgl. GALex I 691 f.): II 488 a 42 ff.

ὁ ὀπός Saft, Milchsaft, Gummi, Harz: اللَّبَنُ II 165 a 31 ff.; 541 b 6 ff.; 986 b 6 ff. • ὁ ὀπὸς τῆς συκῆς: لَبَنُ التِّينِ II 164 b 19 f.; 165 b 2 f.; 9 ff.; 588 b 38 ff. • ὁ ὀπὸς τοῦ συκομόρου: لَبَنُ الجُمَّيْزِ II 165 a 22 ff.; 28 ff.; 2134 a 37 ff. • ὁ ὀπὸς ὁ Κυρηναῖος Silphium (→ WGAÜ 467; S III 363): الحِلْتِيتُ II 1601 b 1 ff. • σίλφιον ἢ ὀπός: الأَنْجُذَانُ أَوْ لَبَنُهُ II 165 a 39 f. • الخَشْخَاشُ II 1472 a 15 ff.

ὁπόσοι so viele auch; wer auch immer: الَّذِينَ II 725 a 15 ff. • الَّتِي II 573 a 41 ff. • مَنْ II 359 b 12 ff.; 459 b 6 ff. = 2125 b 30 ff.; 539 a 33 ff.; 2127 b 29 ff. • مَا II 2090 b 41 ff.; 2197 b 25 ff.

ὁπόταν dann, wann; wenn: مَتَى II 719 a 8 ff. • إِنْ II 2120 a 32 ff. • إِذَا II

1481 b 17 ff.; 1600 b 42 ff.

ὅπου (dort) wo, an welcher Stelle (→ WGAÜ S I 784; S III 363): حَيْثُ II 57 b 33 ff. = 1811 b 22 ff.; 649 a 1 ff.; 1164 a 37 ff.; 1634 a 26 ff.; 1970 a 41 ff.; 2036 a 30 ff.; 2121 b 40 ff.

ὀπτάω braten, rösten: شَوَى II 7 a 33 f.; 848 b 29 ff.; 1458 b 19 ff.; 23 ff.; 2122 a 23 ff.; 2130 b 43 ff. • حَرَّقَ II 155 b 34 ff. • أَلْصَقَ فِي التَّنُّورِ II 658 b 10 ff. • عَجَنَ II 928 a 42 ff.

ὀπτικός das Sehen betreffend (→ GALex II 268): ἡ ὀπτικὴ δύναμις: القُوَّةُ المُبْصِرَةُ II 1386 a 14 ff. • τὸ ὀπτικὸν νεῦρον: العَصَبَةُ الباصِرَةُ II 2119 b 7 ff.

ὀπτός gebraten, geröstet: مَشْوِيٌّ II 1786 a 13 ff.; 1904 a 22 ff. • إِذا شُوِيَ II 810 a 34 ff.

ὀπωρινός herbstlich: خَرِيفِيٌّ II 2036 a 14 ff.

ὅπως (Konj.) daß, damit (→ WGAÜ S III 364 f.): لِكَيْ II 17 b 1 ff.; 7 f.; 1754 b 6 ff. • لِكَيْمَا I 582 b 28 f. • حَتَّى II 720 a 31 ff. • كَيْفَ II 427 a 33 ff. • ὅπως μὴ συντριβείη: خَشْيَةَ أَنْ يَتَكَسَّرُوا II 1382 b 35 ff.

ὅπως ἄν (mit Konj.) wie auch immer (→ WGAÜ S I 786): كَيْفَ II 2244 b 5 ff. • ὅπως ἂν τύχῃ: لِمَامًا بِالبَخْتِ II 1319 b 18 ff.

ὁρατικός das Sehen betreffend (vgl. GALex II 272): ἡ ὁρατικὴ αἴσθησις II 1377 b 10 ff.

ὁρατός gesehen, sichtbar: مُدْرَكٌ بِحِسِّ البَصَرِ II 1859 b 16 ff.

ὁράω sehen, erblicken: رَأَى II 501 b 22 ff.; 584 a 42 ff.; 647 b 32 ff. = 1044 b 22 ff.; 965 a 7 ff.; 1145 a 43 ff.; 1363 a 6 ff.; 1975 a 6 ff. • نَظَرَ II 483 a 22 ff.

τὸ ὄργανον Körperorgan, Werkzeug, Instrument, Presse: الآلَةُ II 633 b 39 ff.; 1000 b 1 ff.; 1983 b 17 ff. • τὸ ὄργανον τῆς γεύσεως: قُوَّةُ المَذَاقَةِ II 634 a 21 ff. • اللَّوْلَبُ II 1795 a 33 ff.; 40 ff.; b 1 ff. • المِكْبَسُ II, 4 p. XVIII • المَكَانُ II 938 b 15 ff.

τὸ ὄργανον ein Musikinstrument: الأُرْغُنُ II 1607 a 10 f.

ὀργάω erregt, lüstern sein: اِشْتَهَى II 490 a 41 ff.

ἡ ὀργή Zorn, Wut: الرِّجْزُ II 1449 a 1 ff. • ἄνθρωπος ἐν θυμῷ καὶ ὀργῇ σαλεύων الغَضْبَانُ المُلْتَهِبُ II 750 a 9 ff. = 1489 b 5 f.

ὀργίζομαι zürnen: (Part.) ὁ ὀργιζόμενος: الْغَضْبَانُ II 212 a 36 ff.

ἡ ὀργυιά Klafter: الْقَامَةُ II 1163 b 25 f.

ὀρέγομαί τινος nach etw. streben, etw. wünschen: اِشْتَاقَ c. ilā r.: II 550 b 45 ff. • اِشْتَاقَ c. acc. r.: II 1628 b 35 f.

ἡ ὄρεξις Verlangen, Begierde: ἡ κυνώδης ὄρεξις: الشَّهْوَةُ الْكَلْبِيَّةُ Heißhunger: I 574 a 40.

τὸ ὀρεοσέλινον Bergsellerie: الْكَرَفْسُ الْجَبَلِيُّ I 560 a 34.

ὄρθιος gerade, aufrecht: مُسْتَقِيمٌ II 954 a 22 ff.

ἡ ὀρθόπνοια Engbrüstigkeit, bei der man nur in aufrechter Stellung atmen kann: عُسْرُ النَّفَسِ الذى يُحْتَاجُ معه إلى الانْتِصَابِ II 841 a 40 ff. • عُسْرُ النَّفَسِ II 844 b 31 ff.; 35 ff.

ὀρθός aufrecht, gerade, richtig: قَائِمٌ II 668 b 18 ff. • صَحِيحٌ II 800 b 18 ff. • (Adv.): τὸ ὁμιλῆσαι ὀρθῶς: أَنْ يَكُونَ صادِقَ اللَّهْجَةِ II 1501 a 17 ff. • ἔγραψε οὐκ ὀρθῶς: يَلْحَنُ فى كِتَابِهِ II 379 b 19 f.

ἡ ὀρίγανος Dost: الصَّعْتَرُ الْجَبَلِيُّ II 1043 b 30 ff.

ὁρίζω τι etw. begrenzen, bestimmen: حَدَّ c. acc. r.: II 707 b 20 ff.; 1822 b 22 ff. • عَرَّفَ c. acc. r.: II 1857 b 3 ff. = 2108 b 19 ff.

ὁ ὁρισμός Bestimmung, Definition: الصِّفَةُ II 2003 a 8 ff.

ὁριστέον man muß bestimmen, definieren: ينبغى أَنْ يُحَدَّ II 2001 a 32 ff.

ὁρμάω τι etw. antreiben: هَيَّجَ c. acc. r.: II 1484 a 24 ff.

ὁ ὄρνις Vogel: Plur.: οἱ ὄρνιθες: الطَّيْرُ (coll.) II 9 b 31 ff.; 1043 b 30 ff.; 1812 a 19 ff.; 1852 b 4 ff. • ὀρνίθων γάλα: لَبَنُ الطَّيْرِ II 160 b 2 • οἱ ὄρνιθες: الطَّائِرُ II 1852 a 4 ff.; 1978 a 12 f.

ἡ ὀροβάγχη Ervenwürger: خَانِقُ الْكِرْسِنَّةِ I 559 b 17.

ὁ ὀροβίας eine Ervenart: ὁ ἐρέβινθος ὀροβίας: الْحِمَّصُ الْكِرْسِنِّيُّ I 559 b 33.

ὀρόβινος (Adj.) aus Erven bestehend: ἄλευρον ὀρόβινον: دَقِيقُ الْكِرْسِنَّةِ I 559 a 39; b 3 f.; II, 4 p. XII.

ὀροβοειδής ervenartig: كِرْسِنِّيٌّ I 559 b 28.

ὁ ὄροβος Erve (→ WGAÜ 473 f.): الْكِرْسِنَّةُ I 559 a 8; II, 4 p. XV.

τὸ ὄρος Berg: الْجَبَلُ II 1235 b 45 ff. = 2210 a 14 ff.; 2036 a 9 ff.; 2209 b 4 ff.

ὁ ὀρός Molke → ὀρρός.

ὁ ὀρρός (= ὀρός) Molke (→ WGAÜ S I 799): ماءُ اللَبَنِ II 160 b 28 ff. • المَائِيَّةُ II 1073 a 26 ff.

ὀρρώδης molkenartig: مَائِيّ II 156 b 11 ff.; 162 b 18 ff.

ὁ ὄρτυξ Wachtel: الدُرَّاجُ II 930 a 6 ff.; 1970 b 40 ff.

ὀρυκτός ausgegraben, mineralisch: ὁ ὀρυκτὸς ἅλς: المِلْحُ II 638 a 34 ff.

ὀρφνώδης dunkel (→ WGAÜ S I 800): مُظْلِمٌ II 2069 a 26 ff.

ὀρχέομαι tanzen: رَقَصَ II 784 a 11 ff. = 1260 b 32 ff.

ἡ ὄρχησις Tanz: الرَقْصُ II 2003 a 19 ff.

ὁ ὄρχις Hoden: Plur. οἱ ὄρχεις: الأُنْثَيَانِ II 1618 a 1 ff.; 1977 a 20 ff. • الخُصَى und الأَخْصِيَةُ II 360 b 19 ff. • κυνὸς ὄρχις Knabenkraut: خُصَى الكَلْبِ I 573 a 36.

ὀρώδης molkenartig → ὀρρώδης.

ὅς, ἥ, ὅ (Relativpron.) derjenige, welcher; die, welche; das, welches (→ GALex I 277 f.): الَّذِي bzw. الَّتِي: II 1049 a 38 ff.; 1167 b 27 ff.; 1628 b 35 f.; 2119 b 7 ff. • λίθος ὃς οὐ λίθος: الحَجَرُ الذي ليس هو بحَجَرٍ II 1868 a 45 f. • مَنْ II 161 b 13 ff.; 503 a 13 ff. • Vgl. auch οὗ dort, wo.

ὅς, ἥ, ὅ (Demonstr.) der; die; das: οἱ μὲν τῶν ἰητρῶν: بَعْضُ الأَطِبَّاءِ II 98 b 19 ff. (vgl. GALex II 402 ff.) • οἱ μέν εἰσι νοητοὶ οἱ δὲ αἰσθητοί: مِنْهَا مَعْقُولَةٌ ومنها مَحْسُوسَةٌ II 54 b 28 ff.

ἡ ὁσιότης Frömmigkeit: السَلَامَةُ II 2202 a 29 ff.

ὀσμάομαι riechen: شَمَّ II 1363 a 6 ff.

ἡ ὀσμή Geruch: الرَائِحَةُ II 957 b 38 ff.; 1482 a 35 ff.; 2122 a 14 ff.

ὁσονοῦν wie groß bzw. klein auch nur: καὶ ἐφ᾽ ὁσονοῦν soweit, insofern als: بَالِغًا ما بَلَغَ II, 4 p. XXII.

ὅσος wie groß, wie viel etc. (→ WGAÜ S I 802; S III 372): الَّذِي (→ GALex I 278 nr. 1.4): II 2030 a 38 ff. • مَنْ II 40 a 36 ff.; 99 b 10 ff.; 587 b 24 ff.; 672 b 4 ff.; 18 ff. • مَا II 349 a 9 ff.; 497 b 37 ff.; 543 b 44 ff. • مَهْمَا II 916 a 45 ff.; 1001 b 14 ff. • فَهُوَ II 361 b 20 ff.; 587 a 8 ff. • أَيُّ مِقْدَارٍ II 927 a 18 ff. • كُلُّهُ II 360 a 27 ff.; 2161 b 43 ff. • جَمِيعُهُ II 537 b

11 ff. • (Adv.) ὅσον so viel [wie]: قَدْرَ II 847 b 34 ff.

ὅσος ... τοσοῦτος so wie ..., so auch; je ... desto ... (→ WGAÜ 475 f.; S III 372): ... كَمَا ... كَذَلِكَ II 360 b 18 ff. • بِمِقْدَارِ مَا ... بِذَلِكَ الْمِقْدَارِ II 732 b 1 ff.

ὅσπερ der, welcher: الَّذِي II 534 b 29 ff.

τὸ ὄσπριον Hülsenfrucht (→ WGAÜ 476): جِنْسٌ مِنَ الْحُبُوبِ II 2091 a 1 ff. • (Plur.) τὰ ὄσπρια: الْقَطَانِيُّ II 915 a 2 ff.

τὸ ὀστέον (→ auch ὀστοῦν) Knochen: الْعَظْمُ II 406 a 41 ff.

ὅστις wer nur immer; jeder, der: مَنْ II 1976 a 33 ff.; 2002 b 35 ff. • وَهُوَ II 2203 b 41 ff.

τὸ ὀστοῦν (→ auch ὀστέον) Knochen: الْعَظْمُ II 353 a 19 f.; 21 ff.; 418 b 16 ff.; 657 b 43 ff.; 1239 a 6 ff.; 14 ff.; 1795 a 18 ff.; 1822 b 27 ff.; 1844 b 37 ff.; 1997 b 9 ff.; 2109 a 32 ff.; 2160 a 26 ff.; 2201 a 11 ff.; 2231 b 16 ff.; II,4 p. XIX.

ὀστράκινος tönern, irden: σκεύη ὀστράκινα: أَوَانِي خَزَفٍ II 1977 b 17 ff.

ὀστρακόδερμος eine tönerne, harte Haut bzw. Schale habend: خَزَفِيُّ الْجِلْدِ II 668 a 24 ff. • صُلْبُ الْخَزَفِ II 1852 b 4 ff. • ذُو صَدَفٍ II 2119 a 23 ff.

τὸ ὄστρακον Tonscherbe, Schale: الْخَزَفُ II 1926 a 20 f.; 2213 b 34 ff.; II,4 p. XIX • الْفَخَّارُ II 659 a 29 ff. • τὸ ὄστρακον τοῦ καρύου: الْجَوْزَةُ II 2154 b 17 ff.

ὀστρακοῦς (Adj.) tönern, aus Ton bestehend: زُجَاجٌ II 1382 b 33 ff.

ὀστρακώδης tönern, irden: خَزَفِيٌّ II 2118 b 43 ff.

τὸ ὄστρεον Auster: الْحَلَزُونُ II 668 a 28 ff.

ὀσφραντικός fähig zum Riechen: الشَّمُّ II 1377 b 10 ff.

ὀσφραντός gerochen: مَشْمُومٌ II 1154 a 42 ff.

ἡ ὄσφρησις Geruchssinn: الِاسْتِنْشَاقُ II 2161 b 43 ff.

ὀσφρητικός zum Riechen gehörend: ἡ ὀσφρητικὴ δύναμις: الْقُوَّةُ الشَّامَّةُ II 1386 a 14 ff.

ἡ ὀσφῦς Hüfte, Lende: الْبَطْنُ II 1484 a 28 ff.

ὅταν (Konj.) wann immer, wenn: إِذَا (→ GALex I 155-157): II 141 a 1 ff.; 323 b 24 ff.; 484 a 24 ff.; 931 b 45 ff.; 1170 b 32 ff.; 1240 a 13 ff.; 1601 a 40 ff.; 1748 a 36 ff.; 1787 b 44 ff.; 1847 a 26 ff.; 1974 b 37 ff.; 2035 b 36 ff.; 2036 a 29 ff.; 2236 b 30 ff. • إِنْ II 158 b 3 ff.; 446 a 12 ff.; 2247 b 20 ff. • مَتَى II 1941 a 32 ff. • عِنْدَ مَا II 2226 b 28 ff.

ὅτε (Konj.) wann, wenn: إِذَا (→ GALex I 157): II 1362 b 40 ff.; 2263 a 26 ff. • ὁτὲ μὲν βιβάζει, ὁτὲ δὲ βιβάζεται: تُلْقِحُ أَحْيَانًا وتَقْبَلُ اللَّقَاحَ II 1064 a 43 ff. = 1074 b 1 ff.

ὅτι (Konj.) daß; weil: أَنَّ II 1845 a 24 ff.; 1859 b 10 f.; 2258 a 40 ff.; 2259 b 22 ff. • لِأَنَّ II 933 b 7 ff.; 1270 a 12 ff.; 1973 b 31 ff.; 1981 a 20 ff. • مِنْ أَنَّ II 552 b 25 ff. • بِأَنَّ II 1976 a 8 ff.; 1981 b 17 f. • مِنْ أَجْلِ أَنَّ... (vgl. Ullmann EN II p. 322, § 102; p. 332, § 125) II 2031 b 11 ff. • إِنَّ II 1472 a 1 ff. • فَإِنَّ II 1171 b 31 ff.; 1386 a 9 ff. • وَهُوَ II 1171 b 31 ff.

ἡ ὀτίς (= ὠτίς) Trappe: الحُبَارَى II 362 b 12 ff.

οὐ, οὐκ, οὐχ nicht: لَا II 10 b 37 ff.; 21 a 33 ff.; 32 b 13 ff.; 99 a 18 f.; 538 b 2 ff.; 1985 a 8 ff.; 2091 a 38 ff. • لَيْسَ I 557 b 36; II 10 a 32 f.; 538 b 27 ff.; 1834 a 35 ff.; 1844 b 37 ff.; 1868 a 45 f.; 1970 a 41 ff.; 1975 b 19 ff.; 1978 b 15 ff.; 1979 b 7 ff.; 44 ff.; 1981 a 13 ff.; 30 ff.; 1982 b 28 ff.; 2001 b 29 ff. • لَمْ II 428 b 35 f.; 1710 b 22 ff.; 2068 b 11 • لَنْ II 1446 a 43 ff. • بِغَيْرِ أَنْ II 490 a 13 ff.

In koordinierten Gliedern: οὐ ... οὐδέ ... nicht ... und auch nicht: لَيْسَ... ولَا.. II 717 a 24 ff.; 2100 b 4 ff. • لَيْسَ ... لَيْسَ ... II 1970 a 39 ff. • لَيْسَ ... أَيْضًا II 447 b 1 ff.

Zum Koordinationsschema οὐ ... μόνον ἀλλὰ ... καί → μόνον.

In Adversativsätzen: οὐ ... ἀλλὰ ... nicht ... sondern ...: لَيْسَ ... وَلَكِنْ II 2186 b 35 ff. = 2253 a 20 ff. • لَا ... وَلَكِنْ II 498 a 44 ff.; 2001 a 43 ff. • لَيْسَ ... بَلْ ... II 2036 a 19 ff. • لَيْسَ ... إِلَّا ... II 497 b 42 ff. • τὸ σῶμα οὐ τῇ πορνείᾳ ἀλλὰ τῷ κυρίῳ: والجَسَدُ أَيْضًا فإِنَّهُ لِلرَّبِّ ولَيْسَهُ لِلزِّنَى II 1982 a 39 ff.

In Fragesätzen: πότερον ... ἢ οὔ ob ... oder nicht?: هَلْ ... أَمْ لَا I 563 a 34 ff. = II 19 a 26 ff.

οὔ (Partikel) nein: ἔστω δὲ ὁ λόγος ὑμῶν ναὶ ναί οὒ οὔ: تكونُ كَلِمَتُكُمْ نَعَمْ نَعَمْ لَا لَا II 20 a 1 f.

οὗ [zu ὅς] wo: حَيْثُ II 1970 a 39 ff. • ἄχρις οὗ: حَتَّى II 1458 b 19 ff.

ἡ οὐγγία Unze (→ WGAÜ 481): الأُوقِيَّة II 2164 b 44 ff.

οὐδαμῇ, οὐδαμοῦ, οὐδαμῶς (Adv.) nirgends, zu keiner Zeit, keineswegs: لَيْسَ II 404 b 43 ff. • لَيْسَ ... أَصْلًا II 1975 a 12 ff.; 15 f. • لا ... فِي مَوْضِعٍ مِنَ المَوَاضِعِ II 658 b 6 ff. • غَيْرَهُ II 1844 a 17 ff.

οὐδέ und nicht; auch nicht: وَلَا II 1471 b 42 ff.; 1628 b 40 ff.; 1983 b 37 f.; 2144 b 1 ff. • لَا II 888 a 42 ff.; 2160 a 4 ff. • لَمْ II 1222 b 15 ff. • لَيْسَ II 1983 a 25 ff.; 2228 a 13 ff.; 2259 b 10 ff.

οὐδείς, fem. οὐδεμία niemand, keiner (→ WGAÜ S I 811 f.; S III 377; GALex I 67 f.): σύμβουλος οὐδείς: لَا مُشِيرَ II 24 b 25 ff. • μοχθηρία οὐδεμία: لَيْسَ وَلَا رَدَاءَةٌ وَاحِدَةٌ II 2145 b 13 ff. • οὐδεμίαν ἔχων φλέβα: لَيْسَ ... وَلَا عِرْقٌ مِنَ العُرُوقِ II 1377 a 40 ff. • οὐδένα γνῶναι: لَا يَعْلَمُ بِهِ أَحَدٌ II 1975 a 41 ff. • χρῆσις οὐδεμία: لَيْسَ يُسْتَعْمَلُ ... أَصْلًا II 1975 a 10 f. • ὑπάρχει οὐδενί: لَيْسَ هو وَلَا فِي وَاحِدٍ منها II 1983 b 41 ff. • οὐδεμία δύναμις: لَيْسَ ... وَلَا قُوَّةٌ وَاحِدَةٌ II 1983 b 13 ff. • ὃς οὐδενὸς ἴδιος ἔσται τῶν ...: ما لَيْسَ بِخَاصٍّ وَلَا لِوَاحِدٍ مِنَ الأَشْيَاءِ II 1983 b 19 ff. • οὐδενὸς ὑμῶν θρὶξ ... ἀπολεῖται: أَنَّ شَعَرَةً مِنْ رَأْسِ وَاحِدٍ مِنْكُمْ لَنْ تَضِيعَ II 1446 a 45 ff.

οὐδέν nichts, keines: لَيْسَ شَيْءٌ II 506 a 40 f. • ποιοῦσι οὐδέν: لَيْسَ يَعْمَلُ شَيْئًا II 1977 a 15 ff. • ὡς οὐδέν: كَلَا شَيْءٍ II 2144 a 42 ff. • εἰς οὐδὲν λογισθῆναι: يُعَدُّ مِثْلَ لَا شَيْءٍ II 1978 a 24 ff. • τήκεται οὐδέν: وَلَا يَذُوبُ شَيْءٌ البَتَّةَ II 2077 b 35 ff. • οὐδὲν ἔγραψεν: لَمْ يَذْكُرْ ... أَصْلًا II 2242 a 18 ff. • ὡς οὐδὲν ἕτερον ἁρμόζει: نَافِعٌ جِدًّا II 590 a 31 ff. • οὐδὲν ... πλὴν ...: لَا شَيْءَ ... مَا خَلَا شَيْئًا II 1048 a 40 ff. • لَا شَيْءَ ... إِلَّا شَيْئًا II 29 a 11 ff.

οὐδὲν ἧττον nicht minder, dessen ungeachtet (→ WGAÜ S I 812 f.): لَيْسَ بِدُونِ شَيْءٍ II 361 b 39 ff.; 1973 b 23 ff.; 2259 a 42 ff. • لٰكِنْ ... أَيْضًا II 1977 b 7 ff.

οὐδέποτε (Adv.) niemals, nie (→ WGAÜ 481; S I 813): لَا ... أَبَدًا II 21 a 14 • لَمْ ... مِنْ قَطُّ II 1222 b 10 ff. • لَمْ ... قَطُّ II 2241 b 41 ff. • فَلَيْسَ ... البَتَّةَ II 1270 a 12 ff. • لَمْ ... مُنْذُ قَطُّ II 1270 a 15 ff.

οὐδέπω (Adv.) noch nicht (→ WGAÜ 481): لَمْ ... بَعْدُ II 2242 a 5 ff.

οὐδέτερος keiner von beiden (→ WGAÜ S III 377): لَيْسَ وَلَا وَاحِدٌ مِنْهُمَا II 31 b 16 ff.; 1983 b 6 ff.; 9 ff.

οὐκέτι (Adv.) nicht mehr : لَيْسَ II 1980 b 43 ff. • لَا II 2036 a 29 ff. • لَنْ II 1448 b 10 ff.; 12 ff. • مِنْ غَيْرِ أَنْ II 427 b 35 ff.

αἱ οὐλαί Gerstenkörner : الشَّعِيرُ I 569 a 16 f.

ἡ οὐλή Narbe : الأَثَرُ II 739 a 32 ff.

τὸ οὖλον Zahnfleisch : اللِّثَةُ II 203 b 19 ff. • meist Plur. τὰ οὖλα (vgl. Ullmann Lexikographie 169 f.) : اللِّثَةُ II 161 b 2 ff.; 163 a 4 ff.; 205 b 7 bis 206 b 13 passim; 515 b 11 ff.; 542 b 14 ff.; 1600 b 14 ff.; 1601 a 41 ff. • الدَّرَادِرُ II 2249 b 36 ff.

οὖλος (Adj.) kraus, gekräuselt : ἡ οὔλη θρίξ : الشَّعَرُ الجَعْدُ II 1895 b 34 ff.

τὸ οὖον Speierling : الغُبَيْرَاءُ II 986 b 25 ff.

οὔπω (Adv.) noch nicht (→ WGAÜ 482; S III 378) : οὔπω νοσεῖν : لَمْ يَمْرَضْ بَعْدُ II 1270 a 39 ff. • οὔπω ὁρῶμεν : فَلَسْنَا بَعْدُ نَرَى II 1975 a 6 ff.

ἡ οὐρά Schwanz : الذَّنَبُ II 593 b 6 ff.; 635 b 45 ff.; 1402 a 20 ff.; 2227 a 35 ff.

ὁ οὐρανός Himmel : السَّمَاءُ I 571 b 44 f.; II 7 b 13 f.; 54 b 35 ff.; 1980 a 34 f.; 1981 a 24 ff. • الهَوَاءُ II 1863 a 23 ff.

ὁ οὐρανός Gaumen, Palatum (→ WGAÜ 483) : الحَنَكُ II 632 a 10 ff.

οὐρέω urinieren, pissen : بَالَ (u) II 726 a 5 ff.; 1852 b 24 ff.

ὁ οὐρητήρ Harnröhre : المِبْوَلُ II 1362 b 37 ff.

οὐρητικός harntreibend : مُدِرٌّ لِلْبَوْلِ II 363 b 34 ff.; 703 a 25 ff.; 1485 b 1 ff.; 1787 b 6; 2091 a 1 ff.; 2134 a 26 ff.; 30 ff. • أَغْزَرَ البَوْلَ II 2130 b 43 ff.

τὸ οὖρον Urin, Harn : البَوْلُ II 359 b 12 ff.; 573 b 22 ff.; 657 a 20 ff.; 726 a 1 ff.; 5 ff.; 12 ff.; 945 a 21 ff.; 1461 a 29 ff.; 1470 b 44 ff.; 1752 b 5 ff.

τὸ οὖς Ohr : الأُذُنُ II 163 b 38 ff.; 406 b 5 ff.; 446 b 12 ff.; 615 a 36 ff.; 700 b 2 ff.; 1057 b 18 ff.; 1751 b 20 ff.; 1787 a 42 ff.; 1795 a 16 ff.; 18 ff.; 1796 a 44 ff.; 2247 a 10 ff.; II,4 p. XI. • μυὸς ὦτα Name e-r Pflanze : آذَانُ الفَأْرِ II 94 a 35

ἡ οὐσία Wesen, Substanz : الجَوْهَرُ I 502 b 18 f.; 503 a 6 ff.; II 156 b 11 ff.; 1626 a 28 ff.; 1976 b 39 ff.; 1979 b 38 ff.; 2093 a 9 ff.; 2178 b 19 ff.

οὔτε ... οὔτε ... weder ..., noch ... (→ WGAÜ S I 818) : ... لَا ... وَلَا : II 26 b 37 ff.; 412 a 21 ff.; 649 a 1 ff.; 2100 a 26 ff.; 2131 b 1 ff. • لَيْسَ ... وَلَا ... II 640 b 32 ff.; 1971 b 4 ff. • أو ... من غير شيء... II 1461 a 29 ff.

οὗτος (Pron. demonstr.) dieser: هذا II 1971 b 20 ff.; 2003 a 8 ff.; 11 ff. • ذلك II 2160 a 26 ff.

οὕτω (Adv.) so, auf diese Weise (→ WGAÜ S I 818 f.): بهذه الحال II 1204 b 39 f. • ἐν οὕτω λεπτοῖς πράγμασιν: في أمور على هذه الدقة II 720 a 3 ff. • οἱ οὕτω τιθέμενοι: من اعتقد هذا الرأي II 724 a 1 ff.

οὕτως (Adv.) so, auf diese Weise: كذلك II 496 a 33 ff.; 1626 a 36 ff.; 1811 b 38 ff.; 2208 b 40 f. • بمثل ذلك II 1144 a 37 ff. • φησὶ δὲ οὕτως: قال بهذا اللفظ II 998 a 24 f. • γράφει γὰρ οὕτως: يقول هذا القول بهذا اللفظ II 998 a 27 f. • θεραπεύσεις οὕτως: فداووه أن II 2225 b 28 ff.

τὸ ὀφείδιον kleine Schlange: الحية الصغيرة II 448 b 11 ff.; 590 a 43 ff.

ὄφελον o daß doch!: يا ليته II 2258 b 21 ff.

τὰ ὀφθαλμικά Augensalben: الأكحال I 549 b 24 • أدوية العين II 519 b 21.

ὀφθαλμικός das Auge betreffend: αἱ ὀφθαλμικὰ φλεγμοναί: أورام العين الحارة II 688 a 11 ff.

ὁ ὀφθαλμός Auge: العين I 577 b 8; II 490 b 14 ff.; 615 a 36 ff.; 648 b 31 ff.; 682 a 36 ff.; 688 a 7 ff.; 40 ff.; 691 b 28 ff.; 739 a 32 ff.; II, 4 p. XIII et passim.

ὀφιόδηκτος von d. Schlange gebissen: ἐπαοιδὸς ὀφιόδηκτος: الحاوي الذي يلدغ نفسه بحية II 2194 a 42 ff.

ὁ ὄφις Schlange: الحية II 588 a 26 ff.; 633 a 38 ff.; 937 b 17 ff.; 20 ff.; 1811 b 27 ff.; 1901 a 17 f. • الثعبان (vgl. Ullmann Schlangenbuch p. 120–131): II 2194 b 45 ff.

ὁ ὀφίτης λίθος Schlangenstein: حجر الحية II 1969 a 4 ff.

ἡ ὀφρῦς Augenbraue: Plur. αἱ ὀφρύες: الحاجبان II 727 b 20 ff.; 2106 a 5 ff.

ἡ ὀχεία Begattung, Kopulation: السفاد والجماع II 489 b 40 ff. • النزو II 2036 a 18 ff.

ὀχεύω begatten, bespringen: سفد: II 270 a 27 f.; 937 b 17 ff.; 1064 a 31 ff.; 1164 b 13 ff. • نزا عليها II 1180 b 7 ff.

ἡ ὄχλησις Last, Beschwerlichkeit (→ GALex I p. 192 n. 3): الأذى II 498 a 3 ff.

ὁ ὄχλος breite Masse, Pöbel (→ WGAÜ S I 825): لفيف الناس II 946 a 33 ff. • محفل الشعب II 916 a 15 ff.

ὀψέ (Adv.) spät: عِشَاءً II 2023 a 41 ff.

ἡ ὄψις Sehkraft, Sicht, Augenlicht: البَصَرُ II 615 b 45 ff.; 1377 b 19 ff.; 1482 b 32 ff.; 1859 b 29 ff.; 34 ff.; 1866 a 36 ff.; 1868 a 12 ff.; 2161 b 43. • المَنْظَرُ II 501 b 28 f. • العَيْنُ II 1145 b 11 ff. • الشُّعَاعُ II 1145 a 38 ff.

τὸ ὄψον Zukost, Würze: Plur.: أَلْوَانُ الطَّبِيخِ II 1981 a 28 ff.

τὸ παγκράτιον Allkampf: يُدَافِعُ آخَرَ II 1260 b 38 ff.

τὸ πάθημα Krankheit: المَرَضُ II 10 b 5 f.

παθητικός passiv: لَاقٍ و مَفْعُولٌ بِهِ II 1230 b 7 ff.

τὸ πάθος Leiden, Krankheit, Mißgeschick: الآفَةُ II 537 b 11 ff.; 2109 a 25 ff. • العَارِضُ II 1940 b 16 ff. • الاِنْفِعَالُ II 146 a 43 ff. • الخَاصَّةُ II 1857 b 8. • الشَّيْءُ II 1221 a 26 ff. • الوَجَعُ II 845 b 18 ff. • المَرَضُ I 418 b 26 f.; II 718 b 39 ff. • العِلَّةُ II 71 a 43 f.; 2122 b 21 ff. • τὰ λοιμικὰ πάθη: الوَبَاءُ II 42 b 8 ff. • τὰ φθινώδη πάθη: السِّلُّ II 162 a 31 ff.

τὸ παίγνιον Spielzeug: اللُّعْبَةُ II 807 b 44 ff.

παιδαριώδης kindisch: (Subst.) τὰ παιδαριώδη: الأَشْيَاءُ الشَّبِيهَةُ بِالخُرَافَاتِ II 889 a 7 ff.

ἡ παιδεία Erziehung, Bildung: الأَدَبُ II 508 a 17 ff.

ἡ παιδιά Spiel, Scherz: اللَّعِبُ II 800 b 8 ff.; 13 ff.; 19 ff.

τὸ παιδίον Kindchen, Kind: الصَّبِيُّ II 25 a 40 ff.; 515 b 3 ff.; 783 a 44 ff.; 809 b 20 ff.; 810 a 34 ff.; 2019 b 3 ff. • الجَنِينُ II 2120 a 32 ff.

παίζω spielen, scherzen: لَعِبَ II 783 a 44 ff.; 800 b 18 ff. • παίζειν κύβοις: لَعِبَ بِالنَّرْدِ I 570 b 15 f. = II 783 a 44 ff. • παίζειν ψήφοις: لاعَبَ فُلَانًا بِالشِّطْرَنْجِ II 795 b 42 ff.; 825 b 4 ff.

ὁ παῖς Kind: الوَلَدُ II 2035 b 36 ff. • الطِّفْلُ II 953 b 35 ff. • الغُلَامُ II 1752 b 5 ff.

παίω τινά j-n schlagen: لَطَمَ c. acc. p.: II 741 b 41 ff.

πάλαι (Adv.) ehedem, früher: قَدِيمًا II 2127 a 31 ff.

παλαιός alt: عَتِيقٌ II 503 a 18 ff.; 724 b 38 ff. • قَدِيمٌ II 94 b 45 ff. • οἱ παλαιοί die alten Autoren: القُدَمَاءُ II 428 b 37 ff.; 1271 b 39 ff. • (Adv.) τὸ παλαιόν ehedem, früher: قَبْلُ II 623 a 6 ff.

παλαιστρικός den Ringkampf betreffend: مُنَاضِلِيٌّ II 1252 b 4 ff.; 6 ff.

πάλιν (Adv.) wieder, erneut (→ WGAÜS II 32 f.; S III 386): أَيْضًا II 1386 a

14 ff.; 1387 b 27 ff.; 1454 b 28 ff. • يعود فيفعل II 1144 a 37 ff.

παλίσκιος (Adj.) dicht beschattet: ظليل II 986 b 42 ff.

πάμπαν (Adv.) gänzlich: جدًّا II 1925 b 10 ff.

πάμπολυς sehr viel: كثير II 873 b 16 ff.; 2226 a 38 ff. • كثير جدًّا II 2244 b 36 f.

παμφάγος alles fressend: الذى يأكل أصنافًا كثيرةً من الطعام II 1851 a 18 ff.

πανάριστος bester von allen: خيّر فى الطبقة الأولى II 1221 b 27 ff.

ἡ παννυχίς nächtliche Festlichkeit: ما كان بالليل كلّه من الأعراس II 2064 a 27 ff.

πανοῦργος listig, verschlagen: ذو مكرٍ وخديعةٍ II 1851 b 23 ff. • من أراد الخديعة II 2119 a 32 ff.

πανσέληνος (Adj.) vollmondlich, mondhell: مُقمِر II 2017 a 9 f. • (substant.): ἡ πανσέληνος Zeit des Vollmonds: ليلة البدر مع طلوع القمر II 2025 a 28 f.

παντάπασιν (Adv.) insgesamt: لم يرَ شيئًا من ... II 573 b 22 ff.

πανταχόθεν (Adv.) von überall her: πανταχόθεν τῆς ῥίζης: حول الأصل II 668 a 42 ff.

πανταχόσε (Adv.) nach allen Seiten hin: τάχιστα διαδίδοται πανταχόσε: ينفذ فى البدن بسرعة شديدة II 162 b 43 ff.

παντελῶς (Adv.) vollständig: جدًّا II 2152 b 28 ff.

πάντῃ (Adv.) allenthalben: بكلّ ضرب II 24 a 5 f.

παντοδαπός (Adj.) vielfältig: περὶ κόσμου παντοδαποῦ: فى جميع الزينة II 141 a 8 ff.

πάντως (Adv.) auf alle Weise, völlig: لا محالة II 23 b 44 f.; 24 a 5 f.; 24 a 8 ff.; 1386 a 9 ff.; 2121 a 1 ff.; 2244 b 37 ff.

πάνυ (Adv.) vollständig, alles in allem: جدًّا II 360 b 29 ff.; 2124 b 36 ff. • πάνυ βραχύ: يسير II 650 a 5 ff. • οὐ πάνυ γίνονται: ليس يكاد أن يكون ... II 1975 a 28 ff.

ἡ πάπυρος Papyrus: البردىّ II 929 b 45 ff.

παρά (Präp. mit Dativ) neben, bei: παρὰ τοῖς ἥρωσιν: عند المتألّهين II 888 a 19 ff. • παρ᾿ αὐταῖς μένειν: المقام قبلهنّ II 698 b 23 ff.

παρά (Präp. mit Akk.) neben, gegen, wegen, im Vergleich zu etc.: παρὰ τὴν ὁδόν: على حافّة الطريق II 1092 a 15 ff. • παρὰ τοὺς τόπους: على الأبواب II, 4 p. XIV • παρὰ φύσιν: على غير المجرى الطبيعىّ II 935 b 28 ff. • παρὰ τὸ ἔθος: على خلاف العادة II 360 a 25 ff. • بخلاف ما جرت به العادة II 2122 b 18 παρὰ φύσιν : خارج عن الطبع II 104 b 31 ff. • παρὰ ταῦτα : خارجًا من تلك II 1370 b 7 f. • παρὰ τὰ φύλλα : عند الورق II 986 b 25 ff. • παρὰ τὴν διάλεκτον : من الكلام الجاري II 1001 b 14 ff. • παρὰ τὸν αὐχμόν : بعد عدم المطر II 1094 b 11 ff. • παρ᾽ ἐνιαυτόν : في كلّ سنة II 513 a 39 ff. • παρὰ τὴν θάλασσαν : في ساحل البحر II 1048 b 17 ff. • παρὰ τὰ ζῷα : في الحيوانات II 2129 b 44 ff. • παρὰ τὴν λέξιν : من قبل الألفاظ II 1001 b 33 ff. • παρὰ τὰς ἐναντιώσεις : من قبل الضدّيّات II 1857 b 8 ff. • παρὰ τὰ εἴδη : فيما بين الصور II 321 a 42 ff.

παραβάλλω hinwerfen : ألقى II 1174 b 3 ff.; 1179 a 15 ff.

παραβάλλω τι etw. vergleichen : بالإضافة إلى شيء II 362 a 15 ff.

ἡ παράβασις Übertretung : تعدّي سنّة II 1970 a 39 ff.

παραβλάπτω τι etw. schädigen : ὁπόταν τὴν φωνὴν παραβλάπτῃ : الصوت الخشن II 1602 a 9 ff.

παραγράφω τι etw. aufschreiben : أتى بشيء II 2141 a 34 ff.

ὁ παράδεισος Park, Garten (→ WGAÜ S II 42 f.) : البستان II 1775 b 5 ff. • الروضة و الجنّة II 985 b 34 ff.

παραδίδωμί τινά τινι j-n j-m ausliefern : أسلم c. acc. p. et ilā p. : II 785 b 20 ff.

ὁ παραδοξοποιός Wundertäter : البديع الفعل II 1048 b 14 f.

παραζηλόω zur Eifersucht reizen : أغار (ġyr IV) : II 2186 b 4 ff.

ἡ παράθεσις Juxtaposition : الالتصاق II 667 a 26 ff. • الذى يلصق بعضه ببعض II 657 a 15 ff.

παραιρέομαί τι etw. wegnehmen, entreißen : منع c. min r. : II 601 a 2 ff.

παραιτέομαί τι etw. besänftigen, erweichen (→ WGAÜ S II 45) : سكّن c. acc. r. : II 634 b 34 ff.

παραίτιός τινος etw. mit verursachend : من قبله II 1968 a 42 ff.

παράκειμαι daneben liegen : التصق II 663 a 39 ff. • لاصق c. acc. r. : II 540 b 38 f. = 670 a 11 • لحق c. bi- r. : II 657 b 16 ff.; 658 b 4 f. • لازق c. acc. r. : II 540 b 33 ff. • ولي (i) c. acc. r. : II 1410 a 45 ff.

παρακαλέομαι sich trösten (→ WGAÜ S II 45) : تعزّى II 1970 b 1 ff. = 1979 b 26.

ὁ παράκλητος Tröster, Helfer : الفارقليط II 1222 a 4 ff.

παρακμάζων (Part.) gealtert : نَضِيجٌ II 1795 a 45 ff.

παρακολλάω τι etw. ankleben : أَلْزَقَ c. acc. r. : II 541 a 27 f.; b 1 ff.

ἡ παρακόλλησις Anklebung : اللِّزَاقُ II 544 a 36 ff.

παρακολουθέω begleiten, folgen : لَزِمَ II 550 a 41 ff.

παραλείφω τι etw. einschmieren : مَلَأَ c. acc. r. : II 809 b 20 ff.

παραληπτέον man muß nehmen : يَنْبَغِي أَنْ يُخْتَارَ II 1411 b 40 ff. • أَجْوَدُهُ II 2118 a 13 ff.

παραλλάξ (Adv.) wechselseitig : عَلَى التَّبْدِيلِ II 1794 a 45 ff.

παραλογίζομαι überlisten : سَخِرَ II 786 b 31 ff.

παραλυτικός gelähmt : [مَنْ به] الفالِجُ II 1969 a 8 ff.

παραλύω τι etw. lähmen : أَبْطَلَ c. acc. r. : II 1997 b 41 ff.

παραμένω bleiben, verweilen (→ WGAÜ S II 49 f.) : دَامَ (u) II 99 b 10 ff. • لُبْثُهُ وَبَقَاؤُهُ II 105 a 21 ff.

παραπαίω verrückt sein : إِخْتِلَاطُ الذِّهْنِ II 1470 a 25 ff. • الهَذَيَانُ II 1483 b 30 ff.

παραπίπτω zusammenfallen : مَاسَّ بَعْضُهُ بَعْضًا II 1164 b 13 ff.

παραπλήσιος ähnlich, nahezu gleich : شَبِيهٌ بِهِ II 873 b 16 ff.; 1381 b 25 ff.; 1857 b 20 ff.; 2121 b 28 ff.; 2178 a 43 ff.; b 23 ff.; II, 4 p. XIX • يُشْبِهُ أَنْ يَكُونَ II 2002 b 42 ff. • قَرِيبٌ مِنْ II 42 b 5 ff. • مِثْلُهُ II 490 a 16 • كَأَنَّهُ I 568 a 18 f.

ἡ παράπτωσις Aneinanderfügung : المُوَافَقَةُ II 937 b 20 ff. (vgl. παραπίπτω).

παραρρέω herabfließen : δάκρυον παραρρέον : سَيَلَانُ الدُّمُوعِ II 1410 a 38 ff.

παρασκευάζω τι etw. bereiten : παρασκευάζει μάχας : أَنْشَأَ الخُصُومَاتِ II 640 a 17 ff. • τροφὴν παρασκευάζω : يَغْذُو غِذَاءً II 1656 a 23 ff.

παρατρίβω τι etw. zerreiben : دَلَكَ c. acc. r. : II 450 a 42 ff.; 515 b 11 ff. = 206 a 19 ff.

ἡ παραύξησις τῆς σελήνης Zunahme des Mondes : زِيَادَةُ القَمَرِ II 10 a 19 ff. = 2019 b 11 ff.

παραφύομαι an d. Seite wachsen : نَبَتَ فِي أَصْلِهِ II 2183 b 18 ff. • اِلْتَزَقَ بِهِ II 2201 a 12 ff.

παραχρῆμα (Adv.) sogleich, auf der Stelle (→ WGAÜ S III 395) : مِنْ سَاعَتِهِ II 513 b 37 ff. • عَلَى المَكَانِ II 687 b 28 f.

τὸ παρδαλιαγχές Akonit : خَانِقُ النَّمِرِ II 1402 a 20 ff.

ἡ πάρδαλις Leopard (→ WGAÜ 501 f.) : النَّمِرُ II 1851 b 23 ff. • الزِّبْرِقَانُ II 97 b 8 ff.

ἡ παρέγκλισις seitliche Neigung, Verdrehung : الاِلْتِوَاءُ II 1925 b 6 ff.

ἡ παρειά Wange : الوَجْهُ والعَيْنَانِ II 744 b 43 ff.

πάρειμι gegenwärtig sein : حُضُورٌ II 505 a 38 ff.

παρεμπίπτω τινός zwischen etw. kommen : وَقَعَ فِيمَا بَيْنَ شَيْئَيْنِ II 1386 a 9 ff.

παρεμφαίνομαι nebenbei in Erscheinung treten : لَاحَ (u) II 1689 a 5 ff.

παρέπομαί τινι e-r Sache folgen, zugehören : عَرَضَ c. li-r. : II 516 a 11 ff.; 593 b 14 ff. • كَانَ فِي شَيْءٍ II 1968 b 8 ff. = 2123 b 32 ff. • τὰ παρεπόμενα γῄδια : اللَّحَقُ II 331 a 7 ff.

ἡ πάρεσις Gesichtslähmung : اللَّقْوَةُ II 1136 a 43 ff.

παρέχω τι etw. darbieten : أَعَانَ c. acc. r. : II 633 b 43 ff. • دَلَّ c. ʿalā r. : II 501 b 22 ff. • ὀδύνην παρέχον : كَانَ مُؤْلِمًا II 1489 b 35 f. • γεννήματα παρέξουσι : كَانَ أَكْثَرَ لِنُزْلِهِ II 2140 b 25 ff.

παρηγορέω τι etw. mildern, lindern : سَكَّنَ c. acc. r. : II 515 b 33 ff.; 539 a 7 ff. = 1476 a 33 ff.; 1484 a 13 ff.; 2247 a 4 ff. • πρᾴως παρηγοροῦντες : يُلِينُونَ الكَلَامَ II 2262 a 43 ff.

παρθενικὸν γάλα Jungfrauenmilch (term. t. alchem.) : لَبَنُ العَذْرَاءِ II 164 a 30 ff.

παρίημί τι etw. beiseite lassen, übergehen : تَرَكَ c. acc. r. : II 428 b 45 ff.

τὰ παρίσθμια Mandeln, Tonsillen (→ WGAÜ 503; S II 62) : اللَّوْزَتَانِ II 206 a 35 ff.; 688 a 27 ff.; 1601 a 41 ff.; 1756 a 9 ff.; 41 ff.; b 2 ff. • النَّغَانِغُ II 1601 b 8 ff.; 2186 a 30 ff. • اللِّثَةُ II 2213 b 28 ff.

τὰ παρίσθμια Mandelentzündung : وَرَمُ اللَّوْزَتَيْنِ II 1756 a 14 ff. • وَجَعُ اللَّوْزَتَيْنِ II 1756 a 34 ff. • وَرَمُ النَّغَانِغِ II 1601 a 23 ff.; 29 ff. • وَرَمُ الحَلْقِ II 1756 a 38 f.

παροιμιάζομαι sprichwörtlich reden (→ WGAÜ S II 64) : أَلْغَزَ II 890 a 16 ff.

παρονομάζομαι e-n Beinamen bekommen : اِشْتِقَاقٌ وتَلْقِيبٌ II 2232 b 12 ff.

παροξύνω τι etw. schärfen, anstacheln, erregen (→ WGAÜ S II 64) : هَيَّجَ II 30 a 5 ff.; 1490 a 10 ff. • Passiv : نَابَ (u) II 2064 b 20 ff. • كَانَتْ نَوَائِبُ II 572 b 9 ff.

ὁ παροξυσμός Reizung : الهَيَجَانُ II 573 b 21 ff. • الحِدَّةُ والاِلْتِهَابُ II 1483 b 18 ff.

παροράω τι etw. übersehen, nicht beachten (→ WGAÜ S II 65): أغفل شيئا, ألغاه II 905 b 9 ff.

παροργίζω τινά j-n erzürnen: أغضب c.acc.p.: II 862 a 14 ff.

παρορμητικός antreibend, erregend: παρορμητικὸς ἀφροδισίων: زاد في المنيّ وأنعظ II 971 a 4 ff.

ἡ παρρησία Redefreiheit: انبساط اللسان بالكلام II 601 a 2 ff.

πᾶς jeder; πᾶσα jede; πᾶν jedes: πᾶς ὁ λέγων: كلّ من يقول I 571 b 44 f. = II 1980 a 34 ff. • πᾶς τις εὐπροσήγορος: كلّ من حسّن لفظة سلامه II 1010 a 15 ff. • πᾶν γάλα: كلّ لبن II 161 a 32 ff. • πᾶν χρῶμα: كلّ لون II 1859 b 3 ff. • ἐπὶ παντὶ ῥήματι: على كلّ كلمة II 1978 b 16 ff. • πᾶσα ἡλικία: كلّ سنّ II 2003 a 4 ff. • πᾶσα ἡδονή: كلّ لذّة II 494 b 24 ff. • ὁ πᾶς κόσμος: العالم كلّه II 71 a 31 ff. • ῥόα πᾶσα: الرمّان كلّه I 510 b 23 ff. • πᾶσα ἡ μέριμνα: الهمّ كلّه II 1171 b 31 ff. • πᾶσαν ὥραν: النهار كلّه II 2036 a 14 ff. • διὰ παντός: في عمرها كلّه II 2156 a 3 ff.; 2252 a 44 ff. • τὸ πᾶν: الكلّ (vgl. WKAS I 295 a 3 ff.): I 136 b 32 f.; 1227 b 4 ff.; 1941 a 44 ff. • πᾶσα θρίξ: جميع الشعر II 535 a 36 ff. • παντὶ τῷ σπέρματι: لجميع نسله II 1977 a 43 ff. • ἀπὸ παντὸς τοῦ σώματος: من جميع ما في الجسد II 2125 a 34 ff. • πάντα τὸν αἰῶνα: دهره أجمع II 98 b 19 ff. • (adverbiell) διὰ παντός durchgängig, immer: دائما II 1145 b 3 ff.; 1900 b 17 ff.

Plural: πάντες alle; πάντα alles: ἀρέσκειν πᾶσι: رضي كلّ أحد II 28 b 43 ff. • πάτες ὅσοι ...: كلّ الذين II 2144 a 39 ff. • πάντα ταῦτα σημεῖα: كلّ هذا من العلامات II 2151 b 39 ff. • πυρετοὶ πάντες: كلّ حمّى II 359 a 11 ff. • πάντα ὅσα ἔπραξεν: كلّ ما عملت II 635 a 36 ff. • πάντα ταῦτα: في كلّ حال II 2035 b 26 ff. • πάντες οἱ προφῆται: الأنبياء كلّهم II 2195 b 12 ff. • πᾶσι τοῖς ζῶσιν: في الحيوان كلّه II 1377 b 6 ff. • πάντα μέλη: اللحون كلّها II 387 b 24 f. • πάντες οἱ κητώδεις: جميع الحيوان البحريّ II 1206 a 27 ff. • πάντα τὰ σώματα: جميع الأجساد II 537 b 16 ff. • πάντα τὰ ὀστᾶ: جميع العظام II 657 b 43 ff. • πάντα ἐδέσματα: جميع الأغذية II 360 b 14 ff. • πάντα τὰ κακοήθη ἕλκη: جميع الأشياء الرديئة II 2068 b 36 ff. •

πᾶσι : لجميع الناس II 357 a 40 f. ; 501 b 29 ff. ; 1677 a 26 ff. • πάντες γὰρ χαίρουσι : فإنّ الجميع يحبّون II 1981 a 28 ff. • πάντες γὰρ ὑμεῖς : لأنّكم بأجمعكم II 2031 a 18 ff. • πάντες : عامّة الناس II 1977 b 36 ff. • πᾶσι πᾶσιν ἁρμόζει : وافق سائر الأوجاع II 845 b 18 ff.

ὁ πάσσαλος bzw. πάτταλος Pflock (→ WGAÜ S III 398) : سكّة من حديد II 1748 a 36 ff. • πάσσαλος καὶ κλάδοι : لواحق الشجر التي تنبت من أصوله II 2183 b 14 ff.

πάσχω leiden, erleiden; affiziert sein (→ WGAÜ S II 69) : لقي شيئًا II 352 a 39 ff. ; 1146 b 33 f. ; 35 ff. • لحق c. acc. p. : II 2181 b 28 ff. • أثّر II 1999 b 32 ff. • ὁ πάσχων : العليل II 277 a 15 ff. • من به علّة II 279 a 1 ff. • صاحب المرض II 416 b 8 ff. • الملسوع II 1461 a 27 ff. • τὸ πάσχειν : الانفعال II 1941 b 7 ff.

πατάσσω τινά (bzw. τι) j-n o. etw. schlagen, verletzen : لدغ c. acc. p. : II 446 a 35 ff. • πατάξας τὴν πλευράν : لكزه في جنبه II 1251 b 18 ff.

ὁ πατήρ Vater : الأب II 122 b 25 ff. ; 543 a 15 ff. ; 855 a 10 ff. ; 1974 b 37 f. ; 1980 a 35 ff. ; 2202 a 14 ff. ; 2242 a 44 ff. • الوالد II 861 a 24 ff. ; 862 a 13.

ὁ πάτταλος → πάσσαλος.

παύω τι etw. aufhören lassen, beendigen : سكّن c. acc. r. : II 1787 a 42 ff. • (Pass.) παύομαι : سكن (u) II 810 a 41 ff. • هدأ (a) II 1221 b 19 ff. • παύομαι (intrans.) aufhören : παύομαι λόγοις χρώμενος : ترك الكلام II 614 b 34 ff.

τὸ πάχος Dicke, Dichte, Stärke (→ WGAÜ S II 73) : الثخن II 216 b 30 ff. ; 1715 a 8 ff. • الغلظ II 71 a 40 ff. ; 2199 b 14 ff. • الكيموس الغليظ II 534 b 25 ff. • التلزّز II 2199 b 14 ff.

παχύς dick, dicht, stark : غليظ I 510 b 44 f. ; II 359 b 12 ff. ; 365 a 9 ff. ; 513 a 13 ff. ; 525 a 5 ff. ; 535 a 43 ff. ; 657 a 22 ff. ; b 38 ff. ; 717 a 24 ff. ; 728 a 27 ff. ; 845 b 22 ff. ; 938 b 26 ff. ; 2226 b 42 ff. • عبل II 40 a 36 ff. • ἡ παχεῖα μῆνιγξ : الميننجس الغليظ II 701 b 19 f. • الغشاء الصلب II 1822 b 16 ff. • (Kompar.) παχύτερος : فيه فضل غليظ II 360 b 38 ff. ; 362 a 1 ff. • غليظ II 278 b 35 ff. • أغلظ II 1454 b 14 ff. • كثير الغلظة II 719 a 38 ff. • (Superl.) παχύτατος : غليظ جدًّا II 725 b 26 ff. (vgl. Ullmann EN II p. 310).

ἡ παχύτης Dicke: الثخن II 161 a 24 ff.

παχύφλοιος e. dicke Rinde habend: غليظ اللحاء II 418 b 9 ff.

ὁ πεζός auf Füßen laufendes Tier, Landtier: Plur.: المواشي II 362 a 15 ff.

πείθομαί τινι von j-m überzeugt sein, j-m folgen: كان معه وتبعه II 2144 a 39 ff. • كان قابلا له II 1221 b 30 ff.

πεινάω hungern: جاع (u) II 32 b 13 ff.; 1628 b 37 ff.

ἡ πεῖρα Erfahrung: οὐδέπω πεῖράν τινος ἔχομεν: لم نجربها ولم نختبرها بعد II 2242 a 5 ff.

πειράομαι versuchen: التمس II 427 b 30 ff.; 428 b 42 ff.; 1373 a 37 f.; 43 ff.; b 5 ff.; 1390 a 10 ff. • أراد II 427 a 7 ff. • لزم II 550 b 33 ff. • ألزم II 552 a 42 ff. • احتاج إلى II 887 a 36 ff.

πειρατέον man muß versuchen: إنا ملتمسون II 1390 a 5 ff. • ينبغي أن نلتمس II 1171 b 24 ff. • ينبغي أن نحرص II 1636 b 29 ff.

πελάγιος auf hoher See [lebend] (→ WGAÜ S II 77): لجي II 220 b 6 f.; 2170 b 34 ff. • الذي يأوي اللجج II 218 a 25 f. • بحري II 218 a 28 ff.

τὸ πέλαγος die hohe See, das Meer: لج البحر II 215 a 10 f.

ὁ πελαργός Storch: اللقلق II 647 b 32 ff.; 1043 b 30 ff.; 1044 b 14 ff.; 22 ff.; 31 ff. • اللقلق وهو البلارج II 1043 b 7 f.

ὁ πέλεκυς Axt: الفأس II 555 a 44 ff.

πελιδνός bleifarbig, fahl (→ WGAÜ S II 79): كمد II 1930 b 31 ff. • (Kompar.) πελιδνότερος: متغير إلى الكمودة I 577 b 9.

πελιός id.: كمد I 577 a 40 ff.; 45 f. • اخضر II 590 a 26 ff. = 1461 a 22 ff.

πένης arm, mittellos: فقير II 356 b 3 ff.

ἡ πενθερά Schwiegermutter: الحماة II 1234 a 40 ff.

πενθέω trauern: حزن على الميت وناح عليه II 745 a 2 ff.

τὸ πένθος Trauer: الحزن II 744 b 43 ff. • أوان النوح II 1580 a 34 f.

ἡ πενία Armut: الفقر II 601 a 2 ff.; 2173 a 4 ff.

πένομαι arm sein: τὸ πένεσθαι: الفقر II 41 a 32 ff.

ἡ πεντακοσιαρχία e. Heeresabteilung: الكوكبة I 447 b 14 f.

πέντε fünf: خمس II 633 a 4 ff.; 1377 b 10 ff.; 1752 a 11 ff.; 2189 a 32 ff.

πεπαίνω τι etw. reifen lassen: أنضج c. acc. r.: II 25 b 6 ff.

τὸ πέπερι Pfeffer: الفلفل II 528 b 2 ff.; 1655 a 30 ff.; 1775 b 1 ff.; 2196 b 3.

πεπτικός reifen lassend: منضج II 363 b 34 ff.; 2120 b 31 ff.; 2134 a 26 ff.

ὁ πέπων Pfebe, Angurie, Melone (→ WGAÜ 513): البطيخ II 363 b 34 ff.; 914 b 36 ff.

περαίνω τι etw. vollenden, zu Ende bringen: τὸ πεπεράνθαι التناهي II 1214 b 30 ff.

περαίνω τινά j-m beiwohnen: جامع c. acc. p. II 782 a 9 ff.

τὸ πέρας Grenze, Ende: الأفق II 1859 a 41 ff. • المنقطع II 462 a 9 ff.

ὁ πέρδιξ Rebhuhn: القبج II 930 a 6 ff.; 1852 a 4 ff.; 1926 a 35 ff.

περί (Präp. mit Gen.) um, über, in Betreff usw.: في II 18 b 17 f.; 104 b 35 ff.; 141 a 8 ff.; 888 b 25 ff.; 890 a 16 ff.; 999 a 23 ff.; 1983 a 34 ff.; 2003 a 20 ff.; 2127 b 39 ff.; 2196 b 27 f.; 2259 a 42 ff. • من أجله II 54 b 14 ff. • لسببه II 2141 a 14 ff.

περί (Präp. mit Akk.) um, herum usw.: في II 1926 a 16 ff.; 1975 a 28 ff.; 2145 b 13 ff.; 2184 b 37 ff. • على II 1900 b 17 ff. • οἱ περὶ φύσιν die Naturforscher: أصحاب العلم الطبائعي II 703 a 2 ff.

περιάγω herumlaufen: طاف (u) II 1374 a 11 ff.

περιαλείφω τί τινι etw. mit etw. beschmieren: لطخ c. acc. r. et bi- r.: II 693 a 37 ff.

περιάπτω τι etw. aufhängen, befestigen: علق c. acc. r.: II 416 b 8 ff. • ربط c. acc. r.: II 1756 a 14 ff. • شد c. acc. r.: II 2194 b 7 ff.

περιβάλλω τι etw. umgeben, einwickeln, einhüllen: لف c. acc. r.: II 928 a 23 ff.; 929 b 28 ff.; 31 ff.; 930 b 40 ff. • أحاط به II 1983 b 33 ff. • (Med.) περιβάλλομαί τι sich etw. anziehen, sich mit etw. kleiden: لبس c. acc. r.: II 2161 a 40 ff. • اكتسى II 1368 a 32 ff.

περιβλέπω ringsum schauen (→ WGAÜ S II 87): التفت ليرى bzw. تبصر II 965 a 7 ff.

τὸ περίβλημα Umwurf, Bedeckung: آقية أو لباس II 2226 b 20 ff. (vgl. Ullmann BzaG p. 268 ff., nr. 1051).

ἡ περιβολή das Umwickeln: اللفة II 942 b 1 ff.

ἡ περιβολή Überwurf, Mantel: اللباس II 2161 a 14 f.

τὸ περίγλισχρον klebriger Überzug : اللُّزُوجَة II 539 a 33 ff.

περιδινέομαι sich im Kreise drehen : μαχαίραις περιδινεῖσθαι : لَعِبَ بالسَكاكين II 782 a 42 ff.

περιειλέω herumwickeln, aufrollen : لَفَّ عليه II 929 b 45 ff. • لَوَى II 1928 b 40 ff.

περιελίττομαί τινι sich um etw. herumschlingen : اِلْتَفَّ عَلَيْهِ II 938 a 45 ff. • اِلْتَفَّ بِهِ II 937 b 17 ff. • لَفَّ II 930 b 18 ff. • اِلْتَوَى بِهِ II 1901 a 17 f.

περιέρπω herumkriechen : اِلْتَوَى II 2257 a 39 ff.

περιέρχομαι herumlaufen (→ WGAÜ S II 88) : σελήνη περιελθοῦσα : أَدْوار القَمَر II 321 a 2 ff.

περιέχω τι etw. umgeben, umfassen, einschließen : ὁ περιέχων ἀήρ : الهَواءُ المُحيطُ II 1225 a 8 ff. • τὸ περιέχον der Luftraum : الهَوَاءُ II 1145 b 3 ff. • περιέχομαι : اِلْتَفَّ عليه II 938 b 20 f.

ὁ περικάρδιος (sc. χιτών) Herzbeutel : غِلافُ القَلْبِ II 2201 a 6 ff.

τὸ περικάρπιον Fruchthülle : لِباسُ الثَمَرةِ II 142 a 45 ff.

τὸ περίκαυστον Brandwunde : حَرْقُ النارِ II 95 a 25 ff.

περίκειμαι drum herumliegen : اِلْتَفَّ حَوْلَهُ II 2226 b 28 ff. • وُقِّيَ بِلَفائِفَ II 2226 b 42 ff. • ὁ περικείμενος ὑμήν : الغِشاءُ المَلْفوفُ عَلَيْهِ II 954 a 22.

περιλαμβάνω τι etw. umfassen, einschließen : أَحْصَرَ c. acc. r. : II 1010 a 30 ff. • (Pass.) περιλαμβάνομαι : اِجْتَمَعَ II 937 a 22 ff.

πέριξ (Adv.) ringsherum : ὁ πέριξ ἀήρ : ما يَلْتَفُّ عليه الهَواءُ II 938 b 15 f.

ἡ περίοδος Umlauf, Wiederkehr (→ WGAÜ S II 92) : الأَدْوارُ II 572 b 9 ff.

ὁ περιόστεος ὑμήν Knochenhaut : الغِشاءُ المَلْفوفُ عَلَى العِظامِ II 2226 b 32 ff.

περιπατέω umhergehen, laufen : مَشَى II 2241 b 41 ff. • سارَ (i) II 1048 b 17 ff.

ὁ περιπατητικός Anhänger der Schule des Aristoteles (→ WGAÜ S II 93) : المَشّاءُ II 1047 a 4 f. ; 1805 a 44 ff.

περιπάττω τί τινι etw. auf etw. streuen, auftragen : لَطَّخَ c. acc. r. et ʿalā r. : II 688 a 36 f.

περιπίπτω τινί an j-n geraten, in j-s Hände fallen ; λῃστηρίῳ περιπεσεῖν :

قَدِ ٱرْتَفَعَ عليه اللُّصُوصُ II 646 a 18 f. • αἱ ναῦται χειμῶνι περιπεσόντες: أَصابَ السَفِينَةَ عَاصِفٌ II 1167 b 3 ff.

περιπλάσσω τι etw. aufschmieren, aufkleben (→ WGAÜ S II 94): أَلْصَقَ cum ʿalā r.: II 661 b 28 ff. • أَلْزَقَ c. acc. r.: II 542 b 4 ff. • وَضَعَ c. ʿalā r.: II 1044 a 45 ff. • وَضَعَ c. fī r.: II 848 b 29 ff. • لَجَّجَ c. fī r.: II 277 a 15 ff. • عَجَنَ c. acc. r.: II 928 a 42 ff.

περιπλέκομαί τινι sich um etw. herumschlingen: اِلْتَفَّ c. bi-r.: II 937 b 20 ff.; 957 b 38 ff.

ἡ περιπνευμονία Lungenentzündung: وَرَمُ الرِئَةِ الحارُّ II 845 a 4 ff.

τὸ περιπόδιον Fußlappen, Wickelgamasche: اللِفافَةُ التى على الرِجْلِ II 944 a 40 ff.

περιποιέω τι etw. zustande bringen: γάμους περιποιοῦσι: التَزْوِيجُ II 952 a 40.

ἡ περίπτωσις Zufall: الاِتِّفاقُ II 1049 b 43 ff.

περιρρήπτω τι etw. wegschaffen, beseitigen: نَفَعَ c. acc. r.: II, 4 p. XII.

περιστέλλω τὸ σῶμα den Leichnam bestatten: لَفَّ الجَسَدَ فى الكَفَنِ II 928 a 7 ff.

ἡ περιστερά Taube: الحَمامُ (n. gen.): II 1087 b 10 ff.; II, 4 p. XVII.

ὁ περιστερεών Taubenschlag (→ WGAÜ S II 98): البُرْجُ II, 4 p. XVII.

περιτείνω τι περί τι etw. um etw. herumspannen: أَلْبَسَ c. dupl. acc.: II 132 b 18 ff.

περιτίθημί τι τινί etw. um etw. herumlegen: لَفَّ c. acc. r. et ʿalā r.: II 930 b 18 ff. • شَدَّ c. acc. r. et ʿalā r.: II 932 a 1 ff.

ἡ περιτομή Beschneidung: الخِتانُ II 1970 a 41 ff.

τὸ περιτόναιον Bauchfell: ما وَرَاءَ الحِجابِ II 1977 b 31 ff.

περιττός überflüssig: فَضْلٌ II 519 a 27 ff.; 1385 a 7 f.

τὸ περίττωμα Überflüssiges, Zuviel: الفَضْلُ II 1851 a 22 ff. • الفَضْلَةُ II 1925 b 10 ff.; 2141 a 21 ff.

περιττωματικός Überflüssiges enthaltend: كَثِيرُ الفُضُولِ II 360 b 29 ff. • (Kompar.) περιττωματικώτερος: أَكْثَرُ فُضُولًا II 361 a 17 ff.

περιφερής kreisförmig, rund: مُسْتَدِيرٌ II 1847 a 21 ff. • أَغْلَظُ II 1600 b 43 ff. • (Adv.) περιφερῶς: عَلَى ٱسْتِدارَةٍ II 683 a 16 ff.

περιφύομαί τινι um etw. herumwachsen: تَلَبَّسَ وٱشْتَمَلَ عليه II 1997 b 15 ff. • ὁ ἀὴρ ἐν κύκλῳ ἡμῖν περιπεφύκει: كان الهَواءُ مُتَّصِلًا بنا كما يَدُورُ II 672 a 40.

τὸ περίχριστον (Subst.) Salbe: اللَطُوخ II 692 a 22 ff.

ὁ περίχριστος (Subst.) id. (→ WGAÜ S II 101): اللَطُوخ II 692 a 27 ff. • إذا لُطِّخَ شيءٌ على شيءٍ II 688 a 26 ff. = 1756 a 9 ff.

περιχρίω τι etw. herumstreichen, einsalben: لَطَّخَ c. acc. r.: II 686 b 41 ff.; 687 b 13 ff.; 688 a 23 ff. • περιχρίομαι: تَلَطَّخَ II 688 b 33 ff. = 842 a 12.

ἡ περόνη Nadel, Achse (→ WGAÜ S II 102): المِحْوَر II 1794 a 45 ff.

ἡ περσαία Persea (→ WGAÜ S II 102): اللَبَخ II 107 b 1 ff.

ἡ Περσίς (sc. γῆ) Persien: أَرْضُ فارِس II 107 b 1 ff.

ὁ πεσσός Pessar: الفَرْزَجَة II 2132 b 41 ff.

πέσσω τι etw. kochen, verdauen: اِسْتَمْرَأَ c. acc. r.: II 360 a 18 ff.

τὸ πέταλον Blatt: الوَرَق II 2226 b 8 ff.

τὸ πετεινόν Vogel: الطَيْر (coll.): II 7 b 13 f.; 1092 a 16 ff.

πέτομαι fliegen: طارَ (i): II 1240 a 18 f.

ἡ πέτρα Fels, Klippe: الصَخْرَة II 657 b 10 ff.

πετραῖος sich am Felsen aufhaltend: صَخْرِيّ II 218 a 25 f.; 220 b 5 ff.; 2170 b 34 ff. • صُخُورِيّ II 2186 a 14 f. • σύμφυτον πετραῖον Felsen-Symphytum: العَوْسَج (l. الفُوذَنَج ?) II 810 a 18 ff.

Πέτρος n.pr. apostoli: بُطْرُس II 1234 a 40 ff. • Σίμωνα τὸν λεγόμενον Πέτρον: شِمْعُونُ الذى لَقَبُهُ الصَفا II 1048 b 18 ff.

τὸ πετροσέλινον Petersilie: الكَرَفْسُ الصَخْرِيّ I 560 a 45 • الكَرَفْسُ الجَبَلِيّ I 560 a 37.

ἡ πευκίνη ῥητίνη Pinienharz: فُوقِي [صَمْغ] II 2147 a 7 ff.

ἡ πέψις Kochung, Verdauung: الاِسْتِمْرَاء والهَضْم II 361 a 45 ff.

τὸ πήγανον Raute: الفَيْجَن II, 4 p. XVII. • السَذاب II 1751 b 20 ff.; 2196 b 3 f.

τὸ πῆγμα Gerüst, Gestell: جِسْمٌ ثابِتٌ II 236 a 4 ff.

τὸ πῆγμα Lab (→ WGAÜ 524): الإنْفَحَة II 1170 b 16 ff.

πήγνυμαι festwerden, erstarren: اِنْعَقَدَ وجَمُدَ II 158 a 39 ff.

τὸ πηδάλιον Steuerruder: كَوْتَلُ السَفِينَة I 549 a 17.

πηκτικός gerinnen lassend: πηκτικὸς γάλακτος: مُجَمِّدٌ اللَبَنَ II 165 a 10 f.

ὁ πηλός Lehm, Schlamm: الطِين II 448 b 8 ff.; 686 b 13 ff.; 20 ff. • 2106 a 38 •

الحمأة II 686 a 10 ff.

ἡ πῆξις Gerinnung: الجمود II 1170 b 16 ff.; 2124 b 29 ff. = 2127 a 26 ff.

τὸ πήρωμα Verstümmelung: العاهة II 1221 a 14 ff.

ὁ πῆχυς Unterarm, Elle: الزند II 2201 a 2 ff.

πιέζω τι etw. drücken, pressen: نهس c. acc. r.: II 1145 b 11 ff.

πίειρος fett: سمين II 2121 b 40 ff.

πιεστός zusammenpressbar: إنعصر II 535 b 10 ff.

ἡ πικρία Erbitterung: المرّة II 861 a 28 ff. • الغضب II 853 a 32 ff.

πικρός bitter: مرّ I 503 a 3 f.; II 528 b 2 ff.; 1749 a 30 ff.; 1752 b 15 ff.; 2031 b 16 ff. • ἡ πικρὰ οὐσία: المرارة II 278 b 25 ff. • (subst.) τὸ πικρόν: المرارة II 702 a 16 ff.

ἡ πικρότης Bitterkeit: المرارة II 702 a 15 ff.

ἡ πιμελή Fett: الشحم II 354 b 31 ff.; 1997 b 9 ff.

πιμελώδης fett: سمين II 657 b 38 ff.

ἡ πινακίς Tafel: اللوح II 1713 b 24 ff.

ὁ πίναξ id.: اللوح II 890 b 10 ff.; 1710 b 26 ff.; 30 ff.

πίνω τι etw. trinken: شرب c. acc. r.: II 343 a 5 ff.; 446 b 32 ff.; 449 a 15 ff.; 510 a 32 ff.; 539 a 7 ff.; 585 a 16 ff.; 588 a 35 ff.; 590 b 34 ff.; 591 a 3 ff.; 688 b 40 ff. et passim • δίδωμι πίνειν: سقى II 279 a 1 ff.; 847 b 34 ff.; 1755 b 11 ff. • καρκίνοι ποθέντες σὺν γάλακτι: إن طبخ السرطان باللبن II 448 a 22 ff.

πίπτω fallen: وقع II 490 b 5 ff.; 1092 a 15 ff. • سقط II 246 b 7 ff. • πίπτω ἐπί τινι auf j-n fallen: ἔπεσεν ὁ κλῆρος ἐπὶ Μαθθίαν: صعدت القرع لمطّيا II 1163 b 20 ff.

ὁ πίσος Erbsen: الأرز II 915 a 2 ff.

ἡ πίσσα bzw. πίττα Pech: الزفت II 538 b 6 ff.; 842 a 38 ff.

πισσίτης mit Pech bereitet: οἶνος πισσίτης: شراب الزفت II 1930 b 39 ff.

ἡ πίστις Glaube: الإيمان II 1881 a 33 ff.; 1977 a 44 ff. • الأمانة II 966 a 32 ff.

πιστός treu, zuverlässig: ذو أمانة II 1131 b 31 ff.

ἡ πιττάσφαλτος Gemisch aus Asphalt und Pech: الموميا II 2236 a 43 ff.

ἡ πίττωσις Verpichen: لطوخ الزفت II 692 a 42 ff.

ἡ πιτύα Lab: الإنفحة II 158 b 7 ff.
πιτύϊνος von d. Pinie stammend: ἡ πιτυΐνη ῥητίνη: القلفونية II 173 a 13 ff.
ἡ πίτυς Pinie: شجر الصنوبر II 419 a 11 ff.; 16 ff.
πίων (Adj.) fett: سمين II 502 b 38 ff. • (Kompar.) πιότερος: كان الشحم أكثر II 354 b 7 ff.
πλάγιος schräg, quer: τὰ πλάγια μέρη: الجنبتان II 809 b 4 ff. = 2219 a 33 ff.
πλαδαρός feucht, schlaff: رطوبة II 2105 b 32 ff. • الترهّل II 161 b 3 ff.
πλαδάω feucht, schlaff sein: عفن II 351 b 28 ff. • (Part.) πλαδῶν: ليّن مسترخ II 2124 b 29 ff. = 2127 a 26 ff.
ὁ πλάδος Feuchtigkeit: اللزوجة II 539 a 7 ff. = 1476 a 33 ff.
πλακώδης plattenartig, geschichtet: ذو صفائح II 1411 b 34 ff.
πλανάομαι sich herumtreiben: سرى (i) II 2019 b 7 ff.
ἡ πλάξ Tafel, Platte: اللوح II 2186 b 35 ff. = 2253 a 20 ff.
πλάσσω τινά j-n formen, bilden: عمل c. acc. p.: II 888 b 40 ff.
πλαταμώδης breit u. flach: τὰ πλαταμώδη: الألواح II 1710 a 20 ff.
τὸ πλάτος Breite: العرض II 71 a 40 ff.; 2199 b 39 ff.
πλατύς breit: عريض II 406 b 28 f.; 505 a 9 ff.; 634 a 5 ff.; b 10 ff.; 933 b 7 ff.; 957 b 10 ff.; 986 b 35 ff.; 2119 b 30 ff.; 2126 a 22 ff. • (Kompar.) πλατύτερος: أعرض II 539 b 9 ff.
Πλάτων n. pr. philosophi: أفلاطون II 1482 b 32 ff.
οἱ Πλατωνικοί die Anhänger Platons: الأفلاطونيّة II 2141 a 32 ff.
πλεῖστος (Superl. zu πολύς) das meiste, der größte usw. (→ WGAÜ S II 126): كثير II 98 b 6 ff.; 1073 a 26 ff. • σπλάγχνα τὰ πλεῖστα ἔχει: فأمّا الطحال فلكثير منها وليس للكلّ II 1981 a 4 f. • أكثر II 1010 a 22 ff.; 1204 b 39 ff. • الغالب II 162 b 18 ff. • (adv.) ἐπὶ πλεῖστον: أكثر ذلك II 1851 a 18 ff. • شديدا II 681 b 20 ff.
πλείων bzw. πλέων (Kompar. zu πολύς) mehr, größer usw. (→ WGAÜ S II 127): كثير II 1378 a 33 ff. • أكثر II 99 b 10 ff.; 667 a 29 ff.; 1940 a 6 ff.; 2140 b 25 ff. • ζῷα πλείω: كثرة الحيوان II 1812 a 10 ff. • طويل II 1748 a 36 ff. • أطول II 105 a 21 ff. • κρόμυα πλείονα βρωθέντα: إذا أكثر من أكل البصل II 1968 b 29

•πλείονος μεταλαμβάνων ποτοῦ : فَلا يَرْوى مِنَ الماءِ بَلْ لا يَزالُ يَشْرَبُ II 1461 a 28 ff. • (adv.) ἐπὶ πλέον ταθείς : إذا تَمَدَّدَ فَضْلَ تَمَدُّدٍ II 1997 b 24 ff.

ἡ πλεκτάνη Tentakel, Fangarm (→ WGAÜ 533) : الرِجْلُ II 1899 a 36 ff.

πλεονεκτέω τινά j-n übervorteilen : غَشَمَ و آثَمَ c.acc.p.: II 1979 b 44 ff.

ἡ πλεονεξία Übervorteilung : الغَشْمُ II 2001 b 23 ff.

ἡ πλευρά Rippe, Seite : الضِلْعُ II 2211 a 13 ff.; 2226 b 32 ff. • الجَنْبُ II 406 a 44 ff.; 1251 b 18 ff.; 1925 b 38 ff.

τὸ πλευρίον kleine Rippe : الضِلْعُ II 720 a 31 ff.

πλευριτικός an Rippenfellentzündung leidend : مَنْ به ذاتُ الجَنْبِ II 1221 b 19 ff.

ἡ πλευρῖτις (sc. νόσος) Rippenfellentzündung : ذاتُ الجَنْبِ II 2160 a 31 ff. • الشَوْصَةُ II 841 a 40 ff. • الضِلْعُ II 2160 a 30 ff.

τὸ πλευρόν Rippe, Seite : الضِلْعُ II 2213 b 23 ff. • الجانِبُ II 1239 b 27 ff.

πλέω zur See fahren : سارَ في البَحْرِ II 646 a 20 ff. • سارَ في سَفينَةٍ II 501 b 25 ff.

ἡ πληγή Schlag, Stich : الضَرْبَةُ II 2125 a 4 ff. • القَرْعُ II 937 a 24 ff.; 1980 a 40 ff. • اللَدْغُ II 446 b 32 ff.; 448 a 2 ff. • اللَدْغَةُ II 450 a 42 ff. • اللَسْعُ II 588 b 38 ff.; 589 a 40 ff. • اللَسْعَةُ II 590 b 41 ff.; 591 a 3 ff.; 18 ff.

τὸ πλῆθος Fülle : الكَثْرَةُ II 809 b 13 ff.; 966 b 44 ff.; 967 b 1 ff.; 1029 a 11 ff.; 2460 • πλῆθος κοχλιαρίων δυεῖν : قَدْرُ مِلْعَقَتَيْنِ II 847 b 27 ff. • ἐν ἀέρος πλήθει : في كُتْلَةِ هَواءٍ I 545 a 21.

τὸ πλῆκτρον Plektrum : المِعْزَفَةُ II 634 b 20 ff.

πλήν (Adv.) außer (→ WGAÜ S II 135; S III 424; GALex I 253-255) : إلَّا II 29 a 11 ff. • غَيْرُهُ II 404 b 43 ff. • ما خَلا شَيْئًا II 1048 a 40 ff. • (Präp. mit Gen.) außer : ما خَلا شَيْئًا II 9 b 30 ff.; 1677 a 26 ff. • خَلا شَيْئًا II 915 a 2 ff.

πλήρης voll : مَلآنُ II 1378 b 1 ff.

πληρόω τι etw. füllen, vollmachen : مَلَأَ c.acc.r. : II 541 a 15 ff. • أَلْحَمَ c.acc.r. : II 343 a 10 ff. • (Passiv) πληρόομαι : اِمْتَلَأَ II 490 a 29 ff.; 534 b 29 ff. • ὀφθαλμοὶ ἡδονῆς πεπληρωμένοι : قد غَلَبَتِ اللَذَّةُ على الأَعْيُنِ II 490 b 14 ff.

ἡ πλήρωσις Fülle : الاِمْتِلاءُ II 2256 a 21 f.

πλησιάζω nahe sein, sich nähern; Verkehr haben: دَنَا (u) II 2244 b 5 ff. • كان بالقُرْبِ منه II 938 a 45 ff. • οἱ πλησιάζοντες: الذين يُكْثِرُونَ الجِماعَ II 490 a 8 ff. • τῇ μητρὶ πλησιάζειν: يُلامِسُ الأُمَّ II 1366 b 5 ff.

πλησίον (Adv.) nahe: قَرِيبٌ II 361 b 20 ff. • (subst.) ὁ πλησίον: الصَّاحِبُ II 2153 b 43 ff.

ἡ πλησμονή Fülle, Sättigung: الشَّبَعُ II 32 b 13 ff.

πλήσσω bzw. πλήττω schlagen, stechen (→ WGAÜS II 138): لَدَغَ II 446 a 38 ff.; b 2 ff.; b 12 ff.; 449 a 15 ff.; 452 a 43 ff. • لَسَعَ II 584 b 1 ff.; 587 b 24 ff.; 593 a 18 ff.; b 6 ff. • λίθῳ πληγείς: يُلْقَى فيه حَجَرٌ II 1167 b 16 ff.

πλινθεύω πλίνθους Ziegel machen: لَبَنَ لِبَنًا II 155 b 34 ff. = 2143 b 24 ff.

τὸ πλινθίον Bez. e-s Sterns: اللَّبِنَةُ II 167 b 2 • Bez. des Sterns ζ Ursae minoris: المِلْبَنُ II 179 a 18.

ἡ πλινθίς Quadrant: اللَّبِنَةُ II 167 a 28 f.

ἡ πλίνθος Ziegel: اللَّبِنُ (n.gen.) II 155 b 35 ff.; 165 b 26 ff. • μολυβδίνη πλίνθος: لَبِنَةٌ مِنْ رَصَاصٍ II 167 a 21 f.

τὸ πλοῖον Schiff: السَّفِينَةُ II 1240 a 13 ff.

ἡ πλοκή Geflecht: الاِلْتِفَافُ II 952 a 40 ff.

πλούσιος reich: الذى اسْتَغْنَى II 2001 a 43 ff.

πλουτέω reich sein: βουλόμεθα πλουτεῖν: نُرِيدُ الغِنَى II 40 b 3 ff.

ὁ πλοῦτος Reichtum: المَالُ II 2151 b 41 ff.

πλύνω τι etw. waschen: غَسَلَ c.acc.r.: II 847 a 44 ff. • πομφόλυξ πεπλυμένος: التُّوتِيَا المَغْسُولُ II 516 b 41 ff. = 725 b 8 ff.

τὸ πνεῦμα Hauch, Atem, Wind, Geist: الرُّوحُ II 490 a 20 ff.; 558 a 8 ff.; 1971 b 20 ff.; 2100 a 38 ff.; 2162 b 26 f.; 2186 b 33 ff. = 2253 a 18 ff. • النَّفَسُ II 2216 b 44 ff. • التَّنَفُّسُ II 1483 a 33 ff. • النَّفْخُ II 1656 a 23 ff. • الهَوَاءُ II 937 a 24 ff.

πνευματωτικός Blähungen erzeugend: ἡ γογγύλη πνευματωτική: يَنْفُخُ اللِفْتُ II 971 a 4 ff.

ὁ πνεύμων Lunge: الرِّئَةُ II 535 a 43 ff.; 845 b 22 ff.; 1978 a 31 ff.

ὁ πνιγμός Erstickung: الخُنَاقُ II 96 b 29 ff.

πνίγω τινά j-n erwürgen, erdrosseln (→ WGAÜ 541): خَنَقَ c. acc. p.: II 1756 a 13 ff. • ἡ νὺξ τὴν ἡμέραν πνίγει: يَأْكُلُ اللَّيْلُ النَّهَارَ II 2035 a 32 ff. • ὁ πνιγόμενος: الْمُخْتَنِقُ II 844 b 45 ff.

ἡ πόα Kraut: الْعُشْبَةُ II 2211 b 20 ff.

ἡ ποδάγρα Gicht: النِقْرِسُ II 268 b 37 ff.; II,4 p. XV.

ποδαγρικός gichtbrüchig: النِقْرِسُ II 1787 b 41 ff.

πόθεν (Adv.) woher?, von wannen?: مِنْ أَيْنَ II 1370 b 9 ff.

ποθέν (Adv.) irgendwoher: مِنْ مَوْضِعٍ II 688 b 28 ff.

ποθητός begehrt, erwünscht: مَحْبُوبٌ II 1010 a 15 ff.

ποιέω τι (bzw. ποιέομαί τι) etw. machen, tun, bewirken (→ WGAÜ S II 148 f.; S III 428–434): فَعَلَ c. acc. r.: II 28 b 30 ff.; 498 b 43 ff.; 516 b 30 ff.; 572 b 23 ff.; 916 a 45 ff.; 951 b 28 ff.; 965 a 7 ff.; 2236 b 30 ff. • (absol., Part. Akt.) ποιοῦν: فاعِلٌ II 1230 b 7 ff. • جَعَلَ c. acc. r.: II 24 a 14 f.; 359 a 45 ff.; 718 a 4 ff.; 724 a 3 ff.; 1382 b 42 ff.; 1620 b 30 ff.; 1997 b 39 ff.; 2002 b 42 ff. • عَمِلَ c. acc. r.: II 1048 b 1 ff.; 1626 b 8 ff.; 1983 b 38 ff. • صَنَعَ c. acc. r.: II 13 b 37 f.; 54 b 11 ff.; 1980 a 35 ff. • صَيَّرَ c. acc. r.: II 646 b 12 ff.; 845 a 19 ff.; 2217 a 11 ff. • أَحْدَثَ c. acc. r.: II 1968 a 11 ff.; 1980 a 40 ff.

Besondere Redensarten: τὴν συλλογὴν ποιεῖσθαι: لَقَطَ وجَمَعَ شَيْئًا II 1094 b 11 ff. • βαρέας ποιεῖ τὸ σῶμα: أَثْقَلَ بَدَنَهُ I 567 a 45 f. • παῖδας ποιεῖσθαι: طَلَبَ الوَلَدَ II 2035 b 36 ff. • δυνάμεις ἐποίει: أَجْرَى جَرَائِحَ II,4 p. XVIII • ποιούμενος τὸν λόγον: أَرَادَ القَوْلَ II 141 a 8 ff. • γέλωτα ποιῆσαι: أَضْحَكَ II 1576 a 19 ff. • βῶλον ποιοῦσι: كَتَّلَ شَيْئًا I 545 a 13 • ποιεῖ τὴν δῆξιν: لَذَغَ II 447 a 38 ff. • ποιεῖ τὴν θερμότητα: هَيَّجَ الحَرَارَةَ II 1454 a 7 ff. • ἐκτρῶσαι ποιέω: أَسْقَطَ II 17 a 17 ff. • ἐκβολὴν ἐποιοῦντο: أَلْقَى شَيْئًا II 1167 b 7 ff.

ποιέω τινά j-n formen, bilden, erschaffen: خَلَقَ c. acc. p.: II 156 b 16 ff.; 853 a 32 ff. • جَبَلَ c. acc. p.: II 2141 b 4 f. • اِتَّخَذَ c. acc. p.: II 2095 b 43 ff.

ποιέω πρός τι gegen etw. wirken, nützen; für etw. geeignet sein (→ WGAÜ 543; S II 149): نَفَعَ من شَيْءٍ II 516 a 3 ff.; 842 a 16 ff.; 1136 a 43 ff.; 2133 a 13 ff.; 2213 b 28 ff. • صَلُحَ لِلشَّيْءِ II 161 b 30 ff.; 842 a 38 ff.; 1476 a 38 ff.; 2132 b 41 ff. • كانَ صَالِحًا لِلشَّيْءِ I 511 b 22 f.; II 206 a 6 ff.; 546 b 21 ff.; 841 a 34 ff.; 844 b 35 f.; 1925 b 34 ff. • وَافَقَ شَيْئًا II 206 a 45 ff.

ποιέω ἐπί τινος für etw. gut sein: جَيِّدٌ لِلشَّيْءِ II 1787 b 41 ff.

ὁ ποιητής Dichter: الشَّاعِرُ II 914 b 39 ff.; 43 ff.; 1048 a 42 ff. • الفِيُوزِيطِيّ II 2188 b 43 ff.

ἡ ποιητική (sc. τέχνη) Dichtkunst: صِناعَةُ الشِّعْرِ II 549 b 8 ff.

ποιητικός τινος etw. machend, hervorbringend (→ WGAÜ S II 149): καύσου ποιητικός: مُلْهِبٌ II 1485 a 43 ff. • (Kompar.) ἔστι δ᾽ ἰσχύος ποιητικώτερον: يَفْعَلُ القُوَّةَ أَكْثَرَ II 719 a 38 ff.

ἡ ποικιλία Buntheit: الأَلْوانُ II 1852 a 8 ff.

ποικίλος bunt: مُخْتَلِفُ اللَّوْنِ II 632 b 32 ff.; 1852 b 31 f.; 1854 a 39 ff. • مُتَفَنِّنُ اللَّوْنِ II 147 a 22 f.; 1851 b 26 ff.; 1852 a 4 ff. • (Kompar.) ποικιλώτερος: مُخْتَلِفُ الأَلْوانِ II 1851 a 18 ff.

ὁ ποιμήν Hirte: الرَّاعِي II, 4 p. XVIII.

ποῖος (Interrog.) was für einer? (→ GALex I 688 ff.): τὰ ποῖα τῶν ὄντων: فِي أَيِّ الأَشْياءِ II 1370 b 16 ff.

ποιός von e-r bestimmten Art, Qualität (→ WGAÜ S II 151; GALex I 690): παρὰ τὰς ποιὰς μίξεις: عَنْ تَكَيُّفِ الِامْتِزاجِ II 1859 b 20 ff. • (subst.) τὸ ποιόν Art u. Weise, Qualität: الكَيْفُ I 502 a 24 f.; b 18 f.; 20 ff.

ἡ ποιότης Beschaffenheit, Qualität: الكَيْفِيَّةُ I 503 a 3 f.; 6 ff.; 33 ff.; II 1859 b 16 ff. • الحَالُ II 2109 a 1 ff.

ὁ πολέμιος Feind: العَدُوُّ المُحارِبُ II 647 b 33 ff. = 1044 b 24 ff.

πολιορκέω τι etw. belagern, bedrängen: أَلَحَّ عليه II 265 a 34 ff.

ἡ πόλις Stadt: المَدِينَةُ II 2176 b 10 ff.; 2460.

πολιτεύομαι als Bürger handeln: تَدَبَّرَ II 2003 a 24 ff.

ἡ πολίωσις Ergrauen: الشَّيْبُ II 809 b 12 ff.

πολλάκις (Adv.) vielfach, oft (→ WGAÜ S II 155 f.): مِرارًا شَتَّى II 490 a 12 ff. • كَثِيرًا ما II 1224 b 22 ff. • رُبَّما II 452 a 43 ff. • قَدْ I 1490 a 14 ff. • πολλάκις συμβαίνει ἡ ὁμιλία: يَكْثُرُ الجِماعُ II 490 a 8 ff.

πολλός (= πολύς) viel: ἐπὶ πολλὸν χρόνον: شَدِيدًا II 937 a 9 ff.

ὁ πόλος Achse: الفَلَكُ II 1900 b 17 ff.

ὁ πόλτος Brei aus Körnern (→ WGAÜ S I 593): الأَرْدَهَالَجُ II, 4 p. XVI.

πολύκαρπος viele Früchte tragend: كان ثَمَرُهُ كَثِيرًا II 528 b 11 ff.

πολύκομος dicht behaart, viele Grannen habend: στάχυες πολύκομοι: جَمَامُ سُنْبُلِهِ وَافِرَةٌ II 957 b 38 ff.

πολύοπος reichlich Saft habend: لَهُ لَبَنٌ كَثِيرٌ جِدًّا II 165 a 13 ff.

τὸ πολύπλευρον e. Pflanzenname: كَثِيرُ الأَضْلَاعِ II 635 b 40 f.

τὸ πολυπόδιον Tüpfelfarn: كَثِيرُ الأَرْجُلِ I 547 a 12.

ὁ πολύπους Polyp (Seetier): الكَثِيرُ الأَرْجُلِ I 546 b 41; II 1899 a 36 ff.

ὁ πολύπους gestielte Geschwulst, Wucherung (→ WGAÜ S II 159): فولوبس وَهُوَ لَحْمٌ يَنْبُتُ فِى الأَنْفِ مِنْ بَاطِنِهِ II 360 a 5 ff. • البَاسُورُ فِى الأَنْفِ II 1787 b 7 ff.

πολύς viel (→ auch πλείων, → πλεῖστος): كَثِيرٌ I 581 a 38 f.; II 98 a 36 f.; 38 ff.; 321 a 42 ff.; 386 b 5 ff.; 451 a 17 ff.; 571 a 3 ff.; 668 a 42 ff.; 888 a 42 ff. et passim • ῥεῦμα πολύ: كَثْرَةُ المَادَّةِ II 516 b 19 ff. • ἡ κρεηφαγίη πολλή: تَنَاوُلُ اللَّحْمِ بِكَثْرَةٍ II 360 a 25 ff. • ἔρια πολλά: طَالَ الصُّوفُ II 2225 b 34 ff. • πολὺν χρόνον: أَطَالَ اللُّبْثَ II 105 a 10 ff. • حِينًا طَوِيلًا II 549 a 17 ff.

Adverbiell: συνελιττόμενος ἐπὶ πολύ: وَهُوَ يَلْتَوِى جِدًّا II 1895 a 42 ff. •

πολλῷ (mit Kompar.) um vieles, bei weitem (→ WGAÜ S III 438): ἐλάττων πολλῷ: أَصْغَرُ مِنْهُ بِكَثِيرٍ I 547 a 29 • ἁπαλωτέρα πολλῷ: أَلْيَنُ بِكَثِيرٍ I 547 a 28 = II 2130 b 35 ff. • πολλῷ μείζων: أَكْبَرُ بِكَثِيرٍ I 547 a 26 • πολλῷ βραδύτερον: أَبْطَأُ كَثِيرًا I 547 a 23 • πολλῷ μείζους εἶναι τοὺς ἐρεβίνθους: يَكُونُ الحِمَّصُ أَعْظَمَ لِحَبِّهِ II 2140 b 20 ff.

πολύσαρκος sehr fleischig, feist: كَثُرَ لَحْمُهُ II 354 b 7 ff.

πολυτελής kostbar, teuer: كَثِيرُ القِيمَةِ II 2122 b 7 ff. • حَسَنٌ II 141 a 5 ff.

πολύτιμος hochgeschätzt, teuer: كَثِيرُ الثَّمَنِ II 46 a 33 ff.

πολυφυής vielfältig: τὸ πολυφυὲς οὖλον: اللِّثَةُ مِنْ أَجْزَاءِ الفَمِ II 203 b 19 ff.

πολύφυλλος viele Blätter habend: إِلْتَفَّ الوَرَقُ II 2225 b 26 f.

πολυχρόνιος lange während, dauerhaft: طَوِيلٌ II 2064 b 7 ff.

πολύχρους vielfarbig: مُخْتَلِفُ الأَلْوَانِ II 1851 a 8 ff.

ἡ πομφόλυξ Zinkoxyd (→ WGAÜ S II 163): التُّوتِيَا II 516 b 41 ff. = 725 b 8 ff.

πονέω sich anstrengen; leiden: تَعِبَ II 800 b 13 ff. • οὔλων πονούντων: وَجَعُ اللِّثَةِ II 206 a 1 ff.

ἡ πονηρία Bosheit: الشَّرَارَةُ II 365 a 12 ff.

πονηρός schlecht, böse: رَدِيءٌ II 82 a 1 ff.; 1637 a 14 ff. • شِرِّيرٌ II 933 a 30 ff. • خَبِيثٌ II 1451 a 20 f. • οὐ πονηρός: غَيْرُ خَيِّرٍ II 782 a 42 ff. • مَحْمُودٌ II 783 a 44 ff. • (subst.) τὸ πονηρόν: الشَّرُّ II 744 a 1 ff.

ὁ πόνος Anstrengung, Mühe; Krankheit: الأَلَمُ II 1483 a 33 ff. • الوَجَعُ I 577 a 34 f. = II 105 a 9 ff.; II 590 a 26 ff.; 841 a 11 ff.; 1382 b 26 ff. • الكَدُّ II 33 a 3 ff. • الكَدُّ والتَّعَبُ II 504 b 15 ff. • المُصِيبَةُ II 509 a 7 f. • πόνον ἐμποιεῖ: أَتْعَبَ البَدَنَ II 2122 b 18 ff.

ποντικός zum Schwarzen Meer gehörend (→ WGAÜ S II 166): κάρυον ποντικόν Haselnuß: البُنْدُقُ (n. gen.) II 848 a 19 ff.

ἡ πορεία Wanderung, Reise: الانْسِيَابُ I 568 a 18.

πορεύομαι wandern, reisen: مَشَى II 2240 a 38 ff. • سَارَ (i) II 1421 a 24 ff. • ذَهَبَ II 869 a 14 ff.

πορίζω τι etw. zustande bringen, verschaffen: عَالَجَ c. acc. r.: II 1366 b 5 f. • اِلْتَمَسَ c. acc. r.: II 1370 b 9 ff. • πορίσαι λόγους: تَلَطَّفَ لِلْكَلَامِ II 707 b 22 ff.

ἡ πορνεία Ehebruch, Hurerei: الزِّنَى II 1982 a 39 ff.; 2001 b 23 ff.

πορνεύω d. Ehe brechen, Unzucht treiben: زَنَى II 356 b 5 ff.

ὁ πόρος Öffnung, Durchgang: السَّبِيلُ II 709 b 10 ff.; 1977 a 20 ff.; 2141 a 21 ff. • الثَّقْبُ II 700 b 2 ff. = 1796 a 44 ff. • آلَةُ البَدَنِ II 2215 a 1 ff. • δύο πόροι τῆς αἰσθήσεως ἐν τῇ ῥινί: المَنْخَرَانِ II 633 a 24 ff.

πόρρω (Adv.) vorwärts, weiter fort: ἐξέρχεται ἡ γλῶττα μέχρι πόρρω: تَخْرُجُ الأَلْسِنَةُ مِنْ أَفْوَاهِهَا كَثِيرًا II 633 a 34 ff.

ἡ πορφύρα Purpurschnecke (→ WGAÜ S II 169): الحَلَزُونُ II 1926 a 19 ff.

πορφυρίζω purpurfarbig sein: ضَرَبَ إِلَى لَوْنِ الأُرْجُوَانِ II 1857 b 20 ff.; 2121 b 30 ff. • مَالَ إِلَى الفِرْفِيرِيَّةِ II 1381 b 25 ff.

πορφυροῦς purpurn, purpurfarbig : أُرْجُوَانِيٌّ II 141 a 36 ff. • τὸ πορφυροῦν χρῶμα : لَوْنُ الأُرْجُوَانِ II 1853 b 7 ff.

ἡ πόσις Trinken : التَّجَرُّعُ II 2120 a 45 ff.

πόσος wie groß?, wie viel? (→ WGAÜ S II 171) : كَمْ II 216 b 30 ff.; 1715 a 8 ff.

ποσός von e-r bestimmten Menge, Quantität (→ WGAÜ S II 171 f.) : يَسِيرٌ II 513 a 14 ff. • ἡ κίνησις αὐτοῦ ποσή : حَرَكَتُهُ مُكَمَّاةٌ I 579 a 8 f. • (Adv.) ποσῶς einigermaßen, ein wenig : يَسِيرًا II 739 a 32 ff. • (substant.) τὸ ποσόν Quantität : الكَمُّ I 502 b 18 f.; 20 ff.

ποτάμιος zum Fluß gehörend : نَهْرِيٌّ II 163 b 26 ff.; 448 a 22 ff. • θεοὶ ποτάμιοι : مَلَائِكَةُ الأَنْهَارِ II 54 b 37 ff.

ὁ ποταμός Fluß : النَّهْرُ II 462 a 9 ff.; 2123 b 24 ff.

πότε (Adv.) wann?, zu welcher Zeit? : مَتَى II 10 a 32 f.; 2023 a 40 ff.

ποτέ (Adv.) irgendeinmal, bisweilen (→ WGAÜ S II 173) : رُبَّمَا II 2252 b 16 ff. • (in korrelierenden Gliedern): ποτὲ μὲν … ποτὲ δέ … bald … bald … (→ GALex I 117, nr. 6.7.2) : مَرَّةً … وأُخْرَى … II 556 a 19 ff. • ποτὲ μὲν ἰῶδες ἔχουσα τοῦτο, ποτὲ δὲ κυανοῦν : يَضْرِبُ لَوْنُهَا إلى الزِّنْجَارِ ومَرَّةً إلى اللَّازَوَرْدِيَّةِ II 37 b 39 ff. • ποτὲ μὲν … ἔσθ᾽ ὅτε … : مَرَّةً وأُخْرَى II 2262 a 43 ff.

ποτε (indefin., enklit.) : τί ποτε was denn eigentlich : مَا I 888 a 42 ff. • πῶς ποτε wie denn eigentlich : كَيْفَ لَيْتَ شِعْرِي II 1941 b 3 ff.; 7 ff.

πότερον (Adv.) ob etwa? : هَلْ II 427 b 23 ff. • (in korrelierenden Gliedern): πότερον … ἤ … ob …, oder ob … : هَلْ … أَمْ … I 563 a 34 ff. = II 19 a 26 ff. • هَلْ … أَوْ … II 427 b 26 ff. • أَ … أَوْ … II 2127 b 40 ff. • إِنْ … أَوْ … II 571 b 17 ff. • لَيْتَ شِعْرِي … أَوْ … II 1941 a 10 ff. • لَيْتَ شِعْرِي هَلْ … أَوْ … II 1940 a 6 ff. • لَيْتَ شِعْرِي أَ … أَوْ … II 1940 a 22 ff.

τὸ πότημα Getränk : الشَّرَابُ II 845 b 17 ff.

ποτίζω τι etw. tränken : سَقَى c. acc. r. : II 158 b 20 ff.; 450 a 16 f.

τὸ πότισμα Getränk : الشَّرَابُ II 692 a 19 ff.

τὸ ποτόν Trank, Getränk : الشَّرَابُ I 503 a 33 f. • μεταλαμβάνω ποτοῦ : شَرِبَ II 1461 a 28 ff.

ποῦ (Fragewort) wo?, wie?, auf welche Weise? : ποῦ τὴν κεφαλὴν κλίνῃ :

أينَ يُميلُ رأسَهُ II 1971 a 3 ff. • لَهُ مَأْوًى II 8 a 7 f. • كَيْفَ II 104 b 26 ff. • (substant.) τὸ ποῦ : الحَيْثُ I 503 a 6 ff.

που (enklit.) irgendwo : فِي مَوْضِعٍ ... لَيْسَ إلّا II 2259 b 22 ff.

ὁ πούς Fuß : الرِّجْلُ II 1088 b 40 ff.; 2241 b 41 ff. • القَدَمُ II 2460.

τὸ πρᾶγμα Handlung, Tat, Unternehmung (→ GALex I 364–366) : الأَمْرُ II 32 b 11 ff.; 573 a 20 ff.; 720 a 3 ff.; 1054 a 19 ff.

ἡ πραγματεία Abhandlung, Buch : الكِتَابُ II 1390 a 5 ff.; 1973 b 17 ff.

πραγματεύομαί τι sich um etw. bemühen : ἐπραγματεύθησαν ἀκριβολογίαν : يَتَلَطَّفُونَ النَّظَرَ فِي شَيْءٍ II 703 a 3 ff.

ἡ πρᾶξις Handlung, Tat : العَمَلُ II 2030 a 45 ff.

πρᾶος (→ auch πραΰς) sanft, mild : أَسْكَنُ وأَسْلَمُ II 224 b 36 ff. • (Adv.) πράως παρηγοροῦντες : يُلِينُونَ عَلَيْهِمُ الكَلَامَ II 2262 a 43 ff.

ἡ πραότης Sanftmut (→ WGAÜ S II 178) : الرَّكَانَةُ II 223 b 3 ff. • فِعْلُ الهُدُوءِ II 1838 b 17 ff.

πράσινος lauchfarbig : الخُضْرَةُ II 1855 a 13 ff.

τὸ πράσιον Gemeiner Andorn (Marrubium vulgare) : الفَرَاسِيُونُ : II 873 b 16 f.

πρασοειδής lauchfarbig : كُرَّاثِيٌّ I 557 a 38 f.

τὸ πράσον Lauch : الكُرَّاثُ I 557 a 20.

πράττω τι etw. tun, machen, bewerkstelligen : عَمِلَ c. acc. r. : II 635 a 36 ff. • رَكِبَ c. acc. r. : II 26 b 26 ff. • أَفَادَ c. acc. r. : II 2150 b 41 ff.

πραΰνω τι etw. mildern, besänftigen : سَكَّنَ c. acc. r. : II 1483 b 43 ff.

πραΰς (→ auch πρᾶος) sanft, mild : سَاكِنٌ لَيِّنٌ II 2123 b 28 ff. • هَادِئٌ طَيِّبٌ II 2244 b 37 ff. • طَيِّبُ المَجَسِّ II 2197 b 20 ff. • πραέσιν δ' εἶκε λόγοισι : أَنْ تُلِينَ جَانِبَكَ فِي الكَلَامِ II 2095 b 44 ff. • (Adv.) πραέως : رَفِيقًا II 2078 b 14 ff. • رِفْقًا II 2122 a 19 ff.

πρέπω τινί j-m ziemen, zu j-m passen : لَاقَ (i) c. bi- p. : II 2001 b 25 ff. • (Part.) πρέπων : لَائِقٌ II 2001 a 20 ff.; 2011 a 3 ff. • مُلَائِمٌ II 71 a 40 ff. • جَمِيلٌ II 999 a 26 ff.

πρέσβυς alt, bejahrt : (Komp.) πρεσβύτερος : إِذَا كَبِرَ II 1756 a 34 ff. • فِي وَقْتِ الكِبَرِ والهَرَمِ II 1748 a 41 ff. • οἱ πρεσβύτεροι : المَشْيَخَةُ II 57 b

33 ff. = 1811 b 22 ff.; 786 b 14 ff. • الشُّيُوخ II 2001 a 38 ff.

αἱ πρεσβύτιδες die alten Frauen, Greisinnen: الكَهْلَاتُ II 2003 a 27.

πρεσβυτικός greisenhaft: ذُو الكِبَرِ II, 4 p. XV.

ὁ πριαπισμός Dauererektion: ὁ πριαπισμὸς αὔξησις εἰς μῆκός ἐστιν ὅλου τοῦ αἰδοίου: أمّا بِرْيَابِسْمُسْ فَهُوَ تَوَتُّرُ القَضِيبِ دَائِمًا II 1229 b 1 ff.

πρίν (Konj.) bevor: قَبْلَ أَنْ II 165 a 16 ff.; 2165 a 6 ff.; 2252 a 35 ff. • دُونَ أَنْ II 1811 b 38 ff. • لا ... حَتَّى II 1811 b 36 ff.

πρό (Präp. mit Gen.) vor: قَبْلَ II 688 a 23 ff.; 1029 a 11 ff.; 2130 b 35 ff. • نَحْوَ II 1093 a 10 ff.

προαγορεύω τι etw. voraussagen: دَلَّ c. ʿalā r.: II 1483 b 13 ff. • كَانَتْ مِنْ دَلَالَتِهَا II 825 b 4 ff.

προαιρέομαί τινα j-n auswählen, vorziehen: إِبْتَدَأَ c. acc. p.: II 1221 a 7 ff.

ἡ προαίρεσις Wille, Absicht: الإِرَادَةُ II 33 a 5 f. • عَنِ الضَّمِيرِ II 1003 a 40 f.

προβάλλομαί τί τινι j-m etw. vorlegen: أَلْقَى c. acc. r. et ʿalā p.: II 1172 b 27 ff. • προβληθείσης τῇ κάτω γένυι τῆς γλώττης: عِنْدَ لَطْيِ اللِّسَانِ بِاللَّحْيِ الأَسْفَلِ II 681 b 21 ff.

τὸ πρόβατον Kleinvieh, Schaf (→ WGAÜ S II 186 f.): الضَّأْنُ II 1454 b 14 ff. • (Plur.) τὰ πρόβατα: الغَنَمُ II 407 a 1 ff. • النِّعَاجُ II 162 b 19 ff.; 361 a 17 ff. • الحُمْلَانُ bzw. الخِرْفَانُ II 142 a 33 ff. • الشَّاةُ II 1605 b 13 ff.; 15 ff.

προγενής vor anderen geboren: (Kompar.): القُدَمَاءُ II 710 a 33 ff.

ἡ πρόγνωσις Vorauswissen, Vorhersagen: تَقْدِمَةُ المَعْرِفَةِ II 16 b 22 f.

πρόδηλος deutlich, offensichtlich: مَعْرُوفٌ II 1636 b 35 ff. • قَدْ يُعْلَمُ II 724 b 2 ff.

προδιδάσκω τινά j-n etw. lehren: لَقَّنَ c. acc. p.: II 1129 b 33 ff.

πρόειμι (zu εἶμι) vorangehen: προϊούσης τῆς αἰσθήσεως: أَحَسَّ II 489 b 40 f.

προεκτίλλω τι etw. zuvor auszupfen, ausrupfen: προεκτίλας τὰς τρίχας: قَبْلَ أَنْ يَنْبُتَ فِيهِ الشَّعَرُ II 687 a 2 ff.

ὁ προεπίδεσμος erster Verband: خِرْقَةُ الرِّبَاطِ II 929 b 31 ff.

ἡ πρόεσις Ausscheidung: النَّفْضُ II, 4 p. XI.

ἡ πρόθεσις Aufstellung: οἱ ἄρτοι τῆς προθέσεως „die Schaubrote": خُبْزُ التَّقْدِمَةِ II 1975 a 35 ff.

ἡ προθυμία Eifer, Lust: الشَّهْوَةُ II 1229 b 2 ff.

πρόθυμος willig, eifrig: نَشِيطٌ II 992 b 17 ff. • πρόθυμος περὶ τὴν ὀχείαν: قَبَاسَةُ الفَحْلِ II, 4 p. XV.

προΐημί τι etw. aussenden, herauslassen: أَرْسَلَ c. acc. r.: II 601 a 33 ff. • προΐεμαί τι id.: أَفْضَى c. acc. r.: II 354 b 9 ff.; 549 a 17 ff. • أَلْقَى c. acc. r.: II 1164 b 10 ff.; 1319 b 18 ff. • (intrans.) προΐεμαι ausgestoßen werden, herauskommen: خَرَجَ II 490 a 20 ff.; 1224 b 22 ff. • اِنْبَعَثَ II 1851 a 22 ff.

προκείμενος vorliegend, bevorstehend: مَوْضُوعٌ II 2187 a 39 ff.

προκριτέον man muß bevorzugen: يَنْبَغِي أَنْ يُخْتَارَ II 1482 a 35 ff.

προκύπτω herausschauen: وَقَعَ II 1362 b 40 ff.

προλαμβάνω vorwegnehmen: تَقَدَّمَ فِي الأَخْذِ II 1752 a 11 ff.

προλεπτύνω τι etw. vorher verdünnen: لَطَّفَ شَيْئًا II 702 a 10 ff.

ὁ πρόλοβος Kropf: الحَوْصَلَةُ II 1970 b 40 ff.

προμήκης länglich (→ WGAÜ S II 194): طَوِيلٌ II 1655 a 30 ff. • مُسْتَطِيلٌ II 406 b 13 ff.

προπετής voreilig: مِقْدَامٌ II, 4 p. XIII.

προπίνω τι etw. zuvor trinken: شَرِبَ شَيْئًا قَبْلَ أَنْ II 2242 a 22 ff. • أَخَذَ شَيْئًا على الرِيقِ II 971 a 40 ff.

ἡ πρόπολις Bienenharz: وَسَخُ الكَوَائِرِ I 433 a 33; II 2118 a 13 ff.

πρός (Präp. mit Dativ) vor, neben, an, bei usw.: فِي II 404 b 43 ff.; 45 ff.; 535 a 36 ff. • πρὸς τῷ μυκτῆρι: وَلِيَ الأَنْفَ II 365 a 12 ff. • τὰ πρὸς τῷ σμήνει: مَا يَدْنُو مِنَ الخَلِيَّةِ II 446 b 29 ff.

πρός (Präp. mit Akk.) nach ... hin, zu, gegen usw.: مِنْ II 165 a 28 ff.; 636 a 20 f.; 841 a 21 ff.; 842 a 16 ff.; 845 a 19 ff. et passim • بِ II 353 a 19 f.; 534 b 18 ff.; 1859 b 12 ff. • πρὸς πέτραν: بِالصَّخْرَةِ II 657 b 10 ff. • πρὸς φρόνησιν: بِالذَّكَاءِ II 2152 a 44 ff. • πρὸς τὰ θερμάσματα: بِالتَّكْمِيدِ I 577 a 34 f. = II 105 a 9 ff. • πρὸς πῦρ: بِالنَّارِ II 2092 a 23 ff. • لِ II 158 b 7 ff.; 9 ff.; 20 ff.; 368 a 21 ff.; 516 a 18 ff.; 546 b 21 ff.; 841 a 34 ff. et passim • إِلَى II 722 b 2 ff.; 1788 a 33 ff.; 1812 a 28 ff. • πρὸς τὴν οὐράν: إِلَى ذَنَبِهِ II 593 b 6 ff. • πρὸς ἡμᾶς: إِلَيْنَا II 916 a 17 ff. • عِنْدَ II 1029 b 45 ff. •

πρὸς τὸ φῶς : عند الضوء II, 4 p. XIII • πρὸς θεόν : عند الله II 1981 a 13 ff. • في II 2064 a 27 ff. ; 2133 a 13 ff. • πρὸς τὴν γῆν : في البرّ II 235 b 15 ff. • πρὸς τὸν τοῦ αἰδοίου τόπον : في المكان حيث موضع الذكر II 1200 b 8 ff. • πρὸς τὰς πράξεις : في الأعمال II 2030 a 45 ff.
Besondere Verbindungen : γλυκὺς πρὸς τὴν γεῦσιν : حلو الطعم II 1856 b 20 ff. • πρὸς ἤχους ὤτων : يوافق دوي الآذان II 1751 b 20 ff. • πρὸς ἐπινυκτίδας : يذهب بنات الليل II 2031 b 16 ff.

προσαγορευτέον man muß benennen : يجب أن نلقّب II 1048 b 1 ff.

προσαγορεύω τι etw. ansprechen, benennen : سمّى c. acc. r. : II 2119 a 45 ff. ; 2226 b 20 ff. • لقّب c. acc. r. : II 1049 a 29 ff. ; 1050 a 9 ff. ; b 1 ff. • οἰκείως προσαγορεύονται : يليق بهم هذا الاسم II 2001 a 30 f.

προσάγω τί τινι etw. zu etw. hinführen : مسّ c. acc. r. et bi- r. : II 782 a 11 ff.

προσάπτω τι etw. anhängen, anknüpfen : علّق c. acc. r. : II 449 a 36 ff. • ألزم c. acc. r. : 2202 b 3 ff. • ألزق c. acc. r. : II 542 b 14 ff. • جعل c. acc. r. et ʿalā r. : II 206 b 24 ff. = 359 b 33 ff. • خلط c. acc. r. et bi- r. : II 1601 a 23 ff. • قرّب c. acc. r. et min r. : II 1458 b 12 ff. • προσάπτομαί τινι sich e-r Sache nähern : دنا منه II 2241 a 8 ff.

ἡ προσαρμόζουσα die Anfügende : اللفق II 1024 a 5 f.

ἡ προσαφή Berührung : κατὰ τὴν προσαφήν : إذا لمسته II 1362 b 26 ff.

προσβάλλω τι πρός τι etw. an etw. anlegen, ansetzen : ألصق c. acc. r. et taḥta r. : II 2211 a 7 ff.

ἡ προσβολή Daraufwerfen : الملاقاة II 1225 a 13 ff.

ἡ προσβολή Angriff, Überfall : λῃστηρίων προσβολαί : لصوص يواقعون مكابرة II 646 a 20 ff.

προσγίγνομαι dazukommen : تزيّد II 2198 a 26 ff.

προσγλισχραίνω τι etw. zusätzlich klebrig machen : زاد في اللزوجة II 537 b 39.

προσδιορίζω zusätzlich definieren : لخّص مع ذلك II 427 b 35 ff.

πρόσειμι hinzugehen : تبع II 292 b 9 ff.

προσεικάζω τί τινι etw. mit j-m vergleichen : شبّه شيئا بفلان II 1857 a 23 ff.

προσεοικός τινι e-r Sache ähnlich : شبيه بشيء II 1242 b 3 ff.

ἡ προσευχή Gebet : الصَّلَاةُ II 646 b 12 ff. = 1976 a 8 ff.

προσεύχομαι zu Gott flehen, beten : صَلَّى II 967 a 30 ff.

προσέχω τι etw. hinhalten, hinrichten (→ WGAÜ S II 202 f.) : προσέχειν τὸν νοῦν : رَفَعَ بِقَوْلِهِمْ رَأْسًا II 2228 a 13 ff.

προσέχω εἴς τι sich zu etw. hinwenden : نَزَلَ c. fī r. : II 235 b 14 ff.

προσέχω ἀπό τινος vor j-m auf d. Hut sein : حَذِرَ c. acc. p. : II 142 a 33 ff.

ἡ προσηγορία Benennung, Bezeichnung : اللَّقَبُ II 1054 a 36 ff. • الاِسْمُ واللَّقَبُ II 1054 a 19 ff. • اللَّفْظَةُ II 1010 a 30 ff.

προσηκόντως (Adv.) angemessen, würdig : عَلَى طَرِيقِ البَحْثِ II 2252 a 35 ff.

προσήκω zukommen, geziemen (→ WGAÜ S II 203) : يَنْبَغِي II 516 b 6 ff.; 942 b 1 ff. • (Part.) προσήκων : لَازِمٌ II 573 a 23 ff.

προσηνής gut, freundlich, tauglich : مَعَهُ مَلَاسَةٌ II 538 a 33 ff. = 2105 b 32 ff. • (Kompar.) προσηνέστερος : أَلْيَنُ II 2130 b 43 ff. • أَقَلُّ لِخُشُونَتِهِ II 7 a 33 f.

πρόσθεν (Adv.) vorn, vorher : خَارِجًا II 1164 b 17 ff.

πρόσθεν (Präp. mit Gen.) vor : πρόσθεν τοῦ ἀνδρός : قَبْلَ الرَّجُلِ II 490 a 41 ff.

ἡ πρόσθεσις Hinzusetzen : الزِّيَادَةُ II 1805 a 44 ff.

οἱ πρόσθιοι (sc. ὀδόντες) die Vorderzähne : مَقَادِيمُ الأَسْنَانِ II 1164 a 41 ff.

προσθλίβομαι gepresst werden : اِنْعَصَرَ II 724 a 15 ff.

προσίσχω (= προσέχω) sich beschäftigen : لَبِثَ II 658 b 6 ff.

πρόσκειμαί τινι e-r Sache anliegen : τοῦ καρποῦ προσκειμένου τοῖς ἀκρέμοσι : وَثَمَرُهُ عَلَى قُضْبَانِهِ II 528 b 10 ff.

προσκλύζομαι bespült werden : تُمُضْمِضَ بِهِ II 206 a 8 ff.

προσκολλάομαί τινι an j-m hängen : لَصِقَ c. bi-p. : II 658 a 31 ff. • لَزِمَ c. acc. p. : II 2202 a 15 ff.

προσλαμβάνω τινά j-n dazunehmen : لَفَّ c. acc. p. : II 933 a 30 ff.

προσλαλέω τινί j-n anreden : كَلَّمَ c. acc. p.: II 2203 b 41 ff.

προσμένω dabeibleiben : بَقِيَ لَابِثًا II 277 a 16 ff. • προσμένειν τῇ χάριτι τοῦ θεοῦ : كَانُوا مُلَازِمِينَ لِنِعْمَةِ اللّٰهِ II 2203 b 41 ff.

προσπελάζω sich nähern : لَامَسَ II 2161 b 43 ff.

προσπίπτω τινί auf etw. fallen : لَقِيَ c. acc. r. : II 1142 a 40 ff.; 1145 a 38 ff. • προσπίπτω εἴς τι id. : صَدَمَ c. acc. r. : II 2122 b 38 ff. • προσπίπτομαι niederfallen : خَرَّ على رُكْبَتِهِ II 291 b 40 ff.

ἡ προσπλοκή Umringung : الالْتِفَافُ II 952 b 3 ff.

προσπταίω anstoßen, stolpern (→ WGAÜ S II 208) : تَعَثَّرَ II 2216 b 44 ff.

προσστέλλω τι etw. annähern : أَلْزَقَ c. acc. r. : II 546 b 8 ff. • شَدَّ c. acc. r. : II 205 b 23 ff. • προσστέλλομαι nahe anliegen : كَانَ مُنْقَبِضًا لَاطِئًا II 682 a 40 ff. • (Part.) προσεσταλμένος : أَقْصَرُ II 2130 b 20 ff.

προστάττω τί τινι j-m etw. befehlen : أَمَرَ c. dupl. acc. : II 54 b 11 ff.; 2150 b 37.

προστίθημί τι etw. daransetzen, hinzufügen : أَلْحَقَ c. acc. r. : II 2182 a 23 ff. • أَلْزَمَ c. acc. r. : II 561 a 2 ff. • ضَمَّ c. acc. r. : II 2019 b 3 ff. • خَلَطَ c. acc. r. : II 986 a 6 ff. • μὴ προστιθέναι τι τῷ σώματι : نَقَصَ الْبَدَنَ II 1997 a 4 ff. • τὰ προστιθέμενα : اللَّوَاحِقُ II 337 a 16 ff.

προστρίβω τι etw. anhängen, zuteil werden lassen : اِكْتَسَبَ c. acc. r. : II 603 b 26 ff.

προστυπόομαι flach anliegen : لَطَأَ II 540 a 36 ff. • لَصِقَ II 668 a 3 f.

πρόστυπος flach anliegend : φύλλα πρόστυπα : وَرَقٌ مُلْتَزِقٌ II 548 a 42 f.

πρόσφατος frisch, neu, rezent (→ WGAÜ 564; S II 210; S III 456) : طَرِيٌّ I 539 a 16 ff.; II 1795 a 38 ff. • حَدِيثٌ II 1458 b 12 ff.; 2241 a 8 ff. • τὸ πρόσφατον γάλα : اللَّبَنُ الْحَلِيبُ II 161 b 30 ff.; 1476 a 38 ff.

προσφέρω τι etw. darbringen : προσήνεγκαν χρυσόν : وَمَعَهُمُ الذَّهَبُ II 172 a 42 ff. • οὐρητικὰ προσφέρειν : إِدْرَارُ الْبَوْلِ II 2134 b 3 ff.

προσφιλής beliebt : (Superl.) τὸ προσφιλέστατον : المَحَبَّةُ II 914 b 39 ff.

ἡ προσφορά Darreichung : الاِسْتِعْمَالُ II 692 a 42 ff.

ἡ πρόσφυσις Anwachsen, Anhängen : الالْتِحَامُ II 368 b 22 ff = 666 b 14 ff. • الالْتِيَامُ II 1812 a 19 ff.; 1834 a 35 ff. • الاِتِّصَالُ والالْتِصَاقُ II 667 a 33 ff. • الأَصْلُ II 405 a 1.

προσφύω bzw. προσφύομαι angewachsen sein, fest zusammenhängen : لَصِقَ II 657 b 38 ff.; 665 a 38 ff.; 668 a 24 ff.; 28 ff.; b 11 f.; 30 ff.; 669 a 4 ff. • لَزِقَ II 547 b 2 ff. • اِلْتَزَقَ II 2201 a 6 ff. • لَاحَمَ II 372 a 11 ff. • اِلْتَأَمَ II 1812 a 28 ff.; 1844 b 33 ff.

προσχράομαί τινι e. Sache zusätzlich anwenden: βαλάνῳ προσχρήσασθαι: اِحْتَمَلَ فَتِيلَةً II 1221 b 23 ff.

τὸ προσωπεῖον Maske: κωμικὰ προσωπεῖα: وَجْهُ الكُرَّجِ I 558 a 8.

ἡ προσωποληψία Parteilichkeit (→ WGAÜ 565): المُحَابَاةُ II 1970 a 45.

τὸ πρόσωπον Gesicht, Antlitz: الوَجْهُ I 577 a 40; II 10 a 34 f.; 741 b 40 ff.; 1093 a 10 ff.; 1135 b 23 ff.; 1180 b 7 ff.; 1206 a 34 ff.; 1228 b 16 ff.; 1749 a 30 ff.; 1850 a 33 ff.; 1979 b 41 ff.; 2155 a 6 ff. • ὠχρίασις προσώπου: تَغَيُّرُ لَوْنٍ II 593 b 14 ff.

προσωτέρω (Kompar. zu πόρρω) weit, vorwärts: خَارِجًا II 2002 b 37 ff.

πρότερον (Adv.) früher, eher, zuvor: فِيمَا سَلَفَ II 427 a 10 f.; 490 a 24 ff. • أَوَّلًا (→ GALex I 647 nr. 2.2): II 550 b 38 ff.; 1985 a 21 ff. • فِي أَوَّلِهِ II 571 b 17 ff. • أَيْضًا II 426 b 43 ff. • εἰ πρότερον διακρίναιμεν: إِنْ تَقَدَّمْنَا فَلَخَّصْنَا II 427 b 26 ff. • (subst.) τὸ πρότερον καὶ ὕστερον: المُتَقَدِّمُ والمُتَأَخِّرُ II 1941 a 39 ff.

προφαίνομαι erscheinen: ὅσα προφαίνεσθαι δοκεῖ: مَا يَتَخَيَّلُ الإِنْسَانُ أَنْ يَرَاهُ II 2069 a 25 ff.

ἡ πρόφασις Grund, Vorwand: السَبَبُ II 28 b 6 ff. = 1483 a 42 ff.

προφητεύω verkündigen, wahrsagen: تَنَبَّأَ II 741 b 41 ff.

ὁ προφήτης Verkündiger, Wahrsager: النَبِيُّ II 2195 b 12 ff.

πρωΐ (Adv.) früh am Tag: غُدْوَةً II 2023 a 41 ff.

πρῶτος (Superl. von πρό) erster, vorderster usw. (→ GALex I 630 ff.): الأَوَّلُ II 168 a 7 ff.; 489 a 6 ff.; 1377 b 6 ff.; 1859 b 34 ff.; 1997 b 13 ff.; 2100 a 38 ff. • οἱ πρῶτοι τῶν δένδρων: أَوَّلُ الشَجَرِ II 1164 a 25 ff. • ἐκ πρώτης vom ersten Tage an: مُنْذُ اليَوْمِ الأَوَّلِ II 1176 a 36 ff. • κατὰ τὴν πρώτην εὐθὺς ἡμέραν: مُنْذُ أَوَّلِ يَوْمٍ II 1983 a 24 ff. • ἐν τῷ πρώτῳ: فِي المَقَالَةِ الأُولَى II 890 a 16 ff. • (Adv.) πρῶτον zuerst: أَوَّلًا II 97 a 33 ff.; 427 a 36 ff.; 556 a 23 ff.; 1171 b 24 ff.; 1227 b 4 ff.; 1370 b 12 ff.; 1850 a 25 ff. • (subst.) οἱ πρῶτοι die ersten (Autoren u. dgl.): الأَوَائِلُ II 1001 b 16 ff.

ἡ πρωτοτόκος κύων die das erste Mal werfende Hündin: الكَلْبَةُ فِي أَوَّلِ بَطْنٍ تَضَعُ II 163 b 42 ff. = 687 b 31 ff.

ἡ πτέρνα Ferse: العَقِبُ II 2194 b 45 ff.

τὸ πτερόν Feder, Flügel: الرِّيشُ II 1852 a 8 ff.

τὸ πτερύγιον Flügelfell (→ WGAÜ S II 220): الظَّفَرَةُ II 638 a 34 ff.

τὸ πτηνόν geflügeltes Wesen: الطَّائِرُ II 1904 a 22 ff. • (Plur.) τὰ πτηνά: الطَّيْرُ (coll.): II 9 b 30 ff.; 362 a 15 ff.

ἡ πτισάνη Grütze, Schleimsuppe aus geschrotetem Korn (→ WGAÜ 570; S II 221): كِشْكُ الشَّعِيرِ I 569 a 15 ff.; II 98 b 19 ff. • دَشِيشُ الشَّعِيرِ II, 4 p. XVI • ἡ πυρίνη πτισάνη: كِشْكُ الحِنْطَةِ I 569 a 21.

Πτολεμαῖος Λάγου (gest. 283): بَطْلَمِيُوسُ المُلَقَّبُ بِالأَرْنَبِ II 1056 a 14 f.

τὸ πτύαλον Speichel: البُزَاقُ II 533 b 32 ff.; 537 b 39 ff. • البُصَاقُ II 537 b 35 ff.

τὸ πτύελον id.: البُزَاقُ II 448 a 19 ff.; 688 a 42 ff.; 1845 a 20 ff. • البُصَاقُ II 1978 b 35 ff. • الرِّيقُ II 2092 a 20 ff.; 2211 b 9 ff.

τὸ πτύσμα Spucke, Sputum: البُزَاقُ II 1852 b 21 ff.

τὸ πτῶμα Fall, Sturz: السَّقْطَةُ II 1925 b 38 ff.

ἡ πυγμή Faustkampf: المُلَاكَمَةُ II 1260 b 38 ff.; 41 ff.

ἡ πυετία Lab (→ WGAÜ 572): المَسْوَةُ II 158 a 33 ff.

οἱ Πυθαγορικοὶ μῦθοι: اللُّغْزُ الذى اسْتَعْمَلَهُ فُوثاغورس II 888 a 34 ff.

πυκνόομαι sich verdichten: تَكَاثَفَ II 937 a 24 ff.

πυκνός dicht, gedrängt: كَثِيفٌ II 2226 b 42 ff. • كَثِيفٌ مُتَلَزِّزٌ II 529 a 4 ff. • مُلْتَزٌّ II 2199 a 8 ff. • مُلَزَّزٌ II 528 b 2 ff. • مُتَرَاصِفٌ II 1844 b 9 ff. • مُتَوَاتِرٌ II 622 b 42 ff.; 1483 a 33 ff.; 2216 b 44 ff. • (Kompar.) πυκνότερος: أَكْثَفُ II 732 b 6 ff.; 15 ff. • سَفِيقٌ II 709 b 10 ff. • تَلَزُّزٌ II 527 b 24 ff.

ἡ πυκνότης Dichte, Gedrängtheit: الكَثَافَةُ II 1857 b 3 ff. = 2108 b 19 ff. • التَّكَاثُفُ I 548 b 8.

ἡ πύκνωσις id.: الكَثَافَةُ I 548 a 25 f.

τὸ πυκνωτικὸν φάρμακον verdichtendes Medikament: الدَّوَاءُ الكَثَّافُ I 549 a 3.

πυκτεύω mit d. Faust kämpfen: لَاكَمَ II 1259 b 17 ff. • لَعِبَ بالمُلَاكَمَةِ II 784 a 11 ff. = 1260 b 32 ff.

πυκτικός (Adj.) den Faustkampf betreffend: مُلَاكَزِيٌّ II 1252 b 4 ff.; 6 ff.

ἡ πύλη Tür, Tor: البابُ II 1222 a 1 ff.

τὸ πύον Eiter: المِدَّةُ II 1852 b 33 ff.

πυορροέω eitern: سَالَ القَيْحُ II 163 b 38 ff.

τὸ πῦρ Feuer: النَّارُ II 95 a 18 ff.; 155 b 34 ff.; 732 b 18 ff.; 869 a 14 ff.; 888 b 40 ff.; 1168 a 2 ff.; 1221 a 20 ff.; 1225 b 6 et passim.

ἡ πυραμίς Pyramide: الشَّكْلُ النَّارِيُّ II 2189 a 31 ff.

πυρέσσω (→ auch πυρέττω) fiebern: حُمَّ II 1234 a 40 ff.

πυρεταίνω id.: ὁ πυρεταίνων: المَحْمُومُ II 25 a 39 ff.

ὁ πυρετός Fieber: الحُمَّى II 131 a 19 ff.; 206 b 5 ff.; 359 a 11 ff.; 539 a 33 ff.; 572 b 3 ff.; 573 a 41 ff.; b 1 ff.; 7 ff.; 1221 b 3 ff. et passim • πυρετὸς συνεχής: حُمَّى لَازِمَةٌ II 573 a 39 ff. • πυρετὸς διαλείπων καὶ συνεχής: الغِبُّ اللَّازِمَةُ II 574 a 14 f. • πυρετὸς σύνοχος: حُمَّى مُطْبِقَةٌ II 1382 a 42 f. • ὁ πυρετὸς ὁ τυφώδης: الحُمَّى اللَّثِقَةُ II 193 a 6 ff. • πυρετὸς καυσώδης: الحُمَّى المُحْرِقَةُ II 193 a 13 ff.; 1476 b 7 f. • الحُمَّى اللَّهِبِيَّةُ II 726 a 12 ff.; 1470 b 44 ff.; 2247 a 26 ff. • الحُمَّى اللَّهِبَةُ II 1470 a 31 ff.

πυρέττω (→ auch πυρέσσω) fiebern: حُمَّ مَعَهُ II 1470 a 25 ff. • (subst.) τὸ πυρέττειν: الحُمَّى II 1483 b 30 ff.

ἡ πυρία Dampfbad, Bähung: التَّكْمِيدُ I 577 a 32 f.

τὸ πυρίαμα id.: الكِمَادُ II 2134 b 1 ff.

πυρίκαυστος durch Feuer verbrannt: مُحْتَرِقٌ فِي النَّارِ II 1643 b 7 f.

τὸ πυρίκαυτον Brandwunde: حَرْقُ النَّارِ II 363 b 45 ff.; 2213 b 43 ff.

πύρινος feurig: نَارِيٌّ II 668 a 6 ff.

πύρινος aus Weizen bestehend: ἡ πυρίνη πτισάνη: كِشْكُ الحِنْطَةِ I 569 a 21.

ὁ πυρίτης Pyrit: البُورِيطِيس I 536 a 18.

ὁ πυρός Weizen: الحِنْطَةُ II 2078 b 14 ff.; 2178 b 23 ff.

πυρόω brennen, erhitzen: أَلْهَبَ II 1485 a 37 ff. • لَذَعَ II 513 a 34 ff. = 810 a 22 ff. • πυρόομαι entflammt, entzündet sein: تَلَهَّبَ II 1481 b 17 ff. • اِلْتَهَبَ II 1484 a 5 ff. • اِسْتَنَارَ II 2037 b 36 ff.

πυρρός feuerrot: أَحْمَرُ II 2069 a 26 ff.

πυρώδης feurig, brennend: نَارِيٌّ II 1398 b 42 ff. • مُلْهِبٌ II 1485 b 12 ff. •

عَرَضَ مِنْهُ تَلَهُّبٌ II 1481 b 22 ff. • مُلْتَهِبٌ II 590 a 26 ff.; 688 a 18 ff.; 1490 a 6 ff.

ἡ πύρωσις Brennen, Entzündung (→ WGAÜ 578): اللَّذْعُ II 513 a 29 ff. • الحَذْوُ II 513 a 14 ff. • الاِلْتِهَابُ II 1483 b 37 ff.; 43 ff. • الحُرْقَةُ واللَّهِيبُ II 161 b 30 ff. = 1476 a 38 ff.

πυρωτικός brennend, entzündend: مُلْهِبٌ II 1485 b 5 ff. • ذُو التَّلْذِيعِ II 520 a 36 ff.

ὁ πώγων Kinnbart: اللِّحْيَةُ II 414 b 8 ff.; 416 b 22 ff.; 2192 a 7.

ὁ πωγωνίας (sc. ἀστήρ) der bärtige Stern, d.h. der Komet: سُمِّيَ [هٰذا الكوكبُ] بِٱسْمٍ مُشْتَقٍّ مِنِ ٱسْمِ اللِّحْيَةِ II 415 a 26 f.

τὸ πῶμα Deckel: الغِطَاءُ II 542 b 4 ff.

πωροειδής kallusartig: دُشْبُدِيٌّ II 2186 b 27 ff.

πωρόομαι versteinern: تَحَجَّرَ II 657 a 22 ff.

ὁ πῶρος Verkalkung, Steinbildung (in d. Blase): الحَجَرُ II 158 b 28 ff. • (Plur.): الكَيْمُوسَاتُ المُتَحَجِّرَةُ I 511 b 32 f.

ὁ πῶρος Knochenschwiele, Kallus (→ WGAÜ 579 f.): الدُّشْبُدُ II 2186 b 27.

πῶς (Adv.) wie?, auf welche Weise?: كَيْفَ I 501 a 40 ff.; II 4 b 20 ff.; 427 b 30 ff.; 566 a 19 ff.; 1373 b 5 ff.; 1385 a 10 ff.; 2259 b 25 ff. • عَلَى أَيِّ وَجْهٍ II 1941 a 39 ff. • πῶς ποτε wie denn eigentlich?: كَيْفَ لَيْتَ شِعْرِي II 1941 b 3 ff.; 7 ff.

πως (enklit.) irgendwie (→ WGAÜ S II 236 f.): لَعَلَّ II 2186 b 4 ff.

ῥᾴδιος leicht, mühelos: (Adv.) ῥᾳδίως διαβιβρωσκόμενος: سُرْعَةُ التَّأَكُّلِ II 161 b 3 ff. • (Kompar.) ὅκως ῥᾷον ἐξίῃ: حَتَّى يَكُونَ خُرُوجُهُ II 720 a 31 f.

τὸ ῥᾴθυμον Leichtfertigkeit: الكَسَلُ II 717 a 23 ff.

τὸ ῥάκος Fetzen, Tuch: Plur. τὰ ῥάκη: الكَرَّادُ I 551 b 4 f. = II, 4 p. XX. • ἐνειλοῦνται ἐσχισμένοις ῥάκεσιν: يُلَفُّ بِثِيَابٍ مُخَرَّقَةٍ II 926 b 44 ff.

ἡ ῥανίς Tropfen: القَطْرَةُ II 1145 a 38 ff.

ῥᾷον → ῥᾴδιος.

ῥαπίζω τινά j-n ohrfeigen: لَطَمَ c. acc. p.: II 741 b 41 ff.; 744 a 1 ff.

τὸ ῥάπισμα Ohrfeige: اللَّطْمُ II 2216 a 17 ff.

ἡ ῥαφανίς Rettich: الفُجْلُ II 702 b 34 f.; 1485 b 1 ff.

ἡ ῥαφή Naht: الدَّرْزُ II 1822 b 16 ff.; 1825 b 11 f. • الشَّأْنُ II 1822 b 22 ff.

ἡ ῥάχις Rückgrat: الظَّهْرُ II 669 a 4 ff.

ῥέπω ἐπί τι sich zu etw. hinneigen: مَالَ c. ilā r.: II 2064 b 15 ff. • ῥέπω εἴς τι id.: مَالَ c. ilā r.: II 2197 b 25 ff.

τὸ ῥεῦμα Fluß, Strömung (→ WGAÜ S II 244): المَادَّةُ II 94 b 44 ff.; 161 a 38 ff. = 519 a 41 ff.; 516 a 42 ff. = 725 b 9 ff.; 516 b 19 ff. • السَّيَلَانُ II 1601 a 40 ff. • سَيَلَانُ الفُضُولِ II 1601 b 40 ff. • مَا يَسِيلُ II 529 a 6 ff. • النَّازِلَةُ II 519 b 1 f.

ῥευματίζομαι e-n Fluß haben, an e-m Fluß leiden (→ WGAÜ S II 245): παρίσθμια ῥευματιζόμενα: سَيَلَانُ المَوَادِّ إِلَى اللَّهَاةِ II 206 a 35 ff. • سَالَ (i) II 2247 b 20 ff.

ὁ ῥευματισμός Fluß, Strömung (→ WGAÜ S II 245): الوَرَمُ II 634 b 34 ff. • الفَضْلُ المُنْصَبُّ II 846 a 3 ff. • الرُّطُوبَةُ الَّتِي تَسِيلُ II 1600 b 14 ff.

ῥέω fließen, strömen: جَرَى I 581 a 38 f.; II 1221 a 11 ff.; 2123 b 24 ff. • تَسَاقَطَ II 35 a 25 ff.

τὸ ῥῆγμα Bruch: وَهْنُ العَضَلِ II 1925 b 38 ff.

ῥήγνυμαι sich brechen: φωνὴ ῥηγνυμένη: إِذَا صَوَّتَ صَوْتٌ II 2189 a 32 ff.

τὸ ῥῆμα Gesagtes, Wort: الكَلِمَةُ II 1011 a 17 ff.; 33 ff.; 1978 b 16 ff.

ἡ ῥῆσις Gesagtes, Ausspruch: القَوْلُ II 33 a 9 f. • الكَلَامُ II 2141 a 34 ff.

ἡ ῥητίνη Harz, insbes. Pinienharz (→ WGAÜ S II 248 f.): الرَّاتِينَجُ II 591 a 18 ff. • صَمْغُ الصَّنَوْبَرِ II 1458 b 7 ff.; 2147 a 7 ff. • ἡ τερεβινθίνη ῥητίνη: صَمْغُ البُطْمِ II 841 a 16 ff. • ἡ πιτυΐνη ῥητίνη: القُلْفُونِيَّةُ II 173 a 13 ff.

ὁ ῥήτωρ Redner: الرِّيطُورِيُّ II 809 b 19 ff.

τὸ ῥῖγος Schüttelfrost: الكُزَازُ I 564 a 16 • النَّافِضُ II 572 b 3 ff.

ῥιγόω Schüttelfrost haben (→ WGAÜ S II 250): اِنْتَفَضَ وَارْتَعَدَ II 513 b 45 f.

ἡ ῥίζα Wurzel: الأَصْلُ I 535 a 39 f.; II 206 a 2 ff.; 418 b 18 ff.; 535 a 36 f.; 539 a 7 ff.; 632 b 9 f.; 661 b 28 ff.; 668 a 42 ff.; 669 a 8 ff.; 844 b 31 ff.; 957 b 37 ff. et passim • العِرْقُ II 958 b 36 ff.; 2194 b 7 ff.

ὁ ῥιζοτόμος Wurzelsammler, Botaniker: لَقَّاطُ العَقَاقِيرِ II 1100 a 11 f.

ῥίπτω werfen, schleudern: رَمَى II 1624 a 10 ff. • أَلْقَى I 1180 b 8 ff.; 2236 b 22 ff.

ἡ ῥίς Nase: الأَنْفُ II 615 b 45 ff.; 682 a 36 ff.; 727 b 20 ff.; 1135 b 23 ff.; 1377 b 19 ff.; 1850 a 25 ff.; 1895 a 35 ff.; 1930 b 31 ff. • المَنْخَرَانِ II 633 a 24 ff.; 1600 b 25 ff. • αἵματος ῥύσις ἐκ ῥινῶν: الرُّعَافُ II 1221 a 29 ff.

ἡ ῥόα Granatapfel [→ WGAÜ S II 252]: الرُّمَّانُ (n. gen.): I 510 b 23 ff.; II 1748 a 31 ff.; 1853 a 22 ff.

ῥόδινος aus Rosen hergestellt: ἡ ῥοδίνη κηρωτή: شَمْعٌ وَدُهْنُ وَرْدٍ II 1490 a 14 ff. • مُومٌ مُذَابٌ بِدُهْنِ وَرْدٍ II 1925 b 30 ff. • (subst.) τὸ ῥόδινον (sc. ἔλαιον) Rosenöl: دُهْنُ الوَرْدِ II 359 b 3 ff.; 688 a 17 ff.; 1484 a 10 ff.; 1969 a 8 ff.; 2247 a 25 ff.

τὸ ῥόδον Rose: الوَرْدُ II 206 a 6 ff.; 417 a 43 f.; 2127 a 17 ff.; 2194 b 7 ff.

ῥοικός einwärts gebogene Beine habend: أَصَكُّ II 933 b 7 ff.

ὁ ῥοῦς [γυναικεῖος] Ausfluß, Menses: نَزْفُ النِّسَاءِ II 417 a 38 ff. • نَزْفُ الدَّمِ مِنَ الرَّحِمِ II 986 a 6 ff. • نَزْفُ الطَّمْثِ II 2076 b 6 ff.

τὸ ῥόφημα Suppe: الحَسْوُ II, 4 p. XVI.

τὸ ῥύγχος Schnabel, Schnauze: المِنْقَارُ II 2077 b 33 ff. • الخَطْمُ II 406 b 12 ff.

ὁ ῥυθμός Zeitmaß, Takt: اللَّحْنُ II 388 b 5 ff.; 29 f.; 45 f. • الإِيقَاعُ II 387 b 24.

ῥυπαρός schmutzig: وَسِخٌ I 551 b 4 f. = II, 4 p. XX.

ῥύπτω τι etw. reinigen, säubern: جَلَا c. acc. r.: II 525 a 5 ff.

ἡ ῥύσις Fließen, Strömen: السَّيَلَانُ I 724 a 8 ff. • ἡ ῥύσις ἐκ ῥινῶν: الرُّعَافُ II 1221 a 29 ff. • ῥύσεις τριχῶν: تَمَرُّطٌ مِنَ الشَّعَرِ II 584 b 10 ff.

τὸ ῥύφημα Schleimsuppe: كِشْكُ الشَّعِيرِ I 569 a 20.

ἡ ῥωγμή Spalt: الشَّقُّ II 1754 b 6 ff.

οἱ Ῥωμαῖοι: أَهْلُ رُومِيَةَ II, 4 p. XXI.

ῥωμαϊστί in griechischer bzw. lateinischer Sprache: بِالإِفْرَنْجِيَّةِ II, 4 p. XXI • بِاليُونَانِيَّةِ II, 4 p. XXII.

ῥώννυμι stärken, kräftigen: أَمْسَكَ II 35 a 25 ff. • ἐρρῶσθαι: أَنَّ القُوَى قَوِيَّةٌ II 516 b 7 ff.

ὁ ῥωποπώλης (für ὀπωροπώλης?) Kleinhändler: بَيَّاعُ الفَاكِهَةِ II 1977 b 36 ff.

σαίνω (mit d. Schwanz) wedeln : لَحِسَ (?) : II 292 b 9 ff.

σαλεύω wanken, schweben : ἄνθρωπος ἐν θυμῷ καὶ ὀργῇ σαλεύων : الغَضْبانُ المُلْتَهِبُ II 750 a 9 ff. = 1489 b 5 f. • ὄνυχες σαλευθέντες : الأَظافِيرُ المُتَحَرِّكَةُ II 542 b 10 ff.

ὁ Σάμιος ἀστήρ : كَوْكَبُ سَامُوس II 1049 a 38 ff.

τὸ σανίδιον kleines Brett : لَوْحٌ رَقِيقٌ II 1710 a 16 ff.

σανιδώδης brettartig : τὰ σανιδώδη : الخُشُبُ II 1710 a 20 ff.

ἡ σανίς Brett : εἰς σανίδας : على تَخَاتِجَ II 1845 b 11 ff.

ὁ σάπφειρος Lapislazuli : حَجَرُ الفَيْرُوزَجِ II 449 a 15 ff.

σάρκινος fleischig : لَحْمِيٌّ II 2186 b 35 ff. = 2253 a 20 ff. • مَخْلُوقٌ مِنْ لَحْمٍ II 203 b 19 ff.

τὸ σαρκίον Fleischstückchen : شَيْءٌ يَسِيرٌ مِنْ لَحْمٍ II 404 b 43 ff. • قِطَعُ لَحْمٍ صِغَارٌ II 359 b 12 ff.

σαρκοειδής (→ auch σαρκώδης) fleischartig : لَحْمِيٌّ II 2186 b 27 ff.

ἡ σαρκοκόλλα Sarkokolla : الأَنْزَرُوتُ II 278 b 25 ff. ; 547 b 38 ff.

σαρκόω τι etw. mit Fleisch ausstatten : أَلْحَمَ c. acc. r. : II 542 b 29 ff. • زَادَ في اللَّحْمِ II 359 a 40 ff. • σεσαρκωμένος : لَحِيمٌ II 2187 a 7 ff.

σαρκώδης fleischig, fleischartig : لَحْمِيٌّ II 367 a 12 ff. ; 15 ff. ; 499 b 11 ff. ; 632 b 43 ff. ; 1600 a 14 ff. ; 2186 b 30 ff. • لَحِمٌ II 365 a 9 ff. • أَلْحَمُ II 2187 a 32 ff. • ذُو لَحْمٍ II 349 b 3 f. • كَثِيرُ اللَّحْمِ II 349 a 40 ff. • شَبِيهٌ بِلَحْمٍ II 633 a 6 ff. • (Kompar.) σαρκωδέστερος : شَبِيهٌ بِخِلْقَةِ لَحْمٍ II 2129 b 41 ff.

ἡ σάρξ Fleisch : اللَّحْمُ II 132 b 18 ff. ; 350 b 25 et passim bis 364 a 24 ; 418 b 16 ff. ; 534 b 16 ff. ; 18 ff. ; 745 a 2 ff. ; 1142 a 40 ff. ; 1378 a 4 ff. ; 1387 b 14 ff. et passim • ὕδερος ἀνὰ σάρκα Bez. der ödematösen Wassersucht (→ WGAÜ S I 108) : الاِسْتِسْقَاءُ اللَّحْمِيُّ II 367 b 11 f. • ὁ ὑπὸ σάρκα ὕδρωψ : الحَبَنُ اللَّحْمِيُّ II 368 a 18 ff.

ἡ σάρξ iSv. Blutsverwandte : أَهْلُ اللُّحْمَةِ II 2186 b 4 ff.

ἡ σάρξ Fruchtfleisch : اللُّبُّ و الجَوْفُ II 2154 a 13 ff.

τὸ σαρξιφαγές (aus saxifragus „Steinbrech") : آكِلُ اللَّحْمِ II 358 b 12.

ὁ σατανᾶς Satan : الشَّيْطَانُ II 853 a 37 ff. ; 1979 b 44 ff. ; 2199 a 44 ff.

ὁ σαῦρος Eidechse : السَّامُّ أَبْرَص II 633 a 38 ff. (vgl. Ullmann Schlangen p. 70 ff.).

σαφής deutlich, offenbar : ظَاهِرٌ II 1601 b 6 ff.

σβεννύω τι etw. auslöschen : أَطْفَأَ c. acc. r. : II 162 b 5 ff. ; 490 b 7 ff. ; 1484 a 10 ff. ; 24 ff. • (Pass.) σβέννυμαι erlöschen : اِنْطَفَأَ II 2037 b 36 f.

τὸ σέβας Ehrfurcht : θεῶν σέβας οὐκ ἔχει : لا يَتَّقِي رَبَّهُ II 1852 a 4 ff.

σείω τι etw. erschüttern : αἱ πληγαὶ σείουσι τὸν ἐγκέφαλον : يَهْتَزُّ الدِّمَاغُ مِنَ الضَّرَبَاتِ II 2125 a 4 ff.

ἡ σελήνη Mond : القَمَرُ II 10 a 19 ff. ; 321 a 2 ff. ; 640 b 40 ff. ; 691 a 36 ff. ; 2019 b 11 ff.

ὁ σεληνίτης λίθος Mondstein : حَجَرُ القَمَرِ II 10 a 17 ff.

τὸ σέλινον κηπαῖον Gartensellerie, Eppich : الكَرَفْسُ البُسْتَانِيُّ I 560 a 30 f.

ἡ σεμίδαλις feines Weizenmehl : السَّمِيذُ II 2167 a 41 ff.

τὸ σέσελι Bergfenchel : الكَرَفْسُ الجَبَلِيُّ I 560 a 41 • اللُّوفُ II 1788 a 33 ff.

σημαίνω τι auf etw. hinweisen, deuten, etw. bezeichnen : دَلَّ c. acc. r. : II 11 a 7 ff. ; 483 a 45 ff. ; 493 b 14 ff. ; 496 a 30 ff. ; 505 a 9 ff. ; 538 b 19 ff. ; 609 b 19 ff. ; 646 a 20 ff. ; 647 b 28 ff. ; 688 b 24 ff. ; 726 a 12 ff. ; 782 b 39 ff. ; 783 a 4 ff. et passim • τὰ αὐτὰ σημαίνει : دَلِيلُهُ مِثْلُ دَلِيلِهِ II 97 b 13 ff. • τὸ σημαινόμενον Bezeichnetes, sprachlicher Inhalt : المَعْنَى II 1006 b 2.

σημαντικός bezeichnend, hinweisend : دَالٌّ [عَلَى] II 995 b 9 ff. ; 999 a 15 ff. ; 1000 a 32 ff. ; 1011 a 17 ff. ; 23 ff. ; 26 ff. • دَلَّ عَلَى شَيْءٍ II 498 b 24 ff. ; 999 a 16 ff. ; 1853 a 22 ff. ; 1997 a 3 ff.

τὸ σημεῖον Zeichen, Merkmal : الدَّلِيلُ II 1976 b 34 ff. • دَلَّ على شَيْءٍ II 365 a 12 f. ; 727 b 20 ff. ; 2106 a 5 ff. • العَلَامَةُ II 2151 b 39 ff.

ἡ σήμερον der heutige Tag : اليَوْمُ II 1618 a 37 ff.

σηπεδονώδης sich zersetzend, verfaulend : مُتَعَفِّنٌ II 2124 b 34 ff.

ἡ σηπεδών Zersetzung, Fäulnis : العُفُونَةُ II 702 a 10 ff.

ἡ σηπία Tintenfisch : لِسَانُ البَحْرِ II 638 a 13 ff.

σήπομαι sich zersetzen, verfaulen : عَفِنَ II 584 a 35 ff. ; b 8 ff. ; 2178 a 36 ff.

αἱ σηπταί (sc. δυνάμεις) Fäulnis erzeugende Mittel : الأَدْوِيَةُ المُعَفِّنَةُ II 2213 b 43 ff. • المَرَاهِمُ الأَكَّالَةُ II 1841 b 21 ff.

ὁ σής Kleidermotte : السوس II 649 a 1 ff.

ἡ σιαγών Kiefer : اللحى II 404 b 45 ff. ; 406 b 10 f. ; 13 ff. ; 407 a 27 • الخدّ II 744 a 1 ff.

τὸ σίαλον (→ auch σίελον) Speichel : اللعاب II 809 b 20 ff.

σιαλοχόος Speichel bildend : سَاكِبُ اللُعَابِ II 809 b 4 ff. = 2219 a 34 f.

ὁ σίδηρος Eisen : الحَدِيدُ II 320 b 42 ff. ; 1488 a 15 ff. ; 2094 a 24 ff.

σιδηροῦς eisern : ἡ πύλη ἡ σιδερᾶ : بَابُ الحَدِيدِ II 1222 a 1 ff.

σιελίζω sabbern : سَالَ لُعَابٌ كَثِيرٌ II 810 a 41 ff.

τὸ σίελον (→ auch σίαλον) Speichel : اللُعَابُ II 513 a 36 ff. = 810 a 22 ff. ; 809 b 13 ff. ; 810 a 34 ff. ; 811 b 27 ff.

ἡ σικύη Schröpfkopf : المِحْجَمَةُ II 2211 a 7 ff.

τὸ σίλφιον Silphium : الأَنْجُذَانُ II 158 b 21 ff. ; 165 a 39 ff. • البَلْدَةُ التى تُسَمَّى صِلْفِيُونُ II 448 b 11 ff. (vgl. Ullmann Lexikographie 261 f.).

σιμός eingebogen, konkav : مُقَعَّرٌ II 2226 a 39 ff.

ἡ σινδών feines Leinentuch : الرَيْطَةُ II 2225 a 22 ff.

τὸ σίνηπι Senf : الخَرْدَلُ II 1968 b 33 ff.

τὰ σιτία Nahrung, Kost : الطَعْمُ II 2036 a 36 • الطَعَامُ II 350 b 33 ff. = 2100 a 33 ff. ; 1491 b 7 ff. • الحُبُوبُ والخُبْزُ II 1174 b 3 ff.

ἡ σκαμμωνία Purgierwinde : السَقَمُونِيَا II 1786 a 13 ff.

σκανδαλίζομαι ἔν τινι sich über j-n ärgern : شَكَّ c. fī p. : II 21 a 14 f.

ὁ σκελετός Skelett : جُثّةُ عِظَامٍ II 1235 b 40 ff. = 2209 b 4 ff.

τὸ σκέλος Schenkel : السَاقُ II 2184 b 37 ff. • ὑποχωρεῖ κατὰ σκέλος : مَشَى مَشْيًا رَفِيقًا II 234 b 2 ff. = 966 b 44 ff.

σκεπάζω τι etw. bedecken, einhüllen : دَثَّرَ c. acc. r. : II 2120 b 2 ff.

τὸ σκέπασμα Decke, Hülle : اللِفَافَةُ II 2226 b 20 ff. ; 37 ff. • الوِقَاءُ II 142 a 45 f.

σκεπτέον man muß prüfen, untersuchen : يَنبغى أنْ نَنْظُرَ II 427 a 33 ff. • يَنبغى أنْ نَطْلُبَ ونَلَطِّفَ النَظَرَ II 703 a 7 f.

σκέπτομαι betrachten, prüfen : نَظَرَ II 566 a 19 ff.

σκευάζω τι etw. bereiten, herstellen : صَنَعَ c. acc. r. : II 1752 b 15 ff. • إِسْتَعْمَلَ c. acc. r. : II 929 b 45 ff. • أَخَذَ c. acc. r. : II 1795 a 45 ff. •

طَبَخَ c. acc. r.: II 206 a 34 ff. • λιτῶς σκευασθείς: إذا كان سَاذَجًا II 1484 a 3.

ἡ σκευή Bekleidung: اللِّبَاسُ II 141 a 5 ff. = 2122 b 4 ff.

τὸ σκεῦος Gefäß: البُسْتُوقَةُ II, 4 p. XVIII.

ἡ σκέψις Beobachtung, Prüfung: البَحْثُ II 1373 a 43 ff.

αἱ σκηναί Zelte, Hütten: الأَكْوَاخُ I 422 a 11.

ἡ σκηνογραφία Kulissenmalerei: اللَّهْوُ واللَّعِبُ II 801 b 33 f.

ἡ σκιά Schatten: الظِّلُّ II 847 a 44 ff.

τὸ σκιάδιον Dolde: الإِكْلِيلُ I 572 a 29; II 1847 a 21 ff.

ἡ σκίλλα Meerzwiebel (→ WGAÜ S II 293 f.; S III 480 f.): الإِسْقِيلُ II 1167 b 27.

σκιρρόομαι verhärtet sein: ἧπαρ σκιρρούμενον: صَلَابَةُ الكَبِدِ II 702 a 27 ff.

ὁ σκίρρος harter Tumor: سقيروس II 368 a 34.

τὸ σκίρρωμα id.: الوَرَمُ الصُّلْبُ II 2091 b 10 ff.

ἡ σκληρία Härte: الأَعْضَاءُ الجَاسِيَةُ II 2091 b 6 ff.

σκληρός hart: صُلْبٌ II 358 b 29 ff.; 359 a 44 ff.; 361 b 39 ff.; 459 a 13 ff.; 528 a 44 f.; 547 b 2 ff.; 573 b 12 ff.; 944 a 25 f.; 2002 b 42 ff. et passim • صُلْبِيٌّ II 2109 a 19 • جَاسِئٌ bzw. جَاسٍ II 555 a 44 ff.; 1812 a 15 ff.; 2127 b 14 ff.; 17 ff. • الجَسَاوَةُ II 2109 a 25 ff. • مَتْنٌ (Adj.) II 2127 b 40 ff. • τὸ σκληρὸν σῶμα: تَلَزَّزَ بَدَنُهُ II 2198 b 36 ff. • (Kompar.) σκληρότερος: أَصْلَبُ II 362 b 4 ff.; 2131 b 1 ff. • الصَّلَابَةُ II 527 b 24 ff. • القَسَاوَةُ II 2094 a 21 ff. • (Superl.) σκληρότατος: إلى غايةِ الصَّلَابَةِ II 2108 b 42 ff. • جَاسٍ II 2125 b 31 ff. • بِشِدَّةٍ وَصُعُوبَةٍ II 1875 a 22 ff.

σκληρόσαρκος hartes Fleisch habend: جَاسِئُ اللَّحْمِ II 2127 b 23 ff.

ἡ σκληρότης Härte: الصَّلَابَةُ II 2109 a 1 ff. • البُرُودَةُ II 360 b 30 ff.

τὸ σκόρδον Knoblauch: الثُّومُ II 590 a 31 ff.

τὸ σκορδόπρασον Porreeartiger Knoblauch: الثُّومُ الكُرَّاثِيُّ I 557 b 11.

σκολιός krumm: مُلْتَوٍ II 1931 b 15 ff.

ὁ σκόλοψ Pfahl: اللِّزَازُ II 2199 a 43 ff.

ὁ σκόλυμος Artischocke (→ WGAÜ 618): لَصِيفٌ II 656 a 14 f. • الحَرْشَفُ البَرِّيُّ ... يُسَمَّى اللَّصِيفَ II 2210 b 3 ff.

σκοπέω τι etw. betrachten, prüfen: نَظَرَ فِي شَيْءٍ II 1983 a 34 ff. •

الْتَمَسَ الفَحْصَ عَنْ شَيْءٍ II 1370 b 18 ff.

ὁ σκοπός Absicht, Zweck : القَصْدُ II 1385 a 2 ff.

σκορπιόδηκτος vom Skorpion gestochen : مَنْ لَدَغَتْهُ عَقْرَبٌ II 449 a 28 ff. ; 2194 b 12 ff.

σκορπιόπληκτος id. : مَنْ لَسَعَتْهُ عَقْرَبٌ II 585 a 16 ff. ; 588 b 38 ff. ; 589 a 3 ff. ; 590 b 26 ff. ; 34 ff. • مِنْ لَدْغِ العَقْرَبِ II 448 a 22 ff. • مِنْ لَسْبِ العَقْرَبِ II 2204 b 40 ff. ; 2205 a 4 ff.

ὁ σκορπίος Skorpion : العَقْرَبُ II 446 b 2 ff. ; 449 a 15 ff. ; 45 ff. ; 450 a 21 ff. ; 42 ff. ; 590 b 41 ff. ; 591 a 3 ff. ; 7 ff. ; 18 ff. ; 593 b 6 ff. ; 810 b 9 ff. ; 1402 a 20 ff. ; 2205 a 39 ff.

ὁ σκοτόδινος Schwindel, Vertigo : السَدَرُ II 1410 a 38 ff.

τὸ σκότος Finsternis : الظُلْمَةُ II 1398 b 45 f. ; 2031 a 20 ff. ; 2176 a 44 ff.

σκοτωματικός an Schwindel leidend : السَدَرُ [مَنْ بِهِ] II 1969 a 8 ff.

οἱ Σκύθαι die Skythen : التُرْكُ II 2120 a 43 f. • οἱ Σκυθῶν βασιλεῖς : مُلُوكُ الأسْقُوثَا II 2100 a 1 ff.

τὸ σκυλάκιον junger Hund, Welpe : جِرْوُ الكِلابِ I 573 a 23.

ἡ Σκύλλα e. Meeresungeheuer : الكَلْبَةُ البَحْرِيَّةُ I 574 a 22.

ὁ σκύμνος Löwenjunges : اللَبْوَةُ II 2166 b 19 ff. ; 22 ff. ; 26 ff.

ὁ σκώληξ Wurm : الدُودُ II 1381 b 25 ff. ; 1857 b 20 ff. ; 2121 b 28 ff.

σκώπτω τινά j-n verspotten : التَهاتُرُ والتَفاحُشُ II 1940 a 22 ff. • ὁ σκωπτόμενος : مَنْ يَتَلَهَّوْنَ بِهِ II 1576 a 19 ff.

ὁ σκώψ Name e-r Eule (Strix scops) : الطَيْرُ الذى يُقالُ له أُسْقُبْس II 2030 a 43 ff.

σμηγματώδης fettig, schleimig : لَزِجٌ c.acc. r. : II 533 b 32 ff.

σμηκτικός reinigend : جَلا c.acc. r. : II 739 a 32 ff.

τὸ σμῆνος Bienenstock : الخَلِيَّةُ II 446 b 29 ff. ; 693 a 37 ff. ; 1748 a 24 ff. • الحَوْشُ II 2159 b 43 ff.

σμικρός (= μικρός) klein : صَغِيرٌ II 359 b 12 ff. ; 360 b 29 ff. ; 805 a 40 ff. • يَسِيرٌ II 1636 b 10 ff. • διαφέρον οὐ σμικρὰν διαφοράν : يَخْتَلِفُ كَثِيرًا II 161 a 11 ff.

ἡ σμῖλαξ κηπαία Gartenbohne : سميلاكس البُسْتانِيُّ II 1655 a 25 ff.

ἡ σμίλη Lanzette : السِكِّينُ II 1373 a 40 ff.

ἡ σμύρνα Myrrhe (→ WGAÜ S II 305 f.): المُرُّ II 172 a 42 ff.; 205 b 11 ff.; 1242 b 3 ff.; 1723 a 5 ff.; 1795 a 38 ff.

τὸ σμύρνιον Smyrnium: الكَرَفْسُ البَرِّيُّ I 560 b 3.

τὰ Σόδομα Sodom: سَدُومُ II 1618 a 37 ff.

σολοικίζω fehlerhaft sprechen: لَحَنَ II 379 a 30 ff. = 1797 b 44 ff.; 2188 a 29 ff.; 2230 a 45 ff.

σομφός schwammig, porös: رَخْوٌ II 358 b 38 f.

ἡ σοφία Weisheit: الحِكْمَةُ II 1580 a 36 ff.

σοφός weise: حَكِيمٌ II 246 b 5 ff.

ἡ σπάθη Hüllblatt: قِشْرُ الكُفُرَّى I 571 a 22.

σπάνιος selten, wenig: قَلِيلٌ II 218 a 29 f. • (Adv.) σπανίως: فى النُدْرَةِ II 1984 b 2 ff. • لَيْسَ ... إِلَّا مَرَّةً فى اليَوْمِ II 1319 b 18 ff.

σπάομαι Krämpfe, Konvulsionen haben: κυνικῶς σπώμενος: [مَنْ بِهِ] اللَقْوَةُ II 1137 a 3 ff.

σπαράσσω τινά j-n zerreißen, quälen: لَبَطَ c. acc. p.: II 2162 b 26 f.

τὰ σπάργανα Windeln (→ WGAÜ S II 309): الخِرَقُ II 953 b 35 ff.; 1873 a 10 ff.

σπαργανόω τινά j-n in Windeln wickeln: لَفَّ الوَلَدَ بِالرِقاعِ II 933 b 7 ff.

τὸ σπάσμα Konvulsion: Plur. τὰ σπάσματα: الكُزازُ I 564 a 15 • الهَتْكُ II 1925 b 45 ff.; 1997 b 24 ff.

ὁ σπασμός id.: الكُزازُ I 564 a 35 • التَشَنُّجُ II 25 b 24 ff. • التَفَزُّعُ II 206 b 5 ff. • ὁ σπασμὸς κυνικός Facialislähmung: اللَقْوَةُ II 1135 b 14 f.

σπείρω säen: زَرَعَ I 556 a 27 f. • τὸ σπείρειν: البَذْرُ II 1092 a 15 ff.

τὸ σπέρμα Same: البِزْرُ II 168 a 7 ff.; 525 a 4 ff.; 841 a 40 ff.; 845 a 11 ff.; 986 a 6 ff.; 1485 b 12 ff.; 1657 a 36 ff.; 1788 a 41 ff.; 2125 b 12 ff.; 2194 b 12 ff. • الزَرْعُ II 354 b 9 ff.; 490 a 20 ff.; 549 a 17 ff. • الثَمَرُ II 1925 b 26 ff. • الحَبُّ II 1655 a 44 ff.; 2134 b 11 ff. • الجَوْزُ II 1752 b 5 ff. • المِنَى II 2233 b 33 ff. = 2248 a 21 ff. • المَنِيُّ II 1224 b 22 ff.

τὸ σπέρμα Same iSv. Nachkommenschaft: النَسْلُ II 1977 a 43 ff.

σπερματικός Samen enthaltend: πόρος σπερματικός: سَبِيلٌ فيه زَرْعٌ II 1977 a 20 ff.

ὁ σπερμολόγος Wortklauber: لَقَّاطُ الكَلَامِ II 1100 a 7 ff.

τὸ σπήλαιον Höhle : ٱلْمَغَارَةُ II 646 b 12 ff.

τὰ σπλάγχνα die Eingeweide : ٱلْآلَاتُ II 1978 a 31 ff.

ὁ σπλήν Milz : ٱلطِّحَالُ II 497 a 38 f. ; 1481 b 17 ff. ; 1981 a 4 f. ; 2196 b 1 ff.

σπληνικός an d. Milz erkrankt : σπληνικοὺς ὠφελεῖ : نَفَعَ مِنَ ٱلطِّحَالِ II 94 b 34.

ἡ σπογγιά Schwamm : ٱلْإِسْفَنْجُ II, 4 p. XVII.

σπογγοειδής schwammartig : إِسْفَنْجِيٌّ II, 4 p. XIX.

ὁ σπόγγος Schwamm : ٱلْإِسْفَنْجُ II 165 a 19 ff. ; 847 b 10 ff. • ٱلسِّفَنْجُ II, 4 p. XIX • ٱلنَّشَّافَةُ II, 4 p. XX • ٱلسَّحَابُ ib. • ٱلْغَمَامُ II, 4 p. XIX • ٱلْغَيْمُ ib.

ὁ σπόνδυλος Wirbel : ٱلْفَقَارُ II 1239 a 12 ff.

σπουδάζω sich bemühen, sich befleißigen : ٱلْحِرْصُ II 800 b 13 ff. ; 18 ff. • عُنِيَ بِهِ II 2202 b 3 ff.

ἡ σταγών Tropfen : ٱلْقَطْرَةُ II 513 a 24 ff.

τὸ σταῖς Teig : ٱلْعَجِينُ II 848 b 29 ff.

σταλτικός hemmend, verstopfend : شَدَّ c. acc. r. : II 205 b 7 ff. • ذَهَبَ بِهِ II 359 b 27 ff.

ἡ στάσις Stehen, Stand : ٱلْقِيَامُ II 1624 a 5 ff.

σταυρόω τινά j-n kreuzigen : صَلَبَ c. acc. p. : II 644 b 41 ff. ; 785 b 20 ff.

ἡ σταφίς Rosine : ٱلزَّبِيبُ II 1485 b 5 ff. ; 2187 a 13 ff.

ἡ σταφυλή Gaumenzäpfchen, Uvula : ٱللَّهَاةُ II 1601 a 15 ff. ; 29 ff. ; 2213 b 28 ff. ; 2250 a 7 ff. • ٱلْعِنَبَةُ II 1600 b 42 ff. ; 1601 a 5 ff.

τὸ σταφυλοφόρον μόριον : ٱلْعُضْوُ ٱلَّذِى يُسَمَّى طُلَاطِلَةً يَعْنِي ٱللَّهَاةَ II 1600 a 7 ff.

ὁ στάχυς Ähre : ٱلسُّنْبُلُ II 957 b 37 ff.

τὸ στέαρ (hartes) Fett, Talg : ٱلشَّحْمُ II 928 a 42 ff.

τὸ στέγασμα Bedeckung, Decke : ٱللِّفَافَةُ II 2226 b 42 ff.

ἡ στέγνωσις Festigung, Verstopfung : عَقَلَ c. acc. r. II 1483 b 37 ff.

στεγνωτικός verstopfend : أَعْقَلُ (Elat.) : II 161 a 32 ff.

στέγω τι etw. festhalten, stützen : ضَبَطَ c. acc. r. : II 565 a 44 ff.

τὸ στέλεχος Stamm, Stumpf : أَصْلُ ٱلشَّجَرِ II 2183 b 18 ff.

στέλλω τι etw. in Ordnung, zum Stillstand bringen : أَضْمَرَ c. acc. r. : II 359 b 24 ff. • حَلَّلَ c. acc. r. : II 1601 a 23 ff. • قَطَعَ c. acc. r. : II 206 a 35 ff. ; 1601 b 40 ff. • مَنَعَ c. acc. r. : II 1600 b 14 ff. • شَدَّ c. acc. r. : II 205 b 15.

στενός eng, schmal: رَقِيقٌ II 702 a 10 ff. • إِلَى الضِيقِ II 406 b 13 ff. •
(Kompar.) στενότερος: أَضْيَقُ II 2217 a 11 ff.

ἡ στενότης Enge: الدِقَّةُ واللُطْفُ II 709 b 10 ff.

ἡ στενοχωρία e. Augenkrankheit: الِالْتِزَاقُ II 546 b 40 ff. • الِالْتِصَاقُ II 667 b 1.

στερεός steif, hart: صُلْبٌ II 1834 a 28 ff.; 2125 a 29 ff.; 35 ff. • τὰ κέντρα στερεὰ ἔχουσι: أَحَدُّهَا مَخَالِبَ II 2227 a 35 ff.

στερέμνιος fest, hart: (Adv.) στερεμνίως: شَدِيدًا II 937 a 9 ff.

ἡ στέρησις Negation, Nonexistenz: العَدَمُ II 1985 a 11 ff.

στερκτικὸς πρός τινα liebevoll gegenüber j-m: أَحَبَّ c. acc.: II 825 a 44 ff.

τὸ στέρνον Brust, Brustbein: القَصُّ II 2231 b 16 ff. • الضِلْعُ II 516 a 37 ff.

ἡ στεφάνη Ziliarzone des Auges: الإِكْلِيلُ I 572 a 31 f.

ἡ στεφανιαία eine Schädelnaht: الإِكْلِيلِيُّ I 300 b 15.

ὁ στέφανος Kranz: الإِكْلِيلُ II 952 a 40 ff.; 2003 a 19 ff.

στεφανωματικός für Kränze geeignet: ἡ λυχνὶς ἡ στεφανωματική: لِخْنِيس الإِكْلِيلِيَّةُ Kranzlichtnelke: I 300 b 20 f. = II 432 a 42 ff.

τὸ στῆθος Brust: الصَدْرُ II 690 b 16 f.; 1926 a 16 ff.

τὸ στήριγμα Stütze: الدِعَامَةُ II 2106 a 20 ff. • المِسْنَدُ II 2122 b 45 ff.

στηρίζω τι etw. stützen: ثَبَّتَ c. acc. r.: II 861 a 24 ff. • شَدَّ c. acc. r.: II 2122 b 45 ff.

στιβαρός fest, gedrungen, stark: مُلَزَّزٌ II 528 b 6 ff.

τὸ στίβι Spießglanz, Bleiglanz: الإِثْمِدُ II 162 b 5 ff.; 359 b 27 ff.; 928 a 42 ff.; 1411 b 34 ff.; 1458 b 23 ff.

ἡ στιγμή Punkt: النُقْطَةُ II 1237 a 40 ff.

στίζω τι etw. punktieren: ξύλον ἐστιγμένον: خَشَبٌ مُنَقَّطٌ II 527 b 30 ff.

στίλβω glänzen: تَلَأْلَأَ II 44 b 42 f. • لَمَعَ II 1401 a 23 ff.; 1402 a 20 ff.

ἡ στίλβωσις Glanz Verleihen: الصِقَالُ II 1850 a 33 ff.

τὸ στιλπνότερον das Glänzendere: أَقْرَبُ إِلَى الصَقَالَةِ والبَرِيقِ II, 4 p. XV.

ὁ στιμμίζων Verordner e-r Augensalbe: الكَحَّالُ I 550 b 10.

στιφρός dicht gedrängt, fest, hart: صُلْبٌ II 2124 b 29 ff. = 2127 a 26 ff.

τὸ στοιχεῖον Element: الأُسْطُقُسُّ II 668 a 6 ff.; 1142 a 40 ff.; 1859 b 20 ff.

ἡ στολή Kleid, Gewand : اللبوس II 2161 a 40 ff.

τὸ στόμα Mund : الفم , Plur. الأفواه : II 205 b 8 ff. ; 386 a 35 ff. ; 499 b 11 ff. ; 632 a 10 ff. ; 13 ff. ; 681 b 20 ff. ; 688 a 42 ff. ; 809 b 4 ff. ; 861 a 28 ff. ; 862 b 13 ff. et passim • الحنجرة II 1600 a 14 ff. • الجوف II 686 b 15 ff. • المدخل II 693 a 37 ff.

ὁ στόμαχος Magen : المعدة II 161 a 19 ff. ; 515 b 33 ff. ; 37 ff. ; 516 a 3 ff. ; 539 a 7 ff. ; 841 a 10 ff. ; 1476 a 33 ff. ; 1483 b 37 ff. et passim.

τὸ στόμιον τῆς μήτρας Öffnung des Uterus, Muttermund : فم الرحم II 1362 b 40 ff.

στοχάζομαι streben : تحرّى II 729 b 13 • قصد II 1576 a 19 ff.

ὁ στρατηγός Heerführer, Feldherr : السردغوس II 1202 b 27 • قائد العسكر وصاحب الجيوش II 647 b 37 ff. • السلطان II 1117 b 43 ff.

ὁ στρατιώτης Krieger, Soldat : الجند II 647 b 37 ff.

στρεβλόω winden, verdrehen : لوى II 1876 a 44 ff.

τὸ στρέμμα Verdrehung, Verrenkung (→ WGAÜ 643 ; S II 346) : الالتواء II 1925 b 26 ff. ; 30 ff. ; 34 ff. ; 38 ff. ; 45 ff. ; 1930 b 41 ff.

στρέφω τι etw. drehen, wenden : حوّل c. acc. r. : II 744 a 1 ff. • στρέφομαι sich umdrehen : إلتفت II 966 a 32 ff. • στρέφομαι πρὸς τὴν οὐράν : جعل وجهه إلى الذنب II 593 b 6 ff.

στροβίλινος zur Pinie gehörend : στροβίλινος φλοιός : قشر شجر الصنوبر II 172 b 21 ff.

στρογγύλος rund : مستدير II 516 a 11 ff.

ὁ στρόμβος Kreisel, Schneckenhaus (→ WGAÜ S II 347 f.) : حلقة لولب II 1795 a 16 ff.

ὁ [ἡ] στρουθός Vogel Strauß (→ WGAÜ S II 348 f.) : النعام II 1488 a 15 ff. ; 2141 a 38 ff.

ὁ στρόφος Darmgrimmen, Leibschneiden : المغص II 841 a 10 ff.

στρυφνός sauer ; steif, mürrisch : ملزّز II 528 a 44 f. • كيّس خفيف لطيف II 727 b 20 ff. • ذو العفاصة II, 4 p. XV.

ἡ στρυφνότης Säure : قابض II 536 b 19 ff.

ὁ στρύχνος κηπαῖος Nachtschatten : سطرخنس البستاني II 1587 b 22 f.

ἡ στυπτηρία (sc. γῆ) adstringierende Substanz, Alaun usw. (→ WGAÜ S II 351 f.):

الشَّبُّ II 542 b 14 ff.; 1601 a 35 ff. • اِسْمُهُ مَأْخُوذٌ مِن اسْمِ الْقَبْضِ II 2232 b 12 ff.

στυπτικός zusammenziehend, adstringierend: قَابِضٌ II 7 b 45 f.; 359 b 27 ff.; 536 b 45 ff.; 636 a 9 f. • (Kompar.) στυπτικώτερος: أَشَدُّ قَبْضًا II 417 a 17 ff.; 2140 b 9 ff.

στυρακίζω dem Styrax ähneln: يُشْبِهُ الأُصْطُرَكَ II 2118 a 13 ff.

ὁ στύραξ Styrax, Harz von Styrax officinalis (→ WGAÜ S II 352): لُبْنَةُ الرُّهْبَانِ II 2164 b 44 ff.

στύφω zusammenziehen, adstringieren: قَبَضَ II 276 b 37 ff.; 417 a 42 ff.; 513 a 14 ff.; 43 ff.; 1749 a 41 ff. • (Pass.) στύφομαι: اِسْتَحْصَفَ II 2086 b 29 ff.

ἡ στῦψις Zusammenziehen, Adstringieren; Beizen: القَبْضُ II 483 b 33 ff.; 1601 b 6 ff.

ἡ στῦψις eingedicktes Öl: ἰρίνου στῦψις: دُهْنُ الإِيرِسَا II 1751 b 20 ff.

οἱ Στωικοί die Stoiker: أَصْحَابُ الرِّوَاقِ II 1377 b 9 ff.

ὁ σύαγρος Wildschwein: الخِنْزِيرُ II 2233 a 3 ff.

ὁ συγγενής Verwandter: القَرَابَةُ II 2181 b 12 ff.

συγκαθαιρέω abladen helfen: أَلْقَى الحِمْلَ عَنْ حَامِلِهِ II 2236 a 34 ff.

συγκάθημαι zusammensitzen: جَلَسَ مَعَهُمْ II, 4 p. XIII.

συγκαλύπτω τι etw. bedecken, verbergen: سَتَّرَ c. acc. r.: II 1449 a 1 ff.

συγκάμπτομαι gebeugt, zusammengefaltet werden: اِنْقَبَضَ II 929 b 22 ff.

συγκαταγηράσκω gleichzeitig altern: لَبِثَ زَمَانًا كَثِيرًا II 98 a 38 ff.

σύγκειμαι ἔκ τινων aus etw. zusammengesetzt sein: رُكِّبَ c. min r.: II 156 b 11 ff.; 513 a 24 ff. • تَرَكَّبَ بَعْضُهَا فِي بَعْضٍ II 657 b 43 ff.

συγκολλάω τι etw. zusammenkitten: أَلْصَقَ c. acc. r.: II 659 a 29 ff.

συγκρίνομαι zusammengesetzt sein: أُلِّفَ II 387 a 19 ff.

συγκυβεύω zusammen Würfel spielen: يُلَاعِبُ بَعْضًا بِالنَّرْدِ II 2218 b 10 ff.

συγκυλίομαι ἐν τῷ πηλῷ sich im Morast wälzen: لَطَّخَ بَدَنَهُ بِالطِّينِ II 686 b 13 ff.

συγχρίομαι eingeschmiert werden: لُطِّخَ II 165 a 23 ff. • تُلُطِّخَ بِهِ II 688 b 37 ff. = 1850 a 5 ff. • تُمُسِّحَ بِهِ II 165 a 28 ff.

συγχωρέω einräumen, zugestehen: سَلَّمَ II 551 a 3 ff. • اِغْتَفَرَ II 720 a 2.

συζέω zusammenkochen: أَغْلَى c. acc. r.: II 2122 a 14 ff.

ἡ συκῆ Feigenbaum: ὁ ὀπὸς τῆς συκῆς: لَبَنُ التِّينِ II 164 b 19 f.; 165 b 2 f.;

II 165 b 9 ff.; 588 b 38 ff.

σύκινος zum Feigenbaum gehörend: κλάδος σύκινος: عُودٌ من عِيدَانِ شَجَرِ التِّينِ II 158 a 25 ff.

τὸ συκόμορον Maulbeerfeige: الجُمَّيْزُ II 165 a 13 ff.; 2134 a 37 ff.

τὸ σῦκον Feige (→ WGAÜ 649): التِّينُ II 25 b 6 ff.; 368 a 21 ff.; 2091 a 22 ff.; 2199 b 30 ff.

συλλαμβάνω empfangen, schwanger, trächtig werden: حَمَلَتْ II 490 a 12 ff. • أُلْقِحَتْ II 2233 a 3 ff.

συλλέγω einsammeln: جَمَعَ وَلَقَطَ II 1086 b 39 ff. • جَمَّعَ II 165 a 19 ff.

συλλειόω τι etw. zusammenrühren: هَيَّأَ c. acc. r.: II 2134 b 11 ff.

ἡ συλλογή Einsammeln: اللَقْطُ والجَمْعُ II 1094 b 11 ff.

συμβαίνω sich ereignen, vorkommen, geschehen: عَرَضَ II 490 a 19 ff.; 513 b 23 ff. = 1899 a 39 ff.; 572 b 28 ff.; 584 b 1 ff.; 1461 a 20 ff. • κατὰ συμβεβηκός: بِطَرِيقِ العَرَضِ II 70 b 22 f. • لَزِمَ c. acc. p.: II 550 a 38 ff.; b 45; 555 b 10 ff.; 566 a 19 ff.; 572 a 37 ff.; b 45 ff.; 724 a 1 ff. • تَوَافَى II 1634 a 26 ff. • كَانَ II 1941 a 44 ff.

συμβάλλω zusammenwerfen, zusammenstellen: اِلْتَأَمَ II 406 b 5 ff. = 2151 a 40 f. • لَخَّصَ II 427 a 42 ff. • συμβάλλομαι εἴς τι zu etw. beitragen, e-r Sache förderlich sein: وَافَقَ c. acc. r.: II 490 a 25 ff.

τὸ συμβλέφαρον e. Augenkrankheit: الاِلْتِزَاقُ II 546 b 40 f. • الاِلْتِصَاقُ II 667 b 1.

ἡ συμβολή Zusammentreffen, Zusammenhalt: المُلْتَقَى II 1239 a 6 ff.; 12 ff.

συμβολικός gleichnishaft: لُغْزِيٌّ II 2223 a 31 ff.

τὸ σύμβολον Wahrzeichen, Kennzeichen: الدَّلِيلُ II 995 b 5 ff. • اللُّغْزُ II 887 a 45 = 2223 a 22.

ἡ συμβουλία Ratschlag: λαμβάνω τινα εἰς συμβουλίαν: اِسْتَشَارَ c. acc. p.: II 21 b 33 ff.

ὁ σύμβουλος Ratgeber: المُشِيرُ II 32 b 8 ff.

σύμμετρος gleichmäßig; passend: مُعْتَدِلٌ II 632 a 13 ff. • مُشَارِكٌ II 1482 b 32 ff. • أَعْدَلُ (Elat.) II 163 b 13 ff.

ἡ συμπάθεια Mitgefühl, Mitleid: المُلَاءَمَةُ II 70 b 17 f. • ἔχω συμπάθειαν πρός τι : شَاكَلَ شَيْئًا II 1853 b 7 ff.

συμπαίζω τινί mit j-m spielen, scherzen : لَعِبَ c. maʿa p.: II 786 b 6 ff.

συμπαραλαμβάνω τινά j-n mitnehmen : أَخَذَ مَعَهُ فُلَانًا II 1048 b 22 ff.

σύμπας alles zusammen : كُلُّهُ I 577 a 40.

συμπεριλαμβάνω τινά j-n umarmen : عَانَقَ c. acc. p.: II 1206 a 22 ff.

συμπήγνυμί τι etw. zusammenfügen : عَمِلَ c. acc. r.: II 236 a 4 ff.

συμπιλέομαι sich verfilzen : تَلَبَّدَ II 111 b 13 f.; 36 f.

συμπίπτω zusammenfallen : اِجْتَمَعَ II 720 a 31 ff. • فِي وَقْتٍ وَاحِدٍ II 1999 b 38 f. • (Pass.) συμπίπτομαι zusammengefallen, abgeflacht sein : لَطِيَ o. لَطَأَ II 682 a 36 ff.; 2217 a 1 ff.; 24 ff.

συμπλέκομαι sich verflechten : تَشَبَّكَ و اِلْتَصَقَ II 662 b 42 ff. • لَزِمَ بَعْضُهُ بَعْضًا II 549 a 17 ff.

τὸ σύμπτωμα Zufall, Krankheitserscheinung (→ WGAÜ S II 370 f.) : العَرَضُ II 193 a 7 ff.; 516 b 5 ff.; 1470 a 31 ff.

τὸ συμφέρον das Zuträgliche : شَيْءٌ فِيهِ صَلَاحٌ II 21 a 33 f.

συμφέρω τινί j-m o. einer Sache nützlich, zuträglich sein : وَافَقَ فُلَانًا II 25 a 39 ff. • مُلَائِمٌ لِلشَّيْءِ II 71 b 9 ff. • جَيِّدٌ لِفُلَانٍ II 952 b 1 ff. • دَلِيلُ خَيْرٍ لِفُلَانٍ II 408 b 26 ff.; 647 b 37 ff.; 2119 a 32 ff. • أَلَذُّ لِفُلَانٍ II 511 b 6 ff.

ἡ συμφορά Ereignis; Unglück (→ WGAÜ S II 373) : المَضَرَّةُ II 1636 b 10 ff.

σύμφορος zuträglich : (Superl.) συμφορώτατος : نَفَعَ جِدًّا II 161 a 38 ff. = 519 a 41.

συμφυής zusammengewachsen, eng verbunden : مُوَاصِلٌ II 427 b 30 ff.; 1941 b 3. • مُلْتَصِقٌ II 672 a 40 ff. • مُلْتَحِمٌ II 347 a 22 ff. = 888 a 27 ff. • مُلْتَئِمٌ بِهِ II 1844 b 29 ff.

ἡ σύμφυσις Zusammenwachsen : المُلَاحَمَةُ II 372 a 14 ff. • الاِلْتِحَامُ II 2187 b 3 ff. • الاِلْتِصَاقُ II 667 b 18 f.

σύμφυτος natürlich : طَبِيعِيٌّ II 2122 a 14 ff.

συμφύω zusammenwachsen lassen : أَلْزَقَ II 542 b 29 ff. • (Pass.) συμφύομαι zusammenwachsen : اِلْتَحَمَ II 346 b 10 ff.; 14 ff. • اِلْتَامَ II 1844 b 37 ff. • اِتَّصَلَ وَٱلْتَامَ II 1812 a 10 ff. • τὸ συμπεφυκέναι : المُلَاحَمَةُ II 372 a 11 ff.

ἡ συμφωνία Zusammenklang : الصَّوْتُ المُلْهِي II 1612 a 6 f. • αἱ μετάρσιαι τοῦ κόσμου συμφωνία : نَغَمَاتُ حَرَكَاتِ الأَفْلَاكِ II 387 a 34 ff.

σύμφωνος in Harmonie, übereinstimmend : مُوَافِقٌ II 1010 a 23 ff.

σύν (Präp. mit Dativ) mit : بِ II 95 a 16 ff. ; 163 b 37 ff. ; 168 a 26 ff. ; 205 b 11 ff. ; 343 a 5 ff. ; 591 a 3 ff. ; 841 a 9 ff. ; 16 ff. ; 844 b 35 ff. et passim • مَعَ II 131 a 19 ff. ; 163 b 27 ff. ; 368 a 21 ff. ; 644 b 41 ff. ; 1221 b 3 ff. •
μήτε ξὺν ὀδύνῃ μήτε ξὺν φλεγμονῇ : مِنْ غَيْرِ وَجَعٍ ولا تَلَهُّبٍ II 28 a 24 f.

ἡ συνάγχη Halsentzündung, Diphtherie (→ WGAÜ S II 376) : الخُنَاقُ, Plur. الخَوَانِيقُ II 2213 b 28 ff.

συναγχικός an Halsentzündung, Diphtherie leidend : الخُنَاقُ [مَنْ بِهِ] II 688 a 26 ff. = 1756 a 9 ff. ; 1601 a 15 ff. ; b 41 ff. ; 1756 a 41 ff.

συνάγω zusammenführen, versammeln, zusammendrängen : شَدَّ II 525 a 6 ff. • ثَنَى II 1239 a 6 ff. • συνάξεις τὰς φύλλας : اِجْتَمَعَتِ البَرَاغِيثُ II 2235 a 29 ff. • συνάγομαι sich versammeln, zusammengedrängt sein : اِجْتَمَعُوا II 57 b 33 ff. = 1811 b 22 ff. • στύππιον συνηγμένον : سُرَاقَةٌ مُجْتَمِعَةٌ II, 4 p. XVIII.

ἡ συναγωγή Versammlung : الجَمَاعَةُ II, 4 p. XVIII.

συνανατίθημί τι τινί j-m etw. aufzuladen helfen : أَعَانَ فُلَانًا عَلَى الحَمْلِ II 2236 a 34 ff.

συνάπτω τι etw. zusammenfügen, verbinden : لَابَسَ شَيْئًا II 146 a 43 ff. • συνάπτω τί τινι etw. mit etw. verbinden : أَلْصَقَ شَيْئًا بِشَيْءٍ II 660 a 2 ff. • συνάπτω τι εἴς τι id. : قَرَنَ شَيْئًا بِشَيْءٍ II 427 b 34 ff.

συνάπτω (intrans.) anhaften : اِلْتَصَقَ II 2211 a 13 ff. • συνάπτω πρός τι : e-r Sache anhaften, sich mit etw. verbinden : لَصِقَ c. bi-r. : II 669 a 8 f.

συναρμόζω πρός τι zu etw. passen : لَصِقَ بِهِ II 657 a 22 ff.

συναρμόττω id. : اِلْتَأَمَ II 1812 a 15 ff.

συναρτάομαί τινι mit etw. zusammenhängen : لَصِقَ c. bi-r. : II 668 b 36 ff. • συναρτάομαι πρός τι id. : لَصِقَ c. bi-r. : II 669 a 1 ff.

ἡ σύναψις Verbindung : الاِلْتِيَامُ II 1834 a 24 ff.

συνδάκνω zusammenbeißen : عَضَّ II 1875 a 22 ff.

ὁ σύνδεσμος Verbindung : الرِّبَاطُ II 1373 a 40 ff. ; 1983 b 33 ff.

συνδέω zusammenbinden : اِتَّصَلَ II 1834 a 28 ff. • συνδέομαι zusam=

mengebunden sein: اِرْتَبَطَ II 146 a 43 ff. • συνδέομαί τινι mit etw. verbunden sein: رُبِطَ بِشَيْءٍ II 657 b 43 ff.

συνδηλόω τι etw. gleichzeitig erklären: أَفْصَحَ c. ʿan r.: II 1003 a 40 f.

συνδιαγινώσκω τινί τι mit j-m zusammen etw. erkennen: عَرَفَ c. acc. r. et maʿa: II 1859 b 35 ff.

συνδιάγω zusammen leben: العِشْرَةُ II 2203 b 9 ff.

συνδιατρίβω τινί mit j-m verkehren: لابَسَ c. acc. p.: II 2162 a 5 ff.

συνδιημερεύω τινί mit j-m zusammen den Tag verbringen: لابَسَ فُلانًا II 2162 a 9 ff. • لازَمَ فُلانًا النَّهارَ كُلَّهُ II 2203 b 9 ff.

συνδυάζομαι sich paaren: سافَدَ II 98 a 36 f.

ὁ συνδυασμός Paarung, Kopulation: السِّفادُ II 104 b 22 ff.

τὸ συνέδριον Ratsversammlung: المَجْمَعُ II 1370 b 2 ff.

σύνειμι (= συνέρχομαι) zusammen gehen: خَرَجَ II 824 a 9 ff.

συνελίττομαι zusammengerollt sein: اِلْتَوى II 1895 a 42 ff.

συνενόομαι vereinigt sein: اِتَّصَلَ II 633 a 25 ff. • لَزِمَ II 571 a 22 ff.

συνεπινοέω τι etw. zugleich verstehen: فَهِمَ c. acc. r.: II 1636 b 35 ff.

συνέρχομαι ἐπί τι auf etw. hinauskommen: سَلَكَ c. ilā r.: II 1926 b 9 ff.

ἡ σύνεσις Geisteskraft, Verstand: العَقْلُ II 1968 a 43 ff. • اللُّبُّ والعَقْلُ II 2153 b 36 ff. • الفَهْمُ واللُّبُّ II 2153 b 43 ff.

συνεχής zusammenhängend, ununterbrochen: مُتَّصِلٌ II 19 a 15 ff.; 536 a 10 ff.; 1237 a 40 ff.; 1482 b 2 ff.; 1983 b 24 f.; 2105 b 32 ff. • πυρετὸς συνεχής: حُمَّى لازِمَةٌ II 193 a 13 ff.; 573 a 39 ff.; b 34 ff.; 574 a 14 f. • πόνος συνεχής: وَجَعٌ شَدِيدٌ II 590 a 26 ff. • ἡ συνεχὴς χρῆσις: الإدامَةُ II 161 b 1 ff. • συνεχεῖς ὀπαί: ثُقَبٌ كَثِيرَةٌ II 542 b 4 ff. • αἱ συνεχεῖς λέκιθοι: اِلْتامَتِ النُّطْفَتانِ II 1811 b 31 ff. • (Adv.) συνεχῶς: مُتَتابِعًا مُلِحًّا II 270 a 27 f. • أَلَحَّ عَلَيْهِ II 2177 a 5 ff.

συνέχω τι etw. zusammenhalten: جَمَعَ شَيْئًا وَضَمَّهُ II 724 a 20 ff. • أَمْسَكَ شَيْئًا وَضَبَطَهُ II 537 b 16 ff. • συνέχομαι: اِخْتَنَقَ II 928 a 25 ff.

συνέψω τί τινι etw. mit etw. zusammen kochen: طَبَخَ شَيْئًا بِشَيْءٍ II 985 b 27 f.

ἡ συνήθεια Gewohnheit (→ WGAÜS II 388): العادَةُ II 1713 b 26 ff.

συνήθης gewohnt, vertraut: مَعَهُ مِنْ نَشَأَ II 825 a 44 ff. = 2218 b 27 ff. •
ἡ ἐσθὴς ἡ συνήθης: اللِّبَاسُ الذى قَدِ اعْتَادَ لُبْسَهُ الإِنْسَانُ II 139 b 2 f.

ἡ συνθήκη Übereinkunft: التَّوَاطُؤُ II 1011 a 26 ff.

συνιζάνω sich setzen: جَامَعَ c. acc. p.: II 1170 a 40 ff.

συνίστημί τι etw. verdichten, fest machen: قَوَّمَ c. acc. r.: II 158 a 35 ff. •
συνεστηκός: مُتَّصِلٌ II 2120 b 39 ff. • οὐδαμῶς συνεστηκός: غَيْرُ مُلْتَئِمٍ وَلَا مُتَّصِلٍ II 1844 a 17 ff.

συννεύω konvergieren: اِلْتَقَى II 1202 a 30 f.

συνοικέω zusammen wohnen: المُسَاكَنَةُ II 1977 b 43 ff.

συνοράω τι etw. einsehen, erkennen: عَرَفَ c. bi-r.: II 1501 a 17 ff. • عَلِمَ II 2176 b 10 ff.

ἡ συνουσία Geschlechtsverkehr, Beischlaf: الجِمَاعُ II 490 a 19 ff.; 498 a 30 ff.; 688 a 23 ff.; 1382 b 26 ff. • المُوَاقَعَةُ II 483 a 44 ff. • لِقَاءُ الرَّجُلِ II 1212 a 25 ff.

ὁ σύνοχος πυρετός ununterbrochenes, anhaltendes Fieber (→ WGAÜ S II 393): سُونُوخُس II 1476 b 6 f. • الحُمَّى المُطْبِقَةُ II 1382 a 42.

συντείνω πρός τι auf etw. zielen, zu etw. hinführen: أَدَّى c. acc. r.: II 56 b 24 ff.

συντελέω τινί mit j-m gleichkommen, fertig werden: دَامَ c. maʿa p.: II 490 b 3 ff.

συντηρέω τι etw. bewahren: أَخْرَجَ شَيْئًا صَحِيحًا II 2154 b 17 ff.

συντίθημί τι etw. zusammensetzen: قَرَنَ c. acc. r.: II 1010 a 22 ff. • كَبَسَ c. acc. r.: I 539 a 10 f. • τὰ ᾠὰ συντίθησιν ἐν τῇ γῇ: يَبِيضُ فِي البَرِّ II 235 b 14 ff. • συνθετός zusammengesetzt: مُرَكَّبٌ II 1000 a 32 ff.; 1011 a 23 ff.; 1997 b 13 ff.

σύντομος zusammengeschnitten, konzis (→ WGAÜ S II 396 f.): Superl. adverb.:
συντομώτατον: بِأَوْجَزِ مَا يَكُونُ مِنَ القَوْلِ II 1010 a 29 ff.

σύντονος (term. t. music.) angespannt: τὸ βαρὺ τῶν συντόνων βέλτιον: اللَّحْنُ الثَّقِيلُ أَجْوَدُ مِنْ غَيْرِهِ II 386 a 1 ff.

συντρέχω sich zusammenziehen: اِنْقَبَضَ وَالْتَوَى II 1895 b 42 ff.

συντρίβω τι etw. zerreiben, zertrümmern: كَسَّرَ c. acc. r.: II 720 a 31 ff. •
(Pass.) συντρίβομαι: تَكَسَّرَ II 1382 b 35 ff.

σύντροφος zusammen aufgezogen : ما رُبِّيَ مَعَهُ II 825 a 44 ff. = 2218 b 27 ff. •
لازِمٌ لَهُ I 571 b 12 ff.

ἡ συνῳδία Gleichklang : نَغَمَاتُ الأَلْحَانِ II 387 a 36 ff.

τὸ συρίγγιον (Demin.) Röhrchen : الأُنْبُوبُ II 513 a 13 ff.

ὁ συριγμός Pfeifen : الصَّرِيرُ I 568 a 5 ff. • الخَشْخَشَةُ I 568 a 18 f.

ἡ σῦριγξ Röhre, Flöte : الأُنْبُوبَةُ II 2126 a 22 ff. • المِلْهَاةُ II 1607 a 17 ff.

συρίττω pfeifen, flöten : الصَّفِيرُ II 491 a 19 ff.

οἱ Σύροι die Syrer : السُّرْيَانِيُّونَ II 1787 b 28 ff.

ἡ συρραφή Zusammennähen : التَّلْفِيفُ مَعًا بِالخِيَاطَةِ II 951 b 28 ff.

συσπειράω τινάς j-n zusammendrängen : (Part.) συνεσπειραμένοι : مُلْتَفَّةٌ II 958 a 25 ff.

ἡ σύστασις Anordnung, Aufbau, Bestand : القَوَامُ bzw. القِوَامُ II 535 a 11 ff.; 2121 b 30 ff. • المَلْمَسُ II 1381 b 25 ff. • المُلَاطَفَةُ II 737 a 17 ff. • كُنْهُ ما يَجْرِي عَلَيْهِ الأَمْرُ II 552 b 20 ff. • ἡ ἐμπλαστρώδης σύστασις : اللُّصُوقُ II 2211 b 9 ff.

συσταυρόομαι mit gekreuzigt sein : صُلِبَ مَعَهُ II 645 a 2 ff.

συστέλλω τι etw. zusammenlegen : συνεσταλμένος zusammengedrängt : يَتَقَبَّضُ II 929 b 28 ff.

συστρέφω τι etw. zusammenziehen : حَمَلَ c. acc. r. : II 2460 • حَرَّكَ c. acc. r. : II 1928 b 40 ff. • συστρέφομαι : اِلْتَفَّ II 937 a 16 ff. • كانَ مُجْتَمِعًا لَمْ يَتَبَدَّدْ II 161 a 25 ff.

ἡ συστροφή Zusammengedrängtes, dichte Masse (→ WGAÜ S II 403) : اللَّطْخَةُ II 690 b 2 ff.; 16 ff.; 37 f. • αἱ νεφελοειδεῖς συστροφαί : الكَوَاكِبُ اللَّطْخِيَّةُ المُشَبَّهَةُ بِالسَّحَابِ II 691 a 36 ff. • κατ᾽ ἀγέλας καὶ συστροφάς : مُجْتَمِعَةً II 647 b 32 ff. = 1044 b 22 ff.

συχνός häufig, reichlich : كَثِيرٌ II 1968 b 11 ff.

ἡ σφαγή Kehle : اللَّبَّةُ II 84 b 31 f.

ἡ σφαῖρα Ball, Kugel : الكُرَةُ II 782 b 39 ff.; 805 a 40 ff.; 2122 b 40 ff. • الأُكْرَةُ II 1796 a 39 ff.

σφαιροειδής kugelförmig, rund : كُرِّيٌّ I 563 a 34 ff. = II 19 a 26 ff. • (subst.) τὸ σφαιροειδές : الجِرْمُ المُسْتَدِيرُ II 1796 a 28 ff.

σφαλερός gefährlich : خَطِرٌ II 3 b 37 f. • أَعْظَمُ خَطَرًا II 719 a 3 ff. • عَسِرٌ مَذْمُومٌ II 718 b 38 ff.

ὁ σφήξ Wespe : الزُّنْبُورُ II 589 a 40 ff. • النَّحْلُ II 446 b 25 ff.

σφηνόομαι eingeschlossen sein, festsitzen : نَشِبَ II 2247 b 20 ff. • لَحِجَ II 278 b 35 ff. ; 2178 a 36 ff.

σφηνοπώγων einen keilförmigen Bart habend : ذُو لِحْيَةٍ II 408 b 26 ff.

σφίγγω τι etw. binden, befestigen : لَزَّ c. acc. r. : II 525 a 6 ff. ; 2199 b 30 ff.

ἡ Σφίγξ die Sphinx : سِفِينَكْس II 887 a 41 ff. ; 1172 b 27 ff.

ὁ σφόνδυλος Wirbel : الخَرَزَةُ II 450 b 33 ff. ; 668 b 30 ff.

σφόδρα (Adv.) heftig, stark, sehr usw. : جِدًّا II 165 a 13 ff. ; 490 a 5 ff. = 1977 a 4 ff. ; 632 b 36 ff. ; 1485 a 37 ff. ; 1895 a 41 ff. ; 1979 b 18 ff.

σφοδρός (Adj.) heftig, ungestüm : جُنُونِيٌّ II 1454 b 24 ff. • (Superl.) σφοδρότατος : شَدِيدٌ II 516 b 1 ff. • (Adv.) σφοδρῶς : شَدِيدًا II 513 b 45 ff. • صَعْبٌ II 1167 b 7 ff.

ἡ σφοδρότης Heftigkeit, Ungestüm (→ WGAÜ S II 409) : الشِدَّةُ II 489 b 44 ff.

ὁ σφυγμός Pulsschlag : النَّبْضُ II 1968 b 9 ff. ; 1999 b 18 ff.

ἡ σφῦρα Hammer : المِرْزَبَّةُ II 604 b 44 ff.

ἡ σφυρίς Korb (→ WGAÜ S II 410) : الجُلَّةُ II 1795 a 33 ff.

τὸ σχῆμα Gestalt, Form : الشَّكْلُ I 524 a 1 f. ; II 560 b 25 ff. ; 1381 b 25 ff. ; 1857 b 3 ff. ; 9 ff. ; 13 ff. ; 20 ff. ; 1930 b 26 ff. ; 2108 b 19 ff. ; 2121 b 28 ff.

σχίζω τι etw. spalten, trennen : شَقَّ c. acc. r. : II 555 a 44 ff. • خَرَّقَ c. acc. r. : II 926 b 44 ff. • σχίζεται τὸ γάλα : رَابَ (u) : II 158 a 25 ff.

σχίνινος zum Mastix gehörend : ἔλαιον σχίνινον : دُهْنُ المُصْطَكَى II 206 b 14 ff. • σχινίνη ῥητίνη : صَمْغُ المُصْطَكَى II 2147 a 7 ff.

σχιστός spaltbar, geteilt (→ WGAÜ S II 415) : ἡ σχιστὴ στυπτηρία : الشَّبُّ اليَمَانِي II 1601 a 35 ff.

ἡ σχολή Muße : ἔχω σχολήν : بَطَلَ (u) II 1366 b 5 ff. • (Adv.) σχολῇ umso weniger : كَمْ بِالحَرِيِّ I 576 a 12 (vgl. Ullmann Conclusio nr. 37).

σῴζω τινά j-n retten : خَلَّصَ c. acc. p. : II 966 a 32 ff. • اِجْتَنَى c. acc. r. : II 2186 b 4 ff. • σῴζομαι : اُسْتُبْقِيَ II 954 a 30 ff. • سَلِمَ II 452 a 43 ff. ;

II 509 a 7 f. • ὡς ἡδὺ τῷ σωθέντι μεμνῆσθαι πόνων : ذِكْرُ الكَدِّ والتعَبِ مِنْ بَعْدِ انْقِضَائِهِمَا لَذِيذٌ II 504 b 15 ff. • σώζομαι ἀπό τινος sich von j-m fernhalten : حَادَ (i) c. ʿan p. : II 1931 b 15 ff.

τὸ σῶμα Körper, Leib; Leichnam : البَدَنُ I 567 a 45 f.; II 146 a 43 ff.; 351 b 28 ff.; 359 a 34 ff.; 540 a 36 ff.; 555 a 20 ff.; 702 b 29 ff.; 1460 a 6 ff.; 1847 a 31 ff. et passim • الجِسْمُ II 17 a 11 ff.; 427 b 34 ff.; 459 a 13 ff.; 501 b 28 f.; 718 a 4 ff.; 724 a 3 ff.; 1024 a 25 ff. et passim • الجَسَدُ II 537 b 16 ff.; 540 b 33 ff.; 657 b 16 ff.; 663 a 39 ff.; 928 a 7 ff.; 1385 a 10 ff.; 1483 b 25 ff. et passim • الجِرْمُ II 1386 a 5 ff.; 2241 a 13 ff. • الجُثَّةُ II 967 a 31 ff.; 2152 b 28 ff. • الجِيفَةُ II 482 b 33 ff. • العُضْوُ II 516 a 41 ff. • الجُزْءُ II 633 a 6.

σωματικός körperlich : αἱ σωματικαὶ ἡδοναί : الشَهَوَاتُ الفَاحِشَةُ II 510 a 36 ff.

τὸ σωμάτιον kleiner Körper : الجَسَدُ II 720 a 31 ff.

ἡ σώτειρα ein Antidot : السُوطِيرَا II 1243 b 11.

ἡ σωφροσύνη Besonnenheit, Enthaltsamkeit : العِفَّةُ II 80 b 12 ff.; 499 a 25 ff. • ظَلَفُ النَفْسِ II 2202 a 22 ff.

Ταβιθά n. pr. mulieris : ظَبْيَةُ II 967 a 31 ff.

τάδε (Plur. neutr. zu ὅδε) dieses (folgende) : هٰذَا II 998 a 29 ff.

ἡ τάξις Anordnung, Grad : الدَرَجَةُ II 985 a 32 ff.

ταπεινός niedrig : لَاطِئٌ II 682 a 26 ff. • (Kompar.) ταπεινότερος : أَلْطَى II 2217 a 12 ff.

ἡ ταπεινότης Niedrigkeit, Verachtung : المَهَانَةُ II 1838 a 23 ff.

ταράττομαι verwirrt, erschüttert sein : إِلْتِيَاثٌ وتَخْلِيطٌ II 2252 a 44 ff.

ἡ ταραχή Verwirrung, Unruhe : ταραχαὶ διὰ τὸν φόβον : صَخَبٌ II 1750 a 8 ff.

ταριχεύω τι etw. (Nahrungsmittel) einlegen, marinieren : كَبَسَ وحَفِظَ c. acc. r. : I 539 a 13 f.

ταύρειος vom Stier stammend : ἡ ταυρεία χολή : مَرَارَةُ الثَوْرِ II 692 a 27 ff.

ὁ ταῦρος Stier : الثَوْرُ II 1064 a 31 ff.; 1206 a 34 ff.; 2263 a 26 ff.

ὁ τάφος Grab : القَبْرُ II 448 b 13 ff. = 590 a 43 ff.

ταχύς schnell, rasch : عَاجِلٌ II 1634 b 42 ff. • (Adv.) ταχέως : عَاجِلًا II 1164 b 13 ff. • سَرِيعًا II 528 b 14 ff.; 729 b 13; 1458 a 14 ff.; 1482 a 35 ff. • عَاجِلًا II 446 a 38 ff. • بِسُرْعَةٍ شَدِيدَةٍ II 162 b 43 ff.

ὁ ταώς Pfau : الطَّاوُوس II 362 b 4 ff. ; 1164 a 25 ff. ; 1852 a 8 ff.

ὁ τεινεσμός Hartleibigkeit, Stuhlzwang : الزَّحِيرُ II 17 a 7 ff.

τείνω τι etw. spannen, strecken : (Pass.) إِمْتَدَّ II 1900 b 17 ff. • تَمَدَّدَ II 1997 b 24 ff. • تَوَتَّرَ II 717 b 44 ff.

τείνω (intrans.) sich erstrecken : إِمْتَدَّ II 722 b 2 ff.

τείρω τινά j-n quälen, erschöpfen : οἶνός σε τείρει : صَرَعَتْكَ الْخَمْرُ II 503 a 13 ff.

τὸ τεκμήριον Zeichen, Merkmal : العَلَامَةُ الدَّالَّةُ II 724 b 10 ff.

τὸ τεκνίον Kindlein : الِابْنُ II 620 a 20 ff.

τὸ τέκνον Kind : الوَلَدُ II 1713 b 26 ff. • الِابْنُ II 786 b 5 ff. ; 861 a 24 ff. ; 1979 b 26 ff. ; 2166 b 43 f. ; 2181 b 12 ff. • الجِرْوُ II 1788 a 33 ff.

τεκνοποιέω ein Kind zeugen : أَرَادَ الوَلَدَ II 985 b 34 ff.

ἡ τεκνοποιία Zeugung e-s Kindes : فِعْلُ الوَلَدِ II 1977 b 43 ff.

τεκνόω Kinder bekommen : وَلَدَتْ أَوْلَادًا II 1131 b 22 ff. ; 1262 b 22 ff.

τέλειος vollendet, vollständig : (Adv.) τελείως : أَبَدًا II 847 b 24 ff. = 2221 a 35 ff. • (Adv.) τελέως : جُمْلَةً II 1930 b 45 ff.

τελευταῖος letzter : آخِرٌ I, 4 p. XI.

τελευτάω εἴς τι mit etw. fertigwerden : تَنَّى c. bi-r. : II 2127 b 35 ff.

τελευτάω (sc. τὸν βίον) sterben : تُوُفِّيَ II 2242 a 44 ff.

τελέω vollenden : (Inf.) τελέσαι : النُّجْحُ II 1370 a 41 ff.

ἡ τελλίνη Tellmuschel : دِلِّينَس II 2211 a 30 • الصَّدَفُ II 25 a 21 ff. ; 2091 a 10 ff.

τὸ τέλος Ende, Ziel : الغَايَةُ II 1010 a 23 ff. ; 1050 b 1 ff. ; 1385 a 2 ff. ; 1451 a 20 • التَّمَامُ II 555 b 3 ff. ; 800 b 8 ff. • إِنْتَهَى II 97 a 34 ff. • διὰ τέλους : البَتَّةَ II 571 a 3 ff. (vgl. GALex II 47, nr. 3).

τέμνω τι etw. abschneiden : قَطَعَ c. acc. r. : II 525 a 5 ff. ; 1979 a 41 ff. • كَسَحَ c. acc. r. : I 565 b 32.

ὁ τένων Sehne : الوَتَرُ II 25 b 24 ff. ; 2226 b 20 ff. ; 28 ff. ; 37 ff.

τὸ τέρας Mißgeburt : الوَلَدُ العَجِيبُ II 555 b 3 ff.

τερατώδης wunderbar, außerordentlich : عَجِيبٌ II 1811 b 32 ff.

τερπνός erfreulich : (subst.) τὸ τερπνότατον : فَرَحٌ وَلَذَّةٌ II 496 a 30 ff.

τέρπομαί τινι sich an etw. freuen : ἡ φύσις τῇ φύσει τέρπεται : طَبِيعَةٌ

تألّف طبيعة أخرى II 540 a 41 ff.

ἡ τερπωλή Vergnügen, Kurzweil: اللعب II 802 b 23 ff.; 1576 a 24 ff. • اللعب واللهو II 496 a 29 ff.

τεσσαράκοντα bzw. τετταράκοντα vierzig: أربعون II 1470 a 20 ff. • أربعة أشهر II 1394 b 8 ff.

τέσσαρες bzw. τέτταρες vier: أربعة II 2189 a 32 ff. • χοίνικες τέσσαρες: عشرة أرطال II 1752 b 15 ff.

ὁ τέτανος Starrkrampf: الكزاز I 564 a 35.

ὁ τεταρταῖος (sc. πυρετός) Quartanfieber: حمّى الربع II 416 b 10 ff.; 1983 a 23.

τὸ τεταρτημόριον (term. t. astron.) Quadrant: اللبنة II 167 a 28 f.

ὁ τέταρτος der vierte: الرابعة II 24 a 38 f.; 872 b 38 ff.

τετράγωνος viereckig: مربّع II 408 b 26 ff.; 29 ff.

τὸ τετράποδον ἄγριον vierfüßiges Raubtier: السبع II 648 b 31 ff. • τετράποδα καὶ ὄρνιθες: جميع الحيوان II 2187 a 32 ff.

ὁ τετράπους vierfüßiges Tier: الحيوان الذي له أربعة أرجل II 2141 a 38 ff.

τὸ τεῦτλον Bete (→ WGAÜ S II 452): السلق II 986 b 35 ff.; 2076 b 1 ff.

ἡ τέφρα Asche: الرماد II 17 a 12 f.

ἡ τέχνη Kunst, Handwerk: الصناعة II 717 a 24 ff.; 728 a 27 ff.; 805 a 7 ff.; 1366 b 5 ff. • ἡ ἰατρικὴ τέχνη: الطبّ II 1385 a 2 ff.

τεχνικός künstlich, handwerklich: صناعيّ II 2259 b 25 ff.

ὁ τεχνίτης Künstler, Handwerker: οἱ περὶ τὸν Διόνυσον τεχνῖται: من كانت صناعته في أمر الشراب II 952 b 1 ff.

τηκτός auflösbar, zerfließend: ما يذوب II 172 b 2 ff.; 1458 b 27 ff.

τήκω τι etw. schmelzen, auflösen: أذاب c. acc. r.: II 724 a 9 ff. • لطّف c. acc. r.: II 702 a 27 ff. • كبّس c. acc. r.: I 539 a 4 • (Pass.) τήκομαι: ذاب (u) II 2077 b 35 ff. • لان (i) II 2086 b 29 ff.

ἡ τῆλις Bockshornklee (→ WGAÜ S II 456): الحلبة II 1490 a 10 ff. • اللوبيا البيضاء II 1657 a 36 ff.

ἡ τήρησις Kerker: السجن II 1189 b 31 ff.

τί (Pron. interrog. neutr.; → auch τίς) was?: ما II 428 b 42 ff.; 1214 b 33 ff.;

1390 a 10 ff.; 1941 b 7 ff. • مَاذَا II 1368 a 32 ff.; 1620 b 40 ff.; 1941 a 44 ff.; 2150 b 37 ff. • لِمَاذَا II 2091 a 38 ff.; 2141 b 4 f. • مَا بَالُهُ II 1499 b 21 ff.; 2127 a 17 ff.; 2248 a 16 ff.; II, 4 p. XIII • أَيُّ شَيْءٍ II 427 a 11 ff. • τί ἐστιν: لَبَّيْكَ II 2166 b 37 ff.; 43 f.

τι (Pron. indefin. neutr.; → auch τις) etwas: شَيْءٌ II 484 a 24 ff.; 556 a 19 ff.; 1135 b 23 ff.; 1634 a 26 ff.; b 29 ff. • بَعْضُهُ II 346 b 14 ff.; 1930 b 31 ff. • مَا (enclit.): ὅλον τι: جُمْلَةً مَا II 429 b 9 ff.

τίθημί τι etw. setzen, stellen, legen: وَضَعَ c. acc. r.: II 732 b 6 ff. • اِعْتَقَدَ II 320 a 24 ff.; 550 a 38 ff. = 724 a 1 ff.; 551 a 3 ff. • ἔθεντο αὐτοὺς ἐν τηρήσει أَخَذُوهُمْ وَأَسَرُوهُمْ فِي السِّجْنِ II 1189 b 31 ff. • حَبَسُوهُمْ II 1189 b 28 ff. • θεὶς τὰ γόνατα: جَثَا عَلَى رُكْبَتَيْهِ II 967 a 30 ff.

τιθηνέομαί τινα j-n aufziehen, pflegen: اِتَّخَذَ c. acc. p.: II 786 b 5 ff.

τίκτω gebären, werfen, Eier legen; erzeugen: وَلَدَتْ II 157 a 20 ff.; 292 b 14 ff.; 359 b 9 ff.; 1057 b 18 ff.; 2156 a 3 ff. • بَاضَ (i) II 427 a 16 ff.; 930 a 6 ff.; 1926 a 35 ff. • (met.) أَوْرَثَ II 2151 b 41 ff. • (Pass.) τίκτομαι: تَوَلَّدَ II 97 b 8 ff. • ἄρρεν τὸ τεχθησόμενον: أَلْقَحَ بِذَكَرٍ II 2233 a 14.

ἡ τιμή Ehre: الكَرَامَةُ II 2001 b 9 ff.

τίς (Pron. interrog., → auch ~~τί~~) wer?: مَنْ II 741 b 41 ff.; 2166 b 22 ff.

τις (Pron. indefin., → auch τι) jemand, einer: أَحَدٌ II 1787 b 17 ff. • رَجُلٌ II 446 b 2 ff.; 795 b 42 ff. • الإِنْسَانُ II 614 b 34 ff.; 687 b 17 ff.; 720 a 2 ff.; 953 b 35 ff. • مَنْ II 1010 a 15 ff. • شَيْءٌ II 499 a 25 ff. • Plur. τινες: قَوْمٌ II 687 b 30 ff.; 735 a 6 ff.; 1222 b 39 ff.; 1382 b 33 ff.; 2141 a 32 ff. أُنَاسٌ II 2186 b 4 ff. • بَعْضُ النَّاسِ II 529 a 6 ff.; 986 b 42 ff.; 1844 b 5 ff.; 2019 b 3 ff. • إِنْسَانٌ فَإِنْسَانٌ II 1100 a 7 ff. • τινὲς τῶν λίθων: أَفْرَادٌ مِنَ الحِجَارَةِ II 2242 a 12 ff.

ἡ τίτθη Amme: الظِّئْرُ II 809 b 19 ff.

ὁ τιτθός weibliche Brust, Mamma: الثَّدْيُ II 162 a 33 ff.; 2211 a 7 ff.

τὸ τμῆμα Abschnitt, Teilstück: γυναικὸς τμῆμα: مُلْتَصِقٌ بِأُنْثَى II 672 b 4 ff. • ἄρρενος τμῆμα: مُلْتَصِقٌ مَعَ ذَكَرٍ II 672 b 18 ff.

τοιγαροῦν (Adv.) darum, deshalb: فَلِذَلِكَ II 525 a 5 ff.

τοιγάρτοι (Adv.) darum, deshalb: ولهذا السبب II 501 b 25 ff.

τοίνυν (Adv.) nun aber, daher: أيضا II 2108 b 42 ff. • إنّ II 2120 b 39 ff. (vgl. GALex I 471, nr. 6.4).

τοιοῦτος, fem. τοιαύτη ein solcher, so beschaffener: هذا bzw. ذلك II 1626 a 8 ff.; 2124 b 37 ff. • هذا الأمر II 1636 b 35 ff.; 2198 b 36 ff. • ذلك الشيء II 552 b 14 ff. • مثل هذا II 1000 b 1 ff.; 2125 a 4 ff.; 2187 a 7 ff. • شيء آخر مثله II 1378 a 4 ff. • ما أشبه ذلك II 497 b 37 ff.; 1600 a 45 ff.; 2109 a 25 ff. • من هو هكذا II 2258 a 40 ff. • هذه التي هي على هذا النحو II 555 b 13 ff.

ὁ τοῖχος Mauer: الحائط II 165 b 30 f.; 2122 b 40 ff. • اللوح II 216 b 30 ff.; 1715

ἡ τοκάς Gebärende, Muttertier (→ WGAÜ S II 467): النعجة II 2225 b 34. a 8 ff.

ὁ τοκετός Geburt: وقت النفاس II 1755 b 11 ff.

ὁ τόκος Geburt: التوليد II 497 b 16 ff.

ἡ τολύπη Knäuel: الكباب I 531 b 5 f.

ἡ τομή Schnitt: القطع II 1997 b 41 ff.

ὁ τόνος (term. t. music.) Spannung: التمديد II 2124 a 28.

τοπικός örtlich: مكاني I 582 a 18.

ὁ τόπος Ort, Platz, Stelle: الموضع II 18 b 17 f.; 570 b 44 ff.; 687 a 2 ff.; 1200 b 8 ff.; 1483 b 30 ff.; 2122 b 38 ff.; 2201 a 6 ff. • المكان II 99 a 4 ff.; 558 a 8 ff.; 1024 a 25 ff.; 1387 b 30 ff.; 1689 a 5 ff.; 1972 a 5 ff. • الجبل II 955 b 40. • οἱ γυναικεῖοι τόποι: الفرج II 498 a 29 ff. = 1382 b 26 ff. • ἡ κίνησις ἡ κατὰ τόπον: الحركة المكانية I 581 b 45 • δίδωμι τόπον τινί j-m Raum geben, gestatten: مكّن c. acc. p.: II 853 a 31 ff.

τοσοῦτος so groß, so viel: ذلك II 360 b 18 ff.; 1626 b 8 ff. • ὅσῳ λεπτότερον ἀὴρ ὕδατος, τοσούτῳ κτλ.: بمقدار ما الهواء ألطف من الماء ... بذلك المقدار الخ II 732 b 1 ff.

τότε (Adv.) dann, alsdann: حينئذ II 644 b 41 ff.; 741 b 40 ff.; 869 a 13 ff. • عند ذلك II 935 b 28 ff. • ف II 719 a 8 ff.

τοὐναντίον → ἐναντίος.

τουτέστι das heißt, bedeutet: يعني II 571 a 26 ff. • يريد بذلك II 682 a 26 ff.

ἡ τραγάκανθα Astragalus: الكثيراء I 547 a 39; II 2178 a 43 ff.

ὁ τραγοπώγων Pflanzenname, Bocksbart: لحية التيس II 416 b 39 ff.

ὁ τράγος Ziegenbock : التَّيْسُ II 361 a 45 ff. ; 483 b 38 ff. ; 2192 a 7 ff. • ذَكَرُ الْمَاعِزِ II 416 b 8 ff.

ἡ τραγῳδία Trauerspiel : صِنَاعَةُ الْمَدِيحِ II 494 b 24 ff.

τραυλίζω undeutlich sprechen (→ WGAÜ S II 480) : ψελλίζονται καὶ τραυλίζουσι : اللُّثْغَةُ وَالرُّتَّةُ وَاللَّجْلَجَةُ II 229 a 29 ff.

τραυλός undeutlich sprechend, stotternd : أَلْثَغُ II 191 b 3 ff. • ψελλὸς καὶ τραυλός : مَنْ بِهِ لُثْغَةٌ أَوْ رُتَّةٌ II 190 a 41 f.

τὸ τραῦμα Wunde, Verletzung : الْقَرْحُ II 1853 a 22 ff. ; 2210 b 24 ff. ; 2211 b 20 ff. • الْجِرَاحَةُ II 95 a 17 ff. ; 343 a 10 ff. ; 14 ff. ; 373 b 6 ff. ; 541 a 15 ff. ; 23 f. ; 546 b 16 ff. ; 21 ff. ; 547 b 38 ff. ; 1925 b 26 ff. et passim • الْجُرْحُ II 165 a 22 ff.

ὁ τράχηλος Hals, Nacken : الْعُنُقُ II 7 b 16 f. ; 1756 a 14 ff. ; 2184 b 37 ff. ; I 522 a 5 f. • الرَّقَبَةُ II 367 a 35 ff. ; 1925 b 6 ff.

τραχύνω τι etw. rauh machen, aufrauhen (→ WGAÜ S II 480) : τὰ τραχυνθέντα : مَا يَحْدُثُ مِنَ الْخُشُونَةِ II 519 a 29 ff.

τραχύς rauh, hart, dürr : خَشِنٌ II 668 a 42 ff. ; 2118 b 41 ff. ; 2127 a 17 ff. ; 34 ff. • ἡ γλῶσσα τραχεῖα : خُشُونَةُ اللِّسَانِ II 1999 b 18 ff. • ἡ τραχεῖα ἀρτηρία : الشِّرْيَانُ الْخَشِنُ II 2127 a 14 ff. • الْعِرْقُ النَّابِضُ II 670 b 25 ff.

ἡ τραχύτης Rauhheit : الْخُشُونَةُ II 1857 b 3 ff. = 2108 b 19 ff.

τρεῖς drei : ثَلَاثٌ II 63 b 3 ff. ; 156 b 11 ff. ; 386 a 34 ff. ; 391 b 9 ff. ; 489 a 6 ff. ; 516 b 7 ff. ; 848 a 21 ff. ; 1940 b 16 ff. ; 2221 a 38 ff.

τρέπω τι ἐπί τι etw. zu etw. hinwenden, verändern : أَحَالَ c. acc. r. et ilā r. : II 688 b 37 ff. = 1850 a 5 ff. • τρέπομαι sich wenden, sich wandeln : مَالَ (i) c. ilā : II 1446 a 43 ff. • تَغَيَّرَ II 496 a 33 ff. ; 1849 b 42 ff. • τρέπομαι πρός τινα sich j-m zuwenden : كَانَ مُحِبًّا لِفُلَانٍ II 672 b 4 ff.

τρέφω ernähren, füttern : أَطْعَمَ II 356 a 44 ff. • τρέφον ἧττον : أَقَلُّ غِذَاءً II 501 a 22 ff. • τρέφομαι : تَغَذَّى II 1174 b 3 ff. • مِنْهُ غِذَاؤُهُ II 534 b 29 ff. • رَبَّى II 802 b 23 ff.

τρέχω laufen, eilen : عَدَا II 2247 b 39 ff. • أَحْضَرَ II 2187 a 39 ff. • ἐπὶ τὴν σέσελιν τρέχουσι : أَكَلَتِ اللُّوفَ II 1788 a 33 ff.

τριάκοντα dreißig: ثَلَاثُونَ II 1137 b 14 ff.; 1460 a 4 ff.; 1787 b 10 ff.

ὁ [ἡ] τρίβος Heerstraße (→ WGAÜ S II 484): السَّبِيلُ II 2194 b 45 ff.

ὁ [ἡ] τρίβος Stelle des Juckens: مَوْضِعُ الْمُحَاكَّةِ II 1239 b 34 ff.

τρίβω reiben, zerreiben; massieren: سَحَقَ II 560 b 41 ff. • دَلَكَ II 359 a 45 ff. = 2002 b 42 ff.

τριετής dreijährig: بَلَغَ ثَلَاثَ سِنِينَ II 1852 a 8 ff.

ἡ Τρινακρία Sizilien: ترينقريا ومَعْنَاهُ ثَلَاثَةٌ فِي أَرْبَعَةٍ II 623 a 6 ff.

τριταῖος drei Tage lang: τριταῖος τεθνήξεται: مَاتَ إِلَى ثَلَاثَةِ أَيَّامٍ II 585 a 22 ff.

ὁ τριταῖος (sc. πυρετός) Tertianfieber: حُمَّى الْغِبِّ II 1983 a 23 ff.

ὁ τρίτος der dritte: الثَّالِثُ II 489 a 7 ff.; 573 b 21 ff.; 985 a 32 ff.; 2226 b 28 ff. • διὰ τρίτης ἡμέρης: فِي كُلِّ ثَلَاثَةِ أَيَّامٍ I 571 b 13; II 1319 b 18 ff. • فِي الْيَوْمِ الثَّالِثِ II 573 a 41 ff. • ἐν τῇ τρίτῃ πληγῇ: فَلَمَّا مَضَتْ ثَلَاثَةُ أَيَّامٍ II 1754 b 9 ff.

τριχοφυέω Haare wachsen lassen: μεμυδηκότα βλέφαρα τριχοφυῆσαι: نَبَاتُ الْأَشْفَارِ الْمُتَنَاثِرَةِ II 692 a 22 ff.

ἡ τρῖψις Reibung, Massage: الدَّلْكُ II 359 a 44 ff.; 2134 b 1 ff.

ἡ τροπή Sonnenwende: ἡ τροπὴ θερινή: مَدْخَلُ الصَّيْفِ II 2036 a 18 ff. • ἡ τροπὴ χειμερινή: الزَّوَالُ الشَّتَوِيُّ II 2036 a 29 ff.

ὁ τρόπος Art, Weise, Wesen, Charakter: النَّوْعُ II 1580 a 29 ff. • الْجِهَةُ II 1985 a 15 ff. • الْمَذْهَبُ II 29 b 44 ff.; 1980 b 19 ff. • (adv.) τρόπον τινά in gewisser Weise: كَ II 628 a 11 ff. • τὸν τρόπον τοῦτον: عَلَى مِثْلِ هٰذِهِ الْحَالِ II 662 b 42 ff. • κατὰ τὸν αὐτὸν τρόπον: كَذٰلِكَ ... أَيْضًا II 1822 b 16 ff.

ἡ τροφή Nahrung, Ernährung, Futter: الْغِذَاءُ II 156 b 16 ff.; 161 a 10; 224 b 36 ff.; 360 b 37 ff.; 427 a 36 ff.; 632 b 43 ff.; 734 a 29 ff.; 810 a 41 ff.; 937 a 8 ff.; 1366 a 21 ff.; 1656 a 23 ff.; 1844 b 40 ff. • الطُّعْمَةُ II 1977 a 15 ff.

τρόφιμος nahrhaft: مُغَذٍّ II 161 a 19 ff. • يَغْذُو II 971 a 4 ff.; 2091 a 1 ff. • أَلَذُّ II 506 a 40 f. • (Superl.) τροφιμώτατος: أَغْذَى II 162 a 23 ff. • أَكْثَرُ غِذَاءً II 360 b 14 ff.

τρυγώδης dem Bodensatz, der Hefe gleichend: تَأَكُّلٌ II 590 a 26 ff. = 1461 a 22 ff. (für τρωγώδης?).

ἡ τρυγών Turteltaube: الشِّفْنِينُ II 362 b 9 ff. • الْأُطْرُغُلَّةُ II 1087 b 10 ff.

τρώγω τι etw. essen, knabbern : أَكَلَ c. acc. r. : II 2035 a 32 ff.

τρωγώδης → τρυγώδης.

ἡ τρῶσις Verwundung : مَوْضِعُ اللَّسْعَةِ I 590 a 30 f.

τυγχάνω sich zufällig ereignen, sich zutragen, geschehen : إِتَّفَقَ I 1239 b 38 ff. • حَصَلَ لَهُ II 1054 a 33 ff. • أُلْفِيَ II 1029 b 45 ff. • لَاقَ بِهِ (i) I 2003 a 11 ff. • إِخْتَصَّ II 1272 a 4 ff. • ὅπου ἂν τύχωσι καταλειφθέντες : يُقِيمُ حَيْثُمَا كَانَ II 2036 a 30 ff. • δυνάμεις οὐ αἱ τυχοῦσαι : جَرَائِحُ كِبَارٌ II, 4 p. XVIII • οὐ τὸ τυχόν ἐστιν : لَيْسَ بِالدُّونِ I 1984 b 32 ff. • πληγὴ οὐχ ἡ τυχοῦσα : لَيْسَ كُلُّ قَرْعٍ I 1980 a 40 ff. • οἱ τυχόντες die gewöhnlichen Menschen : أَفْنَاءُ النَّاسِ II 2001 b 9 ff. • ὅπως ἂν τύχῃ : لِمَامًا بِالبَخْتِ II 1319 b 18 ff.

ὁ τυμπανίτης (sc. ὕδρωψ) Trommelsucht : الِاسْتِسْقَاءُ الطَّبْلِيُّ II 367 b 39 f.; 1073 b 6 f.

τυμπανοειδής trommelartig : τὸ σχῆμα τυμπανοειδής : شَكْلُ الطَّبْلِ I 524 a 1.

ὁ τύπος Form, Gestalt (→ WGAÜ S II 506) : الصُّورَةُ II 1713 b 24 ff.; 26 ff.

τύπτω stechen, schlagen : لَدَغَ II 447 a 42 ff.; b 14 ff. • لَسَعَ II 585 a 22 ff.; 586 b 29 ff. • τὸ τυπτόμενον ἢ τὸ τύπτον : الضَّارِبُ أَوِ المَضْرُوبُ II 1941 a 10 ff.

τυρόομαι zu Käse werden : تَجَبَّنَ I 158 b 3 ff.; 162 b 42 ff.

ὁ τυρός Käse : الجُبْنُ II 158 a 39 ff.; 928 a 30 ff.

τυρώδης käseartig : جُبْنِيٌّ II 156 b 11 ff.; 162 b 19 ff.

τὸ τυφλόν Blinddarm (intestinum caecum) : مِعًى يُعْرَفُ بِالأَعْوَرِ II 957 b 17 f.

ὁ τυφώδης πυρετός Typhusfieber : الحُمَّى اللَّثِقَةُ II 193 a 6 ff.

ἡ τύχη Zufall, Schicksal, Glück : البَخْتُ II 32 b 11 ff.; 735 a 6 ff.; 807 b 44 ff.; 1222 b 36 ff.; 44 ff.; 1618 a 12 ff.; 2150 b 41 ff.

τυχικῶς zufällig : بِالِاتِّفَاقِ II 1222 b 24 ff.

ἡ ὕβρις Hochmut, Überheblichkeit, Hohn, Spott (→ WGAÜ 694) : الشَّتْمُ II 2151 b 41 ff. • (المَسَبَّةُ Var.) الهَوَى II 246 b 5 ff.

ὑβριστής übermütig, frech : بَذِيءُ اللِّسَانِ I 2206 b 19 ff.

ὑγιαίνω gesund sein : إِنَّهُ صَحِيحٌ II 2121 a 1 ff. • (Part.) ὑγιαίνων : صَحِيحٌ I 1204 b 39 ff.; 1229 a 25 ff. • فِي صِحَّةٍ II 1221 a 26 ff.; 2120 b 40 ff.

ἡ ὑγίεια Gesundheit : الصِّحَّةُ II 1385 a 2 ff.; 2163 a 29 ff.

ὑγιεινός gesund: الصِّحَّةُ II 702 b 29 ff. = 1850 a 29 ff.

ὑγιής id.: صَحَّ (i) II 1221 b 17 f. • صَحِيحٌ II 1580 a 29 ff.

ὑγραίνω τι etw. befeuchten: رَطَّبَ c. acc. r.: II 2090 b 36 ff.

ἡ ὑγρασία Feuchtigkeit: الرُّطُوبَةُ II 418 b 9 ff.

ὑγρός feucht, naß, frisch: رَطْبٌ II 25 a 38 ff.; 350 b 25 ff.; 28 ff.; 459 a 13 ff.; 535 a 11 ff.; 637 a 4 ff.; 842 a 38 ff.; 1363 a 10 ff. et passim • لَدْنٌ II 459 b 17 ff.; 2195 a 31 f. • لَيِّنٌ II 2127 b 29 ff. • لَدْنٌ لَيِّنٌ II 459 b 2 ff. = 2125 b 26 ff. • (subst.) τὸ ὑγρόν: الرُّطُوبَةُ II 535 a 43 ff.; 701 b 34 ff.; 1834 a 26 ff.; 2106 a 35 ff.; 38 ff.; 2125 a 35 ff.; 2141 a 21 ff. • الماءُ II 668 a 28 ff. • τὸ ὑπόλεπτον ὑγρὸν τὸ ἐν τοῖς ᾠοῖς: لَطِيفُ بَيَاضِ البَيْضِ II 519 a 26 ff. = 724 b 33 f. • (Superl.) ὑγρότατος: أَرْطَبُ II 361 a 21 ff. • أَرَقُّ II 1073 a 26 ff. • (subst.) τὰ ὑγρότατα: الأَجْزاءُ الرَّطْبَةُ II 724 a 9 ff.

ὑγρόσαρκος feuchtes Fleisch habend: رَطْبُ اللَّحْمِ II 2184 b 37 ff.

ἡ ὑγρότης Feuchtigkeit, Nässe: الرُّطُوبَةُ II 9 b 31 ff.; 490 a 25 ff.; 519 a 27 ff.; 535 a 33 ff.; 36 ff.; 667 a 29 ff.; 733 a 1 ff.; 1983 b 26 ff. et passim • المائِيَّةُ II 161 a 41 ff.; 162 b 18 ff.

ὑδατώδης wässrig: مائِيٌّ I 511 a 28; II 1972 a 2 ff.; 2121 a 14 ff. • مِنَ الماءِ II 723 b 24 ff.

ὕδερος ἀνὰ σάρκα Bez. der ödematösen Wassersucht (→ WGAÜ S I 108): الاِسْتِسْقاءُ اللَّحْمِيُّ II 367 b 11 f.

ἡ ὑδρίς Seehund, Robbe: كَلْبُ الماءِ II 686 b 13 ff.

τὸ ὑδρόμελι Honigwasser: ماءُ العَسَلِ II 847 b 24 ff. = 2221 a 34 ff.

ὁ ὕδρωψ Wassersucht: الحَبَنُ II 368 a 18 ff.; 21 ff.

τὸ ὕδωρ Wasser: الماءُ II 17 b 2 f.; 44 b 42 f.; 446 a 38 ff.; 506 a 40 f.; 560 b 41 ff.; 732 b 1 ff.; 6 ff.; 873 a 12 ff. et passim • ἀπαντάω πρὸς τὸ ὕδωρ: وَرَدَ II 1092 b 8 ff.

ὕειος vom Schwein stammend: τὰ ὕεια κρέα: لَحْمُ الخِنْزِيرِ II 356 a 32 ff.

ὁ ὑετός Regen (→ WGAÜ S II 523): المَطَرُ II 1677 a 26 ff.

ὁ υἱός Sohn: الاِبْنُ II 16 a 23 ff.; 122 b 25 ff.; 1283 a 21 ff.; 1971 a 3 ff.; 2031 a 18 ff.

ἡ ὕλη Stoff, Materie: الهَيُولَى II 550 b 33 ff.; 1689 a 5 ff.; 1941 a 34 ff. • العُنْصُرُ II 71 a 32 ff.; 937 a 22 ff. • العُشْبُ II 930 a 6 ff.; 1926 a 35 ff.

ὑλομανέω zu stark ins Holz wachsen; zu viele Blätter bekommen: اِلْتَفَّتْ أَوْرَاقُ الشَّجَرِ II 2225 b 28 ff.

ὑμεῖς (Pron. pers.) ihr: أَنْتُمْ II 646 b 12 ff.; 1931 b 32 ff. = 2461; 1979 b 7 ff.

ὑμενώδης einer Membran gleichend: غِشَائِيٌّ II 2119 a 45 ff.; 2226 b 37 ff.

ὁ ὑμήν Membran: الغِشَاءُ II 132 b 18 ff.; 954 a 22 ff.; 1997 b 9 ff.; 2226 b 32 ff. • الصِّفَاقُ II 657 b 38 ff.

τὸ ὑοσκυάμινον (sc. ἔλαιον) Bilsenkraut enthaltendes Öl: دُهْنُ البَنْجِ II 2132 b 41 ff.

ὁ ὑοσκύαμος Bilsenkraut: البَنْجُ II 206 a 2 ff.

ὑπάγω fortgehen, sich zurückziehen: هَرَبَ II 234 b 1 ff. = 966 b 44 ff. • وَلَّى وَانْطَلَقَ II 966 b 44 ff. • أَتَى II 985 b 34 ff.

ἡ ὑπαγωγή Abführung: κοιλίας ὑπαγωγή: تَلْيِينُ البَطْنِ II 2133 a 13 ff.

ὁ ὑετός Regen (→ WGAÜ S II 523): المَطَرُ II 1677 a 26 ff.

ὕπαιθρος unter freiem Himmel: تَحْتَ هَوَاءٍ مَكْشُوفٍ II 1677 a 26 ff.

ὑπάρχω vorhanden sein, existieren: كَانَ II 537 b 11 ff.; 1618 a 1 ff.; 1626 a 8 ff.; b 4 ff.; 2076 b 4 ff.; 2109 a 27 ff. • كَانَ لَازِمًا II 571 b 17 ff. • لَزِمَ II 554 b 40 ff. • وُجِدَ II 995 b 9 ff.; 1377 b 6 ff. • عَرَضَ II 1094 b 10 ff. • صَارَ II 1811 b 43 ff. • οὐχ ὑπάρχει: لَيْسَ II 1983 b 13 ff. • τὰ καθόλου ὑπάρχοντα: الأَشْيَاءُ الكُلِّيَّةُ II 550 b 38 ff.

ὑπείκω ausweichen, sich fügen: اِنْقَبَضَ II 358 b 29 ff. = 2127 a 41 ff.

ὕπειμι darunter sein, zugrunde liegen: وُضِعَ II 1941 a 34 ff.

ὑπέρ (Präp. mit Gen.) über, für, auf usw.: مَعَ II 1972 b 20 ff. • ὑπὲρ ὄνου καθίσαι: رَكِبَ حِمَارًا II 593 b 6 ff.

ὑπέρ (Präp. mit Akk.) darüber hinaus: ὑπὲρ ἀμφότερα ἀγάπησις: أَعْظَمُ مِنْ كِلَيْهِمَا المَحَبَّةُ II 1580 a 36 ff.

ὑπεραίρομαι überheblich sein: اِسْتَكْبَرَ II 2199 a 44 ff.

ὑπερβαίνω τι etw. überschreiten: اِعْتَدَى c. fī r.: II 887 b 1 f.

ὑπερβάλλω übertreffen, übermäßig sein: λῦπαι ὑπερβάλλουσαι: الحُزْنُ المُجَاوِزُ لِلمِقْدَارِ II 498 b 18 ff. • ἡδονὴ ὑπερβαλλούση: اللَّذَّةُ المُفْرِطَةُ II 499 a 25 ff.

ὑπερέχω τι etw. überragen, übertreffen: فَاقَ (u) c. acc. r.: II 544 a 1.

ὑπερθερμαίνω τι etw. überhitzen: أَلْهَبَ c. acc. r.: II 1454 b 24 ff. • (Pass.) ὑπερθερμαίνομαι: جَاوَزَ مِقْدَارَ اعْتِدَالِ الحَرَارَةِ II 1460 a 6 ff.

ὑπερλίαν (Adv.) gar sehr: οἱ ὑπερλίαν ἀπόστολοι: الرُّسُلُ الفَاضِلُونَ جِدًّا II 1979 a 17 ff.

ὑπέρξηρος übermäßig trocken: مَعَ يَبَاسَةٍ مَا II 2118 a 13 ff.

ὑπερόπτης hoffärtig, überheblich: مُتَبَجِّحٌ II 2206 b 19 ff.

ὑπερσαρκέω wucherndes Fleisch haben: τὰ ὑπερσαρκοῦντα: اللَّحْمُ الزَّائِدُ II 359 b 27 ff.

ἡ ὑπερσάρκωσις Fleischwucherung: اللَّحْمُ الزَّائِدُ II 359 b 24 ff.

ἡ ὑπερῴα Gaumen, Palatum (→ WGAÜ S II 537): الحَنَكُ II 633 b 39 ff. • اللَّهَاةُ II 1600 b 25 ff.

ὁ ὑπηρέτης Diener, Gehilfe: الخَادِمُ II 2216 a 17 ff.; II, 4 p. XIII.

ὑπηρετικός behilflich, förderlich: أَشْبَهُ الخَدَمِ II 782 a 11 ff.

ὑπνηλός schläfrig, schlaftrunken: (subst.) τὸ ὑπνηλόν: النُّعَاسُ II 717 a 23 ff.

ὑπνοποιός den Schlaf befördernd: جَلَبَ النَّوْمَ II 2120 b 31 ff.

ὁ ὕπνος Schlaf: النَّوْمُ II 427 a 2 ff. • καθ᾽ ὕπνον: فِي الحُلْمِ II 2166 b 37 ff.

ὑπό (Präp. mit Gen.) von, unter, wegen usw.: مِنْ II 657 a 20 ff.; 1222 b 15 ff. • لِ II 360 b 30 ff. • بِ II 591 a 33 ff.; 937 a 16 ff. • بِسَبَبِ II 1225 a 13 ff. • مِنْ قِبَلِ II 1447 b 18 f.

ὑπό (Präp. mit Dativ) unter: تَحْتَ II 1822 b 16 ff.

ὑπό (Präp. mit Akk.) unter: تَحْتَ I 522 a 5 f. = II 7 b 16 f.; II 632 a 10 ff.; 1137 a 5 ff.; 1973 b 31 ff. • ὁ ὑπὸ σάρκα ὕδρωψ: الحَبَنُ اللَّحْمِيُّ II 368 a 18 ff.

ὑποβάλλω τι etw. darunter werfen, unterlegen: أَلْقَى شَيْئًا تَحْتَ شَيْءٍ II 2236 b 9 ff. • صَيَّرَ شَيْئًا تَحْتَ شَيْءٍ II 406 b 2 ff. • ὁ ὑποβεβλημένος αὐτῷ τένων: الوَتَرُ المَوْضُوعُ تَحْتَهَا II 1979 a 41 ff.

ἡ ὑπόδεσις das unten Anbinden: الرِّبَاطُ الَّذِي مِنْ أَسْفَلَ II 544 a 36 ff.; 546 b 8 ff.

ὑπόδριμυς etwas scharf, herb: فِيهِ حَرَافَةٌ II 536 b 45 ff.

ἡ ὑποδρομὴ αἵματος Bluterguß: كُمُونَةُ الدَّمِ I 364 a 29 f.

ὑποθυμιάομαι (von unten) geräuchert werden: تُدُخِّنَ بِهِ V 1968 b 42 ff.

ὑποκάτω τινός (Adv.) unterhalb von: لِ II 516 a 37 ff.

ὑπόκειμαί τινι unter j-m liegen: جُعِلَ شَيْءٌ تَحْتَ فُلانٍ II 109 b 28 ff.

ἡ ὑποκιστίς Saft des Bocksbartes: الهيوقسطيداس II 417 a 17 ff. • عُصَارَةُ لِحْيَةِ التَّيْسِ II 417 a 42 ff. • عُصَارَةُ الطَّرَاثِيثِ II 419 a 11 ff.

ὑπολαμβάνω glauben, vermuten: رَأَى II 782 a 9 ff.

ὑπόλεπτος etwas dünn: لَطِيفٌ II 519 a 26 ff. = 724 b 33 f.

ὑπομένω standhalten, erdulden: صَبَرَ II 1271 b 39 ff. • اِحْتَمَلَ V 1754 b 6.

ὑπομήκης länglich: شَبِيهٌ II 637 a 34 ff.

ἡ ὑπομονή Ausdauer, Geduld: الصَّبْرُ II 2187 a 39 ff.

ἡ ὑπόνοια Verdacht, Vermutung: الاِتِّهَامُ II 635 b 4 ff.

ὑπόξανθος gelblich: لَوْنُهُ إِلَى الشُّقْرَةِ مَا هُوَ II 1853 a 15 ff. (vgl. Ullmann Launuhū nr. 9).

ὑποπίπτω τινί unter etw. fallen, sich e-r Sache fügen: وَقَعَ تَحْتَ شَيْءٍ II 1362 b 40 ff.; 2160 a 25 ff. • كَانَ II 1859 b 29 ff. • ἀπόκρισις ὑποπίπτουσα: الأَجْوِبَةُ اللَّيِّنَةُ II 2123 a 35 ff.

ὑποποίκιλος vielfarbig: مُلَوَّنٌ II 2256 b 23 ff.

ὁ ὑποσαρκίδιος ὕδρωψ Bez. der ödematösen Wassersucht: الحَبَنُ اللَّحْمِيُّ II 368 a 21.

ὑπόσομφος etwas schwammig, porös: رَخْوٌ مَنْفُوشٌ II 2199 b 30 ff.

ἡ ὑπόστασις Bodensatz: الثُّفْلُ II, 4 p. XVI.

ὑπόστρυφνος etwas adstringierend: فِيهِ عُفُوصَةٌ يَسِيرَةٌ II 525 a 4 ff.

ὑποστύφω leicht zusammenziehen, adstringieren: قَبَضَ II 172 b 38 ff.; 513 a 23 f.; 724 b 38 ff.; 2134 a 30 ff.

ὑποτάσσομαι sich unterordnen, sich fügen: خَضَعَ II 1975 a 6 ff.

ὑποτίθημί τι etw. darunter legen: وَضَعَ شَيْئًا تَحْتَ شَيْءٍ II 2122 b 21 ff. • ὑποτίθεμαι c. dupl. acc.: etw. als etw. annehmen, voraussetzen: رَأَى أَنَّ II 717 b 25 ff.

ὑπότραχυς etwas rauh: خَشِنٌ II 1362 b 26 ff. = 1376 b 2 ff.

ὑποτρίβομαι leicht gerieben, geschabt werden: تَحَكَّكَ II 490 a 29 ff.

ὑπόχλωρος grünlich: أَصْفَرُ II 536 a 28 ff.

τὸ ὑποχόνδριον unter dem Brustkorb liegende Organe, obere Eingeweide: المَوَاضِعُ مَا دُونَ الشَّرَاسِيفِ II 99 a 13 ff.; 161 b 13 ff.; 1484 a 24 ff. • الَّتِي دُونَ الشَّرَاسِيفِ

II 1476 a 25 ff.; 1483 a 38 ff.; 2120 a 27 ff.; b 2 ff. • تَحْتَ الشَّرَاسِيفِ II 516 a 3 ff.

ὑποχωρέω zurückgehen, sich zurückziehen: خَرَجَ II 2120 b 40 ff. • تَوَلَّى II 234 b 2 ff. = 966 b 44 ff.

τὸ ὑπόχωρημα Ausscheidung, Exkrement: البِرَازُ II 1221 b 1 ff.

τὸ ὕπτιον Rückseite: الظَّهْرُ II 668 b 18 ff.

ὕπτιος auf d. Rücken liegend, rücklings: مُسْتَلْقٍ عَلَى ظَهْرِهِ II 1206 a 27 ff.; 34 ff.; 1240 a 18 f.; 2240 a 38 ff. • مُسْتَلْقٍ عَلَى قَفَاهُ II 1205 b 26 f.; 1239 b 38 ff.; 1240 a 13 ff. • مُسْتَلْقٍ II 1240 a 28 = 2240 a 44 • (Adv.) ὑπτίως: عِنْدَ الاِسْتِلْقَاءِ عَلَى القَفَا II 1229 b 3 ff.

τὰ ὑπώπια Hämatome: كُمْنَةُ الدَّمِ I 364 a 27 f.

ὑπωπιάζω τινά j-m ins Gesicht schlagen: لَطَمَ فُلَانًا عَلَى خَدِّهِ II 752 b 22 ff.

ὁ ὗς Schwein, Eber: الخِنْزِيرُ II 360 b 14 ff.; 24 ff.; 30 ff.; 686 a 10 ff.; 1501 a 22 ff.; 1925 b 30 ff.; 2184 b 37 ff.

ἡ ὗς Sau: الخِنْزِيرَةُ II 446 a 38 ff.; 1668 a 13 ff.

ἡ ὑστέρα Gebärmutter, Uterus: الرَّحِمُ II 367 a 12 ff.; 427 a 11 f.; 669 a 8 ff.; 952 b 22 ff.; 986 a 6 ff.; 1812 a 28 ff.; 1844 b 5 ff.; 1926 a 6 ff.; 2091 b 14 ff.

ὑστερέω τινός hinter j-m zurückstehen: اِنْتَقَصَ c. min p.: 1979 a 17.

ἡ ὑστερικὴ διάθεσις Zustand der Gebärmutter: وَجَعُ الرَّحِمِ II 841 a 11 ff.

ὕστερον (Adv.) später, nachher: بِآخِرِهِ I 581 b 7 • بِآخِرَةٍ II 1976 b 40 ff. • فِي آخِرَةٍ II 734 a 30 f.; 1844 b 33 ff. • فِيمَا يُسْتَقْبَلُ II 728 b 37 ff.; 734 a 24 ff. • فِيمَا سَلَفَ II 702 b 43 ff. • بَعْدَهُ II 1146 a 29 ff. • ثُمَّ II 97 a 33 ff. • (subst.) τὸ ὕστερον: المُتَأَخِّرُ II 1941 a 39 ff.

ἡ ὑφαίρεσις Diebstahl: السَّرِقَةُ II 635 b 4 ff.

ὑφαλμυρίζω etwas salzig schmecken: فِيهِ شَيْءٌ مِنْ مُلُوحَةٍ II 517 a 10 ff.

ὑφαλυκός etwas salzig: مَالِحٌ II 2125 b 31 ff.

ὑφίσταμαι standhalten: جَفَّ II 538 b 6 ff.

ὑψηλός hoch, erhöht (→ WGAÜ S II 570 f.): substant.: τὸ τοῦ στόματος ὑψηλόν: أَعْلَى الحَنْجَرَةِ II 1600 a 14 ff.

φαγεῖν (zu ἐσθίω) essen, fressen: أَكَلَ II 635 a 27 ff.; 1270 a 12 ff.; 1368 a 32 ff.; 1788 a 33 ff.; 1904 a 22 ff.; 1975 a 35 ff.; 2122 b 24 ff.

φαίνομαι (er)scheinen, sich zeigen, sich als etw. erweisen, zu finden sein (→ WGAÜ S II 573 f.): ظَهَرَ II 168 a 7 ff.; 490 b 14 ff.; 899 b 13 ff.; 1010 a 22 ff.; 1620 b 30 ff.; 2035 a 20 ff. • رُئِيَ II 21 a 28 f.; 573 b 22 ff.; 1001 b 33 ff.; 1398 b 42 ff.; 1863 a 23 ff.; 2011 a 7 f.; 2217 a 24 ff.; 2231 b 16 ff. • نُظِرَ II 516 b 19 ff. • اِسْتَبَانَ II 1239 a 6 ff. • لَاحَ (u) II 1689 a 11 • وُجِدَ II 136 b 45 ff. = 957 b 26 ff.; 2100 a 23 ff.; 2244 b 36 ff. • τὸ γάλα ἓν φαίνεται: كَانَ اللَّبَنُ بَسِيطًا عِنْدَ الحِسِّ II 156 b 6 ff. • ὅπως μὴ φανῇς τοῖς ἀνθρώποις νηστεύων: لِكَيْمَا لَا يَعْلَمَ النَّاسُ صَوْمَكُمْ I 582 b 28 f.

φαιός grau, fahl: أَغْبَرُ II 1859 b 12 ff.

ὁ φακός Mal auf d. Haut, Muttermal: البَثْرُ الذى يَكُونُ فى الوَجْهِ II 687 a 26 ff. • البَثْرُ اللَّبَنِيُّ II 168 a 21 ff.; 26 ff.; 687 b 39 ff. • الرُّطُوبَةُ اللَّبَنِيَّةُ II 687 a 20 ff.; 24 ff.

φαλαγγιόδηκτος von der Giftspinne gebissen: نَهْشَةُ الرُّتَيْلَاءِ II 590 b 34 ff.

τὸ φαλάγγιον Giftspinne, Tarantel: الدَّابَّةُ الذى تُسَمَّى بَالَنْجِيُون II 446 b 21; 452 a 32 ff. • الرُّتَيْلَاءُ II 450 a 21 ff.; 591 a 3 ff. • الحَيَوَانُ اللَّدَّاغُ الذى يُشْبِهُ العَنْكَبُوتَ II 451 a 17 ff.

φαλακρός kahlköpfig: أَصْلَعُ II 412 b 18 ff.

φανερός sichtbar, offenkundig: ظَاهِرٌ II 427 a 29 f.; b 26 ff. • بَيِّنٌ II 1926 a 20 ff. • يَتَبَيَّنُ II 2259 b 45 ff.

ἡ φαντασία Vorstellung, Einbildung: التَّخَيُّلُ II 1983 b 9 ff.

οἱ φαρισαῖοι die Pharisäer: الأَحْبَارُ I 543 b 41.

ὁ φαρμακεύς Giftmischer, Zauberer: الخَدَّاعُ II 1976 b 31 ff.

τὸ φάρμακον Heilmittel, Heilpflanze: الدَّوَاءُ I 549 a 3; II 56 b 15 ff.; 161 b 30 ff.; 276 b 37 ff.; 513 b 1 ff.; 41 ff.; 45 ff.; 534 b 34 ff.; 692 a 42 ff.; 842 a 38 ff. et passim • الحَبُّ II 2178 b 22 ff. • τὸ δηλητήριον φάρμακον: السَّمُّ II 587 b 10 ff.

ἡ [ὁ] φάρυγξ Kehle, Schlund: الحُلْقُومُ II 633 b 39 ff.

ὁ φάσηλος Bohne: الفَاسِيلُس II 1657 a 30 ff. • اللُّوبِيَا II 1656 a 23 ff.

ἡ φάσις Sagen, Reden; Bejahung: اللَّفْظَةُ II 999 a 17 ff.; 1011 a 33 ff. • الإِيجَابُ II 337 a 16 ff.

ἡ φάττα Ringeltaube: الوَرَشَانُ II 362 b 9 ff.

ἡ φάψ wilde Taube: الفَاخِتَةُ II 1087 b 10 ff.

τὸ φέγγος Licht, Glanz: اللَّمَعَانُ II 1421 a 24 ff.

ἡ φειδωλία Sparsamkeit, Geiz: اللُّؤْمُ II 63 b 3 ff.; 2151 b 41 ff.

φέρω τι etw. tragen, bringen: حَمَلَ c. acc. r.: II 489 a 6 ff. • اِحْتَمَلَ c. acc. r.: II 1838 b 17 ff. • قَرَّبَ c. acc.: II 229 b 6 ff. • أَتَى c. bi-r.: II 513 a 39 ff.; 527 b 29 ff.; 2188 b 43 ff. • رَمَى c. bi-r.: II 1624 a 10 ff. • φύλλα φέρει: لَهُ وَرَقٌ II 94 a 37 ff. • καρπὸν φέρει: لَهُ ثَمَرَةٌ II 1775 b 1 ff. • ἕλικα φέρειν: تَخْرُجُ لَفَائِفُ II 2226 b 8 ff. • φέρομαι getragen werden: اِنْتَقَلَ II 99 a 4 ff. • ذَهَبَ II 558 a 8 ff.; 1895 b 35 ff. • سَلَكَ II 1926 b 9 ff. • تَحَرَّكَ II 1093 a 10 ff.

φέρω (intrans.) zu etw. hinführen: φέρω μέχρι τινός: اِنْتَهَى إِلَى شَيْءٍ II 406 b 5 ff.

φεύγω fliehen: هَرَبَ II 1180 b 8 ff.; 1975 a 12 ff. • كَانَ فَرُورًا II 2192 a 7 ff. • اِلْتَجَأَ II 234 b 31 f.

φεύγω gerichtlich verfolgt werden: ὁ φεύγων: المَشْكُوُّ II 1373 b 1.

φημί sagen, behaupten, erzählen: قَالَ II 446 b 2 ff.; 888 b 32 ff. • φησὶ δὲ οὕτως: قَالَ بِهٰذَا اللَّفْظِ III 998 a 24 f. • قَالَ II 1050 a 12 ff.; 1460 a 4 ff.; 2156 a 3 ff.; 2172 a 44 ff. • تَكَلَّمَ II 888 b 25 ff. • زَعَمَ II 1501 a 22 ff. • رَأَى II 1377 b 9 ff. • شَكَا II 1976 a 33 ff. • ψεῦδος φημί: كَذَّبَ II 1620 a 8 ff. • ἐφεξῆς γοῦν τούτοις τάδε φησίν: أَتْبَعَ هٰذَا الكَلَامَ بِهٰذِهِ الأَلْفَاظِ II 998 a 29 ff.

φθάνω zuvorkommen: سَبَقَ II 1239 b 39 ff.

φθέγγομαι e-n Ton hören lassen: ὀξὺ φθέγγονται: كَانَتْ أَصْوَاتُهُمْ حَادَّةً II 2233 a 21 ff. • μὴ φθέγγεσθαι: خَرِسَ II 1605 b 15 ff.

ὁ φθείρ Laus: القَمْلُ (n. gen.) II 95 a 10 ff.; 687 b 13 ff.; 692 b 30 ff.

φθείρω τι etw. verderben, zugrunde richten: قَتَلَ c. acc. r.: II 841 a 26 ff. • أَتْلَفَ c. acc. r.: II 359 b 18 ff. • أَضَرَّ c. bi-r.: II, 4 p. XI • φθείρομαι: فَسَدَ II 1941 a 32 ff. • كَانَ لَيِّنًا II 1985 a 21 ff.

φθινοπωρινός herbstlich: فِي الخَرِيفِ II 2036 a 25 ff.; 36 ff.

τὸ φθινῶδες Schwindsucht: السِّلُّ II 2064 b 15 ff.

φθισικός schwindsüchtig: مَنْ كَانَتْ بِهِ قَرْحَةٌ فِي رِئَتِهِ II 842 a 41 ff.

ἡ φθίσις Schwindsucht: الضُّمُورُ II 2217 a 11 ff. • قَرْحَةُ الرِّئَةِ II 841 a 34 ff.

ὁ φθόγγος Ton, Laut: النَّغَمُ II 387 a 19 ff.

ἡ φθόη Auszehrung, Schwindsucht: السِلُّ II 2162 a 9 ff.

φθονέω neiden, beneiden: حَسَدَ II 509 a 9 ff.

ἡ φθορά Verderben, Untergang: الفَسَادُ I 464 b 32 f.; II 550 b 45 ff.; 2003 a 11 ff.; 2144 b 1 ff.

ἡ φιλία Liebe, Freundschaft: الصَّدَاقَةُ II 1826 a 43 ff.; II, 4 p. XV • المَحَبَّةُ II 737 a 17 ff.; 1815 a 40 ff.; 1970 a 31 ff.

ὁ φιλόλογος Sprachgelehrter: صَاحِبُ الكَلَامِ II 408 b 26 ff.

φιλομαθής lernbegierig: مُحِبٌّ لِلْبَحْثِ II 2001 a 20 ff.

φιλονεικέω den Sieg erstreben: طَلَبَ الْغَلَبَةَ II 783 b 6 f.

ἡ φιλονεικία Siegeswille: حُبُّ الغَلَبَةِ والظَفَرِ II 782 b 39 ff.

φιλόνεικος streitsüchtig, rechthaberisch: أَشْهَى لِلْغَلَبَةِ II 224 b 36 ff. • حُبُّ الغَلَبَةِ II 223 a 12 ff. • مِنَ المَحْكِ واللَجَاجَةِ II 2171 a 6 ff.

φιλονικέω den Sieg erstreben: اِلْتَمَسَ II 1373 b 7 ff.

φιλοπαίγμων Spiel u. Scherz liebend: أَحَبَّ اللَعِبَ II 825 a 44 ff. = 2218 b 27 ff.

φιλόπονος arbeitsam, fleißig: مُحِبٌّ لِلْعَمَلِ II 2001 a 20 ff. • مُحِبٌّ لِلتَعَبِ II 13 a 15.

φιλοπότης trunksüchtig: لَذَّتُهُ فِى كَثْرَةِ الشَرَابِ II 488 a 42 ff.

ὁ φίλος Freund: الصَّدِيقُ II 501 b 22 ff.; 2095 b 43 ff.; 2173 a 4 ff.; 2181 b 12 ff.; 2262 a 43 ff. • الصَّدَاقَةُ II 2173 a 8 ff. • مُحِبٌّ II 2263 b 36 ff.

φιλοσοφέω die Weisheit lieben: تَفَلْسَفَ II 1620 b 29 ff.

ὁ φιλόσοφος Weltweiser: الفَيْلَسُوفُ II 24 a 8 ff.; 504 b 35 ff.; 1973 b 17 ff.; 2236 b 26 ff.

ἡ φιλύρα Steinlinde: المُسَمَّى باليُونَانِيَّةِ فِيلُورَا II 1710 a 16 ff.

φιμόω τινά j-m den Mund bzw. das Maul verschließen, j-n zum Schweigen bringen: οἱ κύνες φιμωθήσονται: لَمْ تَنْبَحْ عَلَيه الكِلَابُ II 635 a 32 ff.

φλαῦρος schlecht: رَدِىٌّ II 459 b 17 ff.

τὸ φλέβιον kleines Blutgefäß, Äderchen: العِرْقُ اللَطِيفُ II 722 b 2 ff.

τὸ φλέγμα Schleim: البَلْغَمُ II 535 b 10 ff.; 986 b 6 ff.; 1852 b 33 ff.; 1968 a 42 ff.

τὸ φλέγμα Entzündung: الاِلْتِهَابُ II 1483 a 38 ff.

φλεγμαίνω geschwollen, entzündet sein: اِلْتَهَبَ II 1489 b 35 f. • وَرِمَ II 691 b 28 ff. • فِيهِ وَرَمٌ II 158 b 3 ff.; 542 b 14 ff.; 1601 a 33 ff.; b 1 ff. • τὸ φλεγμαῖνον παρίσθμιον : اللَّوْزَتَانِ II 1756 b 2 ff.

φλεγμαινώδης entzündet : لَهَبٌ [altera versio حَارٌّ] II 2247 a 10 ff.

ἡ φλεγμασία Entzündung : الِالْتِهَابُ II 1483 b 22 ff. ; 25 ff.

φλεγματίας voller Schleim : بَلْغَمِيٌّ II 1470 a 15 ff. ; 20 ff.

φλεγματώδης id. : بَلْغَمِيٌّ I 511 a 30 f. ; II 459 b 6 ff. = 2125 b 30 ff. • أَكْثَرُ تَوَلُّدًا لِلْبَلْغَمِ II 361 a 21 ff.

ἡ φλεγμονή Geschwulst, Entzündung : الفَلْغَمُونِي II 17 b 7 f. ; 1470 a 24 ff. ; 1483 b 2 ff. ; 2247 b 21 ff. • الوَرَمُ II 206 b 5 ff. ; 13 ff. ; 688 a 27 ff. ; 1490 a 6 ff. ; 10 ff. ; 1601 a 15 ff. ; 40 ff. ; b 8 ff. ; 1756 a 9 ff. ; 2120 b 27 ff. ; 2160 a 30 ff. ; 2213 b 28 ff. ; 2247 a 4 ff. • الوَرَمُ الحَارُّ II 688 a 7 ff. ; 11 ff. ; 18 ff. ; 1483 b 29 ff. ; 1489 b 38 ff. ; 1490 a 1 ff. ; 2197 b 25 ff. • الوَرَمُ المُلْتَهِبُ II 1490 a 14 ff. • الِالْتِهَابُ II 28 b 3 ff. ; 1483 a 35 ff. ; 42 ff. ; b 8 ff. ; 1483 b 13 ff. ; 18 ff. • التَلَهُّبُ II 28 a 24 f. = 1481 b 15 f. • التَرَبُّلُ II, 4 p. XIII • الوَجَعُ II 1756 a 41 ff.

ἡ φλέψ Blutgefäß, Ader, Vene, Arterie : العِرْقُ II 135 a 11 ff. ; 490 a 29 ff. ; 657 b 38 ff. ; 668 b 36 ff. ; 669 a 8 ff. ; 702 a 10 ff. ; 703 a 3 ff. ; 709 b 8 f. ; 722 a 42 ff. ; 1377 a 40 ff. • ἡ ἡπατῖτις φλέψ : العِرْقُ الكَبِدِيُّ I 534 b 1 • ἡ ὠμιαία φλέψ : العِرْقُ الكَتِفِيُّ I 544 b 25 • ἡ ὑπὸ τὴν γλῶσσαν φλέψ : عِرْقُ اللِسَانِ II 632 b 25 f. • ἡ μέση φλέψ : الأَكْحَلُ I 550 b 36.

φλογιστός brennbar : مَا يَلْتَهِبُ بِالنَارِ II 172 b 2 ff. = 1458 b 27 ff.

φλογώδης entzündlich : مُلْتَهِبٌ II 1490 a 20 ff.

ὁ φλοιός Rinde : القِشْرُ I 535 a 39 f. ; 553 b 3 f. ; II 172 b 21 ff. ; 571 a 22 ff. ; 1786 a 13 ff. ; 2256 b 23 ff. • اللِحَاءُ II 353 a 21 ff. ; 418 b 9 ff. ; 16 ff. ; 18 ff. ; 419 a 16 ff. ; 45 f.

ὁ [ἡ] φλόμος Königskerze : مِكْنَسَةُ الأَنْدَرِ I 386 b 22.

ἡ φλόξ Flamme, loderndes Feuer : النَارُ II 2241 a 14 ff. ; 2246 b 42 ff. • اللَهِيبُ II 1471 b 42 ff. ; 1472 a 1 ff. ; 6 ff. ; 15 ff. ; 1474 a 3 f. ; 1476 b 31 ff. • الِالْتِهَابُ II 1482 b 32 ff.

ἡ φλυαρία Geschwätz : الإِلْطَاطُ II 2213 a 6 ff.

φλυκταινόομαι Bläschen bekommen : تَنَفَّطَ II 363 b 45 ff.

φοβέομαι sich fürchten : فَزِعَ II 483 b 4 ff.; 1851 a 22 ff.

φοβερός Furcht einflößend : مُفْزِعٌ II 511 a 35 f.

ὁ φόβος Furcht : الخَوْفُ II 498 b 27 f. • الجَزَعُ II 498 b 43 ff.

φοινικοῦς rot, purpurn : τὸ φοινικοῦν : اللَّوْنُ التَّمْرِيُّ II 2068 b 11 ff. • الحُمْرَةُ II 1855 a 13 ff.

ὁ φοῖνιξ Dattelpalme, Dattel : النَّخْلُ (n.gen.) II 952 a 40 ff. • التَّمْرُ (n.gen.) II 2068 b 11 ff.

ἡ φολίς Schuppe (→ WGAÜ S II 622) : التَّفْلِيسُ II 1971 b 4 ff.

ἡ φορά Lauf, Transport : المَذْهَبُ II 1983 b 41 ff.; 1895 b 35 ff. • النَّقْلَةُ II 19 a 14 ff. • الاِنْجِذَابُ II 2216 b 44 ff.

φορέω τι etw. (Kleider) tragen : لَبِسَ c. acc. r. : II 122 b 25 ff.; 2160 a 20 ff.

φορτικός grob, plump, impertinent : θεωρεῖ φορτικῶς : رَأَى رَأْيًا مُلْتَبِسًا II 149 b 41 f.

τὸ φορτίον Last, Ladung : الحِمْلُ II 2236 a 34 ff. • المَتَاعُ وَالتِّجَارَةُ II 1167 b 3 ff.

ὁ φραγμός Zaun, Hecke : السِّيَاجُ II 938 a 45 ff.

αἱ φρένες Zwerchfell : الحِجَابُ II 131 a 20 ff.

φρενιτικός an Gehirnentzündung leidend : [مَنْ بِهِ] فَرَانِيطِس II 1969 a 8 ff.

ἡ φρενῖτις Gehirnentzündung : فَرَانِيطِس II 1968 a 15 ff.; b 38 ff. • البِرْسَامُ II 1093 a 10 ff. • اِخْتِلاطُ العَقْلِ II 1470 b 44 ff.

ἡ φρήν Geist, Sinn, Verstand : العَقْلُ II 246 b 7 ff.; 613 b 42 ff.

τὰ φρικώδη Fieberschauer : النَّافِضُ II 165 a 28 ff.

φρονέω denken, verstehen : فَهِمَ II 4 a 38 f.

ἡ φρόνησις Denken, Gesinnung : الذَّكَاءُ II 2152 a 44 ff. • اللُّبُّ II 77 b 12 ff.; 80 b 12 ff. • اللُّبُّ وَالعَقْلُ II 2153 b 40 ff. • الحِكْمَةُ II 1501 a 17 ff.

φρόνιμος verständig, besonnen : عَاقِلٌ II 1447 b 18 f. • ذُو لُبٍّ وَعَقْلٍ II 2154 a 2 • ذُو لُبٍّ وَحِكْمَةٍ II 81 a 23 ff. • (Kompar.) φρονιμώτερος : أَفْهَمُ II 725 a 30 ff. • أَحْلَمُ II 732 b 41 ff. • ذُو اللُّبِّ بِزِيَادَةٍ II 2154 a 7 ff.

τὸ φρύγανον trockenes Holz, Reisig : القَشُّ II 2460

φρύγω τι etw. rösten : قَلَى c. acc. r. : II 25 b 17.

ὁ φρῦνος Kröte : الضِّفْدِعُ II 1109 a 11 ff.

τὸ φύγεθλον Drüsenschwellung (→ WGAÜ 745; S II 634): قَرْحٌ مُلْتَهِبٌ II 2247 b 30 ff. • (Plur.) τὰ φύγεθλα: الأَوْرَامُ التى تُسَمَّى فوجثلا II 25 b 6 ff.

φυλάσσω τι etw. bewahren: حَفِظَ c. acc. r.: II 1620 b 29 ff. •
ἀδήκτους ὑπὸ τῶν ἰοβόλων φυλάσσειν: مَنَعَ مِنْ نَهْشِ الهَوَامِّ II 693 b 37 ff.

τὸ φυλλάριον kleines Blatt: الوَرَقُ I 445 b 31 f.

φυλλοβολέω die Blätter abwerfen: أَلْقَى الوَرَقَ II 1164 b 33 ff.; 1225 a 45 ff.

τὸ φύλλον Blatt: الوَرَقُ (n. gen.): I 535 a 32 f.; II 94 a 19 ff.; 37 ff.; b 33 ff.; 95 a 16 ff.; 142 a 45 ff.; 206 a 34 ff.; 417 a 17 ff.; 418 b 18 ff. et passim.

φυράω τί τινι etw. mit etw. vermischen, verrühren: خَلَطَ c. acc. r. et bi- r.: II 1845 b 8 ff.,

ἡ φῦσα Blasebalg, Gebläseofen: الكُورُ I 431 a 20. 36. 38.

φυσάω blasen: نَفَخَ II 1249 b 34 ff. • φυσάω τινά j-n anschwellen lassen: φυσηθείς: بَعْدَ أَنْ يَنْتَفِخَ جَسَدُهُ II 585 a 22 ff.

φυσητικός Blähungen verursachend: نافِخٌ II 161 a 19 ff.

φυσικός natürlich: طَبِيعِيٌّ II 56 b 16 ff. • طِبَاعِيٌّ II 573 a 17 ff. • ἡ φυσικὴ ἀκρόασις: سَمْعُ الكِيَانِ I 467 b 3 f. • (subst.) τὸ φυσικόν: أَمْرُ الطَّبِيعَةِ II 1055 b 34 ff.

ὁ φυσικός Naturforscher: صَاحِبُ الطَّبِيعَةِ II 573 a 23 ff. • مَنْ كانَ بَحَّاثًا عَنِ الطَّبِيعَةِ II 2003 b 22 ff.

φυσιολογέω über die Natur reden: لَزِمَ الكَلَامَ على الطَّبِيعَةِ II 552 a 42 ff.

ἡ φύσις Natur: الطَّبْعُ II 99 a 4 ff.; 104 b 31 ff.; 529 a 4 ff.; 2145 b 9 ff. • الطِّبَاعُ II 156 b 16 ff.; 572 b 23 ff. • الطَّبِيعَةُ II 540 a 41 ff.; 558 a 4 ff.; 700 b 1 ff.; 717 b 36 ff.; 1454 b 24 ff.; 1560 a 30 ff.; 1796 a 44 ff.; 1983 a 34 ff.; 2002 b 35 ff.; 2009 a 21 ff.; 2109 a 32 ff.; 2125 a 43 ff. • الجَوْهَرُ II 2141 a 12 f. • المِزَاجُ II 2100 a 28 ff. = 2141 a 18 ff. • παρὰ φύσιν: على غَيْرِ المَجْرَى الطَّبِيعِيِّ II 935 b 28 ff. • οἱ περὶ φύσιν die Naturforscher: أَصْحَابُ العِلْمِ الطِّبَاعِيِّ II 703 a 2 ff.

φυσώδης blähend: نَفَّخٌ II 2091 a 1 ff.

φυτεύω τι etw. pflanzen, anpflanzen (→ WGAÜ S II 647): غَرَسَ c. acc. r.: I 556 a 27 f.; II 1752 b 5 ff.; 2183 b 14 ff. • نَصَبَ c. acc. r.: II 1748 a 24 ff.

τὸ φυτόν Pflanze, Baum: النَّبَاتُ II 1366 a 21 ff. • مَا يَنْبُتُ II 2183 b 18 ff. • الشَّجَرُ (n. gen.) II 168 a 7 ff.; 703 a 10 ff.; 1164 b 33 ff.; 1775 b 1 ff.

φύω erzeugen, wachsen lassen, hervorbringen: ἐς εὖρος πεφυκώς: كَانَ عَرِيضًا II 349 a 40 ff. • τὸ πεφυκέναι: الذى هُوَ مِنْهُ مُلْتَامٌ II 1844 b 40 ff. • κατα-στέλλειν πέφυκεν: قَطْعُهُ شَأْنُهَا II 30 a 5 ff. • φύομαι wachsen: نَبَتَ II 938 a 45 ff.; 955 b 40 ff.; 986 b 42 ff. • ἐξ ἡδονῆς γὰρ φύεται τὸ δυσ-τυχεῖν: اِلْتِمَاسُ اللَّذَّاتِ سَبَبٌ لِلشَّقْوَةِ II 499 a 14 f. = 1385 a 15 f.

φώγω τι etw. rösten: قَلَى e. acc. r.: II 848 b 28 ff.

ὁ φωλεός Höhle, Schlupfwinkel: المَغَارُ II 7 b 13 f. • المَجْثَمُ II 1787 b 44 ff.

ἡ φωνή Stimme, Laut, Ton: الصَّوْتُ II 427 a 2 ff.; 841 a 45 f.; 912 a 22 ff.; 916 a 15 ff.; 1011 a 17 ff.; 1602 a 9 ff.; 1857 a 24 ff.; 2122 b 38 ff.; 2189 a 32 ff. • الكَلَامُ II 379 a 30 ff. = 1797 b 44 ff. • اللَّفْظُ II 995 b 5 ff.; 9 ff.; 999 a 15 ff.; 1000 a 32 ff.; 1006 b 2; 2230 a 45 ff. • اللَّفْظَةُ II 1010 a 35 ff.; 1011 a 23 ff.

φωνητικός die Stimme, den Laut betreffend: التَّصْوِيتُ II 1377 b 13 ff.

ὁ φώρ Dieb: اللِّصُّ II 650 a 5 ff.

τὸ φωρίον Diebesgut: ἀφαιρέομαι τὸ φωρίον: سَرَقَ II 635 b 5 ff.

τὸ φῶς Licht: النُّورُ II 2031 a 18 ff. • الضَّوْءُ II 732 b 18 ff.; 1472 a 1 ff.; 1845 a 24 ff.; II, 4 p. XIII • البَرِيقُ II 1421 a 24 ff.

φωτίζω τι etw. erleuchten: أَحْدَثَ الضَّوْءَ II 1410 a 45 ff.

χαῖρε sei gegrüßt!: سَلَامٌ لَكَ II 785 b 26 ff.

χαίρω sich freuen, fröhlich sein: سُرَّ II 501 b 22 ff.; 1975 a 28 ff.; 2145 b 7 ff. • فَرِحَ وَٱلْتَذَّ II 482 b 33 ff. • أَحَبَّ II 1981 a 28 ff.; 2248 a 16 ff. = II, 4 p. XIII • لَذَّ II 479 b 16 f.; 490 a 8 ff.

ἡ χαίτη Mähne: العُرْفُ II 2130 b 20 ff.

ἡ χάλαζα Hagel: حِجَارَةٌ مِنْ جَلِيدٍ II 446 b 2 ff.

χαλαζώδης hagelartig: شَبِيهٌ بِالبَرَدِ II 2184 b 37 ff.

χαλάομαι erschlaffen, herabfallen: سَقَطَ II 1601 b 41 ff.; 2250 a 6 ff.

χαλαρός schlaff, lose: (Kompar.) χαλαρώτερος: أَرْخَى II 554 b 27 ff.

ἡ χάλασις Schlaffheit: الاِسْتِرْخَاءُ II 2106 a 9 ff.

χαλαστικός schlaff machend: لَيَّنَ II 2093 a 2 ff.

χαλεπαίνω schwierig, mißvergnügt, zornig sein (→ WGAÜ S II 662): غَضِبَ II 447 a 42 ff.

χαλεπός schwierig, mißvergnügt: عَسِيرٌ II 1689 a 5 ff. • مَذْمُومٌ عَسِرٌ II 718 b 40 ff. • (Kompar.) χαλεπώτερος: أَرْدَأُ وَأَخْبَثُ II 447 b 42 ff.

ὁ χαλινός Zügel, Zaum: اللِّجَامُ II 248 b 41 ff.; 252 a 29 ff.; 386 a 30 ff.; 1117 b 43 ff.; 2174 b 33 ff.

χαλινόω τι etw. zügeln: أَلْجَمَ c. acc. r.: II 246 b 5 ff.; 7 ff.

ὁ [ἡ] χάλιξ Kalk: الكِلْسُ I 319 a 33.

ὁ χάλκανθος Kupfervitriol: القَلْقَنْتُ II 206 b 24 ff. = 359 b 33 ff.

ὁ χαλκός Kupfer: النُّحَاسُ II 543 b 38 ff.; 1601 a 23 ff.; 1971 b 25 ff.

τὸ χαλκουργικὸν μέταλλον Kupferbergwerk: مَعْدِنُ النُّحَاسِ II 2069 a 10 ff.

τὸ χάλκωμα Kupfergefäß: إِنَاءٌ مِنْ نُحَاسٍ II 2140 b 9 ff.

ἡ χαμαιδάφνη Alexandrinischer Lorbeer (?): الغَارُ II 2125 b 7 ff.

ἡ χαμαίδρυς echter Gamander: الكَمَاذَرْيُوسُ I 576 a 39.

χαμαιπετής auf d. Erde liegend: لَاطِئٌ مَعَ الأَرْضِ II 683 a 22 ff.

ἡ χαμαίπιτυς gelber Günsel: الكَمَافِيطُوس I 576 b 34 f.; II 2091 a 22 ff.

ἡ χαμαισύκη Zwergwolfsmilch (?): خاماسوقي II 683 a 16 ff.

ἡ χαρά Freude: السُّرُورُ II 496 a 3 ff. • الفَرَحُ II 496 a 33 ff. • اللَّذَّةُ II 490 a 16 f.

ὁ χαρακτήρ Gepräge, Eigentümlichkeit: الفَضِيلَةُ II 996 a 1 f.

χαρίεις anmutig, reizend: مَسْرُورٌ مُزَيَّنٌ II 2122 b 2 ff.

χαρίζομαί τινι j-m wohlgefällig sein: يَلِيقُ c. bi-p.: II 2001 b 19 ff.

χάριν (Postpos. mit Gen.) um … willen, wegen: παιδιᾶς χάριν: مِنْ أَجْلِ اللَّعِبِ II 800 b 13 ff. • τεκνοποιίας χάριν: مِنْ أَجْلِ فِعْلِهِمُ الأَوْلَادَ II 1977 b 43 ff. • ἐπικράσεως χάριν: لِتَعْدِيلِ المِزَاجِ II 1484 a 3 ff. • τροφῆς χάριν: لِحَالِ الغِذَاءِ II 156 b 16 ff. (vgl. Ullmann EN II p. 325 f., § 113).

ἡ χάρις Gunst, Gnade: النِّعْمَةُ II 1973 b 31 ff.; 2203 b 41 ff. • ὁ πρὸς χάριν λόγος: اللَّذَّةُ II 494 b 3 f.

ὁ χάρτης Blatt Papyrus: القِرْطَاسُ I 543 a 35 f.; II 2150 b 33 ff.

χασμάομαι gähnen: تَثَاءَبَ II 1968 b 11 ff.

ἡ χάσμη Gähnen: التثاؤب II 1925 b 6 ff.

χαῦνος schlaff: رخو II 683 a 22 ff.; 2124 b 19 ff.

τὸ χεῖλος Lippe: الشفة II 1895 a 35 ff.; 1930 b 31 ff.

χειμάζομαι in schwere See geraten: هاج عليه تيار II 1167 b 7 ff. • لجج II 211 b 22 ff. = 216 b 29 ff. • ὅταν μὴ χειμάζωνται: إذا كان البحر هادئا II 1240 a 13 ff.

χειμερινός winterlich: شتوي II 2036 a 29 ff.; 2064 b 7 ff.

ὁ χειμών Winter, Sturm, Unwetter (→ WGAÜ S II 677): الشتاء I 581 a 42 f.; II 571 b 12 ff.; 657 b 10 ff.; 1637 a 14 ff.; 2035 a 24 ff.; b 27 ff.; 2247 a 26 ff.; 2263 a 27 ff. • العاصف II 1167 b 3 ff. • ἐν χειμῶνι: إذا عصفت بها الرياح II 750 a 7 ff.

ἡ χείρ Hand: اليد II 391 b 12 ff.; 537 a 4 ff.; 617 a 28 f.; 628 a 11 ff.; 635 a 32 ff.; 686 b 30 ff.; 782 a 11 ff. et passim.

ὁ χειραγωγός der j-n an der Hand führt: من يمسك بيده II 1374 a 11 ff.

χείριστος (Superl. zu κακός) schlechtester: ردئ جدا II 361 a 45 ff.

χειροποίητος von Menschenhand gemacht: مصنوع بالأيدي II 1981 a 24 ff.

χειροτονέω τι die Hand nach etw. ausstrecken: χειροτονεῖν τὸ αἰδοῖον: لعب بإحليله II 782 a 9 ff.

χείρων (Kompar. zu κακός) schlechter: شر II 41 a 32 ff.

ἡ χελιδονία Name e-r Schlange: الحية المسماة بالخطاف II 593 b 14 ff.

ἡ χελώνη Schildkröte: السلحفاة II 1240 a 28 = 2240 a 44 • اللجأة II 235 b 14 ff.; 236 a 4 ff.

τὸ χέρνιβον Waschschüssel: الكرنيب I 150 b 15.

χερσαῖος auf d. Lande lebend: برّي II 168 a 21 ff.; 539 a 18 ff.; 668 b 18 ff. • ὁ χερσαῖος κροκόδειλος: الجرذون II 1850 a 33 ff.

χέω τι etw. gießen, ausschütten: ثبّت c. acc. r.: I 545 a 21.

ἡ χηλή gespaltener Huf, Klaue: الظلف II 2141 a 40 ff.

ὁ [ἡ] χήν Gans: الإوز II 9 b 30 ff. • البط II 362 b 12 ff.

χήνειος zur Gans gehörend: ἡ χηνεία γλῶσσα: لسان الإوز II 635 a 27 ff.

αἱ χηρεύουσαι die verwitweten (Frauen): الأرامل II 1224 b 22 ff.

χθόνιος irdisch: θεοὶ χθόνιοι: مَلَائِكَةُ الأَرْضِ II 54 b 38 ff.

ἡ χιμέτλη Frostbeule: الثُّلُوجَةُ II, 4 p. XV.

χῖος aus Chios stammend: ἡ χία μαστίχη Mastix aus Chios: كِيًّا I 476 b 39.

ὁ χιτών Rock, Hemd, Kleid; Ummantelung, Haut: الكَتَّان I 54 b 35 • الحُلَّةُ II 888 a 27 ff. • الغِلَافُ II 954 a 21 ff. • الطَبَقَةُ II 376 a 3 f.; 38; b 24; 944 b 9 ff.; 2109 a 19 • الجُنَّةُ أَوْ الجِلَادُ II 2226 b 20 ff. • الجِسْمُ II 2109 a 1.

ὁ χιών Schnee: الثَّلْجُ II 1401 a 23 ff.; 1845 a 24 ff.

χλωρός grünlich, grüngelb; frisch: أَخْضَرُ I 577 a 40 ff.; II 1852 b 24 f. • طَرِيٌّ II 95 a 16 ff.; 546 b 20 ff. • رَطْبٌ II 588 b 5 ff. • (Kompar.) τρέπει τὴν χρόαν ἐπὶ τὸ χλωρότερον: أَحَالَ اللَّوْنَ إِلَى الصُّفْرَةِ II 688 b 37 ff. = 1850 a 5 ff.

ὁ χνοῦς Abgeschabtes, Staub (→ WGAÜ S II 689): شَيْءٌ شَبِيهٌ بِالغُبَارِ أَوِ الزَغَبِ II 1362 b 26 ff. = 1376 b 2 ff.

ἡ χοῖνιξ Maßeinheit, entspr. vier Kotylen: χοίνικας τέσσαρας: وَزْنُ عَشَرَةِ أَرْطَالٍ II 1752 b 15 ff.

αἱ χοιράδες Skrofeln, Skrofulose: الخَنَازِيرُ II 687 a 17 ff.; 2091 b 10 ff.

χοίρειος vom Schwein stammend: τὰ χοίρεια κρέα: لَحْمُ الخَنَازِيرِ II 357 a 40 f.

ὁ χοῖρος Ferkel, Schwein: الخِنَّوْصُ II 360 b 29 ff. • الخِنْزِيرُ II 46 a 36 ff. = 1176 a 19.

ἡ χολή Galle: المِرَّةُ II 513 b 12 ff.; 986 b 6 ff.; 2259 a 42 ff. • المَرَارُ II 516 b 1 ff.; 1221 b 13 ff. • المَرَارَةُ II 668 b 40 ff.; 692 a 27 ff.; 842 a 23 ff.

χολώδης gallig: (subst.) τὰ χολώδη: المِرَّةُ II 593 b 21 ff. • الصَفْرَاءُ II 1470 a 25 ff.

ὁ χόνδρος Korn, Graupe: الكُنْدُرُ I 83 a 40 • الخَنْدَرُوسُ II 501 a 22 ff.; 2178 b 22 ff.

ὁ χόνδρος Knorpel: الغُضْرُوفُ II 346 b 10 ff.; 354 b 31 ff.; 406 a 41 ff.; 1997 b 9 ff.; 2109 a 32 ff.

χονδρώδης aus Knorpeln bestehend: غُضْرُوفِيٌّ II 367 a 15 ff. • مُلْصَقٌ بِالغَضَارِيفِ II 670 b 25 ff.

ἡ χορδή Saite: الوَتَرُ II 1605 b 15 ff.

χοριοειδής der Fötushaut gleichend: شَبِيهٌ بِالمَشِيمَةِ II 2126 a 8 ff.

τὸ χόριον Fötushaut, Nachgeburt: المَشِيمَةُ II 945 a 33.

ὁ χοῦς Staub: التُّرَابُ II 291 b 41 ff.

χράομαί τινι etw. brauchen, bedürfen; etw. gebrauchen, benutzen (→ auch χρή): اِسْتَعْمَلَ c. acc. r.: I 569 a 16 f.; 18 f.; II 386 a 30 ff.; 545 a 9 ff.; 634 a 10 ff.; 636 a 29 ff.; 719 a 8 ff.; 1242 b 5 ff.; 1490 a 6 ff.; 1847 a 26 ff.; 2068 b 41 ff.; 2126 a 36 ff.; 2133 b 37 ff.; 2154 a 13 ff.; II, 4 p. XVIII • عَالَجَ c. bi-r.: II 516 a 42 ff. = 725 b 9 ff. • ἐσθῆτι χρῆσθαι: لَبِسَ ثِيَابًا II 2122 b 7 ff. • παύσεται λόγοις χρώμενος: تَرَكَ الكَلَامَ II 614 b 34 ff. • τῇ πλεκτάνῃ χρῆται: تَمْتَدُّ وَتَلْتَوِي بِالرِجْلَيْنِ II 1899 a 36 ff.

ἡ χρεία Gebrauch, Nutzen: المَنْفَعَةُ II 2226 b 28 ff. • ἡ γλῶττα χρείαν παρέχεται τῇ διαμασήσει: يُعِينُ اللِسانُ المَضْغَ II 633 b 43 ff.

χρή mit Inf.: es ist nötig, es ziemt sich, etw. zu tun, man muß etw. tun: يَنْبَغِي أَنْ يُفْعَلَ شَيْءٌ II 105 a 10 ff.; 190 b 34 ff.; 954 a 20 ff.; 1239 b 27 ff.; 1600 b 23 ff.; 2077 b 41 ff.; 2228 a 13 ff. • (Inf.) χρῆναι: id.: II 540 a 36 ff.

τὰ χρήματα Hab und Gut, Geld: الأَمْوَالُ II 2202 a 22 ff.; b 3 ff.

χρήσιμος brauchbar, nützlich: نَافِعٌ II 1984 b 2 ff. • أُنْتُفِعَ بِشَيْءٍ II 538 b 2 ff. • مُوَافِقٌ لِشَيْءٍ II 634 b 10 ff. • ἰατροῖς ἐστι χρήσιμος: نَفْعُهُ لِلْأَطِبَّاءِ II 1973 b 17 ff. • (subst.) τὸ χρήσιμον: المَنْفَعَةُ II 1815 a 40 ff.; 1826 a 43.

ἡ χρῆσις Gebrauch, Nutzen: الاِسْتِعْمَالُ II 1975 a 10 f. • ἡ συνεχὴς χρῆσις: الإِدَامَةُ II 161 b 1 ff. • ἡ ἡδίστη χρῆσις: مَا كَانَ يُلْتَذُّ بِهِ II 483 a 41 ff.

χρηστέον τινί man muß etwas gebrauchen: يَنبغي أَنْ يُسْتَعْمَلَ شَيْءٌ II 692 a 22 ff.; 916 a 40 ff.

χρηστός brauchbar, nützlich: صَالِحٌ II 1451 a 20 f. • مَحْمُودٌ II 2124 b 19 ff.

ἡ χρηστότης Brauchbarkeit, Rechtschaffenheit: الصَالِحَةُ II 1983 b 38 ff. (vgl. Ullmann BzaG p. 130–132).

τὸ χρῖσμα Salbe: اللَطُوخُ II 692 a 19 ff.

Χριστός der Gesalbte: المَسِيحُ II 741 b 41 ff.; 861 a 31 ff.; 1283 a 21 ff.; 1971 b 20 ff.; 1981 a 24 ff.; 2003 a 24 ff.; 2253 a 18 ff.

χρίω salben: لَطَخَ II 684 b 19 ff. • لَطَّخَ II 686 b 30 ff. • طَلَى II 519 b 16 ff.; 537 a 4 ff.

ἡ χρόα Farbe: اللَوْنُ II 37 b 7 ff.; 688 b 37 ff. = 1850 a 5 ff.; 1381 b 25 ff.; 1472 a 6 ff.; 1847 a 26 ff.; 1851 a 22 ff.; 1853 a 19 ff.;

1854 a 9 ff.; 1856 b 20 ff.; 1857 b 20 ff.; 2121 b 30 ff.

ἡ χροιά Farbe: اللَّوْنُ I 557 a 38 f.; II 986 b 35 ff.; 1850 a 12 ff.; 1851 b 34 ff.

χροΐζω τι etw. färben: لَوَّنَ c. acc. r.: II 1845 b 8 ff.

χρονίζω andauern, chronisch werden: طَالَ (u) II 2198 a 26 ff. • أَزْمَنَ II 519 b 15 ff.

χρονικός zeitlich: زَمَانِيٌّ I 582 a 18.

χρόνιος andauernd, chronisch: مُزْمِنٌ II 94 b 44 ff.; 516 a 3 ff.; 842 a 16 ff.; 1969 a 8 ff. • (Kompar.) χρονιώτερος: أَطْوَلُ II 193 a 14 ff. • أَزْمَنُ وأَكْثَرُ لُبْثًا II 104 b 22 ff.

ὁ χρόνος Zeit: الزَّمَانُ II 11 a 7 ff.; 24 b 25 ff.; 98 a 38 ff.; b 6 ff.; 937 a 8 ff.; 995 b 10 ff.; 1011 a 17 ff.; 1632 b 24 ff.; 1748 a 36 ff.; 1941 a 39 ff.; 1978 b 37 ff.; 1982 b 30 ff. • المُدَّةُ II 105 a 21 ff. • الحِينُ II 98 a 36 f.; 549 a 17 ff.

χρύσεος golden: λεκάνη χρυσέα: لَقَنٌ ذَهَبٍ II 1131 b 17 ff.

χρυσίζω wie Gold glänzen: ذَهَبِيٌّ II 25 a 25 ff. • تَلَوَّنَ بِلَوْنِ الذَّهَبِ II 1847 a 21.

τὸ χρυσίον Gold: الذَّهَبُ II 543 b 38 ff.; 1854 a 9 ff.; 1980 b 19 ff.

ἡ χρυσοκόλλα Goldlot, Kieselkupfer: لِزَاقُ الذَّهَبِ II 543 b 44 ff.; 544 a 14 • التِّنْكَارُ II 368 b 43 f.

ὁ χρυσός Gold: الذَّهَبُ II 172 a 42 ff.; 1488 a 19 ff.

χρυσοῦς golden: σκεύη χρυσᾶ: أَوَانِي ذَهَبٍ II 1977 b 17 ff.

τὸ χρυσοφόρον Bez. des Bernsteins: الكَهْرُبَا I 406 b 14.

χρώζω τι etw. färben: κεχρωσμένος: مُتَلَوِّنٌ II 1859 b 35 ff. • مُتَصَبِّغٌ II 1852 b 21 ff.

τὸ χρῶμα Farbe: اللَّوْنُ I 577 a 40; II 688 a 40 ff.; 1845 a 18 ff.; 1847 a 31 ff.; 1850 a 28 bis 1860 a 13 passim; 1863 a 23 ff.; 1866 a 36 ff.; 2108 b 19 ff.

χρωματίζω τι etw. färben: لَوَّنَ c. acc. r.: II 688 a 42 ff.; 1845 a 20 ff.; 24 ff.

χρωματικός zur Farbe gehörend: τὸ γένος χρωματικόν (term. t. music.): المُلَوَّنَةُ II 1867 a 45 ff.

ὁ χρωματισμός Färbung: التَّلْوِينُ II 1863 b 3 ff.

ὁ χρώς Hautfarbe: لَوْنُ البَدَنِ II 1849 b 42 ff.

χυλίζω τι etw. entsaften: اِسْتَخْرَجَ العُصَارَةَ II 519 b 21 f.; 986 a 29 ff. • عَصَرَ الماءَ II 1787 a 42 ff.

τὸ χύλισμα ausgepreßter Saft: العُصَارَةُ II 986 a 29 ff.

ὁ χυλός Saft (→ WGAÜ S II 712): الكَيْلُوسُ I 509 a 25 • العُصَارَةُ II 94 b 41 ff.; 165 a 31 ff.; 419 a 11 ff.; 1795 b 1 ff.; 2140 b 9 ff.; 2154 a 13 ff. • المَاءُ I 569 a 15 ff.; II 205 b 15 ff.; 588 b 5 ff.; 1490 a 1 ff.; 2250 a 6 ff. • اللُّعَابُ II 815 b 14 ff.

ἡ χυμεία Kunst der Metall-Legierung: الكِيمِيَاءُ I 512 a 23.

ὁ χυμός Saft, Körperflüssigkeit, Säftekonstitution: الكَيْمُوسُ I 510 a 45; b 44 f.; 511 a 4 ff.; II 534 b 29 ff.; 33 ff. • الخِلْطُ II 278 b 35 ff.; 525 a 5 ff.; 663 a 24 ff.; 845 b 22 ff. • الرُّطُوبَةُ II 634 a 2 ff. • المَذُوقُ II 634 a 17 ff. • ὁ μελαγχολικὸς χυμός: السَّوْدَاءُ II, 4 p. XII.

ἡ χύτρα (irdener) Topf: القِدْرُ II 927 a 20 ff.

χωλός gelähmt: مُقْعَدٌ II 2241 b 41 ff.

ἡ χώρα Platz, Stelle, Land: الكُورَةُ I 431 b 28 • البِلَادُ II 447 b 38 ff.

χωρέω Platz machen, herauskommen: خَرَجَ II 2120 a 32 ff. • بَدَا II 25 b 21 ff. • χωρέω τινί j-m entgegengehen: شَدَّ c. ʿalā p.: II 1206 a 34 ff.

χωρίζω τι etw. absondern, trennen: فَصَلَ c. acc.: II 1997 b 19 ff. • فَارَقَ cum acc.r.: II 2160 a 5 ff. • χωρίζομαι: اِنْفَرَدَ II 999 a 16 ff. = 1011 a 28 ff.

τὸ χωρίον Gegend, Ort: المَوْضِعُ II 1010 a 29 ff.; 1483 a 35 ff.; 2217 a 24 ff. • العِرْقُ II 561 a 2 ff.

χωρίς (Präp. mit Gen.) fern von, ohne: مِنْ غَيْرِ شَيْءٍ II 28 b 30 ff. = 39 a 12 f.; 516 b 5 ff.; 30 ff.; 520 a 44 f.; 1229 b 2 ff. • بِلَا شَيْءٍ II 33 a 5 f.; 7 f.; 572 b 3 ff.; 929 b 31 ff.

χωρίς (Adv.) abgesondert, für sich: عَلَى طَرِيقِ المُبَارَاةِ II 2009 a 19 ff. • (subst.) τὸ χωρίς: فُرَادَى II 1214 b 33 ff.

ψαθυρός locker: (subst.) τὸ ψαθυρόν: الهَشَاشَةُ II 2119 a 18 ff.

ἡ ψαῦσις Berührung: مُلَامَسَةُ اليَدِ II 498 a 29 ff. = 1382 b 26 ff.

ψελλίζομαι stammeln, lallen: كَانَ مِنْ ذٰلِكَ اللُّثْغَةُ II 229 a 29 ff.

ψελλός stammelnd, lallend: مَنْ بِهِ لُثْغَةٌ II 190 a 41 f.

ψευδής falsch, unwahr: غَيْرُ صَادِقٍ II 556 a 23 ff.

ψεύδομαι lügen: كَذَبَ I 1636 b 10 ff.; 1978 b 42 f. • ἡγούμεθά τινα ψεύδεσθαι : كَذَّبْنَا فُلَانًا II 1620 a 13 ff.

ὁ ψευδοπροφήτης Lügenprophet : النَّبِيُّ الكَاذِبُ II 142 a 33 ff.

τὸ ψεῦδος Lüge : ψεῦδός κεν φαῖμεν (Ilias 2,81) : كَذَّبْنَاهُ II 1620 a 8 ff.

ἡ ψηφίς Steinchen, Gemme : الفَصُّ II 540 b 33 ff. ; 38 f. = 670 a 11.

ψηφοπαικτέω mit Steinchen spielen : لَعِبَ بِالفُصُوصِ II 783 a 4 ff. ; 786 b 31 ff.

ἡ ψῆφος Steinchen, Gemme : الفَصُّ I 570 b 15 f. = II 783 a 44 ff. • ψήφοις σύν τινι παίζειν : لَاعَبَ فُلَانًا بِالشِّطْرَنْجِ II 795 b 42 ff. ; 825 b 4 ff.

ψιλόω τὰς τρίχας die Haare abschneiden, abrasieren : حَلَقَ الشَّعْرَ II 95 a 10 ff. ; 163 b 43 f. ; 687 b 28 f. ; 31 ff.

τὸ ψιμύθιον Bleiweiß : الإِسْفِيذَاجُ II 688 a 17 ff. ; 419 a 11 ff.

ὁ ψόγος Tadel : اللَّائِمَةُ والهِجَاءُ II 1838 a 27 ff. (vgl. Ullmann BzaG p. 225).

ψοφέω tönen, e-n Laut von sich geben : جَاءَ الصَّوْتُ II 1941 a 10 ff.

ὁ ψόφος Schall, Laut : الصَّوْتُ II 1980 a 40 ff. • الصَّخَبُ II 1750 a 8 ff.

ψυκτικός kühlend : بَارِدٌ II 985 a 32 ff. ; 1968 a 42 ff.

ἡ ψύλλα Floh : البُرْغُوثُ II 2235 a 29 ff.

ἡ ψῦξις Kühlung, Kälte : البَرْدُ II 587 b 24 ff. ; 1968 a 9 ff. • البُرُودَةُ II 2242 a 8.

ἡ ψυχή Seele : النَّفْسُ II 252 a 29 ff. ; 323 b 12 ff. ; 427 b 34 ff. ; 428 b 42 ff. ; 498 b 18 ff. ; 38 ff. ; 657 b 16 ff. ; 724 a 3 ff. ; 853 a 32 ff. ; 37 ff. ; 995 b 5 ff. et passim.

ψυχικός zur Seele gehörend : ἡ ψυχικὴ θερμότης : حَرَارَةُ النَّفْسِ II 2141 a 26 ff.

ψυχρός kühl, kalt : بَارِدٌ I 511 a 13 f. ; 581 a 38 f. ; II 518 b 40 f. ; 534 b 29 ff. ; 573 b 2 ff. ; 725 a 30 ff. ; 847 b 18 ff. ; 1377 a 41 ff. ; 1984 b 2 ff. ; 2122 a 8 ff. ; 2247 a 26 ff. • أَبْرَدُ II 732 b 41 ff.

ἡ ψυχρότης Kälte : البَرْدُ II 710 a 6 ff. ; 2100 a 28 ff. = 2141 a 18 ff. • البُرُودَةُ II 2109 a 27 ff.

ψύχω kühlen : بَرَّدَ II 1847 a 26 ff. • ψύχομαι erkalten, kalt sein : بَرَدَ II 1999 b 17 ff. ; 32 ff.

τὸ ψώμισμα Bissen : الكِسْرَةُ II 809 b 20 ff.

ἡ ᾠδή Gesang : التَّلْحِينُ II 391 b 10 ff.

ᾠδικός gut singend : لَحِنٌ حَسَنُ الصَّوْتِ II 2189 b 13 ff. • صَاحِبُ الغِنَاءِ II 388 b 8.

ἡ ὠδίς Geburtswehen : المخاض II 17 b 1 f.

τὸ ὤκιμον Basilienkraut : الباذروج II 590 b 26 ff.

ἡ ὠμιαία φλέψ die humero-cephalische Vene : العرق الكتفي I 544 b 25.

ἡ ὠμοπλάτη Schulterblatt : الكتف II 1973 b 21 ff. ; 2201 a 11 ff.

ὁ ὦμος Schulter, Schulterblatt : الكتف II 2184 b 37 ff.

ὠμός roh : نيء II 534 b 25 ff. • لين II 2120 b 31 ff. • غير محرق I 456 b 31 f. • ἡ ὠμὴ κύθρα : قدر من طين II 542 b 4 ff.

ἡ ὠμότης roher Zustand, Unreife : αἱ ὠμότητες : الكيموسات الفجة I 511 b 22.

τὸ ᾠόν Ei : البيض (n. gen.) II 519 a 26 ff. ; 538 b 2 ff. ; 724 b 33 f. ; 1044 a 41 ff. ; 1164 b 10 ff. ; 1170 b 32 ff. ; 1617 b 43 ff. ; 1812 a 19 ff. ; 26 ff. ; 1852 b 4 ff. ; 2119 a 36 ff. • τὰ ᾠὰ συντίθησιν : يبيض II 235 b 14 ff.

ἡ ὥρα Jahreszeit, Zeit, Stunde : الفصل II 2036 a 36 ff. • الوقت II 161 a 11 ff. ; 1221 b 13 ff. ; 2120 b 40 ff. • الزمن II 572 a 42 ff. • الساعة II 985 b 27 ff. • πᾶσαν ὥραν : النهار كله II 2036 a 14 ff.

αἱ Ὧραι die Göttinnen der Jahreszeiten : ملائكة الساعات II 54 b 44 f.

ὡραῖος der Jahreszeit gemäß : لازم للأوقات II 572 a 42 ff.

ὡς (modales Adv.) [so] ... wie : ك II 862 a 13 ff. ; 2144 a 42 ff. ; 2166 b 22 ff. ; 26 • كأن II 490 b 14 ff. ; 2242 a 44 ff. • كما I 9 a 18 ; II 557 b 45 ff. ; 809 b 19 ff. ; 926 b 44 ff. ; 1876 b 1 ff. ; 2246 b 42 ff. • مثل II 1167 b 16 ff. ; 1230 b 7 ff. ; 2141 a 38 ff. • كمثل II 2161 b 43 ff. • مثال ذلك II 165 b 26 ff. • بمنزلة II 540 b 33 ff. ; 38 f. = 670 a 11 • شبيه به II 528 b 2 ff. ; 938 b 5 ff. • على ما II 1981 a 30 ff. • على حسب II 995 b 10 ff. • على طريق II 279 a 4 ff. ; 999 a 17 f. ; 2215 a 38 ff. • من قبل أن II 2154 a 2 ff.

ὡς (kausal) da, weil : ὡς λεπτόγλοιον : لرقة لحائه II 2192 a 27 ff.

ὡς (mit Superl.) so ... als möglich : σικύη ὡς μεγίστη : محجمة من أعظم ما يكون من المحاجم II 2211 a 7 ff. • ὡς ἥκιστα : أقل II 929 b 22 ff. • ὡς ἐπὶ τὸ πλεῖστον : أكثر ذلك II 1851 a 18 ff.

ὡς (exclam.) wie! : ὡς ἡδὺ τὸ ζῆν : ما ألذ الحياة II 509 a 9 ff. • ὡς ἡδὺς ὁ βίος : ما ألذ العمر II 509 a 11 ff. • ὡς ἡδὺ τῷ σωθέντι μεμνῆσθαι πόνων : ما ألذ ذكر المصائب عند من سلم منها II 509 a 7 f.

ὡσανεί so als ob: ὡσανεὶ χαλινοῦ δύναμιν ἔχειν: قوّته تجري مجرى اللجام II 2174 b 33 ff.

ὡσαύτως (Adv.) ebenso: على ذلك المثال II 2093 a 10 ff. • أيضًا فكذا II 2003 a 27.

ὥσπερ (Adv.) [so] wie: ك II 538 b 6 ff.; 1050 a 2 ff.; I 543 a 35 f. • كما II 121 b 29 f.; 248 b 41 ff.; 406 b 18 ff.; 501 a 22 ff.; 912 a 22 ff.; 1252 b 4 ff.; 1710 b 26 ff.; 1811 b 36 ff.; 1845 a 24 ff. • كأنّ II 953 b 35 f.; 1634 a 26 ff.; 1941 b 3 ff.; 2009 a 21 ff. • كذلك II 427 a 39 ff.; 2162 a 5 f. • مثل II 190 a 41 f.; 520 a 36 ff.; 668 a 3 f.; 1812 a 10 ff.; 1895 b 42 ff.; 1983 b 27 ff.; 2130 b 20 f. • بمنزلة II 277 a 16 ff.; 347 a 22 ff. = 888 a 27 ff.; 353 a 21 ff.; 359 b 12 ff.; 418 b 16 ff.; 2257 a 39 ff. • على نحو II 1844 b 12 ff. • شبيهٌ به II 986 b 26 ff. • شِبْهَ ما II 933 b 7 ff. • أشبهَ شيئًا II 633 a 40 ff.

ὥστε (Konj.) daß; damit; so daß (→ WGAÜ 798; S III 587 f.): حتّى II 360 b 23 ff.; 555 b 13 ff.; 1377 b 23 ff. • لكي II 17 b 9 ff. • لذلك II 268 b 37 ff.; 1386 a 5 ff. • فإذْ II 336 a 17 ff. = 555 b 41 ff. • إنّ II 1387 b 14 ff.

ἡ ὠταλγία Ohrenschmerzen: وجع الأذن II 1787 a 42 ff.; 2132 b 41 ff.

ἡ ὠφέλεια Nutzen: المنفعة II 479 b 42 ff.; 483 a 45 ff.

ὠφελέω τι bei, gegen etw. (e. Krankheit) nützen, helfen: نفع c. min r.: II 206 a 19 ff.; 448 a 29 ff.; 515 b 11 ff.; 37 ff.; 841 a 40 ff. et passim • نفع c. acc. r.: II 363 b 39 ff. • ὠφελέω πρός τι gegen etw. (e. Gift) helfen: كان بادزهرا للسمّ II 158 b 7 ff. • ὠφελέω ἐπί τινος gegen j-n (e. giftiges Tier) helfen: نفع c. min r.: II 688 b 40 ff. • ὠφελέω τινά j-m (e-m Kranken) nützen, helfen: نفع c. acc.: II 449 a 15 ff.; 590 b 26 ff.; 847 b 27 ff.

ὠφέλιμος nützlich, hilfreich: نفع II 346 b 33 ff.; 589 a 3 ff.; 1756 b 2 ff.

ἡ ὠχρίασις Blässe, Fahlheit: تغيّر لون II 593 b 14 ff.

ὠχρός blaß, gelb: أصفر II 986 b 26 ff. • τὴν χροιὴν ὠχρὴν ἔχω: يضرب اللون إلى الصفرة II 1850 a 12 ff.

Ergänzungen und Berichtigungen

αἰσθάνομαί τι: أَدْرَكَ c. acc. r.: II 2127 b 17 ff.

τὸ ἀμαράκινον (sc. ἔλαιον) mit Mutterkraut (τὸ ἀμάρακον = τὸ παρθένιον, s. Diosc. III 138) bereitetes Öl: دُهْنُ الأُقْحُوَانِ II 1485 a 32 ff. = WGAÜ S I 120.

ἀμφότερος beide, beiderseits: كِلَاهُمَا (vgl. Ullmann Kilā nr. 30; 39; 42; 49; 53; 54; 69; 71; 74; 76; 77; 79; 80; 89–91; 94; 97; 112; 113): II 703 a 25 ff.; 1580 a 36 ff. • صِنْفَانِ II 359 b 24 ff.

ἄμφω beide: كِلَاهُمَا (vgl. WGAÜ 103; Ullmann Kilā nr. 73; 75; 81; 92): II 2172 a 45 ff. • اللَّفْظَتَيْنِ II 1010 a 22 ff.

ἀμφώδων in beiden Kiefern (Schneide-)Zähne habend (→ WGAÜ S I 108): لَهُ أَسْنَانٌ فِي اللَّحْيَيْنِ جَمِيعًا II 406 b 19 ff.; 407 a 1 ff.

τὸ ἄμωμον e. Pflanze (Amomum subulatum, → WGAÜ 103): الحَمَامَا II 590 b 26 ff.

ἡ ἀνατροπή Umsturz, Zerstörung: الغَثْيُ II 1483 b 37 ff.

ὁ ἀρήν Lamm: Plur. οἱ ἄρνες: الحُمْلَانُ II 361 a 21 ff.

αὐτόματος: ἀπὸ ταὐτομάτου: مِنْ تِلْقَاءِ نَفْسِهِ II 1221 b 1 ff.

τὸ βατράχιον Ranunculus: كَبِيكَج I 542 b 7.

βιβρώσκω τι etw. essen: أَكَلَ c. acc. r.: II 810 a 34 ff.; 1483 b 43 ff.; 1968 b 29 ff.

εἴκω τινί sich e-r Sache hingeben: πρᾶξιν εἶκε λόγοισι: أَنْ تُلِينَ جَانِبَكَ فِي الكَلَامِ II 2095 b 44 ff.

εἴρω sagen: أَخْبَرَ II 16 b 22 f. • وَصَفَ II 728 b 37 ff. • كَتَبَ II 854 a 8 ff.

ἐκριζόω τι etw. entwurzeln: اِسْتَأْصَلَ c. acc. r.: II 861 a 25 ff.

ἐκστρέφομαι sich herausdrehen: اِلْتَوَى II 2258 a 40 ff.

ἐκφύομαι herauswachsen: نَبَتَ c. min r.: II 2201 a 1 ff.

ἔμπροσθεν (Präp. mit Gen.) vor: بَيْنَ يَدَيْهِ II 785 b 24 ff.

ἐμπτύω εἴς τι in etw. hineinspucken: بَزَقَ c. fī r.: II 741 b 40 ff.

τὸ ἐμπύημα Abszess : المِدَّةُ II 25 b 21 ff.

ἐπανείρομαι wieder befragen : سَأَلَ II 2077 b 41 ff.

ἐπεισκρίνομαι übersättigt sein : ἡ τροφὴ συνεχὴς ἐπεισκριθεῖσα : الغِذَاءُ ... إذا تَغَيَّرَ زَمَانًا طَوِيلًا II 937 a 8 ff.

ἐπέχω τι etw. zurückhalten : قَطَعَ c. acc. r. : II 2213 a 6 ff.

εὐκρινής eine gute Krisis habend : حَسَنُ البُحْرَانِ II 572 a 42 ff.

εὔτακτος in guter Ordnung : لازِمٌ لِأَوْقَاتِهِ وَنِظَامِهِ II 572 a 42 ff.

ὁ ἡμεδαπός unser Landsmann : مِنْ أَهْلِ بَلَدِنَا II 38 b 33 ff. = 1271 b 36 ff.

ὁ ἰκτῖνος Gabelweihe : الحِدَأَةُ II 647 b 28 ff.

καθίστημι εἴς τι auf etw. hindeuten : دَلَّ c. ʿalā r. : II 2181 b 14 ff.

τὸ καστόριον Bibergeil : الجُنْدَبِيدَسْتَرُ II 2221 a 38 ff.

κατάγνυμί τι etw. zerbrechen : كَسَرَ c. acc. r. : II 2154 b 17 ff.

ἡ καυκαλίς Steinbrech : قَوْقَالِيس II 1723 a 5 ff.

κεράννυμι mischen : τὸ κεκραμένον : المُخْتَلِطُ II 505 b 8 ff.

τὸ μυστήριον Geheimnis : السِّرُّ II 888 b 36 ff.

τὸ οἴδημα Geschwulst : أُوذِيمَا II 2076 a 1 ; τὰ οἰδήματα : التَّرَبُّلُ II, 4 p. XII f.

οἰκειότερος passender : أَلْيَقُ II 2009 a 19 ff. ; b 2 ff.

ὁμοιομερής aus gleichartigen Teilen bestehend (→ WGAÜ S I 767) : مُتَشَابِهُ الأَجْزَاءِ II 1997 b 7 ff.

ἡ ὁπλή Huf : Plur. αἱ ὁπλαί : الأَظْلَافُ وَالحَوَافِرُ II 2077 b 33 ff.

τὸ ὀποβάλσαμον Balsam, Mekkabalsam : لَبَنُ البَلَسَانِ II 2164 b 23 ff.

ὁ ὀπωροπώλης (sic l. pro ῥωποπώλης ?) Obstverkäufer (→ WGAÜ 596) : بَيَّاعُ الفَاكِهَةِ II 1977 b 36 ff.

ὁρίζω τι etw. definieren : حَدَّ c. acc. r. : II 1859 a 41 ff.

οὖν (Partikel) nun, also : لَيْتَ شِعْرِي II 1941 a 36 ff.

ὁ οὐρανίσκος Gaumen, Palatum : أَعْلَى الفَمِ II 1601 a 41 ff.

ὁ παρακοιμώμενος Titel e-s byzantinischen Beamten : بَرَكِمُومَنُس II 883 b 14 ff.

ὁ παράλιος Euphorbia Paralias : لَاعِيَةٌ II 872 b 37.

τὸ πρόρρηγμα Amnion, Nachgeburt : الرُّطُوبَةُ II 1362 b 40 f.

πτερορρυέω sich mausern : أَلْقَى رِيشَهُ II 1164 a 25 ff.

ῥέω fließen: سَالَ II 17 b 2 f. • ἢν ἡ κοιλίη πουλλὰ ῥυῇ: إِنْ أَلَحَّ عَلَيْهِ ٱسْتِطْلَاقُ البَطْنِ II 246 b 3 ff.

ἡ σκίλλη Meerzwiebel: بَصَلُ الفَأْرِ II 1786 a 13 ff.

συγκαταψηφίζομαι dazugewählt werden: أُحْصِيَ II 1163 b 21 ff.

συμπίνω zusammen trinken: بَعْضُهُمْ يُشَارِبُونَ بَعْضًا II 2218 b 10 ff.

συνάπτομαι zusammengefügt sein: اِتَّصَلَ II 633 a 25 ff.

συνίσταμαι sich konsolidieren: تَمَّ التَّقْوِيمُ II 549 a 17 ff.

ἡ φλόγωσις Entzündung: الاِلْتِهَابُ II 1483 b 2 ff.

φροντίζω nachdenken: ظُنُونٌ II 2154 a 2 ff.

φύω τι etw. wachsen lassen: φύειν φύλλα: أَنْبَتَ وَرَقًا II 1225 a 45 ff.

ἡ χημεία Kunst der Metall-Legierung: الكِيمِيَاءُ I 512 a 22.

Arabischer Index

أَ → πότερον

أَبٌ → γονεύς, πατήρ

أَبَدًا → ὅλος, τέλειος, ἀεί

إِبْرَةٌ → βελόνη, κέντρον

مَأْبِضٌ → ἰγνύα

آبَنُوسٌ → ἔβενος

أُتْرُجٌّ → κίτριον

أَتَانٌ → ὄνειος, ὀνόγαλα, ὄνου γάλα

أَتُّونٌ → κάμινος

أَتَى → ἔρχομαι, παραγράφω, ὑπάγω, φέρω

أَثَّرَ → πάσχω

أَثَرٌ → οὐλή

أَثِيرٌ → αἰθέριος

آثَمَ → πλεονεκτέω

إِثْمِدٌ → στίβι

إِجَّاصٌ → κοκκυμηλέα

مِنْ أَجْلِ → διά, διό, ἕνεκα, ἐπεί, ὅτι, περί, χάριν

آجَامِيٌّ → ἐλειοσέλινον

إِجَّانَةٌ → κρατήρ

أَحَدٌ → εἷς, ἕτερος, τις

أَحَدَ عَشَرَ → ἕνδεκα

أَخٌ → ἀδελφός

أَخَذَ → ἀναιρέω, κρατέω, λαμβάνω, ὀπίζω, προλαμβάνω, προπίνω, σκευάζω, συμπαραλαμβάνω

أَخَذَ بِحَظِّهِ → κηλέω

أَخَذَ بِالوَجْهِ → βλέπω

اِتَّخَذَ → ποιέω, τιθηνέομαι

آخَرُ → ἄλλος, ἑξῆς, ἕτερος

مَرَّةً أُخْرَى → ἔσθ᾽ ὅτε

بِأَخَرَةٍ → ὕστερον

مُتَأَخِّرٌ → ὕστερον

آخِرٌ → τελευταῖος

بِآخِرِهِ → ὕστερον

أَدَاناس → ἀδήν

أَدَبٌ → παιδεία

أَدَمَسْطُن → ἀδάμαστον

إِذْ → ἐπεί, ὥστε

إِذَا → ἄν, ἐάν, εἰ, ἐπειδάν, ἤν, κἄν, ὁπόταν, ὅταν, ὅτε

إِذًا → ἄρα

أُذُنٌ → οὖς, ὠταλγία

آذَى → ἐνοχλέω

مُؤْذٍ → ἀλγεινός, λυπηρός

أَذًى → ἀλγέω, ἄλγος, ἄλυπος, λύπη, ὄχλησις

أُرْجُوَانٌ → πορφυρίζω, πορφυροῦς

أَرْدَهَالَج → ἀθήρα, πόλτος
أَرُزّ → πίσος
إِرِّيس → γεωργοί
أَرْض → γῆ, ἔδαφος, ἐπίγειος, ἕρπω, οἰκουμένη, χαμαιπετής, χθόνιος
أَرْض عَامِرَة → ἄρουρα
أُرْغُن → ὄργανον
أَرْنَب → λαγός, λαγωός
أَسَاس → θεμέλια
أَسَد → λέων
أَسَرَ → δέω, τίθημι
أُسْرُبّ → μόλυβδος
أُسْطُقُسّ → στοιχεῖον
إِسْفَنْج → σπογγιά, σπόγγος
إِسْفَنْجِيّ → σπογγοειδής
إِسْفِيذَاج → ψιμύθιον
إِسْقِيل → σκίλλα
إِسْكَنْدَرِيَّة → Ἀλεξάνδρεια
أُشَّق → ἀμμωνιακόν
أُصْطُرَك → στυρακίζω
إِسْتَأْصَلَ → ἐκριζόω (N)
أَصْل → ἄρχομαι, πανταχόθεν, πρόσφυσις, ῥίζα, στέλεχος
أَصْلاً → ὅλος
أَصَالَة → ἐγκρατής
أُطْرُغُلَّة → τρυγών
إِطْرِيَة → ἴτριον
أَغْرُسْطِس → ἄγρωστις
أَغُولِيُوس → αἰγωλιός
إِفْرَنْجِيَّة → ῥωμαϊστί
أَفْشُرُج → οἶνος
أُفُق → πέρας
أَقَاقِيَا → ἀκακία
أُقْحُوَان → ἀμαράκινον (N)
أُكَرَة → σφαῖρα
أَكَّار → ἄγροικος
أَكَلَ → ἄσιτος, ἀφανίζω, βιβρώσκω (N), βρῶσις, ἔδω, ἐδώδιμος, ἐσθίω, κατεσθίω, ξηροφαγέω, παμφάγος, πνίγω, τρέχω, τρώγω, φαγεῖν
تَأَكَّلَ → διαβιβρώσκομαι, τρυγώδης
آكِل اللَّحْم → σαρξιφαγές
أَكَّال → σηπταί
إِلَّا → ἀλλά, ἤ, πλήν
لَيْسَ إِلَّا → μόνον, μόνος
إِلَّا أَنْ → ἄν (= ἐάν)
أَلِفَ → τέρπομαι
أَلَّفَ συγκρίνομαι
تَأْلِيف → ἁρμονική
تَأْلِيفُ اللُّحُون → μελοποιΐα
أُلْفَة → ἔθος
أَلَم → ἀνώδυνος, ὀδύνη, πόνος
أَلْمَاس → ἀδάμας
أَلَنَاطُلُوق → Ἀνατολικόν
إِلٰه → θεός
إِلٰهَة → θεά
اَللّٰه → θεός, κύριος
مُتَأَلِّه → ἥρως

إِلَى → ἄχρι, εἰς, ἐπί, ἕως, μέχρι, πρός

أَمْ → εἰ, εἴτε, ἤ, ἤν

أَمَة → θεράπαινα

إِمَّا → ἤ, ἤτοι

أُمّ → μήτηρ

أُمَّة → ἔθνος

أُمِّيّ → Ἕλλην

أَمَرَ → ἐντέλλομαι, κελεύω, προστάττω

أَمْر → ἔργον, μέρος, πρᾶγμα

مُؤَامَرَة → βουλή

أَمِنَ → κίνδυνος

أَمَانَة → πίστις, πιστός

إِيمَان → πίστις

أَنْ → ἵνα

أَنَّ → ἐπεί, ὅτι

لِأَنَّ → γάρ

إِنْ → ἄν, ἐάν, εἰ, εἴ γε, ἐπεί, ἤν, κἄν, ὁπόταν, ὅταν, πότερον

وَإِنْ → καίτοι

إِنَّ → ἰδού, ὅτι, τοίνυν, ὥστε

فَإِنَّ → γάρ

إِنَّمَا → ἀλλά

أَنَا → ἐγώ

أَنْتُمْ → ὑμεῖς

أُنْثَى → γυνή, θῆλυς, θηλυτοκία, ἵππος

الأُنْثَيَانِ → ἐντεροκηλικός, ὄρχις

تَأْنِيث → μαλακός

أَنْجُذَان → σίλφιον

أَنْجَرَ → βολίζω

أَنْجَرَة → ἀκαλήφη

أَنْخُوسَا → ἄγχουσα

أَنْدَر → κώνειον, φλόμος

أَنْزَرُوت → σαρκοκόλλα

مُسْتَأْنِس → ἥμερος

إِنْسَان → ἀνήρ, ἀνθρώπειος, ἀνθρώπινος, ἄνθρωπος, τις

النَّاس → ἀνθρωποειδής, ἄνθρωπος, ἔνιοι, θνητός

إِنْسَانِيّ → ἀνθρώπινος

أَنْف → μυκτήρ, πολύπους, ῥίς

مُنْذُ أُنُفٍ → ἤδη

إِنْفَحَة → ἐμπυτιασθέν, πῆγμα, πιτύα

أَنْفَاق → ὀμφάκινον

إِنْكَلِيس → ἔγχελυς

إِنَاء → χάλκωμα

طَوِيلُ الأَنَاة → μακρόθυμος

أَهْل → ἄξιος

أَهْلُ بَلَدِنَا → ἡμεδαπός (N)

أَوْ → εἴτε, ἤ

أُورْطِي → ἀορτή

إِوَزّ → χήν, χήνειος

آس → μυρρίνη, μυρσίνη, μυρσίνινον, μυρτίτης, μύρτον, ὀξυμυρσίνη

آفَة → πάθος

أُوقِيَّة → κύαθος, οὐγγία

أَوَّل → ἄρχομαι, αὐτίκα, ἐπήν, νεόπρωτα, πανάριστος, πρῶτος, πρωτοτόκος

مِنْ أَوَّلِهِ → ἐντεῦθεν

أَوَّلًا → πρότερον

أَوَائِلُ → ἀρχαῖοι, ἀρχή, πρῶτος

آلَةٌ → κιθάρα, ὄργανον, πόρος, σπλάγχνα

اَلْآنَ → ἄρτι, νῦν

أَوَانٌ → ἄκαιρος, καιρός

مَأْوًى → κεφαλή, κλίνω

أَيٌّ → ὁποῖος, ποῖος

إِيَارِجٌ → ἱερά

أَيْدُونُ → ἀηδών

إِيرِسٌ → ἶρις

دُهْنُ الْإِيرِسَا → ἴρινον

أَيِسَ → ἤδη

أَيْضًا → ἄρα, ἔπειτα, ἔτι, μήν, πάλιν, πρότερον, τοίνυν, ὡσαύτως

أَيِّلٌ → ἔλαφος

فَرَسُ أَيِّلٍ → ἱππέλαφος

أَيْنَ → ποῦ; إِلَى أَيْنَ → ὅπῃ;
مِنْ أَيْنَ → πόθεν

بِ → ἀπό, διά, ἐν, ἐπί, κατά, μετά, πρός, σύν, ὑπό

بِلَا → ἀβλαβῶς, ἄδηκτος, ἀνεξήγητος, ἄνευ, ἄτερ, δίχα, χωρίς

بَابِلِيٌّ → βαβυλώνιος

بَادَزَهْر → ὠφελέω

بَاذَرُوجٌ → ὤκιμον

بَازٍ → ἱέραξ

اَلْبَانُ → βάλανος μυρεψική, μυρεψικός

بِئْرٌ → ἔνυγρος

بَبْرٌ → λεόπαρδος

اَلْبَتَّةَ → ὅλος, τέλος

بَثْرٌ → ἀχώρ, ἐξάνθημα, ἴονθος, φακός

بَحَثَ → ζητέω

بَحْثٌ → σκέψις, φιλομαθής

بَحَّاثٌ → φυσικός

بَحْرٌ → θάλασσα, κρηναῖος, πέλαγος, πλέω, χειμάζομαι

بَحْرِيٌّ → θαλάσσιος, πελάγιος, Σκύλλα

بُحَيْرَةٌ → Λίμναι

بُحْرَانٌ → εὐκρινής (N), κρίνω

بَخْتٌ → δυστυχία, τυγχάνω, τύχη

بُخَارٌ → ἀναθυμίασις

بَخُورٌ → θυμίαμα

لا بُدَّ مِنْ → ἀναγκαῖος, ἀναγκαιότατος

بَدَأَ → ἄρχομαι, ἔρχομαι

بَدْءٌ → ἀρχή

بَدْءًا → αὐτίκα, ἐξ

اِبْتَدَأَ → εἰσβάλλω, προαιρέομαι

بَدْرٌ → πανσέληνος

بَدِيعُ الْفِعْلِ → παραδοξοποιός

بَدَّلَ → ἀλλάσσω

تَبْدِيلٌ → παραλλάξ

بَدَلَ → ἀντί

بَدَنٌ → πανταχόσε, σῶμα

بَدَا → ἐκπίπτω, χωρέω

بَذْر → σπείρω

بُذْرُون → ἱππόδρομος

بَذِيء → ὑβριστής

بَذِيّ → γλωσσώδης

تَبَرَّرَ → δικαιόομαι

بَرّ → γῆ

بَرِّيّ → ἄγριος, αἰθιοπικός, χερσαῖος

بَارّ → δίκαιος

بَرَّانِيّ → ἐξώτερος

بَرْبَرِ → βαρβαρικός, βάρβαρος

بَرِئَ → ἀπούλωσις

أَبْرَأَ → ἀποθεραπεύω, ἀποτήκω, ἀρήγω, βοηθέω, θεραπεύω, ἰάομαι

تَبَرُّؤ → εὐκρινής

بُرْج → ζῳδιακός, περιστερεών

يَبْرُوح → μανδραγόρας

بَرَدَ → καταψύχομαι

بَرَّدَ → ψύχω

تَبَرَّدَ → ἀναψύχομαι

بَرْد → κατάψυξις, ψῦξις, ψυχρότης, ψύχω

بَرَد → χαλαζώδης

بُرُودَة → σκληρότης, ψῦξις, ψυχρότης

بَارِد → ψυκτικός, ψυχρός

بَرْدِيّ → πάπυρος

بِرَاز → διαχώρημα, ὑποχώρημα

مُبَارِز → μονόμαχος

مُبَارَزَة → μάχη

أَبْرَص → σαῦρος

بُرْغُوث → ψύλλα

بَرِيق → στιλπνότερον, φῶς

بَرَّكَ → εὐλογέω

بَرَكَة → εὐλογία

بِرْكَة → κολυμβήθρα

بُرْهَان → ἀπόδειξις

مُبَارَاة → χωρίς

بِزْر → λινόσπερμον, σπέρμα

بُزَاق → πτύαλον, πτύελον, πτύσμα

بُسْتُوقَة → λουτήρ, σκεῦος

بُسْتَان → παράδεισος

بُسْتَانِيّ → ἥμερος, κηπαῖος

بَاسُور → πολύπους

بَسَطَ → ἐκτείνω

مَبْسُوط → ἁπλοῦς

اِنْبِسَاطُ اللِسَان → παρρησία

بَسِيط → ἁπλοῦς, εἷς

بَشَّرَ → εὐαγγελίζομαι

البَشَر → ἄνθρωπος

بِشَارَة → εὐαγγέλιον

أَبْصَرَ → βλέπω, εἶδον

لا يُبْصِرُ بِاللَّيْل → νυκτάλωψ

مُبْصِر → ὀπτικός

مُبْصَر → διαυγής, θεωρητός

تَبَصَّرَ → περιβλέπω

بَصَر → ὀξυδερκής, ὁρατικός, ὁρατός, ὄψις

بَاصِرٌ → ὀπτικός
بَصَقَ → ἐμπτύω (N)
بُصَاقٌ → πτύαλον, πτύελον
بَصَلٌ → κρόμυον
بَصَلُ الفَأرِ → σκίλλη (N)
بِضْعَةُ لَحْمٍ → μύλη
مُبَاضَعَةٌ → μίξις
بَطَّ → ἀποσχάζομαι
بَطٌّ → νῆττα, χήν
بَطِيءٌ → δυσαπόκριτος, δυσέγερτος
أَبْطَأَ → ἐγχρονίζω
إِبْطَاءٌ → κατοχή
بَطِيءٌ → ἀγαθός; بَطِيءُ النُّضْجِ ἀτέραμνος
أَبْطَأُ → βραδύς, δύσπεπτος, ἥττων
بَطَائِحِيٌّ → ἑλώδης
بِطِّيخٌ → πέπων
بَطَلَ → ἀκινητίζω; ἀπελεγμός, σχολή
أَبْطَلَ → παραλύω
بِطَالَةٌ → ἄπρακτος
بَاطِلٌ → ἠλίθιος, μάτην
بَطْنٌ → γαστήρ, εὐκοίλιος, ἐχῖνος, κοιλία, κοιλιακός, κοῖλον, μονοκοίλιος, νηδύς, ὀσφῦς
بَاطِنٌ → ἐντός
اِنْبَعَثَ → ἐκκρίνω, προΐημι
بَاعِثَةٌ → αἱμόρρους
تَبَاعَدَ → ξενικός
بَعْدَ → δεύτερος, διέρχομαι, ἐφεξῆς, μετά, παρά, ὕστερον
مِنْ بَعْدِهِ → ἑξῆς
بُعْدٌ → διάστημα
أَبْعَدُ → ἥκιστα
بَعْضٌ → ἀλλήλων, ἀνομοιομερής, βραχύς, ἔνιοι, ὅς, τι
بَعُوضٌ → κώνωψ
أَبْغَضَ → μισέω
يَنْبَغِي → ἀξιόω, δέω, δίκαιος, διοριστέον, καιρός, καλός, λόγος, προσήκω, χρή, χρηστέον
بَقَرٌ → βόειος, βούγλωσσον, βοῦς
بَقْلٌ → λάχανον
البَقْلَةُ الحَمْقَاءُ → ἀνδράχνη
بَاقِلَاءُ → κύαμος
بَقَمٌ → κινάρα
بَقِيَ → διαμένω, ζάω, λείπω, λοιπός, προσμένω
اِسْتَبْقَى → σώζω
بَقَاءٌ → ἁδρός, παραμένω
بَاقٍ → ἄλλος
بَكَى → κλαίω
بَلْ → ἀλλά
بَلَّ → διαβρέχω, διάβροχος
بَلَدٌ → ἐπιχώριοι
أَهْلُ بَلَدِنَا → ἡμεδαπός
بَلْدَةٌ → ἑστία, μητρῷος

بِلَادٌ → ἐκτοπίζω, χώρα
بِلَادُ العَرَبِ → Ἀραβία
بَلَّارِج → πελαργός
لَبَنُ البَلَسَانِ → ὀποβάλσαμον (N)
بَلُّوط → δρῦς
اِبْتَلَعَ → ἐσθίω
بَلَغَ → ἀφικνέομαι, ἐπί
بَالِغًا ما بَلَغَ → ὅσονοῦν
أَبْلَغُ → μᾶλλον
بَلْغَم → φλέγμα, φλεγματώδης
بَلْغَمِيّ → φλεγματίας, φλεγματώδης
أَبْلَهُ → ἐκθαμβέω
بَلَاهَة → ἀφροσύνη
اِبْنٌ → βρέφος, τεκνίον, τέκνον, υἱός
اِبْنُ عِرْسٍ → γαλῆ
اِبْنُ مِقْرَضٍ → μυγαλῆ
بَنَاتُ اللَّيْلِ → ἐπινυκτίδες
بُنَيَّة → θυγάτηρ
بَنْج → ὑοσκυάμινον, ὑοσκύαμος
بُنْدُق → λεπτοκάρυον, ποντικός
بُنْدُقَة → κάρυον
بَنَفْسَج → ἴον
بَنَى → θρεπτικός
بُهْر → ἆσθμα, ἀσθματικός, δυσπνοικός
بَهَق → ἀλφός
اِبْتَهَلَ → ἐπεύχομαι
بَابٌ → διέρχομαι, θεώρημα, θύρα, πύλη
بُورَق → νίτρον
طَوِيلُ البَاعِ → μακρόχειρ
بَالَ → οὐρέω
بَوْلٌ → δυσουρέω, ἐνουρέω, ἐξουρέω, κύστις, οὐρητικός, οὖρον
مَا بَالُهُ → διά, τί
مِبْوَلٌ → οὐρητήρ
بُومَة → γλαύξ
بَيْتٌ → οἰκία, οἶκος
بَيْتٌ مُقَدَّس → ἅγιον
بَيْتُ المَقْدِسِ → Ἱερουσαλήμ
بَاضَ → ἀποτίκτω, γεννάω, τίκτω, ᾠόν
تَبْيِيض → λεύκανσις
اِبْيَضَّ → λευκαίνομαι
بَيْض → ᾠόν
بَيَاض → λευκός, λευκότης, λευκόχροια, ξανθός, ὑγρός
أَبْيَض → καθαρόν, λευκός
الكَرْمَةُ البَيْضَاءُ → ἄμπελος λευκή
اِبْتَاعَ → ἐξαγοράζω
بَيَّاع → ῥωποπώλης
بَانَ → δῆλος
أَبَانَ → ἀποφέρομαι
تَبَيَّنَ → φανερός
اِسْتَبَانَ → φαίνομαι
بَيْنَ → ἀπέχω, μεταξύ
بَيْنَ يَدَيْهِ → κατά

بَيِّنٌ → ἐμφανής, μᾶλλον, φανερός

تَبِعَ → ἀκολουθέω, ἕπομαι, ὀπίσω, πείθομαι, πρόσειμι

أَتْبَعَ → ἐφεξῆς

مُتَتَابِعٌ → συνεχής

تَاجِرٌ → ἔμπορος

تِجَارَةٌ → φορτίον

تَحْتَ → κατά, κατωτέρω, ὑπό, ὑποβάλλω, ὑπόκειμαι, ὑποπίπτω, ὑποτίθημι, ὑποχόνδριον

تَحْتَ هَوَاءٍ → ὕπαιθρος

تَخْتَجٌ → σανίς

تُخَمَةٌ → ἀπεπτέω

تُرَابٌ → χοῦς

تَرْقُوَةٌ → κληΐς

تَرَكَ → ἀφίημι, ἐάω, καταλείπω, παύω, παρίημι

تَرْكُ القَوْلِ → ἄρρητος

التُّرْكُ → Σκύθαι

تُرْمُسٌ → θέρμος

تِرْيَاقٌ → θηριακή

تَعِبَ → πονέω

أَتْعَبَ → ἐμποιέω, πόνος

تَعَبٌ → ἐπίμοχθος, πόνος, φιλόπονος

تُفَّاحٌ → μῆλον

تَفَلَ → ἐπιπτύω

تَفَاهَةٌ → ἀφροσύνη

تَلٌّ → λόφος

تَلِفَ → ἀποθνήσκω

أَتْلَفَ → φθείρω

تَلْمَذَ → μαθητεύω

تِلْمِيذٌ → μαθητής

تَلَا → δεύτερος

تَمَّ → ἀπολαμβάνω, ἀτελής, συνίσταμαι (N)

تَامٌّ → ὅλος

تَمَامٌ → αἰτία, τέλος

تَمْرٌ → φοῖνιξ

تَمْرِيٌّ → φοινικοῦς

تِمْسَاحٌ → κροκόδειλος

تِنِّينٌ → δράκων

تَنُّورٌ → ἰπνός, κλίβανος, ὀπτάω

تِنْكَارٌ → χρυσοκόλλα

تُوتِيَا → πομφόλυξ

تُوتٌ → μορέα

تَاجٌ → δενδροφορέω

تُودَرِيٌّ → ἐρύσιμον

التَّوْرَاةُ → νόμος

تَيَّارٌ → χειμάζομαι

تَيْسٌ → τράγος

لِحْيَةُ التَّيْسِ → κίστος, τραγοπώγων, ὑποκιστίς

تِينٌ → συκή, σύκινος, σῦκον

تَثَاءَبَ → χασμάομαι, χάσμη

تُؤْلُولٌ → ἴονθος

ثَبَتَ → μένω

ثَبَّتَ → στηρίζω, χέω
ثَبَاتٌ → ἑδραῖος
ثُخْنٌ → πάχος, παχύτης
ثَدْيٌ → μαστός, τιτθός
ثَرْبٌ → ἐπίπλοον
ثَرْوَةٌ → εὐπορία
ثُعْبَانٌ → δράκων, ὄφις
ثَعْلَبٌ → ἀλώπηξ, καπνός
ثَعْلَبُ اللَّيْلِ → νυκτάλωψ
ثُفْلٌ → ὑπόστασις
ثَقَّبَ → ἀτρύπητος
ثَقْبٌ → πόρος
ثَقْبَةٌ → εὐρύτρητος, κατατετραίνω, ὀπή
ثَقُلَ → βαρύς
أَثْقَلَ → ποιέω
ثِقْلٌ → βάρος, βαρύτης
ثَقِيلٌ → βαρύς
مِثْقَالٌ → δραχμή
ثَلَاثٌ → τρεῖς, τριετής, τριταῖος, τρίτος
ثَلَاثُونَ → τριάκοντα
ثَالِثٌ → τρίτος
ثَلْجٌ → χιών
ثُلُوجَةٌ → χιμέτλη
ثُمَّ → αὖθις, εἶτα, ἔπειτα, ἔτι, ἤ, μετά, ὕστερον
أَثْمَرَ → καρποφορέω
ثَمَرٌ → γέννημα, καρπός, μῆλον, περικάρπιον, πολύκαρπος, σπέρμα
ثَمَنٌ → πολύτιμος
ثَمَانِيَةٌ → ὀκτώ
ثَنَى → συνάγω
ثَنَّى → τελευτάω
الثَّانِي → δεύτερος
أُثْنُوَّةٌ → δυάς
ثَوْبٌ → ἐσθής, ἱμάτιον, ὀθόνιον, ῥάκος
أَثَارَ → ἀνίστημι
ثَوْرٌ → βούγλωσσον, βούγλωσσος, ταύρειος, ταῦρος
ثُومٌ → σκόρδον, σκορδόπρασον
جُبٌّ → λάκκος
جَبَّارٌ → κύων
جِبْسِينٌ → γύψος
جَبَلَ → ποιέω
جَبَلٌ → ὄρος, τόπος
جَبَلِيٌّ → ἄγριος, λιβανωτίς, ὀρεοσέλινον, ὀρίγανος, πετροσέλινον
جَبُنَ → ἀποδειλιάω
تَجَبَّنَ → τυρόομαι, θρόμβωσις
جُبْنٌ → τυρός
جُبْنِيٌّ → τυρώδης
جَبِينٌ → μέτωπον
جَبْهَةٌ → μέτωπον
جُثَّةٌ → σῶμα
جُثَّةُ عِظَامٍ → σκελετός
عَظِيمُ الجُثَّةِ → κητώδης
جَثَمَ → ἀναπίπτω
مَجْثَمٌ → φωλεός

جَثَا → τίθημι

جِدًّا → ἱκανός, κάρτα, λίαν, πάμπαν, πάμπολυς, παντελῶς, πάνυ, πολύς, σφόδρα, ὑπερλίαν

جَدِيدٌ → καινός, νεόξαντος

جُدَرِيٌّ → ἄνθραξ

مُجَدِّفٌ → βλάσφημος

جَذَبَ → ἀρύομαι, ἑλκτικός, ἑλκτός, ἕλκω

اِنْجِذَابٌ → φορά

مَجَاذِيفُ → ἄγκυρα

مَجْذُومٌ → ἐλεφαντιάω

اِجْتَرَّ → μηρυκάζω

المَجَرَّةُ → γαλαξίας

جِرْجِيرٌ → εὔζωμον

جَرَّبَ → βασανίζω, πεῖρα

جَرَبٌ → λεπρικά

جَرَحَ → ἑλκόω

جُرْحٌ → τραῦμα

جِرَاحَةٌ → ἔναιμος, κόλπος, νεότρωτα, νύγμα, τραῦμα

جَرِيحَةٌ → δύναμις

مُجَرَّدٌ → ἄνευ

تَجَرُّعٌ → πόσις

جِرْمٌ → σῶμα

جِرْوٌ → σκυλάκιον, τέκνον

جَرَى → ἀπορρέω, ἐοικός, ῥέω

جَرَى مَجْرَاهُ → ὡσανεί

أَجْرَى → διέρχομαι, ποιέω

جُزْءٌ → ἀνομοιομερής, λεπτομερής, μέρος, μικρομερής, μοῖρα, μόριον, ὁμοιομερής, σῶμα

جُزْئِيٌّ → μέρος

أَهْلُ الجَزَائِرِ → Αἰθίοψ

جَزَعٌ → φόβος

جَاسِئٌ → σκληρός, σκληρόσαρκος (→ auch جَاسٍ)

جَسَدٌ → ἀσώματος, κύημα, σῶμα, σωμάτιον

جِسْمٌ → πῆγμα, σῶμα, χιτών

جُسْمَانِيٌّ → ἀσώματος

جَاسٍ → σκληρία, σκληρός (→ auch جَاسِئٌ)

جَسَاوَةٌ → σκληρός

جَعْدٌ → οὖλος

جَعَلَ → ἀναμίγνυμι, δίδωμι, ἐμβάλλω, ποιέω, προσάπτω, ὑπόκειμαι

جَفَّ → ξηρασία, ὑφίσταμαι

جَفَّفَ → ἀναξηραίνω, ξηραίνω, ξηραντέον, ξηραντικός, ξηρός

جَفْنٌ → βλέφαρον

جُلَّةٌ → σφυρίς

جِلَالٌ → χιτών

أَجَلُّ → ἰσχύω, μείζων

جَلَبَ → ἐπισπάομαι

جَلَبَ النَّوْمَ → ὑπνοποιός

جَلَدَ → μαστιγόω

جِلْدٌ → δέρμα, δερματώδης, ἐκχύμωμα, ἐπιφάνεια, μαλακόστρακος, ὀστρακόδερμος

جَلِيدٌ → χάλαζα
جَلَسَ → ἐγκάθισμα, κάθημαι, καθίζομαι, συγκάθημαι
جِلَّوْزٌ → λεπτοκάρυον
جَلَا → διαρρύπτω, σμηκτικός
جُمَّةٌ وَافِرَةٌ → πολύκομος
جَمَدَ → θρομβόομαι, πήγνυμαι
جَمَّدَ → πηκτικός
جُمُودٌ → ἐκθρόμβωσις, κατάληψις, κάτοχος, πῆξις
جَمْرٌ → ἀνθρακόομαι, ἄνθραξ
جُمَّيْزٌ → συκόμορον
جَمَعَ → ἐπηλυγάζομαι, συλλέγω, συλλογή, συνέχω
جَامَعَ → περαίνω, συνιζάνω
اِجْتَمَعَ → ἀθροίζω, ἕνωσις, περιλαμβάνω, συμπίπτω, συνάγω, συστρέφω, συστροφή
مُجْتَمِعٌ → ἀγέλη
جِمَاعٌ → ἀφροδίσια, ἀφροδισιαστικός, μῖξις, μίσγομαι, ὁμιλία, ὀχεία, πλησιάζω, συνουσία
جَمَاعَةٌ → συναγωγή
جَمِيعٌ → ἄλλος, ἅπας, ἑκάτερος, ὅλος, ὅσος, παντοδαπός, πᾶς
مَجْمَعٌ → συνέδριον
مُجَامَعَةٌ → ἀφροδίσια
جَمَلٌ → κάμηλος
جُمْلَةٌ → ἁπλοῦς, εἶπον, καθόλου, κοινότης, ὅλος, τέλειος

جَمِيلٌ → εὔμορφος, καλός, πρέπω
جَنَّةٌ → παράδεισος
جُنَّةٌ → χιτών
جَنِينٌ → βρέφος, ἔμβρυον, κυέω, παιδίον
جُنُونِيٌّ → σφοδρός
جَنْبٌ → μέρος, πλάγιος, πλευρά, πλευριτικός, πλευρῖτις
جَنْبَةٌ → ἑκατέρωθεν
جَانِبٌ → ἀντίκειμαι, πλευρόν
لَيِّنُ الجَانِبِ → ἐπιεικής
أَلَانَ الجَانِبَ → εἴκω (N)
جَنُوبِيٌّ → νότιος
جَنَاحٌ → δίπτερος
جُنْدٌ → στρατιώτης
جُنْدَبِيدَسْتَرُ → καστόριον (N)
جِنْسٌ → γένος
جَنْطِيَانَا → γεντιανή
اِجْتَنَى → σώζω
اِسْتَجْنَى → κατακρίνομαι
اِجْتَهَدَ → ἀγωνίζομαι
جَهِلَ → ἀγνοέω
جَهْلٌ → ἄγνοια, εὐήθης, μωρός
مَجْهُولٌ → ἀγνώς
أَجَابَ → ἀποκρίνω, ἀπόκρισις
اِسْتَجَابَ → ἐπακούομαι
جَوَابٌ → δυσαπόκριτος, λέγω
جُودَةُ الرَّأْيِ → εὐβουλία

جَيِّد → ἀγαθός, ἄριστος, ἁρμόττω, ἀστεῖος, γενναῖος, εὔπεπτος, καλός, ποιέω, συμφέρω

أَجْوَد → ἀμείνων, ἄπληκτος, ἄριστος, βελτίων, δόκιμος, μείζων, παραληπτέον

جَارَ → κατακυριεύω

اِسْتَجَارَ → ἐπικαλέω

جَازَ → ἔξειμι

لا يَجُوزُ ذِكْرُهُ → ἀρρητοποιέω

جَاوَزَ → ὑπερβάλλω, ὑπερθερμαίνω

جَوْز → καρύα, κάρυον, σπέρμα

جَوْزَة → ὄστρακον

جَاعَ → πεινάω

جَوَّعَ → ἐμποιέω, λιμός

جُوع → νηστεύω

جَوْف → βάθος, γαστήρ, μαλακός, σάρξ, στόμα

مُجَوَّف → κοῖλος

تَجَاوِيف → διάκενον

جَوْهَر → εἴδωλα, θειότης, μόριον, οὐσία, φύσις

جَاءَ → ἐπέρχομαι, ἔρχομαι

جَيْش → στρατηγός

جِيفَة → νεκρός, σῶμα

جِيل → γενεά

أَحَبَّ → ἀγαπάω, ἀφιλάργυρος, διώκω, εὔφημος, κρατέω, στερκτικός, τρέπω, φιλοπαίγμων, χαίρω

حَبّ → δαφνίς, ἐκγιγαρτίζω, καρπός, καρποφαγέω, καταπότιον, κόκκος, ὄσπριον, σιτία, σπέρμα, φάρμακον

حُبّ → ἀγάπη, φιλονεικία, φιλόνεικος

مَحَبَّة → ἀγάπησις, προσφιλής, φιλία

مَحْبُوب → ποθητός

مُحِبّ → φιλομαθής, φιλόπονος, φίλος

أَحْبَار → φαρισαῖοι

حُبَارَى → ὀτίς

حَبَسَ → ἀποτίθημι, ἐπέχω, τίθημι

اِحْتَبَسَ → ἐπίσχεσις, ἴσχω

حَبَشِيّ → αἰθιοπικός

حَبَل → ἀτόκιον

حَبَن → λευκοφλεγματίας, ὕδρωψ

مُحَابَاة → προσωποληψία

حَتَّى → ἄχρι, ἕως, μέχρι, ὅπως, οὔ, πρίν, ὥστε

اِحْتَجَبَ → ἐγκάθημαι

حِجَاب → διάφραγμα, διείργω, μῆνιγξ, περιτόναιον, φρένες

حَاجِب → ὀφρῦς

تَحَجَّرَ → πωρόομαι, πῶρος

حَجَر → ἄλιθος, ἀρμενιακός, λίθινος, λιθοκόλλα, λίθος, πῶρος

حَاجِز → διάφραγμα

مِحْجَمَة → σικύη

حَدَّ → ὁρίζω (N), ὁριστέον

حَدَّدَ → διορίζω

حَدّ → ἀφορίζω, λόγος

حِدَّة → ἀμβλυώτερος, ὀξυθυμία, παροξυσμός

حَدِيدٌ → Ἥφαιστος, ὀξύς, σίδηρος, σιδηροῦς

حَادٌّ → δριμύς, δριμύτης, ὀξύς

أَحَدُّ → στερεός

حِدَأَةٌ → ἰκτῖνος (N)

مُحَدَّبٌ → κυρτός

حَدَثَ → ἀπεργάζομαι, γίγνομαι, ἐγγίγνομαι, ἐπιγίγνομαι

أَحْدَثَ → ἐργάζομαι, ποιέω

حَدَثٌ → νεανίσκος

حَدَاثَةٌ → νέος

حَدِيثٌ → πρόσφατος

حَدِيثًا → νεωστί

حَادِثٌ → ἔρχομαι

أَحْدَرَ → κατάγω

إِنْحَدَرَ → διαχωρέω, διαχώρησις

حَذِرَ → εὐλαβέομαι, προσέχω

حَذْوٌ → πύρωσις

حُرٌّ → ἐλευθέριος, ἐλεύθερος

حَرَارَةٌ → θερμασία, θέρμη, θερμός, θερμότης, ὀλιγόθερμος, ὑπερθερμαίνω

حَارٌّ → θερμαίνω, θερμαντικός, θερμός, φλεγμαινώδης

مُحَارِبٌ → πολέμιος

حِرْذَوْنٌ → ἀσκαλαβώτης, κροκόδειλος

أَحْرَزَ → κτῆσις

حَرْشَفٌ → σκόλυμος

حَرَصَ → πειρατέον • حِرْصٌ → σπουδάζω

حَرْفٌ → γράμμα

حَرَافَةٌ → ὑπόδριμυς

حِرِّيفٌ → δριμύς

حَرَّقَ → ὀπτάω

أَحْرَقَ → ἐσχαρωτικός, καίω

إِحْتَرَقَ → καίω, καυσόω

حَرْقٌ → κατάκαυμα, περίκαυστον, πυρίκαυτον

حُرْقَةٌ → δηγμός, πύρωσις

مُحْرِقٌ → καῦσος, καυσώδης

مُحَرَّقٌ → ὠμός

مُحْتَرِقٌ → κάτοπτος, καυστός, πυρίκαυστος

حَرَّكَ → ἀποσαλεύω, κινέω, κίνησις

تَحَرَّكَ → ἀνελίττομαι, εὐρύνω, κινέω, σαλεύω, φέρω

مُتَحَرِّكٌ → ἀκίνητος

حَرَكَةٌ → ἀκινητίζω, αὐτοκίνητος, κίνησις, κυκλοφορία, κύλισις

حَرَامٌ → αἰσχροκερδία

تَحَرَّى → στοχάζομαι

حَرِيٌّ → ἀναγκαῖος

كَمْ بِالحَرِيِّ → σχολῇ

أَحْرَى → ἐπιτήδειος, μᾶλλον

مُحَزَّزٌ → ἔντομα

حُزْمَةٌ → κλωνίον

حَزِنَ → πενθέω

أَحْزَنَ → λυπέω, λυπηρός

حُزْنٌ → ἔλεος, λύπη, πένθος

أَحَسَّ → αἰσθάνομαι, αἴσθησις, αἰσθομαι

حِسٌّ → αἴσθησις, αἰσθητικός, νάρκα, φαίνομαι

حاسَّةٌ → αἴσθησις, αἰσθητήριον

حَسَّاسٌ → αἰσθητικός

مَحْسُوسٌ → αἰσθητός

حَسَبَ → ἀριθμέω

حَسْبُ → μόνον

عَلَى حَسَبِهِ → κατά, ὡς

حَسَدَ → ζηλόω, φθονέω

حَسُنَ → διήγησις

حَسَّنَ → καλλιβλέφαρα

أَحْسَنَ → ἐπίσταμαι

حُسْنٌ → εὔμορφος, κάλλος

حَسَنٌ → εὐθηνέω, καλός, πολυτελής

أَحْسَنُ → βελτίων

حَشْوٌ → ῥόφημα

حَشِيشٌ → βοτάνη

حَشِيشَةٌ → ξύλον

الأَحْشَاءُ → ἐντόσθια

أَحْصَرَ → περιλαμβάνω

اِسْتَحْصَفَ → στύφω

حَصَفٌ → ἐξάνθημα

حَصَلَ → τυγχάνω

حَوْصَلَةٌ → πρόλοβος

أَحْصَى → μυριάκις, συγκαταψηφίζομαι (N)

حَصًى → κόχλαξ, λιθίασις, λίθος

حُضُضٌ → λύκιον

حَضَرَ → ἔχω, πάρειμι

أَحْضَرَ → τρέχω

حَضَرِيٌّ → ἥμερος

حِضَانَةٌ → ἐπῳάζω

حَطَبٌ → ξύλον

أَخَذَ بِحَظِّهِ → κηλέω

حَافِرٌ → ὄνυξ, ὁπλή (N)

حَفِظَ → μνήμη, ταριχεύω, φυλάσσω

مَحْفِلٌ → ὄχλος

اِسْتَحَقَّ → ἄξιος

مُحَقَّقٌ → κύριος

حَقٌّ → ἀλήθεια, ἀληθής

بِحَقٍّ → εὐλόγως, κατά

حَقِيقَةٌ → ἀλήθεια, ὄντως

اِحْتَقَنَ → ἐκχύμωμα, συνέχω

تَحَكَّكَ → ὑποτρίβομαι

حِكَّةٌ → κνησμός

مُحَاكَّةٌ → τρίβος

مِحَكَّةٌ → ξύστρα

حَكَمَ → κρίνω

أَحْكَمَ → καλός

حُكْمٌ → ἀπόφανσις, καταδικάζω, κρίσις

حِكْمَةٌ → σοφία, φρόνησις, φρόνιμος

حَكِيمٌ → σοφός

مُحْكَمٌ → εὐεργός

حِكَايَةٌ → μίμησις

حَلَّ → ἀποδύω, διαλύω, ἔξειμι, λύω

حَلَّلَ → ἄκοπα, στέλλω

مُحَلِّلٌ → διαφορητικός, διαχέω

تَحْلِيلٌ → δύσπεπτος

اِنْحَلَّ → ἀκήρατος, ἀναλύομαι

حُلَّةٌ → χιτών

حَلِيلَةٌ → γυνή
إِحْلِيلٌ → αἰδοῖον
مَحَلٌّ → οἶκος
حَالِبَانِ → βουβών
حَلِيبٌ → αἴγειος, πρόσφατος
حُلْبَةٌ → τῆλις
حُلْبُوبٌ → λινόζωστις
حِلْتِيتٌ → κυρηναῖος
حَلَزُونٌ → ὄστρεον, πορφύρα
حَلَفَ → ἀνώμοτος, ὄμνυμι
اِسْتَحْلَفَ → ἐξορκίζω
حَلَقَ → ξυρέω, ψιλόω
أَحْلَقَ → ἀφαιρέω
حَلْقٌ → βρόγχος, λάρυγξ, παρίσθμια
حَلْقَةٌ → στρόμβος
حُلْقُومٌ → φάρυγξ
اِحْتَلَمَ → ἄφθορος
حِلْمٌ → ἐπιείκεια
حُلْمٌ → ὕπνος
أَحْلَمُ → φρόνιμος
حُلْوٌ → γλυκύς
الحَمَاةُ → πενθερά
حُمَةٌ → κέντρον
حُمَّ → πυρέσσω, πυρεταίνω
اِسْتَحَمَّ → λούω
حُمَّى → ἑκτικός, ἐπινυκτίδες, ἠπίαλος, καῦσος, πυρετός, πυρέττω
حَمَامَا → ἄμωμον (N)
حَمَامٌ → περιστερά
حَمَّامٌ → βαλανεῖον, γλοιός
حَمْأَةٌ → βόρβορος, ἰλύς, πηλός
أَحْمَدُ → ἄριστος, ἐπαινέω
مَحْمُودٌ → ἀγαθός, πονηρός, χρηστός
اِحْمَرَّ → ἔνσημος
حُمْرَةٌ → ἔρευθος, ἐρυσίπελας, φοινικοῦς
حِمَارٌ → ὄνος
أَحْمَرُ → ἐρυθρός, πυρρός
حِمَّصٌ → ἐρέβινθος, ὀροβίας
حَامِضٌ → ὀξύγαλα, ὀξύς
حُمُوضَةٌ → ὀξύτης
حُمَّاضٌ → λάχανον
أَحْمَقُ → μωρός
البَقْلَةُ الحَمْقَاءُ → ἀνδράχνη
حَمَلَ → ἀριχάομαι, βαστάζω, γίγνομαι, κάρπιμος, καρποφορέω, συστρέφω, φέρω
حَمَلَتْ → συλλαμβάνω
اِحْتَمَلَ → ἐνδέχομαι, προσχράομαι, ὑπομένω, φέρω
حَمْلٌ → εὐθαλής, κύημα, συνανατίθημι
حِمْلٌ → φορτίον
حَمَلٌ → πρόβατον
لِسَانُ الحَمَلِ → ἀρνόγλωσσον
حُمْلَانٌ → ἀρήν (N)
حَامِلٌ → γαστήρ, κύω, συγκαθαιρέω
مَحْمُولٌ → ἐπίθετος
مُحَمًّى → διάπυρος
حَنْجَرَةٌ → λάρυγξ, στόμα
حَنْدَقُوقَا → λωτός
حِنْطَةٌ → πύρινος, πυρός
حَنْظَلٌ → κολοκυνθίς

تَحَنَّكَ → ἀναγαργάρισμα, διαχρίω

حَنَكٌ → οὐρανός, ὑπερῴα

حَنَى καταχκάμπτω

مُنْحَنٍ → καμπύλος

اِحْتَاجَ → ἀναγκαῖος, δέω, πειράομαι

حَاجَةٌ → δέομαι

مِحْوَرٌ → περόνη

حَوَارِيٌّ → ἀπόστολος

حَوْشٌ → σμῆνος

أَحَاطَ → περιβάλλω

مُحِيطٌ → περιέχω

حَائِطٌ → τοῖχος

حَوَّلَ → στρέφω

أَحَالَ → τρέπω

تَحَوَّلَ → καταφεύγω

حَوْلَ → κύκλος

حَالٌ → ἀπαλλάσσω, γένος, διάθεσις, ποιότης

حُسْنُ حَالٍ → εὐπορία

لِحَالِ → διά, ἕνεκα, χάριν

عَلَى حَالٍ → ὅμως

حَالَةٌ → ἕξις, κατάστασις

لَطِيفُ الحِيلَةِ → εὐπόρως

لا مَحَالَةَ → ἀνάγκη, δήπου, πάντως

اِسْتِحَالَةٌ → μεταβολή

مُحَالٌ → ἄτοπος

حَاوٍ → ἐπαοιδός

حَيَّ → ζάω

حَيُّ العَالَمِ → ἀείζωον

حَيَّةٌ → ἑρπετόν, ἐχεόδηκτος, ἐχιόπληκτος, θηρίον, ἰοβόλα, ὀφείδιον, ὀφιόδηκτος, ὄφις, ὀφίτης, χελιδονία

حَيَاءٌ → αἰδώς

حَيَاةٌ → βίος, εἶναι, ζάω, ζωή

حَيَوَانٌ → ζάω, ζῷον, ζωοτοκέω, θηρίον, τετράποδον

حَيَوَانِيٌّ → ζωτικός

حَيْثُ → ᾗ, ὅπου, οὗ, ποῦ

حَادَ → σῴζω

حَيْضٌ → ἔμμηνος, κάθαρσις

حِينٌ → ἐλαττονάκις, καιρός, ὅτε, χρόνος

حِينَئِذٍ → τότε

خُبْثُ النَّفْسِ → δυσθυμία

خَبِيثٌ → κακοηθεύμενος, μοχθηρία, πονηρός

أَخْبَثُ → χαλεπός

أَخْبَرَ → ἀναγγέλω, διδασκαλία, εἴρω (N), ἐξεῖπον

اِخْتَبَرَ → πεῖρα

خَبَرٌ → ἀγνοέω, ἱστορία

خُبْزٌ → ἄλφιτον, ἄρτος, καθαρόν, σιτία

خُبَّازٌ → μαλάχη, μολόχη

خَتَمَ → ἐπουλόω

خَاتَمٌ → δακτύλιος

خِتَانٌ → περιτομή

خِثْيٌ → βόλβιτον

خَدٌّ → σιαγών, ὑπωπιάζω

أَخْدَرَ → ναρκόω

خَدَرٌ → νάρκα

خَدَعَ → ἀπατάω, ἐξαπατάω

خَدَّاع → φαρμακεύς
خَدَّاعَة → ἐπιβουλή
خَدِيعَة → κακότροπος, πανοῦργος
خَدَم → ὑπηρετικός
خَادِم → ὑπηρέτης
خَرَّ → προσπίπτω
خُرْء → ἀπόπατος
خَرْبَق → ἐλλέβορος
خَرَجَ → ἄνειμι, ἀνίημι, ἄπειμι, ἀπορρέω, δίειμι, διέξειμι, δίημι, ἐξέρχομαι, ἐξόμφαλος, ἔξω, ἔξωθεν, προΐημι, σύνειμι, ὑποχωρέω, φέρω, χωρέω
أَخْرَجَ → ἀποκρίνω, ἀφαιρέω, ἐκβαίνω, ἐκβάλλω, ἐκθλίβω, ἐκκρίνω, ἐκτινάσσω, ἐξουρέω, λαμβάνω, συντηρέω
إِسْتَخْرَجَ → εὑρίσκω, νοέω, ὀπίζω, χυλίζω
خُرُوج → ἐκκρίνω, ἔκκρισις, ἐκπίπτω, ἐκπορεύομαι, ἐκχωρέω
خَارِج → θύραζε, παρά
خَارِجًا → πρόσθεν, προσωτέρω
خَرْدَل → σίνηπι
خَرَزَة → σφόνδυλος
خَرِسَ → ἀργέω, φθέγγομαι
أَخْرَس → κωφός
خَرَاطِين → γῆ, ἔντερον
خَرُوف → πρόβατον
خَرِيف → φθινοπωρινός
خَرِيفِيّ → ὀπωρινός
خُرَافَة → μῦθος, μυθώδη, παιδαριώδης
خَرَق → ῥάκος, σχίζω
خِرْقَة → ὀθόνη, ὀθόνιον, προεπίδεσμος, σπάργανα
خَزَف → κεραμικός, μαλακόστρακος, ὀστράκινος, ὀστρακόδερμος, ὄστρακον
خَزَفِيّ → ὀστρακόδερμος, ὀστρακώδης
خِزْي → αἰσχημοσύνη
خَسّ → θρίδαξ
خَشْخَشَة → συριγμός
خَشْخَاش → μήκων, ὀπός
خَشَب → ξύλινος, ξύλον, σανιδώδης
خَشِن → παραβλάπτω, τραχύς, ὑπότραχυς
خُشُونَة → προσηνής, τραχύνω, τραχύς, τραχύτης
خَشْنَسَار → νῆττα
خَشْيَة → ὅπως
إِخْتَصَّ → τυγχάνω
خَاصّ → ἴδιος, οἰκεῖος
خَاصَّة → πάθος
خَاصَّةً → μάλιστα, μᾶλλον
خَاصِّيّ → ἰδιόχρωμος
أَخَصّ → εἰδικός
خِصْب → εὐεξία
مُخْصِب → εὐθηνέω
خُصُومَة → μάχη
خَصَى → ἐκτέμνω
خُصًى → δίδυμοι, ὄρχις
إِخْضَرّ → πελιός

خُضْرَة → πράσινος
أَخْضَر → κυανίζω, ξανθός, χλωρός
خَضَعَ → ὑποτάσσομαι
خَطَأَ → ἐξαπατάω
خَطِئَ → ἁμαρτάνω
خَاطِئ → ἁμαρτωλός
خَطَر → κινδυνώδης
خَطِر → ἐπικίνδυνος, ἐπισφαλής, σφαλερός
خُطَّاف → χελιδονία
خَطْم → ῥύγχος
خِطْمِيّ → ἀλθαία
خَفَّفَ → ἐπικουφίζω
اِسْتَخَفَّ → καταφρονέω
خَفِيف → κοῦφος, κουφότης
خُفَّاش → νυκτερίς
اِنْخَفَضَ → καταστέλλω
خَفَقَان → καρδιωγμός
خَفِيَ λανθάνω
خَفِيّ → ἀγνώς, ἄγνωστος, ἴδιος
خَلّ → ὀξάλμη, ὄξος, ὀξύκρατον, ὀξυρρόδινον
تَخَلْخُل → μανότης, μάνωσις
مُتَخَلْخِل → ἀραιός, ἀραιότης
مِخْلَب → κέντρον
اِخْتَلَسَ → ἁρπαστόν
خَلَّصَ → σῴζω
خَالِص → ἄκρατος, καθαρός
خَلَطَ → ἀναλαμβάνω, μείγνυμαι, προσάπτω, προστίθημι, φυράω
خَالَطَ → ἀπαλλάττομαι
اِخْتَلَطَ → ἐγκαταμείγνυμαι
خِلْط → εὐχυμία, κακόχυμος, χυμός
تَخْلِيط → διαφέρω, ταράττομαι
اِخْتِلَاطُ الذِّهْنِ → παραπαίω
اِخْتِلَاطُ العَقْلِ → λειποθυμέω, φρενῖτις
مُخْتَلِط → κεράννυμι (N)
اِخْتَلَفَ → διαφέρω, διαφορά
اِخْتِلَاف → ἀνομοιότης, διάρροια
مُخْتَلِف → ἀνώμαλος, διαποίκιλος, ἕτερος
خَلْف → νῶτον
خَلْفَ → ὄπισθεν
خَلْفِيّ → ὀπίσθιος
خِلَاف → παρά
خَلَقَ → γίγνομαι, δημιουργέω, ποιέω
خُلُق → ἦθος, μικροψυχία
خُلُقِيّ → ἠθικός
خِلْقَة → μορφή
خَلِيق → ἀπρεπής, ἴσως
مَا خَلَا → μόνος, πλήν
خَال → λαπαρός
خَلْوَة → ἴδιος
خَلِيَّة → σμῆνος
خَمْر → οἶνος, οἰνόφλυξ
خَمْس → πέντε
خُنْثَى → ἀσφόδελος
خُنْدرُوس → χόνδρος
خِنْزِير → κάπρος, σύαγρος, ὕειος,

تٌّ , χοῖρος
خِنْزِيرَةٌ → تٌّ
خَنَازِيرُ → χοιράδες, χοίρειος
خِنَّوْصٌ → χοῖρος
خِنْصِرٌ → μικρός
خَنَقَ → πνίγω
خِنَاقٌ → ἀγχόνη
خُنَاقٌ → πνιγμός, συνάγχη, συναγχικός
خَانِقٌ → ὀροβάγχη
خَانِقُ النَّمِرِ → παρδαλιαγχές
خَافَ → δείδω
خَوْفٌ → φόβος
اِخْتَارَ → αἱρετός, ἐκλέγω, παραλημπτέον, προκριτέον
خَيْرٌ → ἀγαθός, βελτίων, πονηρός, συμφέρω
خَيِّرٌ → ἀστεῖος, ἐσθλός, πανάριστος
أَخْيَرُ → καλός
خَيْطٌ → ἕλιξ, ἴς, λίνον
خِيَاطَةٌ → συρραφή
خَيَّلَ → οἴομαι
تَخَيُّلٌ → φαντασία
خَيْلٌ → ἵππος
دَارْصِينِيٌّ → κινάμωμον
دَبَّ → εἰλυσπάομαι
دُبٌّ → ἄρκειος, ἄρκτος
تَدَبَّرَ → πολιτεύομαι
تَدْبِيرٌ → δίαιτα
دِبْقٌ → ἐχεκόλλως

دَثَّرَ → σκεπάζω
دَخَلَ → εἰσέρχομαι, εἰσπορεύομαι, εἴσω
دَاخِلٌ → ἔνδοθεν, ἔνδον, ἐντός
مَدْخَلٌ → εἴσδυσις, στόμα, τροπή
دَخَنَ → ἐκτυφόομαι, καπνός
تَدَخَّنَ → ὑποθυμιάομαι
دُخْنَةٌ → θυμιάω
دُخَانِيٌّ → καπνώδης
أَدَرَّ → κινέω, κύστις, προσφέρω
مُدِرٌّ لِلْبَوْلِ → οὐρητικός
دُرْدُرٌ → οὖλον
دَرَجَةٌ → τάξις
دُرَّاجٌ → ὄρτυξ
دَرْزٌ → ῥαφή
أَدْرَكَ → αἰσθάνομαι (N), ἀντιλαμβάνω, ἀντίληψις, λαμβάνω
دَسَمٌ → λιπαρία
دَسِمٌ → λιπαρός
أَدْسَمُ → λιπαρός
دَشِيشٌ → κρίμνον, κριμνώδης, πτισάνη
دُشْبُذٌ → πῶρος
دُشْبُذِيٌّ → πωροειδής
دِعَامَةٌ → στήριγμα
دَعَا → καλέω
اِدَّعَى → λέγω
دَعْوَةٌ → δέησις
دَغْدَغَةٌ → κνησμός

دِفْء → θερμός
دَفَعَ → ἀποβιάζομαι, δίδωμι
دَافِع → παγκράτιον
دُفْعَة → ἀθρόως
دَفَنَ → ἄταφος, κατορύττω
دَقَّ → λεῖος, κόπτω
دِقّ → ἑκτικός
دِقَّة → λεπτός, στενότης
دُقَاق → ἔντερον, λεπτός
دَقِيق → ἄλευρον, ἔντερον, ζύμη, λεπτός, ὀξύς
أَدَقّ → λεπτός
دَلَّ → δείκνυμι, δηλόω, ἐνδείκνυμι, καθίστημι (N), παρέχω, προαγορεύω, σημαίνω, σημαντικός, σημεῖον, τεκμήριον
اِسْتَدَلَّ → διαγιγνώσκω
دَلَالَة → προαγορεύω
دَلِيل → σημαίνω, σημεῖον, σύμβολον
دُلْفِين → δελφίς
دَلَكَ → διατρίβω, παρατρίβω, τρίβω
دَلْك → ἀνάτριψις, τρῖψις
دِلِّينَس → τελλίνη
دَم → αἷμα, αἱμοπτυϊκός, αἱμορραγέω, αἱμόρρους, ἄναιμος, ἐκχύμωμα, ἔναιμος, ἐρυθρός, κακόχυμος, ὑπώπια
دَمِي → ἔναιμος
دَمَوِيّ → ἰχώρ
دَمِث → ἀγχίνοος

دَمْع → δάκρυον
دِمَاغ → ἐγκέφαλος
أَدْمَلَ → ἀπουλόω, ἀπούλωσις, ἰάομαι
مُدْمِل → κολλητικός
اِنْدَمَلَ → δυσεπούλωτος
دَنَا → ὁμιλέω, πλησιάζω, πρός, προσάπτω
دَنَاءَة → ἀνελευθερία
دَهْر → αἰών
دَاهِر → αἰώνιος
اِنْدَهَنَ → ἐπαλείφω
دُهْن → ἔλαιον, κηρωτή, μετώπιον, μύρον, ῥόδινος, στῦψις
دُهْن الأُقْحُوَان → ἀμαράκινον (N)
دُهْن الإِيرِسَا → ἴρινον
دُهْن اللَّوْز → ἀμυγδάλινος
دُهْن وَرْد → ὀξυρρόδινον
دُهْنِيّ → ἐλαιώδης
دُهْنِيَّة → λιπαρία
دَوَّدَ → ἄσηπτος
دُود → ἕλμινς, ἕλμις, ζῷον, σκώληξ
دَارَ → ἀνελίττω, κύκλος, κυκλοφορία, περιφέρομαι
اِسْتَدَارَ → κυλινδέομαι
اِسْتِدَارَة → ἕλιξ
اِسْتِدَارِيّ → κυκλικῶς
مُسْتَدِير → περιφερής, στρογγύλος, σφαιροειδής

دَوْر → περιέρχομαι, περίοδος
دَوَرَانٌ → δίνη
إِدَارَةٌ → δίνησις
تَدْوِيرٌ → δίνη
دَائِرَةٌ → κύκλος
دُوسَنْطَارِيَا → δυσεντερία, δυσεντερικός
دَاقَ → ἀνίημι
دَامَ → εἰμί, ἐπιμένω, ἔστε, παραμένω, συντελέω
إِدَامَةٌ → συνεχής
دَائِمٌ → ἀΐδιος
دَائِمًا → ἀεί, πᾶς
دُونَ → ἄνευ, ἀπολείπω, πρίν, τυγχάνω
مَا دُونَ الشَّرَاسِيفِ → ὑποχόνδριον
لَيْسَ بِدُونِهِ → ἥττων
دَاءُ الْفِيلِ → ἐλεφαντιάω
دَوَاءٌ → διίημι, θεραπεύω, φάρμακον
دِيكٌ → ἀλεκτοροφωνία, ἀλεκτρυών
ذِئْبٌ → λύκος
ذُؤَابَةٌ → κομῆται
بَعْدَ أَنْ يُذْبَحَ → ἑωλίζω
ذَبِيحَةٌ → θυσία
مَذْبَحٌ → βωμός
ذُبُولٌ → μαρασμώδης
ذَعِرَ → θορυβέομαι
مُذْعِرٌ → φοβερός
ذَعَنَ → δουλεύω
ذَكَرَ → γράφω, εἴρω, ἐξετάζω, λέγω, μνημονεύω
ذِكْرٌ → ἀρρητοποιέω, ἰδέα, λόγος, μιμνήσκομαι
ذَكَرٌ → αἰδοῖον, ἀρρενοτόκος, ἄρρην
ذُكُورَةٌ → ἀρσενικός
ذَكَاءٌ → δυσεπινόητος, φρόνησις
ذَكِيٌّ → ὀξύς
أَذْكَى → ἡδίων, ὄζω
ذَلِكَ → ἐκεῖνος, οὗτος, τοιοῦτος, τοσοῦτος
ذَمَّ → ἐπιτιμάω, μέμφομαι
ذَمٌّ → ἀδοξία
مَذْمُومٌ → κακός, σφαλερός, χαλεπός
ذَنَبٌ → κέρκος, οὐρά
ذَهَبَ → ἀποβάλλω, ἀπόλλυμι, ἰάομαι, πορεύομαι, σταλτικός, φέρω
أَذْهَبَ → ἁρμόζω
مُذْهِبُ الْكَلْبِ → ἄλυσσον
ذَهَبٌ → χρύσεος, χρυσίζω, χρυσίον, χρυσοκόλλα, χρυσός, χρυσοῦς
ذَهَبِيٌّ → χρυσίζω
ذَهَابُ اللَّذَّةِ → ἀηδία
مَذْهَبٌ → λόγος, τρόπος, φορά
ذَاهِلٌ → ἄφρων
ذِهْنٌ → ἄδηλος, διάνοια, παραπαίω
ذَاتٌ → ἑαυτοῦ
ذَاتُ الْجَنْبِ → πλευριτικός, πλευρῖτις
الَّذِي → ὅπερ, ὁπόσοι, ὅς, ὅσος, ὅσπερ
ذَابَ → ἐκτήκω, τηκτός, τήκω
أَذَابَ → δεύω, τήκω
ذَاقَ → γεύομαι
ذَوْقٌ → γευστικός, γευστός

مَذَاق → γεῦσις

مَذُوق → χυμός

رَاتِينَج → ῥητίνη

رِئَة → περιπνευμονία, πνεύμων, φθισικός, φθίσις

قَصَبَة الرِئَة → ἀρτηρία

رَأْس → ἀρχή, ἀρχιερεύς, θρίξ, κεφαλή, κεφάλιον, κορυφή, κρανίον, νοῦς

رَأْسًا → ὅλος

رَئِيس → ἄρχων

رَئِيسِيّ → κύριος

رَأَى → ἀπαλλάττομαι, βλέπω, δοκέω, εἶδον, θέα, θεάομαι, θεωρέω, καταφαίνομαι, νομίζω, ὁράω, περιβλέπω, προφαίνομαι, ὑπολαμβάνω, ὑποτίθημι, φαίνομαι, φημί

أَتُرَى → ἆρα

رَأْي → βουλή, ἐπισκεπτέον, εὐβουλία

مَرْئِيّ → ἀόρατος

رُؤْيَا → εἶδον, ὄνειρος

مِرْآة → ἐγκατοπτρίζεσθαι

رَبّ → θεός, κύριος

رُبَّمَا → ἐνίοτε, ἤδη, μάλιστα, ὀλιγάκις, πολλάκις, ποτέ

رِبْح → αἰσχροκερδία

رَبَضَ → ἀναπαύομαι, κοιμάομαι

مَرَابِض → μεσάραιον

رَبَطَ → ἐνδέω, περιάπτω, συνδέω

اِرْتَبَطَ → συνδέω

رِبَاط → δεσμός, ἐπίδεσις, ἐπίδεσμα, ἐπίδεσμος, προεπίδεσμος, σύνδεσμος, ὑπόδεσις

رِبْع → τεταρταῖος

أَرْبَعَة → τεσσαράκοντα, τέσσαρες, Τρινακρία

أَرْبَعَة أَرْجُل → τετράπους

أَرْبَعُونَ → τεσσαράκοντα

رَابِع → τέταρτος

مُرَبَّع → τετράγωνος

رَبِيع → ἔαρ

رَبِيعِيّ → ἠρινός

تَرَبُّل → οἴδημα (N), φλεγμονή

رَبَّى → σύντροφος, τρέφω

تَرَبَّى → ἀνατρέφομαι

رَبْو → ἄσθμα

أُرْبِيَّة → βουβών

رُتَّة → τραυλίζω, τραυλός

رُتَيْلاء → φαλαγγιόδηκτος, φαλάγγιον

رِجْز → ὀργή

رَجَعَ → ἀντανακλάομαι, ἐπιστρέφω

رَجِيع → ἀποπάτημα

رِجْل → ἀριχάομαι, περιπόδιον, πλεκτάνη, πολυπόδιον, πολύπους, πούς, τετράπους

رَجُل → ἀνήρ, ἄνθρωπος, τις

رَجَا → ἐλπίζω
رَجَاءٌ → δυσελπιστία
رَحِمَ → ἐλεέω
رَحِمٌ → μήτρα, ὑστέρα, ὑστερική
رَخْصٌ → μαλακός
رَخَمٌ → γύψ
أَرْخَى → ἀσθενής, μάλαγμα
اِسْتَرْخَى → ἐνδίδωμι, πλαδάω
اِسْتِرْخَاءٌ → ἀνάλυσις, κίναιδος, μαλακός, χάλασις
رَخْوٌ → ἀδήν, μανός, σομφός, ὑπόσομφος, χαῦνος
أَرْخَى → χαλαρός
رَدَّ → ἀποσπάω
رَدَاءَةٌ → μοχθηρία
رَدَاءَةُ البَخْتِ → δυστυχία
رَدِيءٌ → ἄστομος, ἄτοπος, βλαβερός, κακοήθης, κακός, κακοστόμαχος, κακόχυμος, μάταιος, μοχθηρία, μοχθηρός, πονηρός, φλαῦρος, χείριστος
أَرْدَأُ → κακόν, κακός, κακόχυμος, χαλεπός
رَدًى → θάνατος
تَرَادٌ → κιμβεία
مِرْزَبَّةٌ → σφῦρα
أَرْسَلَ → ἀπολύω, προΐημι
رِسَالَةٌ → ἐπιστολή
رَسُولٌ → ἀπόστολος
رَسْمٌ → γραφή
رَشَحَ → ἀποχέω
رَصَاصٌ → μολύβδινος, μόλυβδος
رَصَاصِيٌّ → μολιβδώδης
رُصْغٌ → καρπός
مُتَرَاصِفٌ → πυκνός
رَضَعَ → θηλάζω
رَضِيَ → ἀρέσκω
رَطَبَ → ἁπαλός
رَطَّبَ → ὑγραίνω
رَطْبٌ → νεαρός, ὑγρός, ὑγρόσαρκος, χλωρός
رُطُوبَةٌ → ἐξυγραίνομαι, ἰκμάς, πλαδαρός, πρόρρηγμα (N), ὑγρασία, ὑγρός, ὑγρότης, φακός, χυμός
أَرْطَبُ → λεπτός
رِطْلٌ → χοῖνιξ
اِرْتَعَدَ → ῥιγόω
مُرْتَعِشٌ → κλονώδης
رُعَافٌ → αἷμα, ῥίς, ῥύσις
رَاعٍ → ποιμήν
رَغِيفٌ → ἄρτος
رَفَعَ → ἐπαίρω, προσέχω
اِرْتَفَعَ → ἀνασπάω, ἀναφορά, ἐκλείπω, μετέωρος, περιπίπτω
مُرْتَفِعٌ → καλός
رَفِيقٌ → πραΰς, σκέλος
رَقَّقَ → ἰσχναίω, λεπτύνω
رِقَّةُ اللِّحَاءِ → λεπτόφλοιος
رَقِيقٌ → λεπτός, στενός

أَرَقٌ → ὑγρός
رَقَبَةٌ → αὐχήν, τράχηλος
رَقَصَ → ὀρχέομαι, ὄρχησις
رَقْصٌ → κιθαρῳδία
رُقْعَةٌ → σπαργανόω
اِرْتَقَى → ἀναβαίνω
رَكِبَ → καθίζομαι, πράττω
رَكَّبَ → σύγκειμαι
تَرَكَّبَ → σύγκειμαι
رُكْبَةٌ → γόνυ, ἰγνύα
تَرْكِيبٌ → ἁρμονία
مُرَكَّبٌ → μικτός, συντίθημι
رَكَزَ → ἐνδέω
رِكْزٌ → γόμφος
مَرْكَزٌ → κέντρον
رَكَانَةٌ → πραότης
رَمَادٌ → ἔνσποδος, κονία, τέφρα
رَمَادِيٌّ → ἔντεφρος
رَمْزٌ → αἴνιγμα
أَرَامِلُ → χηρεύουσαι
رُمَّانٌ → ῥόα
رَمَى → βάλλω, ῥίπτω, φέρω
أَرْنَبٌ → Πτολεμαῖος
رَاهِبٌ → στύραξ
تَرَهَّلَ → μυδάω
تَرَهُّلٌ → πλαδαρός
مَرْهَمٌ → ἔμπλαστρος, κηρωτή, μάλαγμα
رَابَ → σχίζω

رُوحٌ → πνεῦμα
رَاحَةٌ → ἀνάπαυσις
أَرَادَ → βούλομαι, ἐθέλω, θέλω, πειράομαι, ποιέω, τουτέστι
إِرَادَةٌ → προαίρεσις
مِرْوَدٌ → μήλη
رَوْضَةٌ → παράδεισος
رِيَاضَةٌ → γυμναστικά
أَصْحَابُ الرِّوَاقِ → Στωϊκοί
رِيحٌ → ἄνεμος, ἐμπνευμάτωσις, ἐμπνέω, νότος
رَائِحَةٌ → βαρύοσμος, εὐώδης, εὐωδία, ὄζω, ὀσμή
رِيشٌ → πτερόν
أَلْقَى رِيشَهُ → πτερορρυέω (N)
رَيْطَةٌ → σινδών
رِيقٌ → πτύελον
عَلَى الرِّيقِ → νῆστις, προπίνω
زَاجٌ → μίσυ
زِئْبِرٌ → κροκύς
زِئْبِرِيٌّ → γνάφαλλον
زَبِيبٌ → ἀσταφίς, σταφίς
زَبَدُ الْبَحْرِ → ἀλκυόνιον
زُبْدٌ → βούτυρον
زُبْدِيٌّ → λιπαρός
زِبْرِقَانٌ → πάρδαλις
زِبْلٌ → ἀπόπατος, ἄφοδος, κόπρος
زُجٌّ → ἀκίς

زُجَاجُ → ὀστρακοῦς
زَحِيرٌ → τεινεσμός
زَخْرَفَ → κοσμέω
زَرَاوَنْدُ → ἀριστολοχία
زَرَعَ → σπείρω
زَرْعٌ → ἀπολύω, γονή, θορός, σπέρμα, σπερματικός
تَزَعْزَعَ → εὐρύνω
زَعْفَرَانٌ → κρόκος
زَعَمَ → ἱστορέω, φημί
زَغَبٌ → χνοῦς
زِفْتٌ → πίσσα, πισσίτης, πίττωσις
زِقِّيٌّ اِسْتِسْقَاءٌ → ἀσκίτης
زُكَامٌ → κόρυζα
زَلَّ → ὀλισθάνω
زَلِقٌ → ὀλισθηρός
زَمْرٌ → κιθαρῳδία
مِزْمَارٌ → αὐλός, λάρυγξ
أَزْمَنَ → χρονίζω, χρόνιος
زَمَنٌ → ὥρα
زَمِنٌ → ἀδύνατος, κάθημαι
زَمَانٌ → καιρός, χρόνος
زَمَانِيٌّ → χρονικός
أَزْمَنُ → χρόνιος
مُزْمِنٌ → ἀεί, μακρός
زُنْبُورٌ → μέλισσα, σφήξ
زُنُوجٌ → Αἰθίοψ
زَنْجِيٌّ → Αἰθίοψ
زِنْجَارٌ → ἰώδης
زَنْدٌ → κερκίς, πῆχυς
زَنَى → πορνεύω
زِنًى → πορνεία
زَانٍ → μοιχός
زَهْرٌ → ἄνθος, ἀνθύλλιον, βρύον
الزُّهَرَةُ → Ἀφροδίτη
زُهُوكَةٌ → ἄβρωμος
زَهِمٌ → βρωμώδης
تَزَوَّجَ → γαμέω, γάμος
زَالَ → μετακινέομαι, μεταλαμβάνω
زَوَالٌ → τροπή
زَيْتٌ → ἔλαιον, ὀμφάκινον
زَيْتُونٌ → ἐλαία
زَادَ → αὐξητικός
تَزَيَّدَ → προσγίγνομαι
تَزَيُّدٌ → ἀνάβασις
زِيَادَةٌ → παραύξησις, πρόσθεσις
أَزْيَدُ → μείζων
لَحْمٌ زَائِدٌ → ὑπερσαρκέω, ὑπερσάρκωσις
زَيَّنَ → κοσμέω
مُزَيِّنٌ → χαρίεις
زِينَةٌ → κόσμος
سَائِرٌ → ἄλλος, λοιπός, πᾶς
سَأَلَ → ἀπορέω, ἐπανείρομαι (N), ἐρωτάω
مَسْأَلَةٌ → ἀπορία
سَبَبٌ → αἰτία, αἰτιάομαι, αἴτιον, πρόφασις, φύω

بِسَبَبِهِ → ὑπό

لِسَبَبِهِ → διά, περί

لِهٰذَا السَّبَب → τοιγάρτοι

مَسَبَّة → ὕβρις

سُبَات → καρωτικός, καταφορά

مَسْبُوت → καταφέρομαι

سَبَح → νήχομαι

سِبَار → κρίσις

سَبُع → θηριομαχέω, θηρίον, τετράποδον

سَبْعَة → ἑπτάπλευρον

السَّابِع → ἕβδομος

سَبَق → φθάνω

سَبَل → κιρσοφθαλμία

سَبِيل → εὐδίοδος, πόρος, τρίβος

سِتّ → ἕξ

سَتَّر → συγκαλύπτω

سَجَد → γονυπετέω

سِجْن → δημόσιος, τήρησις

سَحَاب → νεφελοειδής, νέφος, ὀμίχλη, σπόγγος

سَاحِر → γοητεύω

سَحَق → λεαίνω, λεῖος, λειόω, μείγνυμαι, τρίβω

إِنْسَحَق → κατατρίβομαι

سَخَر → παραλογίζομαι

سَخِيف → εὐάνετος

سَخَافَة → μανότης

سَخُن → ζέννυμι, θερμαίνω

إِسْخَان → θερμότης

مُسْخِن → θερμαίνω, θερμαντικός

سَدَّد → ἐμπλαστικός

سَدَّد → ἐκφρακτικός

سُدَّة → ἔμφραξις

سَدَر → σκοτόδινος, σκοτωματικός

سَادِس → ἕκτος

سَذَاب → πήγανον

سَاذَج → λιτός, μαλάβαθρον

سُرّ → χαίρω

سِرّ → μυθικός, μυστήριον (N)

سُرَّة → ἐξόμφαλος, ὀμφαλός

سُرُور → χαρά

سَرِير → κλίνη

مَسْرُور → χαρίεις

سِرَاج → λαμπάς, λύχνος

سَرْدَغُوش → στρατηγός

سِرْسَام → φρενῖτις

سَرَطَان → καρκίνος

سُرْعَة → ῥᾴδιος

سَرِيع → ἅμα, ἄριστος, ἕτοιμος, ὀξύς, ταχύς

أَسْرَع → εὐκίνητος

سَرَق → ἀφαιρέω, κλέπτω, φωρίον

سَرِقَة → ὑφαίρεσις

سَارِق → κλέπτης

سَرَى → πλανάομαι

سُرْيَانِيّ → Σύροι

سَعْتَر → ἕρπυλλος

سُعْد → κύπερος
سَعَادَة → εὐδαιμονία
إِسْتَعَط → ἔρρινον
سَعْفَة → ἀχώρ
سَعَل → ἐκβήσσω
سُعَال → βήξ
سَعَى → διάβολος
سَعْي → ἀγών
سَفَد → ἐπιβαίνω, ὀχεύω
سَافَد → συνδυάζομαι, συνδυασμός
سِفَاد → ὀχεία
سَافَر → ὁδεύω
سَفَر → ἀνακομιδή, ἀποδημία, ἀπόδημος
سَفَرْجَل → κυδώνιον, μῆλον
سَفِيق → πυκνός
أَسْفَل → κάτω, κάτωθεν, ὑπόδεσις
سَفِينَة → εὐπλοέω, ναῦς, πηδάλιον, πλέω, πλοῖον
سِفَنْج → σπόγγος
سَفَه → ἀηδία
سَقَط → πίπτω, χαλάομαι
أَسْقَط → ἐκτιτρώσκω, ἐξαμβλώσκω
تَسَاقَط → εὐθαλής, καταπίπτω, ῥέω
تَسَاقُط → μύδησις
سَقْطَة → πτῶμα
سَقِيم → κάμνων
سَقَمُونِيَا → σκαμμωνία
سَقَى → ἀρδεύω, δίδωμι, πίνω, ποτίζω

إِسْتِسْقَاء → ἀσκίτης, λευκοφλεγματίας, ὕδερος
سِكَّة → πάσσαλος
سَاكِب → σιαλοχόος
سَكْتَة → ἀποπληξία
سُكْر → ἀμέθυστος, μέθη
سَكْرَان → μέθυσος
سَكَن → ἀτρεμέω, ἐγκατοικίζομαι, ἡσυχάζω
سَكَّن → ἀκίνδυνος, ἀφλέγμαντος, βοηθέω, ὀνίνημι, παραιτέομαι, παρηγορέω, παύω, πραΰνω
سَاكَن → συνοικέω
سُكُون → ἥμερος, ἐπιείκεια
سِكِّين → σμίλη, μάχαιρα
مَسْكَن → οἰκία
سَاكِن → πραΰς
أَسْكَن → πρᾶος
سِكَنْجَبِين → ὀξύμελι
سِلّ → φθινῶδες, φθόη
سَلْب → ἀπόφασις
سَلْجَم → γογγύλη
سِلَاح → ὅπλον
سُلَحْفَاة → χελώνη
سَلَخ → ἀποδιδύσκω, γῆρας
سَلِيخَة → κασσία
سَلِس → εὔπλαστος
تَسَلَّط → κυριεύω
سُلْطَان → στρατηγός
سَلَف → ἤδη, πρότερον, ὕστερον

سَلَقَ → ἑφθός, ἕψω
سِلْق → τεῦτλον
سَلَكَ → συνέρχομαι, φέρω
سَلِمَ → σῴζω
سَلَّمَ → συγχωρέω
أَسْلَمَ → παραδίδωμι
سَلِمٌ → ἐπιεικής
سَلَامٌ → εὐπροσήγορος, χαῖρε
سَلَامَةٌ → ὁσιότης
سَلِيمٌ → ἀνώδυνος
أَسْلَمُ → πρᾶος
سَلًا → ἀμνίον
سُلُوٌّ → λήθη
اِسْمٌ → ἀκατονόμαστος, ἐπίκλησις, ὄνομα, ὀνομάζω, προσαγορεύω, προσηγορία
سَمٌّ → δηλητήριος, θανάσιμος, ἰοβόλα, ἰός, φάρμακον
السَامُّ أَبْرَصَ → σαῦρος
سَمِيذٌ → σεμίδαλις
مِسْمَارٌ → ἧλος
سَمِعَ → ἀγνοέω, ἀκουστικός, ἀκούω
أَسْمَعَ → ἀλαλάζω
سَمْعٌ → ἀκοή, ἀκρόασις
سَمَكٌ → ἰχθύς
سَمِينٌ → εὐεκτός, καταπίμελος, πίειρος, πιμελώδης, πίων
سَمَاءٌ → θεός, οὐρανός
سَمَّى → καλέω, ὄνομα, ὀνομάζω, προσαγορεύω

أَسَنَّ → γηράσκω
سِنٌّ → ἡλικία, ὀδονταλγία, ὀδοντίασις, ὀδοντοφυέω, ὀδούς
سُنَّةٌ → νόμος
سُنْبُلٌ → νάρδος, στάχυς
مِسْنَدٌ → στήριγμα
سَنَةٌ → ἐνιαυτός, ἔτος, τριετής, Τρινακρία
سَهِرَ → ἀγρυπνέω
سَهَرٌ → ἀγρυπνία, ἐγρήγορσις
سَهْلٌ → ἐπιεικής, εὐμετάβλητος
سَهَّلَ → εὐδίοδος
أَسْهَلَ → ἄγω, ἄνω, διαλύω, μαλακτικός
إِسْهَالٌ → καθαρτικός
سَهْمٌ → βέλος, βολίς
أَسَاءَ → ἀδικέω
سُوءٌ → κακός
سُوءُ الطَّبْخِ → μωλύνω
سَوَادٌ → μέλας
أَسْوَدُ → μέλας
سَوْدَاءُ → μελαγχολικός
الكَرْمَةُ السَّوْدَاءُ → ἄμπελος μέλαινα
سُورْنَايْ → αὐλός
سُوسٌ → βρῶσις, σής
سَاطَ → κινέω
سَاعَةٌ → ὥρα, Ὧραι
مِنْ سَاعَتِهِ → αὐτίκα, εὐθύς, παραχρῆμα
سَاقٌ → καυλός, σκέλος

أَسْوَاق → ἀγοραῖος

سَوِيق → ἄλφιτον

سَوَاء → ἴσος

اِسْتِوَاء → εὐπραξία, ἰσημερία

مُسْتَوٍ → ὁμαλός

لَا سِيَّمَا → μάλιστα, μᾶλλον

اِنْسِيَاب → πορεία

سِيَاج → φραγμός

سَارَ → εὐπλοέω, περιπατέω, πλέω, πορεύομαι

سَيْر → ἱμάς

سَيْف → ξίφος

سَالَ → ἔκκρισις, ἐπιρρέω, καταρρέω, πυορροέω, ῥευματίζομαι, ῥευματισμός, ῥέω (N)

سَيَلَان → παραρρέω, ῥεῦμα, ῥευματίζομαι, ῥύσις

شَأْن → ἐπιμελέομαι, ῥαφή, φύω

تَشَبَّبَ → ἀποδιδύσκω, γῆρας

شَبّ → στυπτηρία, σχιστός

شَابّ → νεανίσκος, νέος

شِبِتّ → ἄνηθον

شَبَع → πλησμονή

تَشَبَّكَ → συμπλέκομαι

شَبَّهَ → εἰκάζω, ὁμοιωτικός, προσεικάζω

أَشْبَهَ → ἅτε, ἔοικα, ἐοικός, λοιπός, τοιοῦτος

تَشَبَّهَ → ὁμοιόω

شِبْه → καθάπερ

تَشْبِيه → μίμησις, ὁμοιότης

مُتَشَابِه الأَجْزَاء → ὁμοιομερής (N)

شَبِيه → ἐμφερής, ἐοικός, οἷον, οἱονεί, ὁμοιομερές, ὅμοιος, παραπλήσιος, προσεοικός, ὑπομήκης, ὡς, ὥσπερ

شَتَمَ → ἐπιπλήττω

شَتْم → ὕβρις

شِتَاء → χειμών

شَتَوِيّ → χειμερινός

شَجَر → δένδρεον, δένδρον, δρυμώδης, φυτόν

شُجَاع → ἀνδρεῖος

شَحْم → ἐντεριώνη, πιμελή, πίων, στέαρ

شَدَّ → δέω, ἐνδέω, ἐπιπλάττω, εὐστόμαχος, κρατύνω, ὁμόσε, περιάπτω, περιτίθημι, προστέλλω, σταλτικός, στέλλω, στηρίζω, συνάγω, χωρέω

شِدَّة → ἀκρίβεια, ἄπορος, κίνδυνος, σφοδρότης

شَدِيد → βιάω, δεινός, ἱκανός, ἰσχυρός, λάβρος, λίαν, μέγας, μόλις, πλεῖστος, πολλός, στερέμνιος, συνεχής, σφοδρός

أَشَدّ → μᾶλλον

شَدَخَ → λειόω

شَرّ → κακόν, πονηρός, χείρων

شَرَارَة → πονηρία

شِرِّير → πονηρός

شَرِبَ → γεύομαι, λαμβάνω, πίνω, ποτόν, προπίνω
شَارَبَ → συμπίνω (N)
شَرَابٌ → Διόνυσος, οἶνος, πότημα, πότισμα, ποτόν, φιλοπότης
شَرَحَ → ἀνατέμνω, ἑρμηνεύς
شَرَاسِيفُ → ὑποχόνδριον
مُشْرِفٌ → μετέωρος
مُشْرِقٌ → διειδής
مَشْرِقِيٌّ → ἱπποσέλινον
اِشْتَرَكَ → κοινός
مُشَارِكٌ → σύμμετρος
مُشَارَكَةٌ → κοινωνία
مُشْتَرِكٌ → κοινῇ
المُشْتَرِي → ἀστήρ
شِرْيَانٌ → ἀρτηρία
شَطٌّ → θάλασσα
شَاطِئٌ → ἐκβράσσω, ἠϊών
شَاطِئِيٌّ → αἰγιαλώδης
شَطْرُ الغِبِّ → ἡμιτριταῖοι
شِطْرَنْجٌ → κύβος, ψῆφος
شَيْطَانٌ → δαιμόνιον, διάβολος, σατανᾶς
شُعَاعٌ → ὄψις
شَعْبٌ → λαός, ὄχλος
شَعَرٌ → ἄτριχος, θρίξ, μαλακόθριξ, προεκτίλλω
شِعْرٌ → ἐλεγεῖον, ποιητική
لَيْتَ شِعْرِي → ἄν, οὖν (N), πῶς

شَعِيرٌ → κριθή, κρίθινος, κριθώδης, οὐλαί
شَاعِرٌ → ποιητής
اِشْتَعَلَ → ἀνάπτομαι
شَفَةٌ → χεῖλος
شَفْرٌ → βλέφαρον, καλλιβλέφαρα, τριχοφυέω
شِفْنِينٌ → τρυγών
شَفَى → ἐκτήκω, ἐπουλόω, ἰατικός, ἱκανός
شِفَاءٌ → ἴασις
شَقَّ → ἀνασχίζω, σχίζω
تَشَقَّقَ → διαρρήγνυμι
شَقٌّ → διαίρεσις, διαιρέω, ῥωγμή
مَشَقَّةٌ → ἄπονος
اِشْتِقَاقٌ → παρονομάζομαι
شُقْرَةٌ → ὑπόξανθος
قَلَّ الشَّقَاءِ → ἄπονος
شَقْوَةٌ → δυστυχέω
شَكٌّ → ἀπορέω, ἀπόρημα, νοσφίζομαι, σκανδαλίζομαι
تَشَكَّكَ → διαπορέω
شَكٌّ → δῆλος, διστάζω
شَاكَلَ → συμπάθεια
شَكْلٌ → εἶδος, κατάστημα, σχῆμα
الشَّكْلُ النَّارِيُّ → πυραμίς
مُشْكِلٌ → ἄγνωστος
شَكَا → κατηγορέω, φημί
شِكَايَةٌ → ἔγκλημα
مَشْكُوٌّ → φεύγω

شَمَّ → ὀσμάομαι, ὀσφραντικός, ὀσφραντός, ὀσφρητικός
شَمْس → ἡλιάζω, ἥλιος
شَمْع → κήρ
شِمْعُون → Πέτρος
اِشْتَمَلَ → περιφύομαι
شَمَال → ἄρκτος
تَشَنُّج → σπασμός
شَنِع → ἄτοπος
شَاهَدَ → θέα
شَهَادَة → δόξα
شَهْر → μείς, μήν
اِشْتَهَى → ὀργάω
شَهْوَة → ἀφροδίσια, ἐπιθυμία, ἔρως, ἥδομαι, ἡδονή, ὄρεξις, προθυμία
شَهِيَّة → θέλημα
أَشْهَى → φιλόνεικος
شَاة → πρόβατον
شَوْب → ἐρυσίβη
مُشِير → σύμβουλος
اِسْتَشَارَ → συμβουλία
شَوْصَة → πλευρῖτις
اِشْتَاقَ → ὀρέγομαι
اِشْتِيَاق → ἀνόρεκτος, ἀπόλαυσις
شَوْك → ἄκανθα, ἀκανθώδης
شَوْكِيّ → ἀκανθώδης
شَوَى → ὀπτάω, ὀπτός
شَاءَ → ἐθέλω, θέλω
شَيْء → μέρος, τί, τι, τις, ὑπάρχω
شَيْب → πολίωσις
شَيْخ → γεραιός, γέρων
مَشْيَخَة → πρέσβυς
شِيرِينَج → κηρίον, μελικηρίς
شِيعَة → αἵρεσις
مَشِيمَة → χοριοειδής, χόριον
صُؤَابَة → κονίς
صَبَّ → ἐκχέω, ἐπιβάλλω, καταντλέω, κατάντλημα
اِنْصَبَّ → ἐπιρρυέν, καταρρήγνυμαι, ῥευματισμός
صُبْح → ἑωσφόρος
مِصْبَاح → δάλος, λαμπάς
صَبَرَ → ἀνέχομαι, ὑπομένω, ὑπομονή
صَبِر → ἀλόη
صَبُور → μέτριος
إِصْبَع → δάκτυλος
صَبَّغَ → μελαίνω
مُصَبَّغ → ἀνθηρός
مُتَصَبِّغ → χρώζω
صَبَّاغ → βαφεύς
صَبِيّ → βρέφος, ἔμβρυον, κόρη, νέος, ὀδοντίασις, παιδίον
صَحَّ → εὐεκτικός
صِحَّة → ἀκριβής, ἀληθής, ὑγιαίνω, ὑγίεια, ὑγιεινός
صَحِيح → ἀσινής, κύριος, ὀρθός, συντηρέω, ὑγιαίνω, ὑγιής
صَاحِب → ἄνθρωπος, πλησίον
صَاحِب الجُيُوش → στρατηγός

صَخَبٌ → ταραχή, ψόφος
صَخْرَةٌ → πέτρα
صَخْرِيٌّ → πετραῖος, πετροσέλινον
صَدِيدٌ → ἰχώρ
صَدْرٌ → θώραξ, στῆθος
صَدَّعَ → καρηβαρικός
صُدَاعٌ → ἀλγέω, κεφαλαλγέω, κεφαλαλγία, κεφαλή
صُدْغٌ → κρόταφοι
صَدَفٌ → κοχλίας, ὀστρακόδερμος, τελλίνη
صَدَّقَ → ἀληθεύω
صَادَقَ → ἔραμαι
صَدَاقَةٌ → φιλία, φίλος
صَدِيقٌ → καταθύμιος, φίλος
صِدِّيقٌ → δίκαιος
صَادِقٌ → ἀληθής, ἀξιόπιστος, βέβαιος, ὀρθός, ψευδής
صَدَمَ → προσπίπτω
صَرِيرٌ → συριγμός
صَرَعَ → τείρω
صَارَعَ → ἀγωνίζομαι
صَرْعٌ → ἐπιληπτικός, ἐπιληψία
صَرَفَ → ἀποστρέφω
صِرْفٌ → ἄκρατος
صَعْبٌ → σφοδρός
صُعُوبَةٌ → σκληρός
صَعْتَرٌ → ὀρίγανος
صَعِدَ → πίπτω

صِغَرٌ → ἁμυδρός
صَغِيرٌ → μικρός, σμικρός
زَهْرٌ صِغَارٌ → ἀνθύλλιον
أَصْغَرُ → ἐλάττων, εὐσταλής
صَفِيحَةٌ → λεπίς, πλακώδης
صَفِيرٌ → συρίττω
صُفْرَةٌ → χλωρός
أَصْفَرُ → ξανθός, ὑπόχλωρος, ὠχρός
الماء الأَصْفَرُ → ἴκτερος
صَفْرَاءُ → χολώδης
صِفَاقٌ → ὑμήν
تَصْفِيقٌ → κρότος
صَفَّى → ἀπηθέω, ἀποκαθαίρω, ἐκθλίβω
صَفًى → Πέτρος
صَفَاءٌ → καθαρός, λαμπρόν
مِصْفًى → ἠθμοειδής, ἠθμός
صَافٍ → διαυγής, καθαρός
صِقَالٌ → στίλβωσις
صَقَالَةٌ → στιλπνότερον
أَصَكُّ → ῥοικός
صَلَبَ → σταυρόω, συσταυρόομαι
صُلْبٌ → ξηρός, παχύς, σκίρρωμα, σκληρός, στερεός, στιφρός
صُلْبِيٌّ → σκληρός
صَلَابَةٌ → ἀνδρεία, σκιρρόομαι, σκληρός, σκληρότης
صَلَحَ → ἁρμόζω, ποιέω
صَلَاحٌ → συμφέρον

صَالِح → ἁδρός, ἐπιτήδειος, χρηστός
صَالِحَة → χρηστότης
أَصْلَع → φαλακρός
صَلَّى → προσεύχομαι
صَلَاة → προσευχή
صَلَايَة → θυία
صَمْغ → δάκρυον, κόμμι, ῥητίνη
صَنَوْبَر → κωνάριον, πίτυς, ῥητίνη, στροβίλινος
صَنْج → κύμβαλον
صِنَّارَة → ἄγκιστρον
صَنَعَ → ποιέω, σκευάζω, χειροποίητος
صِنْعَة → εὐεργός
صِنَاعَة → ποιητική, τέχνη, τεχνίτης
صِنَاعِيّ → τεχνικός
أَصَابَ → περιπίπτω
صَوَاب → καινοπρεπεστέρως, νόμος
مُصِيبَة → πόνος
صَوَّتَ → ᾄδω, ῥήγνυμαι
تَصْوِيتِيّ → φωνητικός
صَوْت → εὐφώνως, μέλος, μουσική, συμφωνία, φθέγγομαι, φωνή, ψοφέω, ψόφος, ᾠδικός
صَوَّرَ → γράφω
صُورَة → ἀνθρωποειδής, εἶδος, ὁμοίωσις, τύπος
بَثْر مُصَوَّج → ἀχώρ
صُوف → εἴριον, ἔριον
صَامَ → νηστεύω
صَائِم → νῆστις
صِيَاح → ἀλεκτοροφωνία
صَادَ → ἁλίσκομαι, θηρεύω, λαμβάνω
صَيْد → θήρα, κυνήγιον
مِصْيَدَة → δέλεαρ
صَارَ → γεννάω, γίγνομαι, διαλύω, εἰμί, ἐργάζομαι, ὑπάρχω
صَيَّرَ → ἀποτίθημι, ἐγκρύπτω, ἐμβάλλω, καταχρίω, καθίημι, ποιέω, ὑποβάλλω
صَيْف → θερινός, θέρος
ضَأْن → πρόβατον
ضَبَطَ → ἀκρατής, στέγω, συνέχω
اِنْضَجَعَ → κατακλίνομαι
ضَحِكَ → γελοῖος, γέλως
ضَحِك → γέλως
أُضْحِيَّة → θύσιμος
ضَادَّ → ἀνθίσταμαι
مُضَادّ → ἐναντίος
ضِدّ → ἐναντίον, ἐναντιόομαι, ἤ
ضِدِّيَّة → ἐναντίωσις
أَضَرَّ → βλαπτικός, βλάπτω, κακωτικός, φθείρω
اِضْطَرَّ → ἀναγκάζω, ἀναγκαῖος, ἀναγκαιότατος, ἀνάγκη
ضَرَر → βλάβη
ضَرُورَة → ἀναγκαῖος, ἀνάγκη
مَضَرَّة → ἀβλαβῶς, βλάβη, βλάπτω, κακόν, συμφορά
ضَرَبَ → βάλλω, ἐντίθημι, τύπτω

اِضْطَرَبَ → κυκλέομαι

ضَرْبٌ → διαιρέω, κιθαριστική

ضَرْبَةٌ → πληγή

ضِرْسٌ → γομφίος

ضَرِسٌ → αἱμωδία

مُضَرَّسٌ → κονδυλώδης

ضَعُفَ → ἐνδίδωμι

ضُعْفٌ → ἀτονία, δυσελπιστία

ضِعْفٌ → διπλάσιος, διττός

ضَعِيفٌ → ἀσθενής

أَضْعَفَ → ἀνίημι, ἀπολείπω

مُضَاعَفٌ → διπλοῦς

ضِفْدِعٌ → βάτραχος, γύρινος, φρῦνος

ضِلْعٌ → ἑπτάπλευρον, πλευρά, πλευρίον, πλευρῖτις, πλευρόν, πολύπλευρον, στέρνον

ضَمَّ → προστίθημι, συνέχω

ضَمَّدَ → ἐπιπλάττω, καταπλάσσω

ضِمَادٌ → κατάπλασμα

أَضْمَرَ → στέλλω

ضُمُورٌ → φθίσις

ضَمِيرٌ → προαίρεσις

اِضْطَهَدَ → διώκω

ضَوْءٌ → φῶς, φωτίζω

ضَاعَ → ἀπόλλυμι

ضَيَّعَ → ἐγκαταλείπω

أَضَافَ → ἐμφυλλισμός

إِضَافَةٌ → παραβάλλω

ضِيقٌ → ἀπορία, δυστυχία, μικροψυχία, στενός

طَاوُوسٌ → ταώς

طِبٌّ → ἰατρικός, ἰατρός

طِبِّيٌّ → ἰατρικός

طَبِيبٌ → ἰατρός

طَبَخَ → ἀποζέω, ἀφέψημα, ἀφέψω, ἕψω, καίω, πίνω, σκευάζω, συνέψω

سُوءُ الطَّبْخِ → μωλύνω

طَبَّاخٌ → μάγειρος

طَبِيخٌ → ἀφέψημα, ὄψον

طَبْعٌ → φύσις

طِبَاعٌ → φύσις

طِبَاعِيٌّ → φυσικός, φύσις

طَبِيعَةٌ → κοιλία, φυσικός, φυσιολογέω, φύσις

طَبِيعِيٌّ → σύμφυτος, φυσικός, φύσις

طَبَقَةٌ → χιτών

مُطْبِقٌ → σύνοχος

طَبْلٌ → τυμπανοειδής

طَبْلِيٌّ → τυμπανίτης

طِحَالٌ → σπλήν

طُحَالٌ → σπληνικός

طَرَاثِيثُ → ὑποκιστίς

طَرَحَ → διαρρέπτω

طَرَفٌ → ἄκρα, ἀκρεμών, ἄκρον, ἄκρος, ἀκρωμία, βλαστός

طَرِيقٌ → μέθοδος, ὁδός, προσηκόντως

طَرِيقٌ صَوَابٌ → νόμος

قَاطِعُ الطَّرِيقِ → ἅρπαξ
بِطَرِيقَةٍ → κατά
عَلَى طَرِيقَةٍ → ὡς
طَرْمَذَةٌ → λάλος
طَرِيٌّ → ἁπαλός, ἔναιμος, λεῖος, νεαρός, πρόσφατος, χλωρός
طَعَّمَ → ἐγκεντρίζω
أَطْعَمَ → δίδωμι, τρέφω
طَعْمٌ → ἄστομος, γεῦσις, καρπός, σιτία
طُعْمَةٌ → τροφή
طَعَامٌ → ἔδεσμα, ἐδεστά, ἐδώδιμος, ἐσθίω, σιτία
أَطْفَأَ → σβεννύω
اِنْطَفَأَ → σβεννύω
طِفْلٌ → παῖς
طَفَا → ἀναφέρομαι
طُلَاطِلَةٌ → σταφυλοφόρον
طَلَبَ → βούλομαι, διώκω, ζητέω, φιλονεικέω
طُلُوعٌ → καῦμα
أَطْلَقَ → ἁπλοῦς
اِنْطَلَقَ → ὑπάγω
اِسْتِطْلَاقٌ → κοιλιακός, ῥέω (N)
طَلَى → βάπτω, χρίω
طِلَاعٌ → γλυκύς
طَمِثَتْ → ἄγονος
طَمْثٌ → γυναικεῖος, καταμήνια
طَمَرَ → ἐγκρύπτω

طَنَّ → ἠχέω
طَنِينٌ → ἀπότασις
طُنْبُورٌ → λύρα
طَاهِرٌ → ἅγιος
أَطْهَرُ → καθαρός
اِسْتَطَاعَ → ἀδύνατος, δύναμαι
طَافَ → περιάγω
طَالَ → αὔξομαι, πολύς, χρονίζω
أَطَالَ الكَلَامَ → μακρολογία
طُولٌ → εὐθύς, μῆκος
طَوِيلٌ → ἐπιμήκης, μακρόθυμος, μακρός, μακρόχειρ, πλείων, πολυχρόνιος, προμήκης
طَوِيلُ اللِّسَانِ → μάχιμος
أَطْوَلُ → χρόνιος
مُسْتَطِيلٌ → προμήκης
طَيِّبٌ → ἡδύς, πραΰς
أَطْيَبُ → ἡδίων
طَارَ → πέτομαι
طَيْرٌ → γάλα, ὄρνις, πετεινόν, πτηνόν
طَائِرٌ → πτηνόν
طِينٌ → Ἀλανή, ἀμπελῖτις, ἀρμενία, βῶλος, γῆ, κιμωλία, πηλός, ὠμός
ظِئْرٌ → τίτθη
ظَفَرٌ → νίκη, φιλονεικία
ظُفُرٌ → ὄνυξ
ظَفَرَةٌ → πτερύγιον
ظِلٌّ → σκιά
ظَلِيلٌ → παλίσκιος

ظِلْفٌ → δίχαλος, ὁπλή (N), χηλή
ظَلَفُ النَّفْسِ → καρτερία, σωφροσύνη
ظُلْمَةٌ → σκότος
مَظْلُومٌ → ἀδικούμενος
مُظْلِمٌ → ζοφώδης, μέλας, ὀρφνώδης
ظَنَّ → δοκέω, νομίζω, οἴομαι
ظُنُونٌ → φροντίζω (N)
ظَهَرَ → φαίνομαι
ظَهْرٌ → ῥάχις, ὕπτιον, ὕπτιος
ظَاهِرٌ → ἐκτός, ἐμφαίνομαι, ἐναργής, ἔξωθεν, ἐπιφάνεια, εὔσημος, σαφής, φανερός
عَبَثٌ → μάτην
تَعَبَّدَ → δεσπόζεσθαι
عَبْدٌ → δοῦλος
عَبْلٌ → παχύς
عَتَقَ → ἀπελευθερόομαι
عَتِيقٌ → παλαιός
تَعَثَّرَ → προσπταίω
أُعْجِبَ بِهِ → θαυμάζω
عَجِبَ → θαυμάζω
عَجِيبٌ → τέρας, τερατώδης
عَاجِلٌ → ταχύς
عَجَنَ → ζύμη, ὀπτάω, περιπλάσσω
عَجِينٌ → σταῖς
مَعْجُونٌ → ἀντίδοτος
عَدَّ → λογίζομαι
أَعَدَّ → ἑτοιμάζω
اِسْتَعَدَّ → ἔχω
مُسْتَعِدٌّ → ἕτοιμος
عَدَدٌ → ἀριθμός
اِعْتَدَلَ → μέτριος
عَدْلٌ → δίκαιος, δικαιοσύνη
أَعْدَلُ → σύμμετρος
مُعْتَدِلٌ → εὔκρατος, σύμμετρος
عَدِمَ → ἀηδία, ἀποβάλλω, ἀφαιρέω, ἔχω
عَدَمٌ → στέρησις
عَدَمُ المَطَرِ → αὐχμός
عَدَمُ الوَلَدِ → ἀτεκνία
عَدِيمٌ → ἄμοιρος
مَعْدِنٌ → μέταλλον
مَعْدِنِيٌّ → μεταλλευτός
عَدَا → τρέχω
اِعْتَدَى → ὑπερβαίνω
عَدُوٌّ → ἐχθρός, μάχη, πολέμιος
مُعَادَاةٌ → ἔχθρα
تَعَدٍّ → παράβασις
عَذْرَاءُ → γάλα, παρθενικόν
عَذْلٌ → ὀλιγωρία
عَرْعَرٌ → ἄρκευθος
بِلَادُ العَرَبِ → Ἀραβία
عَرَبِيٌّ → ἀραβικός
اِنْعَرَجَ → κλάομαι
مُتَعَرِّجٌ → ἕλιξ
عُرْسٌ → γάμος
اِبْنُ عِرْسٍ → γαλῆ

عَرَضَ → ἁλίσκομαι, γίγνομαι, ἐγγίγνομαι, ἐμποιέω, ἔνειμι, ἰσχύω, παρέπομαι, συμβαίνω, ὑπάρχω
عَرْض → ἐγκάρσιος, πλάτος
عَرَض → σύμπτωμα
عَرِيض → εὖρος, πλατύς
عَارِض → πάθος
عَرَفَ → γιγνώσκω, γνωρίζω, γνώριμος, ἐπιγιγνώσκω, καλέω, οἶδα, ὁρίζω, συνδιαγινώσκω, συνοράω
تَعَرَّفَ → διακρίνω
تَعَرُّف → διάγνωσις
عُرْف → χαίτη
عِرَافَة → μαντική
عَرَّاف → μάντις
مَعْرِفَة → γιγνώσκω, γνῶσις
تَقْدِمَةُ المَعْرِفَةِ → πρόγνωσις
قِلَّةُ المَعْرِفَةِ → εὐήθης
مَعْرُوف → πρόδηλος
عَرَق → ἱδρόω, ἱδρώς
عِرْق → ἀγγεῖον, ἀρτηρία, ἐπίφλεβος, κοτυληδών, ῥίζα, φλέβιον, φλέψ, χωρίον
اِعْتَرَى → ἁλίσκομαι, ἔνειμι
مِعْزَف → λύρα
مِعْزَفَة → πλῆκτρον
تَعَزَّى → παρακαλέομαι
عِسْبَار → μονόλυκος
عَسُرَ → ἀδυνατέω, δυσκνάγωγος
عُسْر → μόλις
عُسْرُ النَّفَسِ → ὀρθόπνοια
عَسِر → βιάω, δυσδοκίμαστος, δυσεπούλωτος, δυσουρέω, δύσπεπτος, δυστιθάσευτος, σφαλερός
عَسِير → χαλεπός
عَسْكَر → στρατηγός
عَسَل → μέλι, μελίκρατον, μελίτινος, μελιττουργός
عَسَى → ἴσως
عُشّ → καλιά
عُشْب → γῆ, ὕλη
عُشْبَة → πόα
عُشْر → δέκατον
عِشْرَة → συνδιάγω
عَشَرَة → δέκα, χοῖνιξ
أَحَدَ عَشَرَ → ἕνδεκα
عِشْرُونَ → εἴκοσι
عِشْق → ἔρως, Κύπρις
عِشَاء → ὀψέ
عَصَب → γαγγλίον, νεῦρον, νευρῶδες
عَصَرَ → ἀποθλίβω, ἐκθλίβω, χυλίζω
اِنْعَصَرَ → πιεστός, προσθλίβομαι
عُصَارَة → ἀπόθλιμμα, ὑποκιστίς, χυλίζω, χύλισμα, χυλός
عَصِير → γλεῦκος
عَصَف → χειμών
عَاصِف → βίαιος
مُعَصْفَر → κόκκινος

عَضَّ → δῆγμα, λυσσόδηκτος, συνδάκνω

عَضَّة → κυνόδηκτον

عَضُد → βραχίων, κλινόπους

عَضَل → μῦς

عُضْو → αἰδοῖον, μέλος, μέρος, μόριον, σῶμα

عَطَّار → μυρεψός

عَطِش → ἄδιψος

عَطَش → δίψα, διψώδης

عَطَّل → θαυμάζω

مُعَطَّل → κενεών

تَعَطَّل → ἀπόλλυμι

أَعْطَى → δίδωμι

عَطِيَّة → δῶρον

تَعَظُّم → λίαν

عَظْم → μονόστεος, ὀστέον, ὀστοῦν, περιόστεος

عِظَم → μέγεθος

عَظِيم → ἐξόχως, εὐμεγέθης, κητώδης, μέγας, μέγιστος

أَعْظَم → μείζων, ὑπέρ

عِفَّة → σωφροσύνη

عَفْص → κηκίς

عَفَاصَة → στρυφνός

عُفُوصَة → ὑπόστρυφνος

عَفِن → ἀποσήπομαι, διασήπομαι, πλαδάω, σήπομαι

عَفَن → εὔσηπτος

عُفُونَة → σηπεδών

مُعَفِّن → σηπταί

مُتَعَفِّن → σηπεδονώδης

عَقْعَق → κόραξ

عَاقَب → κολάζω

عَقِب → πτέρνα

اِنْعَقَد → πήγνυμαι

اِعْتَقَد → τίθημι

عَقْد → ἅμμα

عُقَّار → ῥιζοτόμος

عَقْرَب → σκορπιόδηκτος, σκορπιόπληκτος, σκορπίος

عَقَل → νοέω, στέγνωσις

عَقْل → διάνοια, κεφαλαλγία, λειποθυμέω, νοῦς, σύνεσις, φρενῖτις, φρήν, φρόνησις, φρόνιμος

أَعْقَل → στεγνωτικός

عَاقِل → νοήμων, φρόνιμος

مَعْقُول → νοητός

مَعْقُولَات → κατηγορία

اِنْعَكَس → ἀνακλάομαι

لَعَلَّ → εἴ πως, πως

عِلَّة → αἰτία, αἴτιον, ἀναίτιος, διό, πάθος

عَلِيل → πάσχω

عَالَج → ἄκος, ἀπαλύνω, ἰατρεύω, πορίζω, χράομαι

عِلَاج → ἀνίατος, διαχειρίζω, θεραπεία

عَلَّق → ἀποτίθημι, ἐπιτίθημι, κρέμαμαι, περιάπτω, προσάπτω

تَعْلِيق → ἀνάληψις

عُلَّيق → βάτος, κυνόσβατος

عَلِم → ἀγνοέω, ἐμπειρία, ἡγητέον,

οἶδα, πρόδηλος, συνοράω
أَعْلَمَ → εἶπον
تَعَلَّمَ → μανθάνω
عِلْمٌ → ἀμαθεῖς, ἐπιστήμη, θεωρία
عَلَامَةٌ → σημεῖον, τεκμήριον
عَلَامَةُ الْمَوْتِ → θανάσιμος
عَالَمٌ → βίος, κόσμος
حَيُّ الْعَالَمِ → ἀείζωον
تَعْلِيمٌ → διδασκαλία, διδάσκω, μαθήματα, μάθησις, μανθάνω
تَعَالَى → δεῦρο
عَلَى → διά, εἰς, ἐπί, ἔχω, κατά, καίτοι, παρά, περί, πρόσκειμαι
أَعْلَى → ἄκρον, ἄνωθεν, ὑψηλός
أَعْلَى الْفَمِ → οὐρανίσκος (N)
عَالٍ → ἄνω
عَمَّ → ἔθος, κοινός
عَامَّةٌ → πᾶς
عَوَامٌّ → ἰδιώτης
عَامِّيٌّ → κοινός
أَعَمُّ → γενικός
عَمَدَ → λαμβάνω
عَمُودٌ → κιονίς
تَعَمَّدَ → ἐπίτηδες
عُمْرٌ → βίος
أَرْضٌ عَامِرَةٌ → ἄρουρα
عُمْقٌ → βυθός
عَمِيقٌ → βάθος, κοῖλος
عَمِلَ → γίγνομαι, ἐκφέρω, ἐργάζομαι, κατασκευάζω, λαμβάνω, πλάσσω, ποιέω, πράττω, συμπήγνυμι
اِسْتَعْمَلَ → δίδωμι, λαμβάνω, σκευάζω, χράομαι, χρηστέον
عَمَلٌ → ἐργασία, ἔργον, εὐπραξία, πρᾶξις, φιλόπονος
اِسْتِعْمَالٌ → προσφορά, χρῆσις
عَنْ → ἀπό, ἐκ, ἐξ
عِنَبَةٌ → σταφυλή
عِنْدَ → ἐπί, παρά, πρός, τότε
عِنْدَمَا → ὅταν
عَنْزٌ → αἴγειος, αἴξ
عُنْصُرٌ → ὕλη
عَانَقَ → συμπεριλαμβάνω
عُنُقٌ → αὐχήν, καυλός, τράχηλος
عُنْقُودٌ → βοτρύδιον, βότρυς, καρπός
عَنْكَبُوتٌ → ἀράχνη, φαλάγγιον
عُنِيَ → μέλω, σπουδάζω
يَعْنِي → οἷον, τουτέστι
مَعْنًى → λέγω, μάταιος, σημαίνω
تَعَاهَدَ → ἐπιμελέομαι, μελιττουργός
تَعَوُّجٌ → καμπυλότης
عَاجٌ → ἐλέφας
عَادَ → αὖθις, πάλιν
عَوَّدَ → ἐθίζομαι
اِعْتَادَ → εἴωθα, συνήθης
عُودٌ → ἀνίημι, αὐλός, καρφολογέω, καυλός, κιθαριστική, κλάδος, κλών, ξύλον
عَادَةٌ → ἔθος, συνήθεια
أَعْوَرُ → τυφλόν
عَاقَ → δεσμός
عَالَ → μέλω

عَامٌ → ἐνιαυτός, ἔτος
أَعَانَ → παρέχω, συνανατίθημι, χρεία
عَانَةٌ → ἡβάω, ἥβη
عَاهَةٌ → πήρωμα
عِيدٌ → ἑορτή
عَيَّرَ → ὀνειδίζω
عَاشَ → ζάω
عَيْشٌ → βίος
عَيْنٌ → βλέφαρον, ὄμμα, ὀφθαλμικά, ὀφθαλμικός, ὀφθαλμός, ὄψις, παρειά
بِعَيْنِهِ → αὐτός
إِعْيَاءٌ → ἄκοπα
غَارِيقُون → ἀγαρικόν
غِبٌّ → ἡμιτριταῖοι, πυρετός, τριταῖος
غُبَارٌ → κόνις, χνοῦς
غُبَيْرَاءُ → οὖον
أَغْبَرُ → φαιός
غَثْيٌ → ἀνατροπή (N)
غَدٌ → αὔριον
غُدْوَةٌ → πρωΐ
غَذَا → τρόφιμος
تَغَذَّى → τρέφω
غِذَاءٌ → ἀριστητής, δίαιτα, ἔδεσμα, ὀλιγότροφος, τρέφω, τροφή
تَغَرْغَرَ → ἀναγαργαρίζομαι, ἀναγαργάρισμα, διάκλυσμα
غُرَابُ اللَّيْلِ → νυκτικόραξ
مَغْرِبٌ → δυσμή
غَرِيزِيٌّ → ἔμφυτος
غَرَسَ → φυτεύω
غَرَّقَ → καταποντίζω
غَرَامَةٌ → βλάβη, ζημία
غَرَّى → ἐπαλείφω
تَغْرِيَةٌ → ἐμπλαστικός
غِرَاءٌ → κόλλη
أَغَرَّرَ → οὐρητικός
غَسَلَ → ἀποπλύνω, λούω, νίπτω, οἰσυπηρός, πλύνω
اِغْتَسَلَ → λούω
غَشَّ → δολόω, μεθοδεύω
غَشَمَ → πλεονεκτέω, πλεονεξία
غِشَاءٌ → ἐχῖνος, μῆνιγξ, ὑμήν
غِشَائِيٌّ → ὑμενώδης
غُصْنٌ → ἐρνώδης, κλάδος
غَضٌّ → εὐθαλής
غَضِبَ → χαλεπαίνω
أَغْضَبَ → παροργίζω
غَضَبٌ → θυμικός, θυμόομαι, θυμός, ὀξυθυμία, πικρία
غَضُوبٌ → θυμώδης
غَضْبَانُ → ἀνοιδέω, ὀργή, ὀργίζομαι
غُضْرُوفٌ → χόνδρος, χονδρώδης
غُضْرُوفِيٌّ → χονδρώδης
غِطَاءٌ → πῶμα
اِغْتَفَرَ → συγχωρέω
أَغْفَلَ → παροράω
غَلَبَ → κρατέω, πληρόω
غَلَبَةٌ → φιλονεικέω, φιλονεικία, φιλόνεικος
غَالِبٌ → πλεῖστος

غَلَطٌ → ἀπατάω
غِلَظٌ → πάχος, παχύς
غَلِيظٌ → μέγας, παχύς, παχύφλοιος
أَغْلَظُ → περιφερής
غُلْفَةٌ → ἀκροβυστία
غِلَافٌ → λοβός, περικάρδιος, χιτών
غُلَامٌ → παῖς
غَلَى → ἀναζέω
أَغْلَى → ἕψω, ζέω, συζέω
غَمَّ → λυπέω
غَمٌّ → ἀνία
غَمَامٌ → σπόγγος
غَمَامَةٌ → νεφελοειδής
غَمَرَ → ἕψω
غَمَسَ → βάπτω
غَامِضٌ → δυσνόητος
تَغْمِيضٌ → βλέφαρον, ἐπίμυσις
غَمْيٌ → κάρος
غَنَمٌ → πρόβατον
غَنَى → ᾄδω
إِسْتَغْنَى → πλούσιος
غِنًى → εὐγενής, πλουτέω
غَنِيٌّ → εὐπορέω
غِنَاءٌ → ᾄδω, μουσικός, ᾠδικός
أُغْنِيَّةٌ → ᾆσμα
غَارٌ → δαφνίς, χαμαιδάφνη
مَغَارٌ → φωλεός
مَغَارَةٌ → σπήλαιον
غَائِرٌ → κοῖλος
غَاصَ → ἐπιφάνεια
غَوَّاصٌ → κατακολυμβητής
غَايَةٌ → ἀκριβῶς, ἔσχατος, τέλος
غُيُوبٌ → ἔρχομαι
أَغَارَ → παραζηλόω
تَغَيَّرَ → ἐπεισκρίνομαι (N), τρέπω
تَغَيُّرُ العَقْلِ → κεφαλαλγία
تَغَيُّرُ لَوْنٍ → ὠχρίασις
تَغْيِيرٌ → εὐμετάβλητος
غَيْرٌ → ἄλλος, ἄνευ, δίχα, ἕτερος, οὐ, οὐδαμῇ, οὔτε, πλήν, χωρίς
غَيْمٌ → νέφος, σπόγγος
فَاوَانِيَا → γλυκυσίδη
فَأْرٌ → ἰχνεύμων, μῦς, σκίλλη (N)
فَأْسٌ → πέλεκυς
فَتَّتَ → θραῦσις
فَتَحَ → ἀνοίγνυμι, ἐκκαθαίρω
فَتَّحَ → ἀναστομόω, ἀναστομωτικός, ἐκφρακτικός
فَتْقٌ → ἐντεροκηλικός
فَتِيلَةٌ → βάλανος, θρυαλλίς
فَتًى → νέος
فِجٌّ → ὠμότης
فَجَاجَةٌ → ἀπεψία
إِنْفَجَرَ → αἱμορραγέω
فُجْلٌ → ῥαφανίς
تَفَاحَشَ → σκώπτω
فَاحِشٌ → σωματικός
فَحَصَ → κρίνω
فَحْصٌ → σκοπέω

فَحْلٌ → βοῦς, πρόθυμος
فَحْمٌ → ἄνθραξ
فَاخِتَةٌ → φάψ
إِفْتَخَرَ → καυχάομαι
فَخْرٌ → καύχημα
فَخَّارٌ → κεραμεοῦς, κεράμιον, ὄστρακον
فَرَاسِيُونُ → πράσιον
فَرُورٌ → φεύγω
فِرْفِيرِيَّةٌ → πορφυρίζω
فَرْبِيُونُ → εὐφόρβιον
فَرْجٌ → γυναικεῖος, τόπος
فَرُّوجٌ → νόσσαξ
فَرِحَ → χαίρω
فَرَحٌ → τερπνός, χαρά, εὐφραίνω, εὐφροσύνη
فَرْخٌ → νέος, νεοττός
فِرَاخٌ → ἄφεσις
إِنْفَرَدَ → χωρίζω
فَرْدٌ → τις
فُرَادَى → χωρίς
مُفْرَدٌ → ἁπλοῦς
فَرَزَجَةٌ → πεσσός
فَرَسٌ → ἵππος
فَرَسُ أَيَّلٍ → ἱππέλαφος
لِسَانُ الفَرَسِ → ἱππόγλωσσον
فُرُوسِيَّةٌ → ἱππική
أَرْضُ فَارِسَ → Περσίς
فِرَاشٌ → κοίτη
فَرَضَ → ἀνασιμόω
فِي الفَرْطِ → ὀλιγάκις
إِفْرَاطٌ → ἀπέραντος, μέγιστος
مُفْرِطٌ → ἄκρον, ἄμετρος, ὑπερβάλλω
تَفَرَّغَ → ἀποκρίνω
إِسْتَفْرَغَ → κενόω
فَرَقَ → διακρίνω
فَارَقَ → διαλείπω, χωρίζω
تَفَرَّقَ → ἀφίστημι, διαλύω
فَرْقٌ → διαφέρω
فِرْقَةٌ → αἵρεσις
مُفَارِقٌ → ἀχώριστος
مُتَفَرِّقٌ → ἴδιος
فَزِعَ → φοβέομαι
تَفَزُّعٌ → σπασμός
فَسَدَ → διαλείπω, διαφθείρομαι, δυσπνοέω, εὔφθαρτος, φθείρω
أَفْسَدَ → ἀφανίζω
فَسَادٌ → ἀφθαρσία, ἄφθαρτος, βλάβη, κακοχυμία, φθορά
فَاسِدٌ → ἀχρεῖος
فَسَّرَ → ἑρμηνεύω
تَفْسِيرٌ → ἀνεξήγητος
أَفَشَّ → διαφορέω, διαφορητικός
إِنْفَشَّ → ἀφανίζω
فَصٌّ → δακτύλιος, ψηφίς, ψηφοπαικτέω, ψῆφος
أَفْصَحَ → ἀποσαφέω, συνδηλόω
فَصْدٌ → ἀφαίρεσις
فَصَلَ → χωρίζω
فَصَّلَ → διορίζω

إنفصل → διαιρέω

فصل → διαφορά, ὥρα

مفصل → ἄρθρον

تفصيل → διάρθρωσις

فضة → ἀργυροῦς, ἀφιλάργυρος

إفتضح → ἀπελεγμός

فضيحة → αἰσχύνη

فضل → διαφέρω, περιττός, περίττωμα, περιττωματικός, πλείων, ῥευματισμός

فضيلة → ἀρετή, χαρακτήρ

أفضل → ἀγαθός, ἀμείνων, βελτίων, διαφέρω, καλός, μᾶλλον

فاضل → ἄριστος

أفضى → προΐημι

فطر → μύκης

فعل → ἀποδίδωμι, ἀρρητοποιέω, κατεργάζομαι, ποιέω, ποιητικός

فِعْل → ἐνέργεια, ἐνεργέω, ἔργον

إنفعال → πάθος, πάσχω

مفعول → παθητικός

أفعى → ἀσπίς, ἔχιδνα

متفقد → κατάσκοπος

فقر → πενία, πένομαι

فقير → πένης

فقار → σπόνδυλος

فقط → μόνον, μόνος

فكر → ἐπινοέω

فكّر → ἐνθυμέομαι, ἐνθύμημα

فكر → λογισμός, μνήμη

فكري → λογιστικόν

فلفل → πέπερι

فالج → παραλυτικός

فلح → γεωργέω

فلاحة → θεραπεία

تفليس → φολίς

تفلسف → φιλοσοφέω

فيلسوف → φιλόσοφος

فلغموني → φλεγμονή

فلك → ζῳδιακός, κόσμος, κύκλος, μετάρσιος, Ὀλύμπιος, πόλος

فم → ἄστομος, στόμα, στόμιον

أعلى الفم → οὐρανίσκος (N)

متفنن → ποικίλος

أفنى → ἀναλίσκω

أفناء → τυγχάνω

فهم → συνεπινοέω, φρονέω

فهم → δυσνόητος, νοερός, σύνεσις

أفهم → φρόνιμος

متفاوت → ἀραιός

فوّض → ἐπιρρίπτω

فاق → ὑπερέχω

فوق → ἐπί

فوق → ἄνω, ἄνωθεν

أفواه العروق → κοτυληδών

في → ἀπό, διά, εἰς, ἐκ, ἐν, ἐπί, κατά, μετά, παρά, περί, πρός

فيجن → πήγανον

أَفَادَ → κατασκευάζω, πράττω
فَيْرُوزَج → σάπφυρος
فِيل → ἐλεφαντιάω
فِينِك → κίσηρις
قَبَج → πέρδιξ
قَبِيح → αἰσχρός
قَبْر → τάφος
قُبْرُسِيّ → κύπριος
قَبَاسَة → πρόθυμος
قَبَض → στύφω, στῦψις, ὑποστύφω
تَقَبَّض → συστέλλω
اِنْقَبَض → προσστέλλω, συγκάμπτομαι, συντρέχω, ὑπείκω
مِقْبَض → λαβή
قَابِض → αὐστηρός, στρυφνότης, στυπτηρία, στυπτικός
قِبْطِيّ → αἰγυπτιακός, αἰγύπτιος
قَبِل → ἐπιδέχομαι, λαμβάνω, ὀλιγωρέω, πείθομαι
اِسْتَقْبَل → ὕστερον
قَبْلَ → πρίν, πρό, πρόσθεν
قَبْل → παλαιός
قِبَل → παρά
مِنْ قِبَلِهِ → ἀπό, διά, ἐκ, παραίτιος, ὑπό, ὡς
قَابِل → δεκτικός
قَتّ → Μηδική
تَقْتِير → ἀνελευθερία
قَتَل → ἀναιρέω, ἀποκτείνω, ἀπόκυνον, κτείνω, φθείρω
قَاتَل → θηριομαχέω, μάχομαι
قَتْل → θάνατος
قَتَّال → ἀναιρετικός, θανάσιμος, θανατώδης, ὀλέθριος
مُتَقَحِّم → θρασύς
قَدْ → ἤδη, μέντοι, πολλάκις
قَدَر → δύναμαι
قَدِر → ἔνειμι
قَدَّر → οἴομαι
قَدْر → ὅσος, πλῆθος
قِدْر → κύθρα, χύτρα
مِقْدَار → κατάλληλος, μέγεθος, ὅσος
القُدُس → ἅγιον
مُقَدَّس → ἅγιον
بَيْت المَقْدِس → Ἰερουσαλήμ
تَقَدَّم → προλαμβάνω, πρότερον
قَدَم → πούς
قُدَّام → ἔμπροσθεν
قَدِيم → πάλαι, παλαιός, προγενής
قُدَمَاء → ἀρχαῖοι
مِقْدَام → προπετής
مَقَادِيم → πρόσθιοι
تَقْدِمَة → πρόγνωσις, πρόθεσις
مُقَدَّم → ἔμπροσθεν, ἐμπροσθόκεντρος
مُتَقَدِّم → ἔμπροσθεν
اِقْتَدَى → ὁμωρόφιος
قَذَف → ἀνάγω
قَذْف → ἔμετος
أَقَرّ → κρίδηλος, δημοσιεύω, ὁμολογέω

قَارُورَةٌ → ἀλαβαστροειδής
قَرْقَرَةٌ → διαβορβορύζω
قَرَبَ → ἐνοχλέω
قَرَّبَ → προσάπτω, φέρω
قُرْبٌ → πλησιάζω
قَرَابَةٌ → συγγενής
قَرِيبٌ → αὐτόθεν, ἐγγύς, παραπλήσιος, πλησίον
أَقْرَبُ → μᾶλλον, μετέχω
أَقَارِبُ → οἶκοι
قَارِبٌ → κάραβος
قَرْحٌ → ἀχώρ, ἕλκος, ἕλκωσις, τραῦμα, φύγεθλον
قَرِحٌ → εἱλκωμένος
قَرْحَةٌ → φθισικός, φθίσις
قُرَادٌ → κυνοραισταί
قَرْدَمَانَا → καρδάμωμον
قَارِسٌ → καρίς
قُرَيْصٌ → κνίδη
اِبْنُ مِقْرَضٍ → γαλῆ, μυγαλῆ
قِرْطَاسٌ → χάρτης
قَرَعَ → κολαφίζω
قَرْعٌ → πληγή
قُرْعَةٌ → κλῆρος
قِرْمِزٌ → βαφικός, κόκκος
قَرَنَ → συνάπτω, συντίθημι
اِقْتَرَنَ → ἀκολουθέω
قَرْنٌ → κέρας, κεράτιον
قَرْنِيَّةٌ → κερατῖτις
مُقَرَّنَةٌ → κεράστης
قَرَنْفُلٌ → καρυόφυλλον
قَوْسُ قُزَحَ → ἶρις
قَصٌّ → στέρνον
قِسُّوسٌ → κισσοειδής
قَسْرٌ → βία
قِسْطٌ → ξέστης
قَسَمَ → διαιρέω
أَقْسَمَ → ἐξορκίζω
قِسْمٌ → μέρος
مَقْسُومٌ → δίκροος
قَسَاوَةٌ → σκληρός
قَشٌّ → φρύγανον
قِشْرٌ → ἐλάτη, κατάσσομαι, λεπίς, μαλακόδερμος, μαλακόστρακος, σπάθη, φλοιός
قِشْرَةٌ → κέλυφος
قَصَّ → λαμβάνω
قَصَبٌ → κάλαμος
قَصَبَةُ الرِّئَةِ → ἀρτηρία
قَصَدَ → στοχάζομαι
قَصْدٌ → μέθοδος, σκοπός
قَصِيدَةٌ → ᾆσμα
قَيْصَرُ → Καῖσαρ
قَصِيرٌ → ὀξύς
أَقْصَرُ → ἥττων, προσστέλλω
الغَايَةُ القُصْوَى → ἀκριβῶς
اِسْتِقْصَاءٌ → ἀκρίβεια, ἀκριβής
اِنْقَضَّ → διαθέω

قَضِيبٌ → αἰδοῖον, ἀκρεμών, βλαστός, κλών, πριαπισμός

قَضَفَ → λεπτύνω

قَضَى → καταδικάζω

اِنْقَضَى → σώζω

القاضي → ἀνθύπατος

قَطَّرَ → ἐγχυματίζω, ἐνστάζω, ἐπιστάζω

قَطْرَةٌ → ῥανίς, σταγών

تَقْطِيرٌ → ἀπροαίρετος, ἐνουρέω

قَطِرَانٌ → κεδρέα, κεδρία

قَطَعَ → ἀποτέμνω, διατέμνω, ἐκκόπτω, ἐκτέμνω, ἐπέχω (N), ἵστημι, καταστέλλω, κατεσθίω, κείρω, στέλλω, τέμνω

اِنْقَطَعَ → ἀποσπάω, λύω

قَطْعٌ → ἀνατομή, διακοπή, διακόπτω, λιθοτομία, τομή

قِطْعَةٌ → σαρκίον

قاطِعُ الطَرِيقِ → ἅρπαξ

مُنْقَطَعٌ → πέρας

قُطُفٌ → γναφάλλιον, γνάφαλλον

قَطَانِيٌّ → ὄσπριον

قاعِدَةٌ → βάσις

مُقْعَدٌ → χωλός

مَقْعَدَةٌ → δακτύλιος

مُقَعَّرٌ → σιμός

قَفَّرَ → ἀσφαλτίζω

قُفْلٌ → κλείς

قَفًى → ὕπτιος

قَلَّ → ὀλίγος, ἄπονος

أَقَلَّ → ὀλιγάκις

اِسْتَقَلَّ → γαυριάομαι

قِلَّةٌ → μέτριος

قِلَّةُ الكَلامِ → μικρολογία

قَلِيلٌ → βραχύς, ἐλάττων, μικρός, ὀλιγόθερμος, ὀλίγος, ὀλιγότροφος, σπάνιος

قَلِيلًا → ἀτρέμα

أَقَلُّ → ἥκιστα, ἥττων

تَقَلَّبَ → κύλισις

اِنْقَلَبَ → κινέω

قَلْبٌ → καρδία, κύημα, περικάρδιος

قَلَعَ → αἴρω, ἀφίστημι

قُلاعٌ → ἄφθα

قُلْفُونِيَّةٌ → πιτύϊνος

قَلْقَنْتٌ → χάλκανθος

قَلَى → φρύγω, φώγω

قَلِيمِيَا → καδμεία

قَمَرٌ → σελήνη, σεληνίτης

مُقْمِرٌ → πανσέληνος

قَمَعَ → κολαφίζω

قِمْعٌ → ὀμφαλός

قَمْلٌ → φθείρ

قِنَّةٌ → ξύλον

قُنْفُذٌ → ἐχῖνος

قَهَرَ → κρατέω

قِيادٌ → εὔπλαστος

قائِدٌ → στρατηγός

قَوْسٌ → ἶρις

قَوْقَالِيس → καυκαλίς (N)
قَالَ → γράφω, διαλαμβάνω, εἶπον, εἴρω, ἐρωτάω, ἱστορέω, καλέω, λαλέω, λέγω, ὀνομάζω, φημί
قَوْل → δόξα, ἔπος, λόγος, ῥῆσις
تَرْكُ القَوْلِ → ἄρρητος
مَقَالَة → λέξις
قَوْلَنْج → κωλικός
قَامَ → ἀνίσταμαι, ἐγείρω, ἵσταμαι, μένω
قَوَّمَ → μεταρρυθμίζω, συνίστημι
أَقَامَ → ἐγείρω, καταλείπω, μένω
قَوْم → ἔνιοι, τις
قَامَة → ὀργυιά
قِوَام → σύστασις
قِيَام → στάσις
مَقَام → δίκην
تَقْوِيم → συνίσταμαι (N)
قَائِم → ὀρθός
اِسْتِقَامَة → εὐθύτης, εὐθυωρία
مُسْتَقِيم → εὐθύς, ὄρθιος
قَوِيَ → δύναμαι, δυνατός
قَوَّى → ἀναλαμβάνω, διακρατουντικός
قُوَّة → ἀνίημι, δύναμις, ἐνεργέστερος, ἰσχύς, ὄργανον
قَوِيّ → ἰσχυρός, μέγας, μέτριος, νεανικός, ῥώννυμι
أَقْوَى → κρατύς
قَيْء → ἔμετος, ἐμέω, ἐξέραμα

قَيْح → πυορροέω
مُقَيِّح → ἐκπυητικός
قِيرُوطِي → κηρωτή
قِيَاس → ἀσυλλόγιστος, λόγος
قِيفَال → κεφαλική
كَ → τρόπος, ὡς, ὥσπερ
كَأَنَّ → ἀφομοιόω, δοκέω, καθάπερ, οἷον, οἱονεί, παραπλήσιος, ὡς, ὥσπερ
كَذٰلِكَ → αὐτός, οὕτως, ὥσπερ
كَمَا → καθάπερ, καθώς, οἷον, ὅμοιος, ὅσος, ὡς, ὥσπερ
كَاكَنَج → ἁλικάκκαβον
مُنْكَبّ → κολοβός
كُبَاب → τολύπη
كَبِد → ἧπαρ
كَبِدِيّ → ἡπατίζων, ἡπατικός, ἡπατῖτις
كَبُرَ → αὔξομαι, πρέσβυς
اِسْتَكْبَرَ → ὑπεραίρομαι
كَبَر → κάππαρις
كِبَر → πρέσβυς, πρεσβυτικός
كَبِير → μέγας, μέγιστος, μείζων, τυγχάνω
كَبِيرُ النَّفْس → μεγαλόψυχος
أَكْبَر → μείζων
كِبْرِيت → θεῖον
كَبَسَ → ἀπόθεσις, ἐφιάλτης, θησαυρίζω, συντίθημι, ταριχεύω, τήκω

كَابُوس → ἐφιάλτης
مِكْبَس → ὄργανον
كَبْش → κόκκος, κριός
كَبِيكَج → βατράχιον (N)
كَبْل → κωλόβαθρα
كَتَبَ → γράφω, ἐγγράφω, εἴρω (N)
كِتَاب → ἀπογραφή, βιβλίον, γράμμα, γραφή, γράφω, πραγματεία
كَاتِب → γραμματεύς
كَتِف → ἀκρωμία, ὠμοπλάτη, ὦμος
كَتِفِيّ → ὠμικιά
كَتَّل → βῶλος, ποιέω
كُتْلَة → ἰκμόβωλον, πλῆθος
كَتَّان → λίνον, λινόσπερμον, χιτών
أَكْثَر → πλείων, πολλάκις
كَثْرَة → πλῆθος
كَثِير → ἀφθονία, λίαν, πάμπολυς, παμφάγος, πλεῖστος, πλείων, πολύκαρπος, πολύοπος, πολύπλευρον, πολυπόδιον, πολύπους, πολύς, πολύσαρκος, πολυτελής, πολύτιμος, σμικρός, συνεχής, συχνός
كَثِيرًا → πολλάκις, πόρρω
كَثِيرَاء → τραγάκανθα
أَكْثَر → ἱκανός, μᾶλλον
تَكَاثُف → ἀπόληψις, πυκνόομαι
كَثَافَة → δασύς, πυκνότης, πύκνωσις
كَثَّاف → πυκνωτικόν
كَثِيف → λάσιος, πυκνός
كَوْثَل السَّفِينَة → πηδάλιον

كُحْل → ξηροκολλύρια, ὀφθαλμικά
كُحْلِيّ → κυάνεος
كَحَّال → στιμμίζων
أَكْحَل → μέσος, φλέψ
كَدّ → πόνος
كُدَاد → ῥάκος
كَدْخُدَاه → οἰκοδεσπότης
كِدْيُون → ληκύθιον
كَذَبَ → ψεύδομαι, ψευδοπροφήτης
كَذَّبَ → ἡγέομαι, φημί, ψεύδομαι, ψεῦδος
كَذَّاب → γοητεύω
كُرَة → ἁρπαστόν, σφαῖρα
كُرِيّ → σφαιροειδής
كَرَبَ → γεωργέω
كِرَاب → ἀροτριάω, ἄροτρον, ἕλκω
كُرَّاث → ἀμπελόπρασον, πράσον
كُرَّاثِيّ → πρασοειδής, σκορδόπρασον
كُوَج → κωμικός
تَكَرَّج → εὐρώς, εὐρωτιάω
كُرْسُف → γοσσύπιον
كِرْسِنَّة → ὀροβάγχη, ὀρόβινος, ὄροβος
كِرْسِنِّيّ → ὀροβίας, ὀροβοειδής
كَرَفْس → ἐλειοσέλινον, ἱπποσέλινον, ὀρεοσέλινον, πετροσέλινον, σέλινον, σέσελι, σμύρνιον
كُرْكِيّ → γέρανος, κυριακή
كَرْم → ἀμπελόπρασον, ἄμπελος, ἀμπελών

كَرْمِيٌّ → ἀμπελῖτις
كَرَامَةٌ → τιμή
كِرْمَدَانَةٌ → κόκκος
كُرُنْبٌ → κράμβη
كُرْنِيبٌ → χέρνιβον
كَرَاهَةٌ → βάρος
كَرِيهٌ → βαρύοσμος, λυπηρός
كَرَوْيَا → καρυΐα
كُزَازٌ → ῥῖγος, σπάσμα, σπασμός, τέτανος
كُزْبُرَةٌ → γιγγίδιον, καπνός, κόριον
كُسٌّ → κύσθος, κυσός
اِكْتَسَبَ → ἐπίκτητος, προστρίβω
كَسَحَ → τέμνω
كَسَرَ → θλάω, κατάγνυμι (N), συντρίβω
تَكَسَّرَ → συντρίβω
كِسْرَةٌ → ψώμισμα
كَسِلٌ → ὀκνηρός
كَسَلٌ → ῥᾴθυμον
اِكْتَسَى → περιβάλλω
كَشَرَ → ἀποτελέω
كَشَفَ → ἀποκαλύπτω, γυμνόω
كِشْكٌ → πτισάνη, ῥύφημα
كَاشِمٌ → λιβυστικόν
كَعْبٌ → ἀστράγαλος
مُكَعَّبٌ → κυβικός, κύβος
مُكَافَحَةٌ → εὐθύς
كُفْرٌ → ἄσφαλτος
كُفُرَّى → ἐλάτη, σπάθη
كَافِرٌ → ἀσεβής
كَفَنَ → περιστέλλω
اِكْتَفَى → ἱκανός
كِلَا → ἀμφότερος (N), ἄμφω (N)
كُلٌّ → ἅπας, εἷς, ἕκαστος, ἑκάτερος, ὅλος, ὅσος, παννυχίς, πᾶς, σύμπας
بِكُلِّ ضَرْبٍ → πάντη
كُلِّيٌّ → καθόλου
إِكْلِيلٌ → δενδροφορέω, λιβανωτίς, σκιάδιον, στεφάνη, στέφανος
إِكْلِيلُ المَلِكِ → μελίλωτον
إِكْلِيلِيٌّ → στεφανιαία, στεφανωματικός
كَلْبٌ → κυνόγλωσσον, κυνόδηκτον, κυνόσβατος, κύων, μελιταῖος
قَاتِلُ الكَلْبِ → ἀπόκυνον
كَلْبُ المَاءِ → ὑδρίς
كَلْبَةٌ → κυνόγαλον, ἡ κύων, Σκύλλα
كَلِبٌ → λυσσόδηκτος, λυττάω
مُذْهِبُ الكَلَبِ → ἄλυσσον
كَلْبِيٌّ → κυνικός, κυνοραισταί, κυνώδης
كَلْخٌ → νάρθηξ
كِلْسٌ → ἄσβεστος, χάλιξ
كَلَفٌ → ἔφηλις
كَلَّمَ → εἶπον, εὔφημος, προσλαλέω
تَكَلَّمَ → διασαφέω, λαλέω, φημί
كَلِمَةٌ → λόγος, ῥῆμα
كَلَامٌ → διάλεκτος, ἰσχνόφωνος, λέγω, λόγος, μακρολογία, μικρολογία,

παρρησία, ῥῆσις, σπερμολόγος, φημί, φιλόλογος, φυσιολογέω, φωνή

مُتَكَلِّمٌ عَلَى اللاهُوتِ → θεολόγος

كُلْيَةٌ → νεφριτικόν, νεφρός

كَمْ → πόσος

كَمْ بِالحَرِيِّ → σχολή

كَمٌّ → ποσός

كَمْكَامٌ → κάγκαμον

كَمَاذَرْيُوسُ → χαμαίδρυς

كَمَافِيطُوسُ → χαμαίπιτυς

كُمَّثْرَى → ἄπιον, ἄπιος, ἀχράς

كَمَّدَ → θερμαίνω, θέρμασμα

كَمِدٌ → πελιδνός, πελιός

كِمَادٌ → πυρίαμα

تَكْمِيدٌ → πυρία

كُمْرٌ → ἀρχιερεύς, ἱεροφάνται

كُمْنَةٌ → ὑποδρομή, ὑπώπια

كَمُّونٌ → ἄμμι, κύμινον

مُكَمًّى → ποσός

كُنْدُرٌ → λίβανος, λιβανωτός, χόνδρος

كَنْدَرَةٌ → κοντάριον

كَنْدَارَةٌ → κάνθαρος

كِنَّارَةٌ → κινύρα

كَنَزَ → ἀποτίθημι

كَنْزٌ → θησαυρίζω

مُكْتَنِزٌ → ἰσχυρός

كُنَاسَةٌ → ἀπόψημα, κόπρια

مِكْنَسَةٌ → κώνειον, φλόμος

كُنْهٌ → σύστασις

كَهْرَبَا → ἤλεκτρον, χρυσοφόρον

كَهْلَةٌ → πρεσβύτιδες

كَهَامٌ → ἀμβλύς

كَاهِنٌ → ἱερεύς, ἱεροφάνται

رَأْسُ الكَهَنَةِ → ἀρχιερεύς

كَاهِنِيٌّ → ἱερός

كِهَانَةٌ → ἱερωσύνη

كَهْنَايَا → βοτάνη, ἱερός

مُتَكَهِّنٌ → μάντις

كُوَّةٌ → θυρίς

كُوخٌ → σκηναί

كَادَ → πάνυ

كُورٌ → Ἥφαιστος, φῦσα

كُورَةٌ → κόρη, χώρα

وَسَخُ الكَوَائِرِ → πρόπολις

كَوْكَبٌ → ἀστεροειδής, ἀστερόεις, ἀστήρ, ἄστρον, ἑωσφόρος, κομῆται, κόσμος, μετάρσιος

كَوْكَبَةٌ → πεντακοσιαρχία

كَوْكَبِيٌّ → ἄστριος

كَوْكَبِيَّةٌ → ἀστέριον

كَانَ → γεννάω, γίγνομαι, διάκειμαι, διατελέω, ἐγγίγνομαι, εἰμί, εἶναι, ἐμποιέω, ἐνδέχομαι, ἐνυπάρχω, ἐπιγίγνομαι, ἐργάζομαι, εὑρίσκω, ἔχω, ἥκω, ἴσχω, μετέχω, παρέπομαι, παρέχω, συμβαίνω, τυγχάνω, ὑπάρχω, ὑποπίπτω, φύω

كَوْنٌ → γένεσις, ὄν

كِيَانٌ → φυσικός
  كَيْنُونَةٌ → ἐνδιατρίβω
مَكَانٌ → διέξοδος, ὄργανον, τόπος
مَكَانَ → ἀντί
عَلَى الْمَكَانِ → ἀθρόως, αὐτίκα, εὐθύς, παραχρῆμα
لِمَكَانِهِ → αἴτιον, διά
مَكَانِيٌّ → τοπικός, τόπος
  مُكَوِّنٌ → ἀγένητος
كُونِيَا → γωνία
كَيٌّ → καῦσις
  كَيْ → ἵνα
كِيَّا → μαστίχη, Χῖος
  كَيْثَارَةٌ → κιθάρα
كَيِّسٌ → στρυφνός
كَيْفَ → ὁποῖος, ὅπως, ποῦ, πῶς
  كَيْفِيَّةٌ → ποιότης
  تَكَيُّفٌ → ποιός
كَالَ → μετρέω
  مِكْيَالٌ → μέτρον
كَيْلُوسٌ → χυλός
كَيْمُوسٌ → εὔχυλος, εὐχυμία, εὔχυμος, κακοχυμία, κακόχυμος, χυμός, ὠμότης
كِيمِيَاءُ → χημεία (N), χυμεία
لِ → διά, ἐν, ἐπί, ἔχω, ἵνα, πρός, ὑπό, ὑποκάτω, χάριν, ὡς
لِأَنَّ → διά
  لِذَلِكَ → διό, διόπερ, ὅθεν, τοιγαροῦν

لِكَيْ → ὅπως, ὥστε
لِمَا → ἱνατί
لَا → ἥκιστα, μή, μηδέ, μηδείς, μηδέτερος, μήποτε, μήτε, οὐ, οὐδαμῇ, οὐδέ, οὐδείς, οὐδέν, οὐδέποτε, οὐδέτερος, οὐκέτι, οὔτε
  لَا مُوسِيقَارُ → ἄμουσος
لَاذَنٌ → κίσθος, κισσός, λάδανον, λήδανον
لَازُوَرْد → ἀρμένιον, κυάνεος
لَازُورْدِيٌّ → κυάνεος, κυανίζω, κυανός
لَكِنْ → ἀλλά, ὅθεν
مُتَكَلِّمٌ عَلَى اللَّاهُوتِ → θεολόγος
لَاهِيٌّ → θεῖος
تَلَأْلَأَ → στίλβω
لُؤْلُؤٌ → μαργαρίτης
مَلَاكٌ → ἄγγελος, θεός, Ὧραι
لَاءَمَ → ἀνάλογος, συντείνω
  اِلْتَأَمَ → συμβάλλω
لُؤْمٌ → ἀνελευθερία, φειδωλία
أَلْأَمُ → ἐπιτήδειος, οἰκεῖος
مُلَاءَمَةٌ → συμπάθεια
مُلَائِمٌ → ἁρμόζω, λόγος, οἰκεῖος, πρέπω, συμφέρω
لُبٌّ → κύημα, σάρξ, σύνεσις, φρόνησις, φρόνιμος
  لَبَّةٌ → σφαγή
لُبَابٌ → ἐντός
  لَبْلَابٌ → ἑλξίνη, κισσός
  لِبَأٌ → γάλα

لَبُوَّة → θῆλυς, λέαινα, λέων
لَبِثَ → διατελέω, ἐγχρονίζω, ἐμμένω, μένω, προσίσχω, προσμένω, συγκαταγηράσκω
لَبْث → μονή
لُبْث → παραμένω, χρόνιος
لَبَخ → περσαία
لَبَّدَ → ὀγκώδης
تَلَبَّدَ → συμπιλέομαι
لَبِسَ → ἐνσκευάζομαι, περιβάλλω, φορέω, χράομαι
لَابَسَ → ἅπτομαι, ἐφάπτομαι, προσπελάζω, συνάπτω, συνδιατρίβω, συνδιημερεύω
أَلْبَسَ → περιτείνω
تَلَبَّسَ → περιφύομαι
اِلْتَبَسَ → ἐμπεριλαμβάνω, θορυβέομαι
لِبَاس → ἔνδυμα, ἐσθής, ἱμάτιον, περίβλημα, περιβολή, περικάρπιον, σκευή
لَبُوس → στολή
مُلْتَبِس → φορτικός
لَبْسَان → λαμψάνη
لَبَاصَة → λάπαθον
لَبَطَ → σπαργάσσω
لَبَاقَة → εὐεξία
لَبَّنَ → πλινθεύω
لَبَن → γάλα, γαλακτώδης, δάκρυον, ὀνόγαλα, ὄνου γάλα, ὀξύγαλα, ὀπίζω, ὀπός, πολύοπος
لَبَن البَلَسَان → ὀποβάλσαμον (N)
لَبَن الكَلْبَة → κυνόγαλον
مَاءُ اللَّبَن → ὀρρός
لَبَنِيّ → γαλακτίτης, γαλακτώδης, ἴονθος, φακός
لَبِنَة → πλινθίον, πλινθίς, πλίνθος, τεταρτημόριον
لُبْنَةُ الرُّهْبَانِ → στύραξ
لُبَان → λίβανος, λιβανωτός
لُوبَانَة → εὐφόρβιον
المِلْبَن → πλινθίον
لَبْوَة → σκύμνος
لَبَّيْكَ → εἰμί, τί
لَتَّ → ἀναποιέω
لِثَة → ἐπουλίς, οὖλον, παρίσθμια
لُثْغَة → ψελλίζομαι, ψελλός
أَلْثَغ → βραδύγλωσσος, τραυλός
لَثِق → τυφώδης
لَجَّجَ → χειμάζομαι
لَاجَّ → θήγω, κινέω
لُجّ → πέλαγος
لُجِّيّ → πελάγιος
لَجَاجَة → ἐπίτριπτος, ἐριστικός, φιλόνεικος
لَجُوج → ἀφιλόνεικος
تَلَجْلَجَ → διαταράττομαι
لَجْلَجَة → τραυλίζω
لَجْلَاج → μογιλάλος
لَجَأَ → καταφεύγω
اِلْتَجَأَ → φεύγω

لَجَأَةٌ → χελώνη

مَلْجَأٌ → καταφυγή

أَلْجَمَ → χαλινόω

لِجَامٌ → χαλινός

أَلْجَى → ἐκβάλλω

اِلْتَجَى → καταφεύγω

مُلْجَى → ἐπικαλέω

أَلَحَّ → οἰνοφλυγία, πολιορκέω

مُلِحٌّ → συνεχής

لَحِجَ → ἐμπλάσσομαι, ἐμπλαστικός, περιπλάσσω, σφηνόομαι

لَحِسَ → λείχω, σαίνω

لَحَاظٌ → κανθός, μικρός

لِحَافٌ → γνάφαλλον

لَحِقَ → ἀκόλουθος, βρέφος, ἐπικαταλαμβάνω, ἐπιλαμβάνομαι, ἐπισυμβαίνω, ἐπιτυγχάνω, ἕπομαι, ἔχω, πάσχω

أَلْحَقَ → προστίθημι

لَحَقٌ → γήδιον, παρέπομαι

لَوَاحِقُ → κλάδος, πάσσαλος, προστίθημι

لَاحَمَ → προσφύω

أَلْحَمَ → ἀπουλόω, κολλάω, κολλητικός, πληρόω, σαρκόω

اِلْتَحَمَ → ἀσυμπώρωτος, ἐπιφύω, καταφύομαι

لَحْمٌ → ἁπαλόσαρκος, ἐντεριώνη, εὔσαρκος, ἡδύκρεως, κρέας, κρεηφαγίη, μαλακόσαρκος, πολύπους, πολύσαρκος, σάρκινος, σαρκίον, σαρκόω, σαρκώδης, σάρξ, σαρξιφαγές, ὑπερσαρκέω, ὑπερσάρκωσις

لَحِمَ → κρεώδης, σαρκώδης

لَحَمَةٌ → ἀδήν

لُحْمَةٌ → σάρξ

لَحْمِيٌّ → ἀνά, λευκοφλεγματίας, σάρκινος, σαρκοειδής, σαρκώδης, σάρξ, ὑποσαρκίδιος

لَحِيمٌ → λιπαρός, σαρκόω

لِحَامٌ → πρόσφυσις

أَلْحَمُ → σαρκώδης

مَلْحَمَةٌ → ἀγών

مُلَاحَمَةٌ → σύμφυσις, συμφύω

اِلْتِحَامٌ → σύμφυσις, συμφύω

مُلْتَحِمٌ → συμφυής

لَحَنَ → γράφω, ὀρθός, σολοικίζω

لَحْنٌ → ἄνῳδος, εὐμουσία, ἦχος, μελοποιία, μέλος, μουσική, ῥυθμός, σύντονος, συνῳδία

تَوْفِيقُ الْأَلْحَانِ → ἁρμονία, ἁρμονική

لَحِنٌ → ᾠδικός

تَلْحِينٌ → ᾠδή

مُلَحِّنٌ → μουσικός

لَحْيٌ → ἀμφώδων (N), γένειον, γένυς, γνάθος, σιαγών

لِحْيَةٌ → ἀγένειος, ἄγονος, γενειάω, γένειον, γένυς, μαδιγένειος, πώγων, πωγωνίας, σφηνοπώγων

لِحْيَةُ التَّيْسِ → κίστος, τραγοπώγων, ὑποκιστίς

لِحَاءٌ → λεπτόφλοιος, παχύφλοιος,

φλοιός

لَحْيَانِيَّةٌ → κεράστης

لَخَّصَ → διακρίνω, διορίζω, διοριστέον, εἴρω, ἐξεργάζομαι, ἐξήγησις, λέγω, προσδιορίζω, συμβάλλω

مُلَخَّصٌ → ἀδιόριστος

لَدَغَ → βάλλω, δάκνω, ἐχιόπληκτος, θηριόδηκτος, κεντέω, πατάσσω, πλήσσω, σκορπιόδηκτος, σκορπιόπληκτος, τύπτω

أَلْدَغَ → ὀφιόδηκτος

لَدْغٌ → δῆγμα, δῆξις, πληγή

لَدَّاغٌ → κεντρωτός, φαλάγγιον

لَدُنَ → ἀναξηραίνω

لَدْنٌ → μαλακός, ὑγρός

مِنْ لَدُنْ → ἀπό

لَذَّ → ἥδομαι, χαίρω

تَلَذَّذَ → ἀπόλαυσις, ἀφροδίσια

اِلْتَذَّ → ἀνιάομαι, ἥδιστος, ἥδομαι, ἡδύς, χαίρω

اِسْتَلَذَّ → ἀηδής, ἡδονή, ἡδύς

لَذَّةٌ → ἀηδής, ἀηδία, ἀνία, ἀπόλαυσις, ἥδομαι, ἡδονή, ἡδονικός, ἡδύς, τερπνός, φιλοπότης, χαρά, χάρις

لَذِّيٌّ → ἀηδής

لَذَاذَةٌ → ἐδωδή, ἡδονή

لَذِيذٌ → ἥδιστος, ἡδίων, ἡδονή, ἡδύκρεως, ἡδύς, θηριώδης, μελιηδής

أَلَذُّ → συμφέρω, τρόφιμος

لَذَعَ → ἄδηκτος, δάκνω, κεντάω, νύττω, πυρόω, πύρωσις

لَذْعٌ → ἄδηκτος, δηγμός, δηκτικός, δῆξις, ὀδαξησμός

لَذَاعَةٌ → δακνώδης

لَذَّاعٌ → ἄδηκτος, δάκνω, δακνώδης, δηκτικός

تَلْذِيعٌ → ἄδηκτος, πυρωτικός

تَلَذُّعٌ → ἐπιφλόγισμα

لَزَّ → σφίγγω

تَلَزَّزَ → σκληρός

لِزَازٌ → σκόλοψ

تَلَزُّزٌ → πάχος

مُلَزَّزٌ → στιβαρός, στρυφνός

مُتَلَزِّزٌ → κολοβός, πυκνός

لَزِجَ → γλίσχρος, γλοιώδης

لَزَّجَ → καταγλισχραίνω, σμηγματώδης

لَزِجٌ → κολλώδης, λιπαρός, ὀλισθητικός

لُزُوجَةٌ → γλίσχρασμα, γλίσχρος, γλισχρότης, ἐμπλαστικός, ἰξῶδες, περίγλισχρον, πλάδος, προσγλισχραίνω

أَلْزَجُ → λιπαρός

لَزِقَ → προσφύω

لَازَقَ → παράκειμαι

أَلْزَقَ → ἀνακολλάω, ἀνακόλλησις, ἀνακολλητικός, ἀπούλωσις, ἐμπλαστικός, ἐνεργέω, ἐπιπλάττω, κολλάω, κόλλησις, κολλητικός, παρακολλάω, περιπλάσσω, προσάπτω, προσστέλλω, συμφύω

اِلْتَزَقَ → ἐφάπτομαι, παραφύομαι

لِزَاقٌ → ἀμμωνιακόν, λιθοκόλλα, παρακόλλησις, χρυσοκόλλα
لَزُوقٌ → ἀνακόλλημα
اِلْتِزَاقٌ → στενοχωρία, συμβλέφαρον
لَازِقٌ → λιπαρός
مُلْتَزِقٌ → πρόστυπος
لَزِمَ → ἀκολουθέω, ἀνάγκη, ἀσκέω, διατρίβω, ἐγκρατής, ἕπομαι, ἐρείδω, κρατέω, λαμβάνω, νικάω, παρακολουθέω, πειράομαι, προσκολλάομαι, συμβαίνω, συμπλέκομαι, συνενόομαι, ὑπάρχω
لَازَمَ → προσμένω, συνδιημερεύω
أَلْزَمَ → ἀποβιάζομαι, ἐπιτίθημι, καταπλάσσω, κρατέω, πειράομαι, προσάπτω, προστίθημι
لُزُومٌ → κατέχω
لَازِمٌ → διαλείπω, μόνιμος, προσήκω, συνεχής, ὡραῖος
لَوَازِمُ → ἀκολούθησις
لَسَبَ → σκορπιόπληκτος
لَسَعَ → δάκνω, ἐγχρίμπτω, θηριόδηκτος, πλήσσω, σκορπιόπληκτος, τύπτω
لَسْعٌ → δῆγμα, πληγή
لَسْعَةٌ → ἐχεόδηκτος, τρῶσις
مَلْسُوعٌ → πάσχω
لَسِنٌ → γλωσσώδης
لِسَانٌ → βραδύγλωσσος, γεῦσις, γλῶσσα, γλωττίς, μάχιμος
ذُو اللِّسَانَيْنِ → δίγλωσσος
لِسَانُ الْبَحْرِ → σηπία
لِسَانُ الثَّوْرِ → βούγλωσσον, βούγλωσσος
لِسَانُ الْحَمَلِ → ἀρνόγλωσσον
لِسَانُ الْفَرَسِ → ἱππόγλωσσον
لِسَانُ الْكَلْبِ → κυνόγλωσσον
لَاشَى → καταπραΰνω
تَلَاشَى → ἀπολείπω, ἀφανίζω
لِصٌّ → κλέπτης, ληστήριον, ληστής, φώρ
مُتَلَصِّصَةٌ → ληστής
لِصْتٌ → ληστής
لَصَفٌ → κάππαρις
لَصِفٌ → σκόλυμος
لَصِقَ → ἅπτομαι, ἀρτάομαι, βάλλω, ἐχεκόλλως, κόλλη, παράθεσις, παράκειμαι, προσκολλάομαι, προστυπόομαι, προσφύω, συνάπτω, συναρμόζω, συναρτάομαι
أَلْصَقَ → θιγγάνω, κολλάω, κόλλη, κολλητικός, κρατέω, ὀπτάω, περιπλάσσω, προσβάλλω, συγκολλάω, συνάπτω
اِلْتَصَقَ → ἀσύναπτος, συμπλέκομαι, συνάπτω, τμῆμα
لِصَاقٌ → ἀνακολλάω, διάφραγμα
لَصُوقٌ → ἐμπλαστρώδης, μάλαγμα, σύστασις
لَصَّاقٌ → κολλητικός
اِلْتِصَاقٌ → παράθεσις, παράκειμαι, πρόσφυσις, στενοχωρία, συμβλέ-

φάρον, σύμφυσις

لاصِق → ἀλλήλων

مُلْتَصِق → συμφυής

إلْطَاط → φλυαρία

لَطَأَ → ἐκλείχω, ἐρρίπτω, προσστέλλω, προστυπόομαι, συμπίπτω

لَطْأ → προβάλλομαι

لاطِئ → ταπεινός, χαμαιπετής

لَطَخَ → χρίω

لَطَّخَ → διαχρίω, ἔγχριστα, ἐπιχρίω, καταπλάσσω, καταχρίω, μολύνω, περιαλείφω, περιπάττω, περίχριστος, περιχρίω, συγκυλίομαι, συγχρίομαι

لَطْخ → κόνισις

لَطْخَة → νεφελοειδής, συστροφή

لَطُوخ → ἐπίχρισμα, ἐπιχρίω, θηριακή, περίχριστον, περίχριστος, χρῖσμα

لُطُوخ → πίττωσις

لَطِعَ → λείχω

لَطَفَ → ἀξιόω

لَطُفَ → εὐλαβέομαι, μηχανάομαι

لَطَّفَ → ἀκριβόω, ἀπολεπτύνω, ἐκδαπανάω, λεπτοποιέω, λεπτυντικός, λεπτύνω, ὀξυδερκής, πραγματεύομαι, προλεπτύνω, τήκω

تَلَطَّفَ → πορίζω

لُطْف → λεπτότης, στενότης

لَطَافَة → ἀκριβής, λεπτομέρεια, λεπτομερής, λεπτός, λεπτότης

لَطِيف → ἀκρίβεια, ἀκριβής, λεπτομερής, λεπτός, μικρομερής, ὑπόλεπτος

لَطَّاف → ἐμπλαστικός

أَلْطَف → ἀκριβής, λεπτός

تَلْطِيف → ἀκριβολογία

مُلاطَفَة → σύστασις

لَطَمَ → λωβάομαι, παίω, ῥαπίζω, ῥάπισμα, ὑπωπιάζω

أَلْطَى → ταπεινός

لَعِبَ → γυμνάσιον, ἐμπαίζω, κυβεύω, κύβος, παίζω, περιδινέομαι, συμπαίζω, χειροτονέω, ψηφοπαικτέω

لاعَبَ → διαμάχομαι, παίζω, συγκυβεύω

لَعِب → παιδιά, σκηνογραφία, τερπωλή, φιλοπαίγμων

لُعْبَة → παίγνιον

لُعَاب → ἄδιψος, ἀφρός, γλίσχρος, σίαλον, σιαλοχόος, σιελίζω, σίελον, χυλός

لَعَّاب → ἡδονικός

مَلْعَب → θέατρον, Ὀλυμπιάς

لَعِقَ → ἔκλειγμα, ἐκλείχω

لَعُوق → εἴλιγμα, ἔκλειγμα, ἐκλεικτόν, ἐκλείχω

مِلْعَقَة → κοχλιάριον, κύαθος

لَعَنَ → κακός, καταράομαι

لَعْنَة → ἀρά, κατάρα, καταράομαι

لاعِيَة → μελισσόφυλλον, παράλιος (N)

لُغَةٌ → γλῶττα, διάλεκτος
أَلْغَزَ → παροιμιάζομαι
لُغْزٌ → αἴνιγμα, μυθικός, μυθολογέω, μυθολογία, μῦθος, μυθώδη, σύμβολον
لُغْزِيٌّ → συμβολικός
مَلْغُوزٌ → ξένος
أَلْغَى → παροράω
لَفَّ → εἰλέω, ἐνειλέω, ἐντυλίσσω, ἐπηλυγάζομαι, ἐπίκειμαι, καταδέω, περιβάλλω, περιειλέω, περιελίττομαι, περίκειμαι, περιόστεος, περιστέλλω, περιτίθημι
لَفَّفَ → προσλαμβάνω, σπαργανόω, συρραφή
اِلْتَفَّ → δασύς, διαπλέκομαι, ἐμπεριλαμβάνω, καθέζομαι, κυκλέομαι, περιελίττομαι, περιέχω, περίκειμαι, πέριξ, περιπλέκομαι, πολύφυλλος, συσπειράω, συστρέφω, ὑλομανέω
لَفٌّ → ἑλίσσομαι
لَفَّةٌ → περιβολή
لِفَافَةٌ → ἕλιξ, ἕλιξις, περιπόδιον, σκέπασμα, στέγασμα
لَفَائِفُ → περίκειμαι
لَفِيفٌ → ὄχλος
اِلْتِفَافٌ → εἰλιγμός, εἰλίσσω, ἕλιξ, πλοκή, προσπλοκή
مَلْفُوفٌ → κύκλος
مُلْتَفٌّ → δρυμώδης
اِلْتَفَتَ → ἐπιστρέφομαι, ἐπιστρέφω, ἐπιστροφή, ἐφοράω, περιβλέπω, στρέφω
اِلْتِفَاتٌ → ἀποστροφή
لِفْتٌ → ἀστήρ, γογγύλη, γογγυλίς
لِفْتٌ بَرِّيٌّ → βολβός, βουνιάς, ἐμετικός
لُفَّاحٌ → μανδραγόρας, μῆλον, μώριος
لَفَظَ → ἐμέω, λαλέω
لَفْظٌ → γλῶττα, λέξις, λόγος, φημί, φωνή
لَفْظَةٌ → εὐπροσήγορος, προσηγορία, φάσις
لِفْقٌ → ἀπαρτίζω, προσαρμόζουσα
أَلْفَى → εὑρίσκω, τυγχάνω
تَلَافٍ → ἀναληπτικός
لَقْلَقٌ → πελαργός
لَقَّبَ → ἐπικαλέω, ἐπονομάζω, καλέω, λέγω, ὀνομάζω, παρονομάζομαι, προσαγορευτέον, προσαγορεύω
لَقَبٌ → κατηγορία, προσηγορία
أَلْقَحَ → ἄγονος, βιβάζω, γεννάω, γόνιμος, τίκτω
أُلْقِحَتْ → συλλαμβάνω
لِقْحَةٌ → κάμηλος
لَقَاحٌ → βιβάζω
لَقَطَ → ἀναλαμβάνω, καρποφαγέω, συλλέγω, συλλογή
تَلَقَّطَ → ἐκλέγω, ἐρανίζω
اِلْتَقَطَ → ἀποτίλλω, θηρεύω, καρφολογέω
لَقَّاطٌ → ῥιζοτόμος

لَقَّاطُ الكَلَامِ → σπερμολόγος

تَلَقَّفَ → ἀπόλλυμι

لُقْمَةٌ → ἐπίπηξ

لَقَّنَ → προδιδάσκω

لَقَنٌ → λακάνη, λεκάνη

لُقَانِق → λουκάνικον

لَقْوَةٌ → κυνικός, πάρεσις, σπάομαι, σπασμός

لِقْوَةٌ → ἀετός

لَقِيَ → ἀνακύπτω, ἅπτομαι, ἐντυγχάνω, ὁμιλέω, πάσχω, προσπίπτω

لَاقَى → ὁμιλέω, ὁμιλία

أَلْقَى → ἀποβάλλω, ἀποβολή, ἀποβρέχω, ἄφεσις, ἀφίημι, βάλλω, βολίζω, δίδωμι, ἐκβάλλω, ἐκβήσσω, ἐκβολή, ἐκβράσσω, ἐμβάλλω, ἐπιβαίνω, ἐπιβάλλω, ἐπιβολή, ἐπιρραίνω, ἐπιρρίπτω, κατάκειμαι, παραβάλλω, πλήσσω, προβάλλομαι, προΐημι, ῥίπτω, συγκαθαιρέω, ὑποβάλλω, φυλλοβολέω

أَلْقَى رِيشَهُ → πτερορρυέω (N)

أَلْقَى الزَّرْعَ → ἀπολύω

أَلْقَى وَرَقَهُ → ἀείφυλλος

تَلَاقَى → ἅπτομαι

اِلْتَقَى → ἀπαντάω, ἀπάντησις, συμβολή, συννεύω

اِسْتَلْقَى → ἀνακλίνω, ἀναπίπτω, ἁπλόω, ἐπιπίπτω, κατάκειμαι, κατακλίνομαι, κατάκλισις, κλίνω, κοιμάομαι, ὕπτιος

لِقَاءٌ → ἅπτομαι, συνουσία

مِنْ تِلْقَائِهِ → αὐτοκίνητος, αὐτόματος, αὐτός, ἑαυτοῦ

مِنْ تِلْقَاءِ نَفْسِهِ → αὐτόματος (N)

مُلَاقَاةٌ → προσβολή

مُلْقًى → κεῖμαι

مُتَلَاقٍ → ἀλλήλων

لَكٌّ → κάγκαμον

أَلْكَدَ → ἀνάπτω

اِلْتَكَدَ → ἀνάπτομαι

لَكَزَ πατάσσω

مُلَاكِزِيٌّ → πυκτικός

لَاكَمَ → πυκτεύω

مُلَاكَمَةٌ → πυγμή

لَكَنٌ → λεκάνη

لَمْ → μή, μηδέ, μηδείς, μηδέπω, μηδέτερος, οὐ, οὐδέ, οὐδέν, οὐδέποτε, οὐδέπω, οὔπω

لَمَّا → ἵνα

لِمَامًا → ὅπως ἄν, τυγχάνω

لَمَسَ → ἁπτικός, ἅπτομαι, θιγγάνω, προσαφή

لَامَسَ → θίξις, πλησιάζω

اِلْتَمَسَ → βούλομαι, ἐγχειρέω, ἐπιζητέω, ζητέω, πειράομαι, πειρατέον, πορίζω, φιλονικέω

لَمْسٌ → ἁφή

مَلْمَسٌ → εὐσταλής, σύστασις

مَلْمَسَةٌ → ἐπιβολή

مُلَامَسَةٌ → ψαῦσις

مَلْمُوس → ἁπτός

تَلَمَّظَ → ἄσιτος, ἄτροφος

لَمَعَ → λαμπυρίζω, λάμπω, στίλβω

لَمْعٌ → ἀποστίλβω, μαρμαρυγή, μαρμαρυγώδης

لَمَاعَةٌ → λαμπρόν

لَمَعَانٌ → φέγγος

لَنْ → οὐ, οὐδείς, οὐκέτι

أَلْهَبَ → ἐκπυρόω, καυσώδης, πυρόω, ὑπερθερμαίνω

تَلَهَّبَ → πυρόω

اِلْتَهَبَ → αἴθομαι, ἀνακαίω, ἀνάπτομαι, διαφλέγομαι, ἐξάπτομαι, ἔξαψις, καίω, καῦμα, καῦσος, καυσόω, σαλεύω

لَهِبٌ → θερμός, καυσώδης, ὀξύς, φλεγμαινώδης

لَهَبِيٌّ → διακαής, καυσώδης

لَهِيبٌ → καίω, καυστήρ, καύσων, φλόξ

تَلَهُّبٌ → φλεγμονή

اِلْتِهَابٌ → θέρμη, παροξυσμός, πύρωσις, φλέγμα, φλεγμαίνω, φλεγμασία, φλεγμονή, φλογιστός, φλογώδης, φλόγωσις (N), φλόξ

مُلْهِبٌ → θερμαντικός, καυματώδης, καῦσος, ποιητικός, πυρώδης, πυρωτικός

مُلْتَهِبٌ → ζέω, φύγεθλον

لَهِثَ → ἀσθμαίνω

لَهَجَ → μελετάω

لَهْجٌ → οἰνόφλυξ

لَهْجَةٌ → ὁμιλέω

مَأْلَهٌ → θεός

تَلَهَّى → σκώπτω

لَهْوٌ → ἄμουσος, εὐημερία, μετεωρισμός, μουσική, μουσικός, σκηνογραφία, τερπωλή

لَهَاةٌ → γαργαρεών, κιονίς, κίων, σταφυλή, σταφυλοφόρον, ὑπερώα

مِلْهَاةٌ → σῦριγξ

آلَةُ الْمَلَاهِي → κιθάρα

مُلْهٍ → ἡδονικός, μουσικός, συμφωνία

لَوْ → εἰ, εἴ γε, εἴπερ, ἤν, κἄν

لُوبِيَا → λόβια, λοβός, τῆλις, φάσηλος

تَلَوَّثَ → κυλινδέομαι, κυλισμός

اِلْتِيَاثٌ → ἐμπόδιος, ταράττομαι

مُلْتَاثٌ → ἄρρωστος

لَاحَ → παρεμφαίνομαι, φαίνομαι

لَوْحٌ → ἐπίγραμμα, πινακίς, πίναξ, πλάξ, πλαταμώδης, σανίδιον, τοῖχος

تَلْوِيحٌ → κάτοπτος

لُورَا → λύρα

لَوْزٌ → ἀμυγδάλη, ἀμυγδαλῆ, ἀμύγδαλον, ἀμυγδάλινος

اللَّوْزَتَانِ → παρίσθμια

لُوفٌ → ἄρον, δρακόντιον, λοῦφα, σέσελι

لَوْلَب → ἕλιξ, ὄργανον, στρόμβος
لَوْلَبِيّ → ἀνελίττω, ἀνελίττομαι, δίνησις
لَامَ → ἐγκαλέω, ἐπιτιμάω, μέμφομαι, μέμψις
اِلْتَامَ → συνίστημι
لَام → λαμβδοειδής
لَامِيّ → λαμβδοειδής
لَوَّام → ἐγκληματικός
لَائِمَة → ἔγκλημα, μεμψιμοιρία, ψόγος
اِلْتِيَام → κοινωνία, πρόσφυσις, προσφύω
مُلْتَام → συμφυής, συμφύω, συναρμόττω, σύναψις, συνεχής, φύω
لَوَّنَ → χροΐζω, χρωματίζω, χρωματισμός
لَوْن → αἱματώδης, ἄχρους, ἀχρωμάτιστος, δίχροος, εὔχροια, εὔχροος, ἰδιόχρωμος, λευκόχροια, ποικιλία, ποικίλος, πολύχρους, χρόα, χροιά, χρῶμα, χρώς, ὠχρίασις
مُلَوَّن → ὑποποίκιλος
مُلَوِّنَة → χρωματικός
مُتَلَوِّن → αὐγοειδής, χρῴζω
لَوَى → διαστρέφω, κάμπτω, περιειλέω, στρεβλόω
اِلْتَوَى → γαγγλίον, ἐκστρέφομαι (N), ἴλλομαι, ἴλλωσις, κάμπτω, καμπύλος, περιελίττομαι, περιέρπω, συνελίττομαι, συντρέχω, χράομαι
اِلْتِوَاء → δίνη, εἱλιγμός, ἑλιγμός, ἕλιξ, ἑλίσσομαι, λίσσωμα, παρέγκλισις, στρέμμα
مُلْتَوٍ → σκολιός
لَيْتَ → ὄφελον
لَيْتَ شِعْرِي → ἄν, οὖν (N), ποτε, πότερον, πῶς
لَيْث → λέων, λεωφόροι
لَيْسَ → ἀδυνατέω, δίχα, εἰμί, ἔνειμι, ἔξειμι, ἔχω, μή, μηδείς, μηκέτι, μήτε, οὐ, οὐδαμῇ, οὐδέ, οὐδείς, οὐδέν, οὐδέποτε, οὐδέτερος, οὐκέτι, οὔπω, οὔτε, ὑπάρχω, φθείρω
لَيْسَ فِي شَيْءٍ مِنْ → οἶδα
لِيف → ἰνώδης, ἴς
لِيفِيّ → ἰνώδης
لَاقَ → ἄξιος, ἀπρεπής, ἁρμόζω, ἁρμόττω, ἀφήκω, εἰκός, ἔχω, ἱεροπρεπής, οἰκεῖος, πρέπω, τυγχάνω, χαρίζομαι
أَلْيَق → οἰκειότερος (N)
لَيْل → ἰσημερία, μεσονύκτιον, μέσος, νυκτάλωψ, νυκτικόραξ, νυκτινόμος, νύκτωρ, νύξ, παννυχίς
بَنَاتُ اللَّيْلِ → ἐπινυκτίδες
لَيْلِيّ → ἐπινυκτίδες, νυκτερινός
لِيلَنْج → ἰσάτις, κύανος
لِيلَنْجِيّ → κυανός
لَانَ → ἐξυγραίνομαι, μαλακός, τήκω
لَيَّنَ → δεύω, εὐκοίλιος, ἰάομαι, λυσιτέλεια, λυτικός, λύω, μαλακτικός, μάλαξις, μαλάσσω, μαλθακτήριον, μαλθάσσω,

χαλαστικός

أَلَانَ → παρηγορέω, πρᾶος, πραΰς

أَلَانَ الجَانِبَ → εἴκω (N)

لِينٌ → ἔκλυτον, εὔκρατος, ἥμερος, θῆλυς, λειότης, μαλακία, μαλακός, μαλακότης, μαλθακός, μαλθακότης

لُيُونَةٌ → μαλακός

لَيِّنٌ → ἁπαλός, ἁπαλόσαρκος, ἀτέραμνος, βληχρός, εἴριον, ἐλαφρός, ἔνωμος, ἐπιεικής, ζέω, ἠρέμα, κοῦφος, λεῖος, λεπτός, λιπαρός, μαλάκια, μαλακόδερμος, μαλακόθριξ, μαλακός, μαλακόσαρκος, μαλακόστρακος, μαλθακός, πλαδάω, πραΰς, ὑγρός, ὑποπίπτω, ὠμός

أَلْيَنُ → μέτριος, προσηνής

تَلْيِينٌ → ὑπαγωγή

إِلَانَةٌ → κάθαρσις

مَا → ὁπόσοι, ὅσος, ποτε, τί, τι, ὡς

لِمَاذَا → διά

مَاذِيَانَةٌ → θῆλυς, ἵππος

مَأْقٌ → κτήν

مَؤُونَةٌ → ἄπορος

مَتَاعٌ → φορτίον

مَتْنٌ → σκληρός

مَتَى → ἐπήν, ἤν, ὁπόταν, ὅταν, πότε

مِثْلٌ → αὐτός, καθάπερ, οἷον, ὅμοιος, ὅπερ, οὕτως, παραπλήσιος, τοιοῦτος, ὡς, ὥσπερ

مَثَلٌ → αἴνιγμα, ὁμοιόω

مَثَلًا → οἷον

مِثَالٌ → οἷον, ὅμοιος, ὡσαύτως

تَمَاثِيلُ → ἀγάλματα

أَمْثَلُ → βελτίων

مَثَانَةٌ → κύστις

مَحْضٌ → ἄκρατος

مَحْكٌ → φιλόνεικος

مِحْنَةٌ → δυσδοκίμαστος

اِمْتِحَانٌ → ἐπίσκεψις

مَخَاضٌ → ὠδίς

مُخَاطِيٌّ → βλεννώδης, μυξώδης

أَمَدٌّ → ἐπίρρυσις

تَمَدَّدَ → τείνω

اِمْتَدَّ → τείνω

مِدَّةٌ → ἐμπύημα (N), πύον

مُدَّةٌ → ὀλίγος, χρόνος

مِدَادٌ → μέλαν

مَادَّةٌ → ῥεῦμα, ῥευματίζομαι

تَمْدِيدٌ → τόνος

مَدِيحٌ → τραγῳδία

مَدِينَةٌ → πόλις

إِمْذَاءٌ → ὀνειρωγμός

مَرَّ → βαδίζω

اِسْتَمَرَّ → ἀντιστρέφομαι

مُرٌّ → πικρός, σμύρνα

مَرَّةٌ → ἅπαξ, πολλάκις, ποτέ, σπάνιος

مِرَّةٌ → μελαγχολικός, χολή, χολώδης
مُرَّةٌ → πικρία
مَرَارٌ → χολή
مَرَارَةٌ → πικρός, πικρότης
مَمَرٌّ → ἴξις
اِسْتَمْرَأَ → πέσσω, πέψις
اِمْرَأَةٌ → γυνή
مُرْدَاسَنْجُ → λιθάργυρος
مَرِضَ → ἁλίσκομαι, κακόν, λοιμώττω, νοσέω
مَرَضٌ → νοσέω, νόσημα, νοσηματώδης, νόσος, νοσώδης, νούσημα, πάθημα, πάθος, πάσχω
مَرِيضٌ → κάμνων, νοσέω
تَمَرُّطٌ → ῥύσις
مَرَقٌ → ζωμός, ζωμοποιός
مِرَاءٌ → ἐριστικός
مِزَاجٌ → ἐπίκρασις, κρᾶσις, φύσις
اِمْتِزَاجٌ → μίξις
مُزَاحٌ → γέλως
مَزَّقَ → κατατρίβομαι
تَمَزَّقَ → διατέμνω
مَسَّ → προσάγω
مَاسَّ → ἅπτομαι, ἀφή, ὁμιλέω, παραπίπτω
تَمَسَّحَ → ἐπιχρίω, συγχρίομαι
المَسِيحُ → Χριστός
مُسُوخٌ → μεταβάλλω
أَمْسَكَ → διακρατέω, κρατέω, ῥώννυμι, συνέχω, χειραγωγός

مَشْوَةٌ → πυετία
مَشَى → βάδην, βαδίζω, περιπατέω, πορεύομαι
مَشَّاءٌ → περιπατητικός
مَاشِيَةٌ → πεζός
مَصَّ → θηλάζω
مِصْرُ → Αἴγυπτος
مِصْرِيٌّ → αἰγύπτιος
مُصْطَكَى → σχίνινος
مَضِيضٌ → ὀδαξησμός
تَمَضْمَضَ → διακλύζω, διάκλυσμα, προσκλύζομαι
مَضَغَ → διαμασάομαι, διαμάσησις, καταπίνω
مَطَرٌ → αὐχμός, ὄμβρος, ὑετός
مَعَ → ἄλλως, ἐν, ἐπί, ἔχω, ἤδη, μείγνυμαι, μετά, προσφέρω, σύν, συσταυρόομαι, ὑπέρ
مَعًا → ἀλλήλων, ἅμα, ἐφεξῆς
مَعِدَةٌ → γαστήρ, εὐστόμαχος, κοιλία, στόμαχος
مَعْزٌ → αἴγειος
مِعْزَى → αἴξ
مَاعِزٌ → αἴξ, τράγος
مِعًى → ἔντερον, τυφλόν
مِعَاءٌ → κωλέντερον
مَغْصٌ → στρόφος
مَغْنَاطِيسُ → μαγνήτης
مَكَثَ → μένω
مَكْرٌ → πανοῦργος
مَكَّنَ → δίδωμι, τόπος

أَمْكَنَ → ἀδύνατος, δύναμαι, δυνατός, ἐγχωρέω, ἐνδέχομαι, ἔνειμι, ἔξειμι

مَلَأَ → παραλείφω, πληρόω

اِمْتَلَأَ → πληρόω, πλήρωσις

مَلْآن → πλήρης

مَمْلُوءٌ → γέμω

مُمْتَلِئٌ → εὐθαλής

مِلْح → ἅλμη, ἅλς, ὀξάλμη, ὀρυκτός

مُلُوحَة → ὑφαλμυρίζω

مَلَّاح → κυβερνήτης

مَالِح → ἁλμυρός, ἁλυκός, ὑφαλυκός

مُسْتَمْلَح → εὐσχήμων

مَلَّس → ἐπαλείφω

مَلَاسَة → λεῖος, προσηνής

أَمْلَس → λεῖος

مَلْغَم → μάλαγμα

مَلَكَ → ἁλίσκομαι, βασιλεύω

مُلْك → βασιλεία

مَلَك → δαιμόνιον, δαίμων, θεός

مَلِك → βασιλεύς, βασιλικός, ἡγεμών

إِكْلِيلُ المَلِك → μελίλωτον

مُلُوكِيّ → βασιλικός

مَلَكُوت → βασιλεία

مَالِك → ἀκρατής

مَمْلُوك → δοῦλος, οἰκέτης

مَنْ → ὁπόσοι, ὅστις, τίς, τις

مِنْ → ἀπό, διά, ἐκ, ἐξ, ἐπί, ὑπέρ, μετά, παρά, πρός, ὑπό

مَنَا → μνᾶ

مِنْدِيل → ὀθόνιον

مُنْذُ → ἤδη

مَنَعَ → ἄδηκτος, ἐάω, καταστέλλω, κωλύω, παραιρέομαι, στέλλω, φυλάσσω

مَنَعَ الحَبَل → ἀτόκιον

مَنَعَ السُّكْر → ἀμέθυστος

مِنًى → σπέρμα

مَنِيّ → ἀφροδίσια, γονή, παρορμητικός, σπέρμα

مَهْمَا → ἄχρι, ὅσος

مَاتَ → ἀναιρέω, ἀποθνήσκω, ἀπόλλυμι, θνήσκω

مَوْت → ἀθάνατος, θανάσιμος, θάνατος, κακόν, κήρ

مَوَتَان → λοιμώττω

مَيِّت → ἀθάνατος, ἡμίθνητος, θνητός, νεκρός

مَمَات → θάνατος

غَيْرُ مَائِت → ἀθάνατος

مُوسِيقِيّ → ἀμουσία, ἁρμονία, εὐμουσία, μουσική, μουσικός

مُوسِيقَار → μουσικός

مَال → πλοῦτος, χρήματα

مُوم → κηρός, μίτυς

مُومِيَا → πιττάσφαλτος

مَاء → ἀφέψημα, ἔνυδρος, εὔυδρος, θάλασσα, κολυμβάδες, ὑγρός,

ὑδατώδης, ὑδρίς, ὕδωρ, χυλός
وَجْهُ المَاءِ → ἐπιπολάζω
مَاءُ الرَّمَادِ → κονία
مَاءُ العَسَلِ → μελίκρατον, ὑδρόμελι
مَاءُ اللَّبَنِ → ὀρρός
مَاءُ المِلْحِ → ἅλμη
المَاءُ الأَصْفَرُ → ἴκτερος
مَائِيٌّ → ὀρρός, ὀρρώδης, ὑδατώδης
مَائِيَّةٌ → ὑγρότης
مَيَّزَ → διορίζω
مَالَ → βούλομαι, ἐκχέω, κατέρχομαι, κλίνω, ῥέπω, τρέπω
نانُخْواه → ἄμμι
نَايٌ → αὐλός
أُنْبُوبٌ → συρίγγιον, σῦριγξ
تَنَبَّأَ → προφητεύω
نَبَتَ → αὔξομαι, γεννάω, ἐκφύομαι (N), ὀδοντίασις, ὀδοντοφυέω, παραφύομαι, προεκτίλλω, φυτόν, φύω
أَنْبَتَ → αὔξησις, φύω (N)
نَبَاتٌ → βοτάνιον, θάμνος, τριχοφυέω, φυτόν
نَبَحَ → φιμόω
نَبِيذٌ → οἰνοφλυγία
نَبَضَ → ἀρτηρία
نَبْضٌ → σφυγμός
نَابِضٌ → τραχύς
نَبَّهَ → ἀνακαλέομαι, ἐγείρω
اِنْتَبَهَ → δυσέγερτος
نَبِيٌّ → προφήτης, ψευδοπροφήτης
مَنْتُوفٌ → μαδιγένειος
مُنْتِنٌ → δυσώδης
مُتَنَاثِرٌ → μυδάω
نَجَحَ → τελέω
أَنْجَحَ → ἀνύσιμος
نَجِسٌ → ἀκάθαρτος
نَجَاسَةٌ → ἀκαθαρσία
نَجَا → ἀπαλλακτικός
نُحَاسٌ → χαλκός, χαλκουργικόν, χάλκωμα
نَحْلٌ → μέλισσα, σφήξ
نَحْنُ → ἡμεῖς
تَنَحَّى → ἀφίστημι, διαταράττομαι
نَحْوٌ → λόγος, τοιοῦτος
نَحْوَ → πρό
عَلَى نَحْوِهِ → ὥσπερ
نَحْوِيٌّ → γραμματικός
نَاحِيَةٌ → ἄκρα, ἐξωτέρω
مَنْخَرٌ → ῥίς
نَخْلٌ → φοῖνιξ
مُنْخُلٌ → κόσκινον
مُتَنَخٌ → ὑπερόπτης
نُدْرَةٌ → σπάνιος
نَدَمٌ → μετάνοια
نَذَالَةٌ → ἀνελευθερία
نَرْدٌ → κυβεύω, συγκυβεύω
نَزْرُ الكَلَامِ → ἰσχνόφωνος

نَزَعَ → ἀποτέμνω, ἐκγιγαρτίζω
نَزْف → αἱμορραγέω, ῥοῦς
نَزَلَ → ἐπιπίπτω, καταβαίνω, κατάκειμαι, προσέχω
أَنْزَلَ → κατάγω
نُزُل → γέννημα
نَزْلَة → κάταρρος
مَنْزِل → οἶκος
مَنْزِلَة → ἰσάζω
بِمَنْزِلَتِهِ → οἷον, ὡς, ὥσπερ
نَازِلَة → ῥεῦμα
نَزْو → ἐπιβάλλω, ὀχεία, ὀχεύω
نَسَق → λόγος
نَاسِك → δίκαιος
نَسْل → σπέρμα
تَنَاسُل → αἰδοῖον
نِسَاء → γυναικεῖος, γυνή, θῆλυς
نَسِيَ → λανθάνω
نَشَاسْتَج → ἄμυλον
نَشَأَ → αὐξάνομαι, αὔξησις, συνήθης
أَنْشَأَ → παρασκευάζω
نَشِبَ → καταλαμβάνω, σφηνόομαι
نَشِيط → πρόθυμος
نَشَفَ → ἄγω, ἐξικμάζω
نَشَّافَة → σπόγγος
اِسْتِنْشَاق → ὄσφρησις
نَصَبَ → φυτεύω
نَاصَبَ → ἀνθίσταμαι
اِنْتَصَبَ → ἀνίσταμαι
اِنْتِصَاب → ὀρθόπνοια
نُصُب → διαιτητής
مُنَاصِب → οἰκεῖος
نَاصُور → κόλπος
نَاصِع → ξανθός
نِصْف اللَّيْل → μεσονύκτιον, μέσος
إِنْصَاف → δικαιοσύνη
نَضِج → ἄπεπτος
أَنْضَجَ → πεπαίνω, πεπτικός
نُضْج → ἀσαπής, ἀτέραμνος, ἕψω
نُضُوج → ἀπεψία
نَضِيج → παρακμάζων
نَضَحَ → ἐπιρραίνω
مُنَاضَلِيّ → παλαιστρικός
نَضَا → ἀποδιδύσκω
نُطْفَة → λέκιθος
نَاطِف → μελίτωμα
نَطَقَ → λαλέω
غَيْر نَاطِق → ἄλογος
نَطَلَ → ἐμβρέχω
نَظَرَ → ἐγκατοπτρίζεσθαι, εἶδον, ἐναργής, θεωρέω, θεωρία, ὁράω, σκεπτέον, σκέπτομαι, σκοπέω, φαίνομαι
نَاظَرَ → ἐπισκέπτομαι
نَظِير → ὅμοιος
مَنْظَر → ὄψις
نَظَّفَ → διαρρύπτω
اِسْتَنْظَفَ → καθαίρω

نَظِيف → καθαρός
نَظْم → ἁρμονία
نِظَام → εὔτακτος (N)
مُنْتَظِم → ἄτακτος
نَعْجَة → πρόβατον, τοκάς
نَعَاس → ὑπνηλός
أَنْعَظ → ἀφροδίσια, παρορμητικός
إِنْعَاظ → ὀνειρωγμός
نَعَمْ → ἀλλά, ναί
نِعْمَة → χάρις
نَعَام → στρουθός
نَاعِم → ἁπαλός, καλός, μαλακός
نَغَانِغ → παρίσθμια
نَغَم → μελωδία, φθόγγος
نَغْمَة → ἁρμονία, διάλεκτος, συμφωνία, συνῳδία
نَفَثَ → δυσανάγωγος, ἐμέω
نَفْث → αἱμοπτυϊκός, ἀναγωγή
نَفَخَ → ἐμπίμπλημι, ἐμφυσάω, φυσάω, φυσητικός, φυσώδης
إِنْتَفَخَ → ἐξόμφαλος, φυσάω
نَفْخ → πνεῦμα, πνευματωτικός
نَفْخَة → ἐμπνευμάτωσις
نَفَذَ → ἀναδίδωμι, διαδίδομαι, ἐνδύομαι
تَنَفَّسَ → ἀναπνευστικός, ἀναπνοή
مُتَنَفِّس → ἔμψυχος
نَفْس → αὐτόματος, αὐτός, ἄψυχος, γνώμη, μεγαλόψυχος, ψυχή, ψυχικός, نَفْسه → ἑαυτοῦ
ذُو نَفْس → ἔμψυχος
جَوْهَر النَفْس → θειότης
ظَلَف النَفْس → καρτερία
نَفَسَ → δυσπνοέω, ὀρθόπνοια, πνεῦμα
نِفَاس → τοκετός
مَنْفُوش → ὑπόσομφος
نَفَضَ → κενόω
أَنْفَضَ → μαλακτικός
إِنْتَفَضَ → ῥιγόω
نَفْض → αἰδοῖον, ἔκκρισις, πρόεσις
نَافِض → ῥῖγος, φρικώδη
تَنَفَّط → φλυκταινόομαι
نَفَعَ → ἀνθίσταμαι, βοηθέω, διαφορέω, ἐναντίος, θεραπεύω, ἴαομαι, ὀνίνημι, περιρρήττω, ποιέω, σύμφορος, ὠφελέω, ὠφέλιμος
إِنْتَفَعَ → ἀχρεῖος, εὐχρηστέω, χρήσιμος
نَفْع χρήσιμος
مَنْفَعَة → ἄχρηστος, ἐπωφέλιμος, χρεία, χρήσιμος, ὠφέλεια
أَنْفَعَ → ἁρμόττω, κρατύς
نَافِع → ἁρμόζω, ἁρμόττω, χρήσιμος
مُنَافِق → ἄνομος
نَقَذَ → ἐλευθερόω
نَقَرَ → διακόπτω, δρυοκολάπτης
مِنْقَار → ῥύγχος
نِقْرِس → ἁλίσκομαι, ποδάγρα, ποδαγρικός
نَقَصَ → ἐλλείπω, προστίθημι
إِنْتَقَصَ → ἐλαττόομαι, ὑστερέω

مَنْقَصَة → ἀδοξία
نُقْطَة → στιγμή
مُنَقَّط → στίζω
أَنْقَعَ → ἀποβρέχω, ἐμβρέχω
نَقَلَ → μετατίθημι, μεταφέρω, μεταφορά
اِنْتَقَلَ → ἐκτοπίζω, μετακινέομαι, μετατίθημι, μεταφορά, φέρω
نَقْلَة → φορά
نَقَّى → ἀποκαθαίρω, ἐκκαθαίρω, θεραπεύω, καθαίρω
نَقَاء → καθαρός, λαμπρόν
نَقِيّ → καθαρός
نِكَاح → ἀφροδίσια, γάμος
مُنْكَر → ἄτοπος
نَمَّام → ἕρπυλλος
نَمِر → παρδαλιαγχές, πάρδαλις
نِمْس → αἴλουρος
نَامُوس → νόμος
نَمَى → αὔξομαι
نَهْر → λίμναι, ποτάμιος, ποταμός
نَهْرِيّ → ποτάμιος
نَهَار → ἡμέρα, ἰσημερία, ὥρα
نَهَارِيّ → ἡμερινός
نَهَسَ → πιέζω
نَهَشَ → ἄδηκτος
نَهْش → δῆγμα
نَهَشَة → φαλαγγιόδηκτος
نَهَى → ἐπιτιμάω
تَنَاهَى → ἄπειρον, περαίνω
اِنْتَهَى → ἔρχομαι, τέλος, φέρω
نِهَايَة → ἄπειρον, ἀπέραντος
مُنْتَهًى → ἀκμάζω, ἀκμή, ἀπάγω, ἔσχατος
نَابَ → παροξύνω
نَوَاتِيَّة → ναῦται
نَاحَ → πενθέω
نَوْح → πένθος
اِسْتَنَارَ → ἀναζωπυρέω, πυρόω
نُور → φῶς
نَار → ἄπυρος, πῦρ, πυρίκαυστος, πυρίκαυτον, φλογιστός, φλόξ
لِسَانُ النَّار → καυστήρ
نَارِيّ → πυραμίς, πύρινος, πυρώδης
نَوْع → διαιρέω, εἶδος, τρόπος
نَاقَة → κάμηλος
تَنَاوَلَ → ἄνευ, δίδωμι, ἐπιχειρέω, κρεηφαγίη, λαμβάνω
نَامَ → εὕδω, καθεύδω, κοιμάομαι
نَوْم → ὑπνοποιός, ὕπνος
نِيء → ὠμός
نَيْزَك → ἀστραπή
نَالَ → κλέπτω
مِنْ هَاهُنَا → ἐντεῦθεν, ὅθεν
تَهَاتَرَ → σκώπτω
هَتْك → σπάσμα
هِجَاء → ψόγος
تَهَدَّدَ → ἀπειλέω
هُدْهُد → ἔποψ
هَدَأَ → παύω

هُدُوء → πραότης

هَادِئ → μαλακός, πραΰς, χειμάζομαι

هُدْب → καλλιβλέφαρα

هَدِيَّة → θυσία

هٰذَا → ἑκάτερος, ἐκεῖνος, οὗτος, οὕτω, οὕτως, τάδε, τοιοῦτος

هَذَى → ληρέω

هَذَيَان → παραπαίω

هَرَبَ → ὑπάγω, φεύγω

اِنْهَرَقَ → καταρρέω

هَرِمَ → γηράσκω

هَرِم → πρέσβυς

اِهْتَزَّ → σείω

هَزَّلَ → ἰσχναντικός, ἰσχνός

أَهْزَلَ → μινυθέω

هُزَال → ἀτροφία

هَشَاشَة → ψαθυρός

اِنْهَضَمَ → δύσπεπτος

هَضْم → εὔπεπτος, πέψις

هَيْكَل → ἱερόν, νεώς

هَلْ → ἆρα, εἴτε, πότερον

هَلَكَ → ἀπόλλυμι, διαφθείρομαι

هَلَاك → ἀπώλεια, ὀλέθριος

هَلُمَّ → δεῦρο

هَمَّ → βούλομαι

هَمّ → μέριμνα

هَوَامّ → ἑρπετόν, θηριακή, θηριόδηκτος, θηρίον, ἰοβόλα

مِنْ هُنَا → ἐντεῦθεν

هُنَاكَ → ἐνταῦθα

هُنَالِكَ → ἐκεῖ

الهِنْد → Ἰνδία

هِنْدَام → ἁρμονία

هُوَ → ὅστις, ὅτι

هُوِيَّة → εἶναι, ὄν

هَوَّلَ → καταπλήττω

هَانَ → ῥάδιος

مَهَانَة → ταπεινότης

هَوِيَ → ζητέω, θέλω

هَوًى → ὕβρις

هَوَاء → ἀήρ, οὐρανός, περιέχω, πνεῦμα, ὕπαιθρος

هَيَّأَ → συλλειόω

هَيْئَة → κάλλος

هَاجَ → γίγνομαι, χειμάζομαι

هَيَّجَ → ἐμποιέω, ὁρμάω, παροξύνω, ποιέω

هَيَجَان → παροξυσμός

تَهَيُّج → κνησμός

هِيلَاج → ἀφέτης

هَيُولَى → ὕλη

وَبَاء → κατάστασις, λοιμικός, πάθος

تَوَتَّرَ → τείνω

وَتَر → τένων, χορδή

تَوَتُّر → αὔξησις, πριαπισμός

مُتَوَاتِر → πυκνός

وَثِقَ → ἀσφαλής, θαρσέω

وَجَبَ → δέω, εἰκός

أَوْجَبَ → δίκαιος

إِيجَاب → ἀπόφασις, κατάφασις, φάσις
وَاجِب → ἀναγκαῖος, ἀνάγκη
وَجَدَ → εἰμί, εἶναι, ἐξευρίσκω, εὑρίσκω, καταλαμβάνω, ὑπάρχω, φαίνομαι
مَوْجُود → ὄν
أَوْجَز → σύντομος
وَجَع → ἀλγέω, ἀλγηδών, ἄλγημα, ἀνώδυνος, διάθεσις, διόγκωσις, ἐπώδυνος, ἰάομαι, κνησμός, ὀδονταλγία, ὀδυνάομαι, ὀδύνη, ὀδυνηρός, πάθος, παρίσθμια, πονέω, πόνος, φλεγμονή, ὠταλγία
وَجْه → ἀκέραιος, διττός, παρειά, προσωπεῖον, πρόσωπον
وَجْه الماء → ἐπιπολάζω
أيّ وَجْه → πῶς
جِهَة → γιγγλυμός, τρόπος
إِتَّحَدَ → ἑνόομαι
وَحْدَهُ → κατά, μόνον, μόνος
حِدَة → ἑαυτοῦ
وَاحِد → ἅπαξ, ἀπαράλλακτος, αὐτός, εἷς, ἕκαστος, ἑκάτερος, καθαρός, μηδέτερος, μονοκόλλιος, μόνος, μονόστεος, ὁμόχροος, συμπίπτω
وَحْشَة → ἄγριος
وَحْشِيّ → ἄγριος
وَدَعَ → ἐάω, καταλείπω
وَدَّى → ἀπάγω
وَادٍ → κρημνός

تَوْرِيب → λοξός
وَرِثَ → κληρονομέω, κληρονομία
أَوْرَثَ → ἐπικαλέω, τίκτω
تَوَارَثَ → εὐγενής
وَرَدَ → ἀπαντάω, ἐκπέτομαι, ὕδωρ
وَرْد → ὀξυρρόδινον, ῥόδινος, ῥόδον
وَرَشَان → φάττα
تَوَرَّطَ → κίνδυνος
وَرَق → ἀείφυλλος, βλαστός, πέταλον, ὑλομανέω, φυλλάριον, φυλλοβολέω, φύλλον
وَرِمَ → φλεγμαίνω
وَرَم → ἀφλέγμαντος, ἐπουλίς, ὄγκος, οἴδημα, οἰδηματώδης, παρίσθμια, περιπνευμονία, ῥευματισμός, σκίρρωμα, φλεγμονή, φύγεθλον
وَرَاء → ἔνδον
وَزْن → εὐρύθμως, μέτρον, ὁλκή
مِيزَان → ζυγόν
وَسْوَسَة → νόημα
وَسِخ → ῥυπαρός
وَسَخ الحَمَّام → γλοιός
وَسَخ الكوائر → πρόπολις
وَسَط → κορυφή, μέσον, μέσος
أَوْسَط → μέσος
تَوَسُّط → μέσος
إِتَّسَعَ → ἱκανός
وُسْع → δυνατός
وَاسِع → εὐρύτρητος

وَصَفَ → γράφω, εἴρω (N), λέγω

صِفَةٌ → ὁρισμός

وَصَلَ → ἐμπίπτω

اِتَّصَلَ → καταφύομαι, περιφύομαι, συμφύω, συνάπτομαι (N), συνδέω, συνενόομαι, συνεχής, συνίστημι

اِتِّصَالٌ → κοινωνία, πρόσφυσις

مُوَاصِلٌ → συμφυής

وَصِيَّةٌ → ἐντολή

وَضَعَ → ἀνάκειμαι, γεννάω, ἐντίθημι, ἐπιδέω, ἐπιτίθημι, ἡλιάζω, κατατίθημι, περιπλάσσω, πρωτοτόκος, τίθημι, ὕπειμι, ὑποβάλλω, ὑποτίθημι

مَوْضِعٌ → ἐντεῦθεν, μέρος, μεσάραιον, που, τόπος, χωρίον

فِي الْمَوْضِعِ → ἔνθα

لِمَوْضِعِهِ → διά

مِنْ مَوْضِعٍ → πουθέν

مَوْضُوعٌ → προκείμενος

وَطْأَةٌ → βῆμα

تَوَاطُؤٌ → συνθήκη

مَوْعِدٌ → ἐπαγγελία

وَافِرٌ → λάσιος, μέγας, πολύκομος

وَافَقَ → βοηθέω, ποιέω, συμβάλλω, συμφέρω

اِتَّفَقَ → τυγχάνω

أَوْفَقُ → ἄριστος, ἐπιτήδειος

تَوْفِيقُ الْأَلْحَانِ → ἁρμονία

اِتِّفَاقٌ → περίπτωσις, τυχικῶς

مُوَافَقَةٌ → ἀφυΐα, παράπτωσις

مُوَافِقٌ → ἁρμόδιος, ἁρμόζω, εὐσυνάρμοστος, σύμφωνος, χρήσιμος

وَفَى → ἀρκέω

تُوُفِّيَ → τελευτάω

تَوَافَى → συμβαίνω

وَقْتٌ → εὔτακτος (N), καιρός, μήποτε, νῦν, ὥρα, ὡραῖος

تَوَقَّدَ → καίω

اِسْتَوْقَدَ → ἐξάπτομαι, καίω

مُسْتَوْقَدٌ → ἑστία

وَقَعَ → γίγνομαι, ἐμπίπτω, ἐφιάλτης, παρεμπίπτω, πίπτω, προκύπτω, ὑποπίπτω

وَاقِعٌ → προσβολή

مُوَاقَعَةٌ → συνουσία

إِيقَاعٌ → ῥυθμός

وَقَفَ → εἰσάγω, ἵσταμαι

أَوْقَفَ → ἐναποτίθεμαι

اِتَّقَى → σέβας

تَقْوَى اللهِ → ἱεροπρεπής

وِقَاءٌ → σκέπασμα

آقِيَةٌ → περίβλημα

وَكْرٌ → κατασκήνωσις

وَلَدَ → γεννάω, ζωοτοκέω, τίκτω

وَلَدَتْ ذَكَرًا → ἀρρενοτόκος

وَلَّدَ → γίγνομαι, ἐργάζομαι

تَوَلَّدَ → γεννάω, γεννητικός, τίκτω

وَلَدٌ → ἀτεκνία, παῖς, τέκνον, τεκνοποιέω, τεκνοποιία, τεκνόω

وِلَادٌ → γένεσις, θηλυτοκία

وِلَادَةٌ → ἀποκύησις

تَوْلِيدٌ → τόκος

وَالِدٌ → πατήρ

وَالِدَةٌ → μήτηρ

وَلِيَ → παράκειμαι

وَلَّى → ὑπάγω

تَوَلَّى → ὑποχωρέω

وَلِيٌّ → αὐτός

تَوَانَى → ἀμελής

أَوْهَمَ → λέγω

تَوَهَّمَ → ἐπινοέω, οἴομαι

اِتِّهَامٌ → ὑπόνοια

وَهَنٌ → ῥῆγμα

وَيْبَةٌ → οἰφί

يُبْسٌ → ξηρότης

يُبُوسَةٌ → ξηρότης

يَبَاسَةٌ → ὑπέρξηρος

يَابِسٌ → ξηραντικός, ξηρός

يَدٌ → χείρ, χειραγωγός, χειροποίητος

بَيْنَ يَدَيْهِ → ἔμπροσθεν (N), ἐνώπιον

يَرَقَانٌ → ἐρυσίβη, ἰκτερικός

يُسْرٌ → εὐπορέω

يَسِيرٌ → βραχύς, ἐπιεικής, ὀλίγος, πάνυ, ποσός, σμικρός, ὑπόστρυφνος

يَسِيرًا → ἡσυχῇ, ἥττων, κατά

يَسَارٌ → εὐώνυμος

أَيْسَرُ → ἀριστερός

يَقْظَةٌ → βίος

يَلَنْجُوجٌ → ἀγάλλοχον

يَمِينٌ → δεξιός

يَمِينِيٌّ → νότος

يَنْبُوتٌ → ἐρείκη

يَهُودِيٌّ → ἰουδαϊκός, ἰουδαῖος

كُفْرٌ يَهُودِيٌّ → ἄσφαλτος

يَوْمٌ → αὐτίκα, ἡμέρα, σήμερον

يُونَانِيٌّ → Ἕλλην

يُونَانِيَّةٌ → ῥωμαϊστί

Un wenn nu just dit letzte von min Bäuker,
Wat ok bi Lütten 'ran is fött,
Nich trecken wull, denn hal dat ok der Deuker!
Denn bün ick ok üm all min Pött.
Un, Herrn, dat wir doch argerlich!
Indessen doch ... denn helpt dat nich!